Lip.
Illustrated Reviews:
Neurociencia

2.ª edición

Lippincott's Illustrated Reviews: Neurociencia

2.ª edición

Claudia Krebs, MD, PhD

Professor of Teaching

Department of Cellular and Physiological Sciences

The University of British Columbia

Vancouver, British Columbia, Canada

Joanne Weinberg, PhD

Professor and Distinguished University Scholar, Emerita

Department of Cellular and Physiological Sciences

The University of British Columbia

Vancouver, British Columbia, Canada

Elizabeth Akesson, MSc

Professor Emerita

Department of Cellular and Physiological Sciences

The University of British Columbia

Vancouver, British Columbia, Canada

Esma Dilli, MD, FRCPC

Clinical Assistant Professor

Department of Medicine, Division of Neurology

The University of British Columbia

Vancouver, British Columbia, Canada

. Wolters Kluwer

Philadelphia • Baltimore • New York • London
Buenos Aires • Hong Kong • Sydney • Tokyo

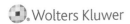

Av. Carrilet, 3, 9.ª planta – Edificio D – Ciutat de la Justícia
08902 L'Hospitalet de Llobregat
Barcelona (España)
Tel.: 93 344 47 18
Fax: 93 344 47 16
correo electrónico: consultas@wolterskluwer.com

Revisión científica:
Dr. Benjamín Florán Garduño
Investigador Cinvestav 3C
Departamento de Fisiología, Biofísica y Neurociencias
Cinvestav-IPN

Traducción:
Dra. Silvia Esperanza Suárez Martínez

Dirección editorial: Carlos Mendoza
Editora de desarrollo: Cristina Segura Flores
Gerente de mercadotecnia: Juan Carlos García
Adecuación de portada: Jesús Mendoza M.
Cuidado de la edición: Alberto S. Fernández Molina
Maquetación: Cicero Diseño Editorial / Edith Jiménez Garibaldi
Impresión: C&C Offset-China
Impreso en China

A la memoria de

Richard A. Harvey, PhD

1936–2017

Cocreador y editor de la serie Lippincott Illustrated Reviews, en colaboración con Pamela C. Champe, PhD (1945-2008).

Ilustrador y coautor de los primeros libros de las series: *Bioquímica*, *Farmacología*, *Microbiología* e *Inmunología*.

Dedicatoria

A nuestras familias, que nos aman y apoyan en todo lo que hacemos.

A nuestros maestros y colegas que nos han orientado.

A nuestros estudiantes, quienes han inspirado este libro.

Agradecimientos

Este libro no hubiera sido posible sin la ayuda y apoyo de nuestras respectivas familias, amigos, colegas y del equipo fantástico de Wolters Kluwer.

En particular, nos gustaría agradecer a:

Mark Fenger, Monika Fejtek, Angela Krebs y Ole Radach, cuya participación creativa para la fotografía y visualización fue esencial a lo largo del proyecto.

Crystal Taylor y su maravilloso equipo editorial de Wolters Kluwer, que apoyaron este proyecto y le infundieron vida.

Emily Buccieri y Andrea Vosburgh, del equipo de Wolters Kluwer, cuya paciencia y atención a los detalles llevaron esta segunda edición a buen término.

Prof. Kyeong-Han Park de la Kangwon National University en Korea del Sur, por su retroalimentación detallada en la primera edición.

Prof. Anne M. R. Agur de la University of Toronto, por su retroalimentación, consejo y apoyo en la redacción de este libro.

Prefacio

"El hombre debe saber que de ningún sitio sino del cerebro provienen las alegrías, los deleites, la risa, las bromas y penas, las aflicciones, el desaliento y las lamentaciones. Y por esto, de una manera especial, adquirimos sabiduría y conocimiento, y vemos y oímos, y sabemos qué es injusto y qué es justo, lo malo y lo bueno, lo dulce y lo insípido... Y por este mismo órgano nos volvemos locos y delirantes, así como también los miedos y terrores nos acometen... Padecemos estos fenómenos cuando el cerebro no está sano... En este sentido, soy de la opinión de que el cerebro ejerce el mayor poder sobre el hombre."

—Hipócrates, *Sobre la enfermedad sagrada* (siglo IV AC)

El cerebro ha fascinado a la humanidad durante siglos, y sólo en décadas recientes se han comenzado a develar algunos de los misterios de su función. La neurociencia ha sido un campo que ha evolucionado con rapidez y continúa brindando claves sobre el cerebro humano. En la primera edición de este libro, la misión de los autores fue optimizar la información compleja y hacerla accesible a los principiantes, al mismo tiempo que se incluían nuevos y emocionantes desarrollos. En la segunda edición, esta misión se ha construido y extendido. Se continúa la travesía para hacer accesible la compleja información de la neurociencia, tanto fundamental como clínica, a los lectores de todos los niveles. Se ha actualizado la información sobre neurociencia según la investigación más reciente y se han aumentado los ejemplos clínicos para destacar la importancia funcional y aplicabilidad de la neuroanatomía y neurofisiología básicas, puntos centrales del libro. Una adición emocionante es la inclusión de estudios de caso clínico que guían al lector en la aplicación de su conocimiento al ámbito clínico. Por último, se han revisado muchas de las figuras y añadido nuevas para ilustrar todos los conceptos clave presentados.

En general, este libro proporciona la información más actualizada dentro de un marco integrado, reuniendo el contexto neuroanatómico, neurofisiológico y clínico en que es aplicable. Los estudiantes científicos de pre y posgrado, los estudiantes médicos y dentales, los de ciencias de rehabilitación y enfermería, los residentes y los practicantes encontrarán que los conceptos de las ciencias fundamentales transitan del pupitre al lecho del paciente.

Contenido

Introducción al sistema nervioso y neurofisiología básica

1

I. PANORAMA

El sistema nervioso es aquello que permite percibir e interactuar con el entorno. El cerebro regula la función voluntaria e involuntaria, permite estar alerta y sensible, así como también responder física y emocionalmente al mundo. La función cerebral es lo que hace a las personas lo que son.

El sistema nervioso se divide en **sistema nervioso central (SNC)**, que comprende el cerebro y la médula espinal, y **sistema nervioso periférico (SNP)**, formado por todos los nervios y sus componentes fuera del SNC (figura 1.1). La información puede fluir en dos direcciones generales: desde la periferia hasta el SNC **(aferente)** o desde el SNC hacia la periferia **(eferente)**. La información aferente, o sensorial, es la proveniente de los órganos de los sentidos (ojos, nariz, oído y papilas gustativas), así como la que procede de la piel, los músculos, las articulaciones y las vísceras. La información eferente, o motora, se origina en el SNC y viaja a las glándulas, el músculo liso y el músculo esquelético (*véase* la figura 1.1).

II. COMPONENTES CELULARES DEL SISTEMA NERVIOSO

Las células del sistema nervioso son los bloques de construcción básicos para las funciones complejas que realiza. En la figura 1.2 se muestra un panorama de estos componentes celulares. El sistema nervioso humano contiene más de otras 100 mil millones de **neuronas**. Cada una de ellas tiene contacto con más de 1 000 neuronas. Los contactos neuronales están organizados en **circuitos** o **redes** que codifican el procesamiento de toda la información consciente e inconsciente en el cerebro y la médula espinal.

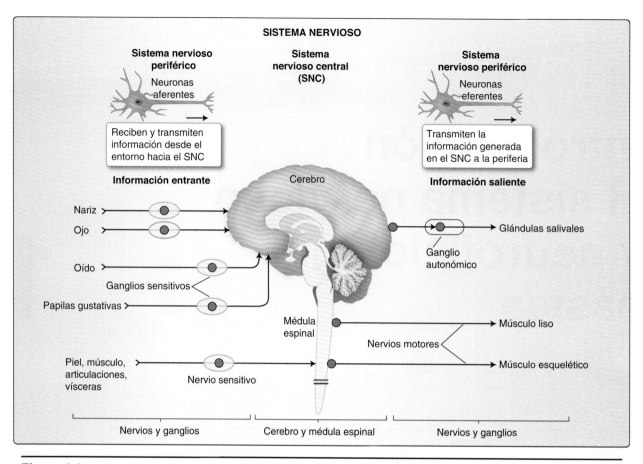

Figura 1.1

Panorama de la información entrante y saliente del sistema nervioso central.

Una segunda población de células denominadas **células gliales** funciona para brindar soporte y protegerlas. Las células gliales, en conjunto llamadas **glía**, tienen proyecciones más cortas que las neuronas, y su población supera la de las neuronas en una razón de 10:1. La función de la glía va más allá del simple soporte. También participa en la actividad neuronal, brinda una reserva de células pluripotenciales dentro del sistema nervioso y proporciona la respuesta inmune a la inflamación y la lesión.

A. Neuronas

Las neuronas son las células excitables del sistema nervioso. Las señales se propagan mediante **potenciales de acción**, impulsos eléctricos, a lo largo de la superficie neuronal. Las neuronas están conectadas entre sí por las **sinapsis** con el objeto de formar redes funcionales para el procesamiento y almacenamiento de la información. Una sinapsis tiene tres componentes: la terminal axonal de una célula, la dendrita o soma de la célula receptora y una proyección celular glial. La **hendidura sináptica** es el espacio entre estos componentes.

1. **Organización funcional de las neuronas:** dentro del sistema nervioso hay numerosos tipos de neuronas, pero todas ellas tienen componentes estructurales que les permiten procesar información. En la figura 1.3 se ilustra un panorama de estos componentes. Todas las neuronas tienen un cuerpo celular, o **soma** (también llamado **pericarion**), que contiene el núcleo de la célula y es el sitio donde se pro-

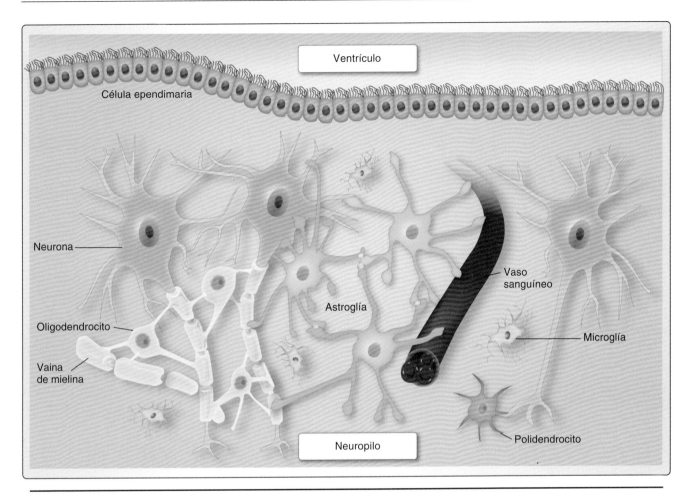

Ventrículo

Célula ependimaria

Neurona

Astroglía

Vaso sanguíneo

Oligodendrocito

Microglía

Vaina de mielina

Polidendrocito

Neuropilo

Figura 1.2
Panorama de los componentes celulares del sistema nervioso central.

ducen todas las proteínas, hormonas y neurotransmisores. Alrededor del núcleo puede encontrarse un halo de retículo endoplásmico (RE), una prueba de la elevada tasa metabólica de las neuronas. Este RE se tiñe intensamente de azul a la tinción de Nissl, y se le conoce por lo común como **cuerpos de Nissl**. Las moléculas producidas en el soma se transportan a las sinapsis periféricas a través de una red de **microtúbulos**. El transporte desde el pericarion a lo largo del axón hacia la sinapsis se denomina **transporte anterógrado**, y es como se transportan los neurotransmisores necesarios en la sinapsis. El transporte a lo largo de los microtúbulos también puede ocurrir desde la terminal sináptica hacia el pericarion —esto se denomina **transporte retrógrado**—. El transporte retrógrado es crítico para desplazar factores tróficos, en particular neurotrofinas, desde un blanco neuronal en la periferia hacia el soma. Las neuronas dependen de las sustancias tróficas provistas por sus blancos periféricos para su supervivencia. Se trata de un tipo de mecanismo de retroalimentación para permitir a la neurona saber que está inervando un "blanco vivo". Algunos virus que infectan neuronas, como el virus del herpes, también aprovechan este mecanismo de transporte. Después de captarse por la terminación nerviosa, se trasladan por transporte retrógrado al pericarion, donde permanecen latentes hasta que se activan. La información sináptica entrante a la neurona ocurre principalmente en las **dendritas**. Ahí, las **espinas** pequeñas son las protrusiones donde

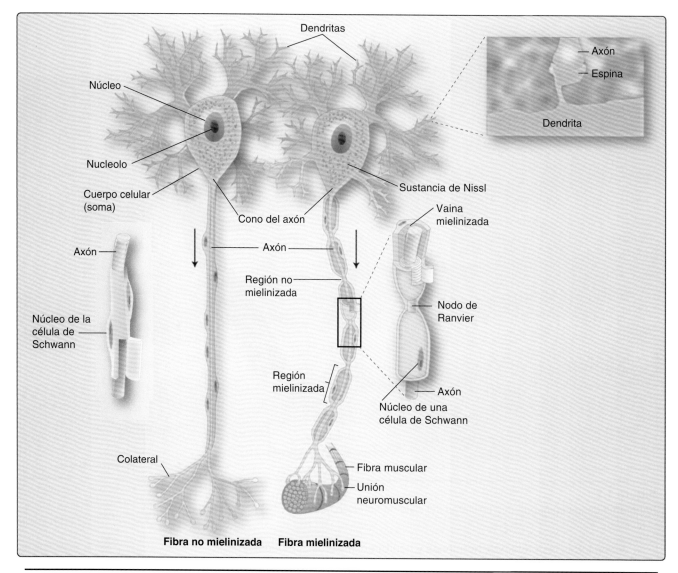

Figura 1.3
Histología neuronal.

ocurren los contactos sinápticos. Las **densidades postsinápticas** en las espinas funcionan como andamiaje que sostiene y organiza los receptores de neurotransmisores y canales iónicos, como se muestra en la figura 1.3. Toda neurona también tiene un **axón**, cuyas terminaciones hacen contacto sináptico con otras neuronas. Estas proyecciones cilíndricas surgen de un área especializada llamada **cono axonal** o **segmento inicial**, que puede estar envuelto por una capa protectora denominada **mielina**. El segmento inicial de un axón es donde toda la información entrante a una neurona, tanto excitatoria como inhibitoria, se integra y donde se toma la decisión de propagar un potencial de acción a la siguiente sinapsis.

2. **Tipos de neuronas:** en el SNC hay numerosos tipos de neuronas. Pueden clasificarse según su tamaño, morfología o neurotransmisores que utilizan. La clasificación más básica se relaciona con su morfología, como se muestra en la figura 1.4.

a. **Neuronas multipolares:** las neuronas multipolares son el tipo más abundante de neuronas en el SNC y se encuentran tanto en el cerebro como en la médula espinal. Las dendritas ramifican directamente del cuerpo celular, y un solo axón surge del cono axonal.

b. **Neuronas seudounipolares:** las neuronas seudounipolares se encuentran en los ganglios espinales. Tienen un axón dendrítico que recibe información sensitiva desde la periferia y la envía a la médula espinal a través de un axón, *evitando* el cuerpo celular a lo largo de su camino. Las neuronas seudounipolares relevan la información sensitiva de un receptor periférico al SNC sin modificar la señal.

c. **Neuronas bipolares:** las neuronas bipolares se encuentran principalmente en la retina y el epitelio olfatorio. Cuentan con una sola dendrita principal que recibe información sináptica, que luego se transmite al cuerpo celular y, desde ahí, a través de un axón, a la siguiente capa de células. Las neuronas bipolares integran múltiples entradas de información para pasarla después modificada a la siguiente neurona en la cadena. La diferencia existente entre una neurona seudounipolar y una bipolar es la cantidad de procesamiento que ocurre en la neurona.

3. **Tipos de sinapsis:** una sinapsis es el contacto entre dos células neuronales. Los potenciales de acción codifican la información que se procesa en el SNC, y es a través de las sinapsis que esta información se pasa de una neurona a la siguiente (figura 1.5).

a. **Sinapsis axodendríticas:** los contactos sinápticos más comunes en el SNC se suscitan entre un axón y una dendrita; se denominan **sinapsis axodendríticas**. El árbol dendrítico de cualquier neurona multipolar recibirá miles de mensajes sinápticos axodendríticos, los cuales provocarán que esta neurona alcance el umbral (*véase* más adelante) y genere una señal eléctrica, o **potencial de acción**. La arquitectura del árbol dendrítico es un factor clave para calcular la convergencia de las señales eléctricas en el tiempo y el espacio, denominada **sumación temporoespacial** (*véase* más adelante).

b. **Sinapsis axosomáticas:** un axón también puede tener contacto con otra neurona directamente en el soma celular, lo que se denomina **sinapsis axosomática**. Este tipo de sinapsis es mucho menos común en el SNC y es una señal poderosa mucho más cerca del cono axonal, donde puede originarse un nuevo potencial de acción.

c. **Sinapsis axoaxónicas:** cuando un axón tiene contacto con otro axón, se trata de una **sinapsis axoaxónica**. Con frecuencia, estas sinapsis están sobre o cerca del cono axonal, donde pueden causar un efecto muy poderoso, y pueden producir o inhibir un potencial de acción que, de otro modo, pudo haberse detonado.

B. Glía

Durante muchos años, se consideró que la **glía** ("pegamento", en griego) era meramente el andamiaje que sostenía las neuronas, sin una función particular propia. Sin embargo, la comprensión de la función de las células gliales ha aumentado de manera drástica durante las últimas décadas. Las células gliales superan en número a las neuronas, y la razón entre células gliales y neuronas es mayor en vertebrados que en invertebrados.

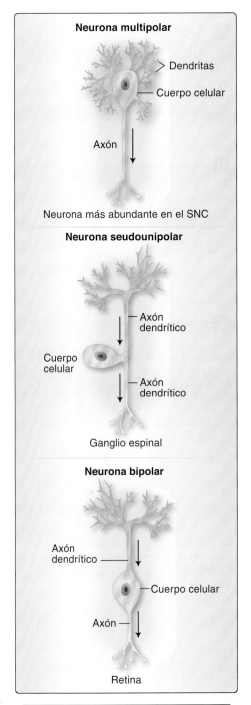

Figura 1.4
Tipos de neuronas. SNC, sistema nervioso central.

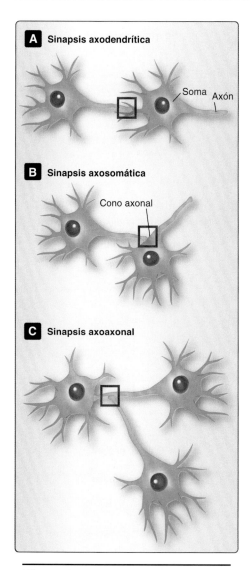

A Sinapsis axodendrítica

Soma Axón

B Sinapsis axosomática

Cono axonal

C Sinapsis axoaxonal

Figura 1.5
Tipos de sinapsis.

Los humanos y los delfines tienen una razón particularmente elevada de glía:neuronas (10:1 o mayor). Cuando los científicos estudiaron el cerebro de Albert Einstein, una de las pocas diferencias morfológicas que encontraron fue una razón de células gliales: neuronas mayor que la común. Más allá de ser tan solo "pegamento neuronal", ahora se sabe que las células gliales son un componente esencial de la función del SNC. La **oligodendroglia** y las **células de Schwann** ayudan a proveer la vaina de mielina alrededor de los axones en el SNC y el SNP, respectivamente. La **astroglía** interviene en la homeostasis iónica y funciones nutritivas. La glía también tiene funciones únicas de señalización y modificación de señales. Los **polidendrocitos** son otro tipo de célula glial que constituye una reserva de células pluripotenciales dentro del SNC, con la capacidad de generar nuevas células gliales y neuronas. Por último, la **microglía** es el conjunto de células inmunes dentro del cerebro, ya que la barrera hematoencefálica separa este último de las células del sistema inmune transportadas por la sangre (figura 1.6).

1. **Astroglía:** la astroglía, o **astrocitos**, puede subdividirse en astrocitos fibrosos y protoplásmicos (encontrados en la sustancia blanca y gris, respectivamente) y células de Müller (localizadas en la retina). Su función principal es brindar soporte y nutrientes a las neuronas. Captan y reciclan los neurotransmisores excesivos en la sinapsis y mantienen la homeostasis iónica alrededor de las neuronas. Por ejemplo, en las sinapsis excitatorias, los astrocitos captan glutamato y lo convierten en glutamina. Luego, la glutamina se transporta de vuelta a las neuronas como un precursor de glutamato. Todo esto permite la transducción eficiente de señales en la sinapsis. Los procesos pediculares de los astrocitos recubren los vasos sanguíneos en el cerebro y son una parte importante de la **barrera hematoencefálica**, la cual separa la sangre del tejido nervioso. Tienen un papel importante pues mantienen la homeostasis transportando el exceso de iones hacia el torrente sanguíneo. Además de su función de soporte, los astrocitos también tienen un papel en la señalización y la modificación de señales. Se sabe que los astrocitos son un tercer componente de la sinapsis. Para resaltar la importancia del astrocito en la sinapsis, se ha introducido el término **sinapsis tripartita** (neurona presináptica, neurona postsináptica y astrocito). Los astrocitos pueden liberar neurotransmisores a la hendidura sináptica y fortalecer la señal en dicha sinapsis. También tienen receptores para neurotransmisores y pueden comunicarse entre sí mediante ondas de calcio intracelular propagadas de un astrocito a otro a través de uniones comunicantes. Durante el desarrollo, la **glía radial**, una subpoblación de astrocitos, proporciona la dirección y un andamio para la migración y orientación de los axones.

2. **Oligodendroglia:** los oligodendrocitos son las **células mielinizantes** dentro del SNC. Pueden envolver con sus prolongaciones celulares a los axones alrededor para proveer una capa aislante y protectora. Un oligodendrocito puede mielinizar múltiples axones. La vaina de mielina tiene interacciones importantes con los axones que rodea: provee soporte trófico (promueve la supervivencia celular), protege al axón de su entorno y organiza la distribución de los canales iónicos a lo largo del axón. El grosor de la vaina de mielina tiene una relación estrecha con el diámetro del axón. En la vaina de mielina se encuentran brechas a intervalos regulares que permiten el paso de iones, brechas denominadas **nodos de Ranvier** (*véase* la figura 1.6).

3. **Células de Schwann:** son las células mielinizantes en el SNP. Su función es similar a la de los oligodendrocitos y astrocitos en el SNC.

No obstante, en contraste con los oligodendrocitos, una célula de Schwann solo puede mielinizar un axón. También puede envolver varios axones no mielinizados como una capa protectora. En la **unión neuromuscular (UNM),** o el contacto entre un nervio motor y una fibra muscular, la célula de Schwann capta el exceso de neurotransmisor y mantiene la homeostasis iónica para facilitar la transducción eficiente de las señales.

4. **Microglía:** estas células gliales derivan del linaje de monocitos–macrófagos y migran hacia el SNC durante el desarrollo. La microglía son las células inmunes en el SNC. Son pequeñas, tienen numerosas prolongaciones y se distribuyen a través del SNC. Cuando se activa, la microglía libera moléculas inflamatorias, como citocinas, de modo similar a las vías de activación de los macrófagos en la sangre. Se reclutan hacia las áreas de daño neuronal, donde fagocitan los detritos celulares, y están implicadas en la presentación de antígenos, de modo similar a los macrófagos en la sangre.

5. **Polidendrocitos:** también conocidos como células precursoras gliales, los polidendrocitos son las **células pluripotenciales** dentro del cerebro, y pueden generar tanto glía como neuronas. Conllevan un interés particular en las enfermedades desmielinizantes, debido a que su activación y reclutamiento como células precursoras de oligodendrocitos son los primeros pasos para la remielinización. Las células precursoras gliales también pueden recibir información sináptica directa de las neuronas, lo que hace de esta célula glial un vínculo directo entre la red de señalización neuronal y la red glial. El hallazgo de que las células gliales reciben información sináptica directa revolucionó la comprensión sobre cómo están organizadas las redes en el SNC. Al parecer, hay una comunicación cruzada significativa entre las redes neuronales y las redes gliales paralelas. Las implicaciones funcionales de esto aún son especulativas.

6. **Células ependimarias:** estas células epiteliales recubren los ventrículos y separan el líquido cefalorraquídeo (LCR) del tejido nervioso, o **neuropilo**. En su superficie apical, cuentan con numerosos cilios. Algunas células ependimarias tienen una función especializada dentro de los ventrículos como parte del **plexo coroideo**. Este último produce LCR. *Véase* el capítulo 2, "Panorama del sistema nervioso central", para más detalles.

C. Barrera hematoencefálica

El SNC requiere un ambiente perfectamente regulado para funcionar de manera adecuada. Su homeostasis debe preservarse y no puede influirse por fluctuaciones de nutrientes, metabolitos u otras sustancias transportadas en la sangre. La barrera hematoencefálica, ilustrada en la figura 1.7, aísla y protege con eficacia al cerebro del resto del organismo. Las células endoteliales en el SNC se entrelazan entre sí mediante uniones estrechas. Además, las proyecciones astrocitarias (procesos pediculares) tienen contacto con el vaso desde el lado del neuropilo. Esto separa de manera eficaz el compartimento sanguíneo del compartimento neuropílico. El transporte a través de la barrera hematoencefálica puede ser por difusión de pequeñas moléculas lipófilas, agua y gas. Las demás sustancias deben utilizar el transporte activo. Para la clínica, esto es relevante debido a que limita los medicamentos que pueden administrarse para tratar afecciones en el cerebro a aquellas que pueden cruzar la barrera hematoencefálica.

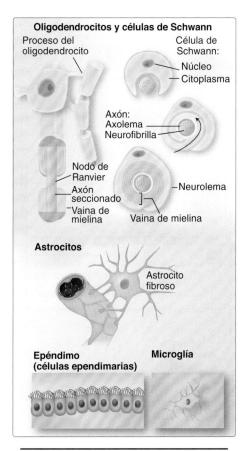

Figura 1.6
Tipos de glía.

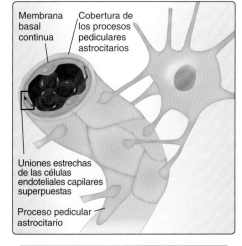

Figura 1.7
La barrera hematoencefálica.

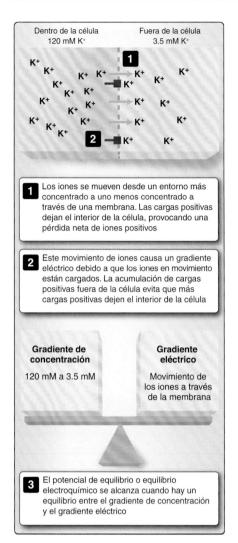

1 Los iones se mueven desde un entorno más concentrado a uno menos concentrado a través de una membrana. Las cargas positivas dejan el interior de la célula, provocando una pérdida neta de iones positivos

2 Este movimiento de iones causa un gradiente eléctrico debido a que los iones en movimiento están cargados. La acumulación de cargas positivas fuera de la célula evita que más cargas positivas dejen el interior de la célula

Gradiente de concentración	Gradiente eléctrico
120 mM a 3.5 mM	Movimiento de los iones a través de la membrana

3 El potencial de equilibrio o equilibrio electroquímico se alcanza cuando hay un equilibrio entre el gradiente de concentración y el gradiente eléctrico

Figura 1.8
Movimiento de los iones.

III. NEUROFISIOLOGÍA BÁSICA

La **neurofisiología** es el estudio de los movimientos de los iones a través de una membrana. Estos movimientos pueden iniciar la transducción de señales y la generación de los potenciales de acción. El estudio de la neurofisiología también incluye la actividad de los neurotransmisores.

A. Movimiento de los iones

Una neurona está rodeada por una membrana con bicapa fosfolipídica, que mantiene concentraciones iónicas diferenciales en el interior *versus* el exterior de la célula, como se muestra en la figura 1.8. El movimiento de iones a través de esta membrana genera un gradiente eléctrico para cada ion. La suma de todos los gradientes iónicos es el **potencial de membrana**, también denominado **potencial eléctrico**. Es importante señalar que todas las células están rodeadas por una bicapa fosfolipídica y que todas las células mantienen una concentración iónica diferente en el interior *versus* el espacio extracelular. Sin embargo, las neuronas y los músculos son las únicas células que son capaces de enviar señales a través de su superficie o de aprovechar estos diferenciales iónicos para generar señales eléctricas (tabla 1.1).

1. **Potencial de equilibrio, la ecuación de Nernst:** las concentraciones iónicas diferentes en el interior *versus* el exterior de la célula se mantienen por la función de la membrana celular. En la figura 1.8 se ilustra el movimiento de los iones hasta que alcanzan un estado estacionario. Los iones se mueven a través de un gradiente de concentración. Por su parte, las partículas sin carga lo hacen por la membrana hasta que se alcanza la misma concentración en ambos lados (**difusión**). Debido a que los iones están cargados, su movimiento provoca un **gradiente eléctrico**. Los iones cargados repelen iones con la misma carga en la membrana. A medida que los iones se mueven a través de la membrana a lo largo del gradiente de concentración, se acumula la carga, con lo que se evita que más iones atraviesen la membrana. Por ejemplo, la concentración de K^+ dentro (i) de la célula (120 mM) es mayor que fuera (o) de la célula (3.5 mM). K^+ se moverá a lo largo del gradiente de concentración a través de la membrana hacia fuera de la célula y llevará consigo la carga positiva. El potencial del interior de la célula es negativo debido a que pierde constantemente K^+ hacia el exterior de la célula. El resultado de este flujo neto es que el interior de la célula pierde iones K^+. A medida que se mueven estos iones K^+, generan un **gradiente de potencial**, o gradiente eléctrico, a través de la membrana. En algún momento, este gradiente eléctrico evitará el movimiento ulterior de K^+, ya que la carga positiva acumulada del otro lado de la membrana repele la carga positiva y evita que cruce. Así se alcanza el **potencial de equilibrio** (también denominado **equilibrio electroquímico**). Este potencial

Tabla 1.1. Concentraciones intracelular y extracelular de los iones

Ion	Extracelular (mM)	Intracelular (mM)	Potencial de equilibrio (mV)
Na^+	140	15	+60
K^+	3.5	120	−95
Ca^{2+}	2.5	0.0001 (Ca^{2+} libre)	+136
Cl^-	120	5	−86

de equilibrio puede expresarse por la **ecuación de Nernst**, que utiliza varias constantes físicas y el gradiente iónico, o la concentración iónica dentro y fuera de la célula, para determinar el potencial al cual no habrá más movimiento neto de iones. Como se muestra en la figura 1.9, el potencial de equilibrio para K+ se encuentra en –95 mV.

2. **Potencial de membrana en reposo, la ecuación de Goldmann:** por supuesto, una neurona no solo contiene K+, sino también otros iones. Cada ion tiene una concentración intra y extracelular diferente, y la permeabilidad de la membrana es distinta para cada ion. La **permeabilidad** de la membrana determina la facilidad de un ion para cruzarla. Para determinar el potencial de membrana en reposo, es necesario tomar en cuenta la concentración de diferentes iones dentro y fuera de la célula, así como la permeabilidad de la membrana para cada ion. Este potencial de membrana en reposo puede describirse por la **ecuación de Goldmann**, como se muestra en la figura 1.10. Las distintas concentraciones iónicas intra y extracelulares se mantienen por las proteínas de membrana que actúan como **bombas iónicas**. La más prominente de estas bombas iónicas es la bomba **Na+/K+ ATPasa**, que bombea Na+ (sodio) fuera de la célula en intercambio por K+. Esta actividad del intercambiador de Na+/K+ se muestra en la figura 1.11. Como su nombre lo indica, estas bombas iónicas dependen de energía en forma de adenosín trifosfato (ATP) para funcionar. La bomba solo puede funcionar en presencia de ATP, que se hidroliza en adenosín difosfato (ADP) para liberar energía.[1] Los **canales iónicos** son proteínas de membrana que permiten el paso de los iones a través de ellos, lo cual provoca un flujo de corriente. Los canales iónicos son selectivos: el tamaño del **poro del canal** y los aminoácidos en el poro regulan qué ion puede pasar a través del mismo. La abertura o cierre de los canales iónicos están regulados por diferentes mecanismos, detallados en la figura 1.12.

Las membranas biológicas pueden modificar activamente su permeabilidad para diferentes iones. Esto cambia el potencial de membrana y es el mecanismo subyacente al potencial de acción.

a. **Canales iónicos regulados por voltaje:** estos canales están regulados por el potencial de membrana. Un cambio en el potencial de membrana abre el **poro del canal**. El más prominente de estos canales es el canal de Na+ regulado por voltaje. Su abertura es el inicio de un potencial de acción (*véase* la figura 1.12A).

b. **Canales iónicos regulados por ligando:** estos canales están regulados por una molécula específica que se une al canal. Esto abre el poro y los iones pueden pasar a través de él. Los receptores postsinápticos de neurotransmisores son canales iónicos regulados por ligando (*véase* la figura 1.12B).

c. **Canales iónicos regulados mecánicamente:** el poro en estos canales se abre de manera mecánica. Los receptores del tacto en la piel y las células receptoras en el oído interno son ejemplos de canales iónicos regulados de esta forma. Estos canales se abren a través de la deformación mecánica que separa o tira del canal para abrirlo (*véase* la figura 1.12C).

 [1] *Véanse* las páginas 72 y 73 en *Lippincott Illustrated Reviews: Bioquímica.*

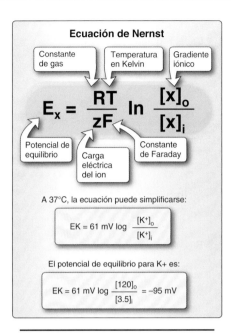

Figura 1.9
Ecuación de Nernst.

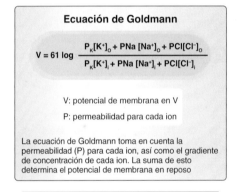

Figura 1.10
Ecuación de Goldmann.

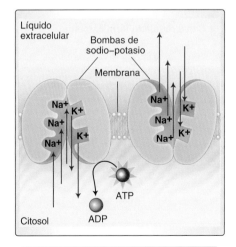

Figura 1.11
Bombas iónicas. ATP, adenosín trifosfato; ADP, adenosín difosfato.

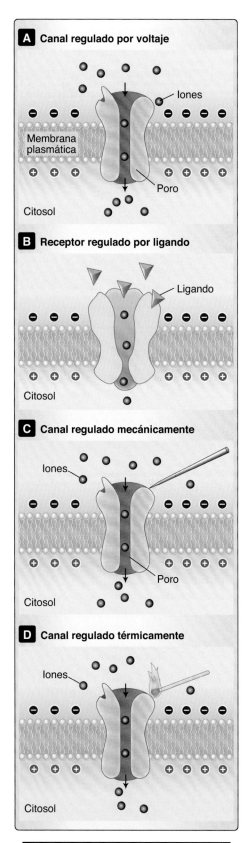

Figura 1.12
Canales iónicos.

d. Canales iónicos regulados térmicamente: estos canales están regulados por temperatura. La proteína del canal actúa como termómetro, y un cambio de temperatura abre el poro del canal (*véase* la figura 1.12D).

B. Potencial de acción

Los **potenciales de acción (PA)** son impulsos eléctricos, o cambios en el potencial de membrana, que viajan a lo largo de la superficie de una neurona. El mecanismo subyacente al PA es el cambio en la permeabilidad de la membrana para diferentes iones, primero del Na^+ al iniciar un PA y luego de K^+ en la fase de recuperación. El PA es un medio de comunicación entre neuronas.

1. **Generación de un potencial de acción:** las variaciones secuenciales en la permeabilidad de la membrana de Na^+ y K^+ que causan cambios en el potencial de membrana y producen el PA se ilustran en la figura 1.13. Un cambio en el potencial de membrana durante un PA obedece al aumento de la permeabilidad de la membrana al Na^+. Este aumento temporal de la permeabilidad de Na^+ se debe a la abertura de los canales de Na^+ y causa una **despolarización** de la membrana celular. Cuando se abren los canales de Na^+, este ion fluye hacia dentro de la neurona y el potencial de membrana en reposo cambia, de estar cercano al equilibrio de K^+ a estar cercano al equilibrio de Na^+, es decir, en el intervalo positivo. Esta permeabilidad a Na^+ es breve, ya que los canales de Na^+ se cierran de nuevo y la membrana se vuelve más permeable a K^+, aún más permeable que en reposo (lo que se conoce como **repolarización** o **poshiperpolarización**).

   Los canales de Na^+ que se abren cuando se genera un PA son canales regulados por voltaje. Solo se abren cuando la membrana se despolariza a un **potencial umbral**. Una vez alcanzado este umbral, el PA se genera como una respuesta de todo o nada. Debido a que el PA no es gradual, únicamente puede estar "encendido" o "apagado". La transducción de señales mediante potenciales de acción es como un sistema binario usado por las computadoras para codificar información (1 o 0). Todos los PA en una población dada de neuronas tienen la misma magnitud y duración.

   Después de cada PA, los canales de Na^+ implicados se encuentran en un **periodo refractario**. Esto corresponde a la fase de repolarización (permeabilidad aumentada a K^+) y tiene dos efectos principales: la cantidad de PA que pueden viajar a lo largo del axón es limitada y la dirección del potencial de acción queda determinada. El PA no se dirige hacia los canales refractarios ("hacia atrás") sino hacia delante hacia el siguiente conjunto de canales. El siguiente PA se genera cuando los canales están listos, o se resetean.

   La generación de potenciales de acción tiene un costo energético: requiere ATP para restaurar la homeostasis iónica. Al final de un potencial de acción, las bombas iónicas (p. ej., **Na^+/K^+ ATPasa**) restablecen la homeostasis iónica mediante transporte activo. La actividad de estas bombas depende de la hidrólisis de ATP en ADP para liberar energía.

2. **Propagación de los potenciales de acción:** la transmisión efectiva de una señal eléctrica a lo largo de un axón está limitada por el hecho de que los iones tienden a fugar a través de la membrana. El impulso se disipa a medida que la carga se pierde en la membrana. El PA tiene un modo de evadir la fuga de la membrana neuronal. Las

señales eléctricas a lo largo de un axón se propagan a través tanto de un flujo de corriente pasivo como de uno activo, como se ilustra en la figura 1.14.

a. **Corriente:** la corriente se mide en amperes (A) y describe el movimiento de la carga o el movimiento de los iones. La cantidad de trabajo necesario para mover esa carga se describe como el **voltaje** y se mide en voltios (V). La dificultad para mover los iones se conoce como **resistencia** y su unidad de medida es el ohm (Ω). La **conductancia** es la facilidad para mover iones y se mide en siemens (S). La corriente de un ion específico depende de la permeabilidad de membrana (**conductancia**) y la fuerza de impulso electroquímico para dicho ion. Esto puede expresarse por la **ley de Ohm**, resumida en la figura 1.15.

La **corriente pasiva** es un traslado de carga, parecido al flujo de electricidad a lo largo de un cable. No es un movimiento de iones Na^+. La **corriente activa**, en contraste, sí implica el flujo de iones (Na^+) a través de los canales iónicos (*véase* la figura 1.14). La propagación de un PA depende tanto del flujo de corriente pasiva como de la abertura de los canales de Na^+. La corriente pasiva provoca un cambio en el potencial de membrana, que abre los canales de Na^+ regulados por voltaje. Esto causa la generación de otro PA. La corriente pasiva generada por este PA viajará a lo largo de la membrana al siguiente conjunto de canales de Na^+. Al regenerar constantemente el PA, la fuga de la membrana neuronal se evita de manera eficaz.

b. **Conducción continua:** en los axones **no mielinizados**, la corriente pasiva fluye a lo largo del axón y abre continuamente los canales de Na^+ (corriente activa) que están insertados a lo largo de la longitud completa del axón. La regeneración continua de PA a través de la longitud completa de los axones se conoce como **conducción continua** y se ilustra en la figura 1.16.

c. **Conducción saltatoria:** en los axones mielinizados, los canales de Na^+ se acumulan en las brechas de la vaina de mielina (nodos de Ranvier). La corriente pasiva se traslada a través de un segmento largo del axón mielinizado. En el nodo de Ranvier, el cambio en el potencial de membrana causa la abertura de los canales de Na^+ y, con ello, la regeneración del PA. El potencial de acción parece "brincar" de un nodo a otro, lo que se denomina **conducción saltatoria** y se ilustra en la figura 1.17.

3. **Velocidad del potencial de acción:** la velocidad de un potencial de acción está determinada por el flujo de corriente activa y pasiva. Para incrementar la velocidad del PA, es necesario facilitar el flujo de corriente tanto activa como pasiva. Los dos obstáculos principales por superar son: la resistencia del axón y la capacitancia de la membrana, resumidas en la figura 1.18.

a. **Resistencia:** la resistencia describe la dificultad para mover iones y se mide en ohms (Ω). Los axones de diámetro grande tienen poca resistencia y un flujo rápido de corriente pasiva. A mayor diámetro del axón, más fácil le será mover los iones. Desafortunadamente, el cuerpo no puede aumentar el diámetro del axón de modo indefinido para aumentar la velocidad de la conductancia. El diámetro requerido del axón para ajustarse a

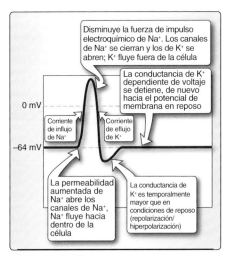

Figura 1.13
El potencial de acción.

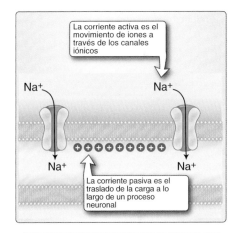

Figura 1.14
Corriente pasiva y corriente activa.

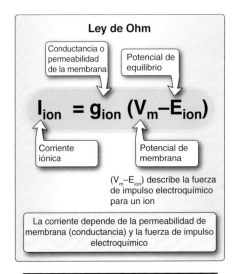

Figura 1.15
Ley de Ohm.

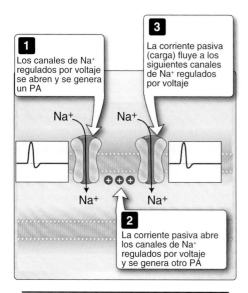

Figura 1.16
Conducción continua.

la gran velocidad de conductancia necesaria para largas distancias sería demasiado grande para que cupiera en los nervios periféricos.

b. Capacitancia: un capacitor está compuesto por dos regiones conductoras separadas por un aislante. En las neuronas, los fluidos extra e intracelular están separados por la membrana celular. Esta es el aislante y los fluidos extra e intracelular son las dos regiones conductoras. La carga se acumula de un lado de la membrana, lo cual repele la misma carga del otro lado y atrae la carga opuesta. De esta manera, el capacitor separa y acumula cargas. Toda vez que un PA viaja a lo largo de un axón, la corriente pasiva abre los canales de Na^+ y el Na^+ fluye hacia dentro de la célula (corriente activa). Sin embargo, antes de que esto ocurra, la capacitancia de la membrana celular (o la repelencia de la carga acumulada en la membrana celular) debe superarse.

c. Velocidad de la corriente pasiva: la velocidad del flujo de corriente pasiva depende de la resistencia que encuentra en el axón. El aumento del diámetro del axón disminuye la resistencia y acelera la corriente pasiva. Otro modo de acelerar la velocidad de la corriente pasiva es aislar la membrana con mielina, lo cual disminuye la disipación de corriente (**corriente de fuga**) a través de la membrana.

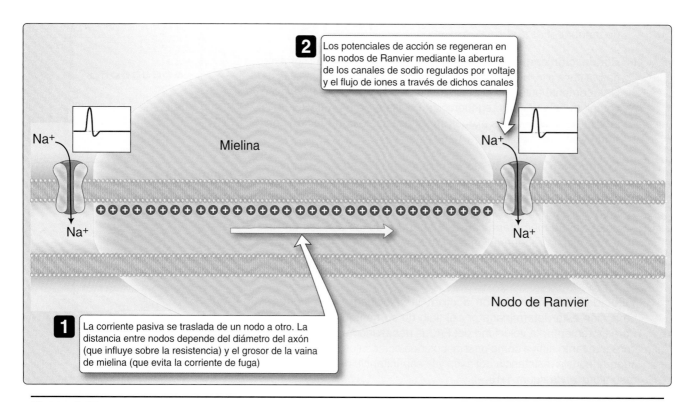

Figura 1.17
Conducción saltatoria.

d. **Velocidad de la corriente activa:** la velocidad del flujo de corriente activa depende de la capacitancia de la membrana. Mientras más fácil sea superar la carga repelente acumulada en la membrana celular, más rápido podrán moverse los iones a través de la membrana. Una reducción del diámetro del axón menguará la capacitancia al disminuir el área de superficie de membrana o el área total neta donde las cargas repelentes puedan acumularse. Sin embargo, reducir el tamaño del axón incrementaría la resistencia al flujo de corriente pasiva. Otra estrategia para reducir la capacitancia es a través de la mielinización del axón. La mielina es un aislante tan eficaz que, una vez mielinizada, la membrana ya no puede actuar como capacitor y deja de acumular carga. La desventaja es que la membrana ya no es permeable a los iones, y los iones de Na^+ no pueden pasar a través de la misma. Para tener un flujo activo, es necesaria la presencia de brechas (denominadas **nodos de Ranvier**) en la mielina, donde Na^+ puede pasar a través de la membrana celular. Los canales de Na^+ regulados por voltaje están agrupados en estos nodos. La capacitancia de la membrana debe superarse en cada nodo de Ranvier, pero esta es solo un área pequeña comparada con la superficie grande del axón completo (*véanse* las figuras 1.16 y 1.17). La corriente pasiva fluye la distancia entre los nodos y abre los canales de Na^+ regulados por voltaje en la siguiente brecha en la mielina. La distancia entre nodos (**distancia internodal**) depende del diámetro del axón, el cual determina la resistencia encontrada por la corriente pasiva.

En resumen, los PA son la moneda de la comunicación en el SNC. A medida que un PA viaja a lo largo de un axón, debe ser:

1. *Unidireccional:* esto se logra mediante el periodo refractario.

2. *Rápido:* un decremento de la capacitancia de la membrana (por la mielina) y de la resistencia (por el mayor diámetro del axón) ayuda a acelerar el PA en su trayecto.

3. *Eficiente:* los PA se generan solo en los nodos de Ranvier, no en la longitud total del axón, lo que ahorra energía.

4. *Simple:* el PA es una respuesta de todo o nada; en esencia, un sistema binario.

C. Transmisión sináptica

La transmisión sináptica puede ocurrir a través de sinapsis eléctricas o químicas. Todas las sinapsis contienen tanto elementos presinápticos como postsinápticos.

1. **Sinapsis eléctricas:** dos neuronas pueden estar acopladas eléctricamente entre sí debido a las **uniones comunicantes**. Una unión comunicante es un complejo de proteínas de poro (conexón) que permite el movimiento de iones y otras moléculas pequeñas entre las células (figura 1.19A). Las neuronas acopladas a uniones comunicantes se encuentran en áreas donde las poblaciones de neuronas deben estar sincronizadas entre sí, como en el centro de la respiración o en regiones secretoras de hormonas del hipotálamo.

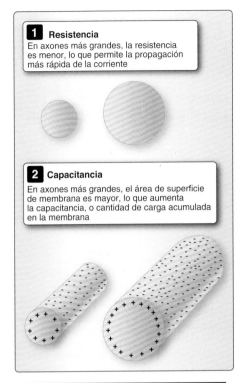

1 Resistencia
En axones más grandes, la resistencia es menor, lo que permite la propagación más rápida de la corriente

2 Capacitancia
En axones más grandes, el área de superficie de membrana es mayor, lo que aumenta la capacitancia, o cantidad de carga acumulada en la membrana

Figura 1.18
Resistencia y capacitancia.

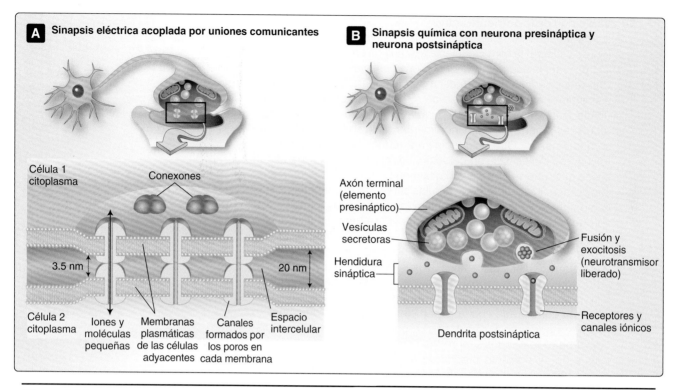

Figura 1.19
Sinapsis eléctricas y sinapsis químicas.

2. **Sinapsis químicas:** una sinapsis química está compuesta por una terminación presináptica, una hendidura sináptica y una terminación postsináptica (*véase* la figura 1.19B). La carga y los iones no se mueven directamente entre las células. La comunicación se obtiene mediante neurotransmisores (*véase* más adelante).

3. **Transducción de señales sinápticas:** la cascada de eventos que propicia la transducción de señales en la sinapsis se muestra en la figura 1.20. Un PA llega a la terminación presináptica, lo que causa la abertura de los canales de Ca^{2+} (calcio) regulados por voltaje. Este influjo de Ca^{2+} provoca la fusión de las vesículas llenas de neurotransmisor con la membrana y la difusión del neurotransmisor a través de la hendidura sináptica. El neurotransmisor se une a los receptores postsinápticos, y los canales iónicos se abren. El tipo de canal iónico que se abre determinará si se produce un **potencial postsináptico inhibitorio** (**PPSI**) o un **potencial postsináptico excitatorio** (**PPSE**). Un influjo de Na^+ causa un PPSE y acerca la membrana a su umbral, como se observa en la figura 1.21A. Un influjo de Cl^- (cloro) causa un **PPSI** y aleja el potencial de membrana del umbral, como se observa en la figura 1.21B. Los neurotransmisores tienen especificidad para producir PPSI o PPSE (*véase* la tabla 1.2).

   a. **Sumación temporoespacial:** la neurona postsináptica detona un PA cuando se alcanza el potencial umbral. Con un solo **potencial evocado sinápticamente**, una sinapsis individual no tiene la potencia para acercar una neurona postsináptica al umbral. Solo el efecto acumulativo de miles de sinapsis en cierta neurona postsináptica provocará un PA. Las sinapsis que reciben información deben estar

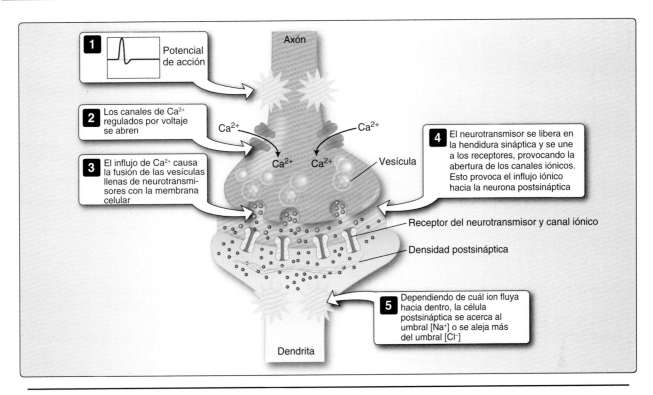

Figura 1.20
Transducción de señales sinápticas.

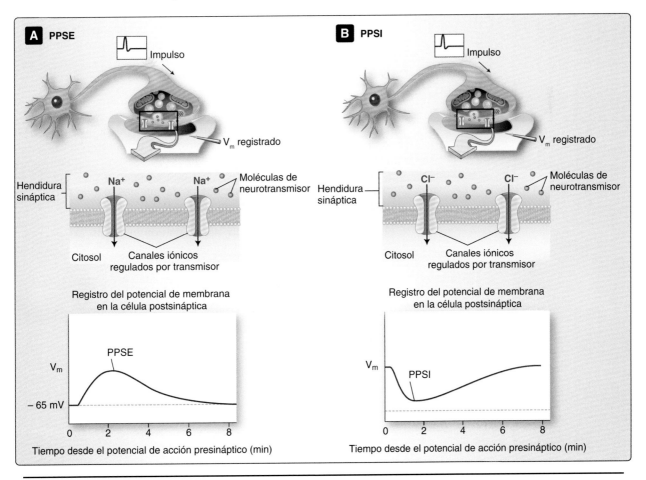

Figura 1.21
Potencial postsináptico excitatorio (PPSE) e inhibitorio (PPSI). V_m, potencial de membrana.

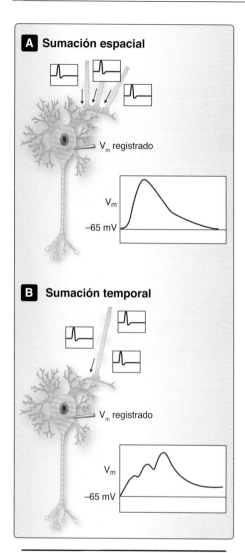

Figura 1.22
Sumación temporoespacial.

cerca (figura 1.22A) y recibir información en el mismo lapso de tiempo (figura 1.22B). Esto se llama **sumación temporoespacial**. En la figura 1.22 se ve cómo los potenciales evocados sinápticamente recibidos al mismo tiempo y en la misma área pueden acercar la neurona al umbral, lo que provoca la generación de un PA.

Un PA es una respuesta de todo o nada, pero un potencial evocado sinápticamente tiene magnitud gradual. Una mayor cantidad de neurotransmisor en la hendidura sináptica provoca una mayor activación del receptor y, a su vez, más iones fluyen hacia la terminación postsináptica.

b. **Receptores ionotrópicos:** los receptores postsinápticos pueden ser **ionotrópicos** o **metabotrópicos**. En los receptores ionotrópicos, un receptor de neurotransmisor está acoplado a un canal iónico. Cuando el neurotransmisor se une al receptor, un cambio conformacional permite el flujo de iones a través del canal. El flujo de iones puede cambiar el potencial de membrana de la célula postsináptica, y acercarlo al umbral (mediante la abertura de los canales de Na^+) o alejarlo de él (mediante la abertura de los canales de Cl^-). De este modo, los receptores ionotrópicos tienen un efecto directo sobre el movimiento de los iones al afectar directamente un canal iónico (figura 1.23).

c. **Receptores metabotrópicos:** en los receptores metabotrópicos, un receptor de neurotransmisor está acoplado a cascadas de señalización intracelulares, con frecuencia a través de mecanismos acoplados a proteína G (que es común que impliquen enzimas). Estas tienen un efecto indirecto en el movimiento de los iones mediante la modulación de los canales postsinápticos o la abertura o cierre selectivos de los canales (*véase* la figura 1.23).

D. Neurotransmisores

Los neurotransmisores son moléculas liberadas por las neuronas presinápticas y son el medio de comunicación en una sinapsis química. Se unen a receptores de neurotransmisores, que pueden estar acoplados a un canal iónico (receptores ionotrópicos) o a un proceso de señalización intracelular (receptores metabotrópicos). Los neurotransmisores son específicos para el receptor al que se unen y provocan una respuesta específica en las neuronas postsinápticas, con lo que producen una señal excitatoria o inhibitoria (tabla 1.2).

1. **Glutamato:** el glutamato es el neurotransmisor excitatorio más común en el SNC. El glutamato puede unirse a receptores ionotrópicos de glutamato, que incluyen los **receptores de NMDA** (*N*-metil-D-aspartato), **receptores de AMPA** (α-amino-3-hidroxil-5-metil-4-isoxazol-propionato) y **receptores de kainato**. Estos receptores reciben su nombre de los agonistas (además de glutamato) que se unen de modo específico a ellos. Todos estos receptores causan un influjo de cationes (carga positiva) hacia las neuronas postsinápticas. El receptor de NMDA es un poco diferente del de AMPA y del de kainato debido a que su poro está bloqueado por un ion Mg^{2+}, a menos que la membrana postsináptica esté despolarizada. Una vez que el canal está desbloqueado, es permeable no solo a Na^+, sino a grandes cantidades de Ca^{2+}. Un exceso de influjo de Ca^{2+} puede dar lugar a una cascada de eventos que puede provocar la muerte celular.

Tabla 1.2. Resumen de algunos neurotransmisores en el SNC

Neurotransmisor		Efecto postsináptico
	Acetilcolina (ACh)	Excitatorio
Aminoácidos	Glutamato	Excitatorio
	Ácido γ-aminobutírico (GABA)	Inhibitorio
	Glicina	Inhibitorio
Aminas biogénicas	Dopamina	Excitatorio (a través de receptores D1)
		Inhibitorio (a través de receptores D2)
	Noradrenalina	Excitatorio
	Adrenalina	Excitatorio
	Serotonina	Excitatorio o inhibitorio
	Histamina	Excitatorio
Purinas	Adenosín trifosfato (ATP)	Excitatorio/ neuromodulador
Neuropéptidos	Sustancia P	Excitatorio
	Metencefalina	Inhibitorio
	Opioides	Inhibitorio
	Adrenocorticotropina	Excitatorio

El glutamato también puede unirse a una familia de receptores metabotrópicos de glutamato (**mGluR**), que inicia la señalización intracelular con la capacidad de modular indirectamente los canales iónicos postsinápticos. En general, esto incrementa la excitabilidad de las neuronas postsinápticas. El glutamato se sintetiza en las neuronas a partir del precursor **glutamina**. La glutamina se obtiene de los astrocitos, que producen glutamina a partir del glutamato que captan en la hendidura sináptica.

2. **GABA y glicina:** el **ácido γ-aminobutírico (GABA)** y la **glicina** son los neurotransmisores inhibitorios más importantes en el SNC. Cerca de la mitad de todas las sinapsis inhibitorias en la médula espinal utilizan glicina. La glicina se une a un receptor ionotrópico, que permite el influjo de Cl^-. La mayoría de las demás sinapsis inhibitorias en el SNC usa GABA. GABA puede unirse a los receptores ionotrópicos de GABA ($GABA_A$ y $GABA_C$), que inducen el influjo de Cl^- cuando se activan. El influjo de Cl^- provoca la acumulación de carga negativa, que aleja el potencial de membrana del umbral (es decir, la neurona se "inhibe"). El receptor metabotrópico de GABA, $GABA_B$, activa los canales de K^+ y bloquea los canales de Ca^{2+}, con lo cual se produce una pérdida neta de carga positiva, lo cual también tiene como resultado la hiperpolarización de la célula postsináptica.

3. **Acetilcolina:** la acetilcolina (ACh) es un neurotransmisor utilizado tanto por el SNP (ganglios del sistema motor visceral) como por el SNC (prosencéfalo). También es el neurotransmisor usado en la unión neuromuscular (*véase* el capítulo 3, "Panorama del sistema nervioso periférico").

Hay dos tipos de receptores para ACh: 1) los r**eceptores nicotínicos de ACh** son receptores ionotrópicos y están acoplados a un canal

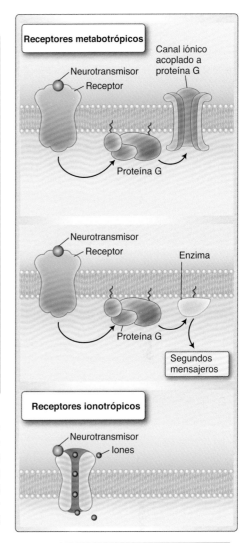

Figura 1.23
Tipos de receptores.

catiónico no selectivo; 2) los **receptores muscarínicos de ACh** comprenden una familia de receptores metabotrópicos acoplados a rutas mediadas por proteína G.

No hay un mecanismo de recaptura para ACh en la hendidura sináptica. Su depuración depende de la enzima **acetilcolinesterasa**, que hidroliza el neurotransmisor y lo desactiva.

4. **Aminas biogénicas:** las aminas biogénicas son un grupo de neurotransmisores con un grupo amina en su estructura. Comprenden las **catecolaminas** dopamina, noradrenalina y adrenalina, así como histamina y serotonina.

   a. **Dopamina:** la dopamina interviene en numerosos circuitos del prosencéfalo relacionados con las emociones, la motivación y la recompensa. Actúa en los receptores acoplados a proteína G y su acción principal puede ser excitatoria (a través de los receptores D_1) o inhibitoria (a través de los receptores D_2).

   b. **Noradrenalina:** la **noradrenalina** (también conocida como *norepinefrina*) es un neurotransmisor clave implicado en la vigilia y la atención. Actúa en los receptores metabotrópicos α y β adrenérgicos, ambos son excitatorios.
   Adrenalina: la **adrenalina** (también conocida como *epinefrina*) actúa en los mismos receptores, pero su concentración en el SNC es mucho menor que la de la noradrenalina.

   c. **Histamina:** la **histamina** se une a un receptor metabotrópico excitatorio. En el SNC, está implicada en la vigilia.

   d. **Serotonina:** la serotonina puede tener efectos tanto excitatorios como inhibitorios. Está implicada en una multitud de vías que regulan el estado de ánimo, las emociones y varias vías homeostásicas. La mayoría de los receptores de serotonina son metabotrópicos. Solo hay un receptor ionotrópico para ella, que es un canal catiónico no selectivo y, por lo tanto, excitatorio.

5. **ATP:** el **ATP** es mejor conocido como el **portador de energía** dentro de las células.[2] Sin embargo, también se libera por las neuronas presinápticas como neurotransmisor. Debido a que con frecuencia se libera junto con otros neurotransmisores, se conoce como un **cotransmisor**. ATP puede degradarse en la hendidura sináptica en adenosina, una purina, que se une y activa los mismos receptores que ATP. Estos receptores purinérgicos pueden ser ionotrópicos (P2X) o metabotrópicos (P2Y). Los receptores ionotrópicos se acoplan a canales catiónicos inespecíficos y son excitatorios. Los receptores metabotrópicos actúan sobre las rutas de señalización acopladas a la proteína G.

   El ATP y las purinas son **neuromoduladores**. Debido a que se liberan junto con otros neurotransmisores, el grado de activación de P2X o P2Y modulará la respuesta a los demás neurotransmisores secretados, ya sea para reforzar dicha acción o inhibirla.

[2] *Véanse* las páginas 72 y 73 en *Lippincott Illustrated Reviews: Bioquímica*.

6. **Neuropéptidos:** los neuropéptidos son un grupo de péptidos implicados en la neurotransmisión. Incluyen moléculas que actúan sobre la percepción y modulación del dolor, como la **sustancia P**, **metencefalina** y **opioides**. Otros neuropéptidos están implicados en la respuesta neuronal al estrés, como la **hormona liberadora de corticotropina** y **adrenocorticotropina**.

Aplicación clínica 1.1. Esclerosis múltiple

La esclerosis múltiple (EM) es una enfermedad neurológica crónica. La patología subyacente es la pérdida de la vaina de mielina alrededor de los axones, un proceso denominado **desmielinización** y la pérdida de los axones (**neurodegeneración**). Se observa **inflamación intensa** en las áreas de desmielinización, que se piensa es un mecanismo subyacente para la desmielinización y neurodegeneración. La desmielinización puede visualizarse como manchas luminosas en las imágenes obtenidas por resonancia magnética, como se muestra en la figura.

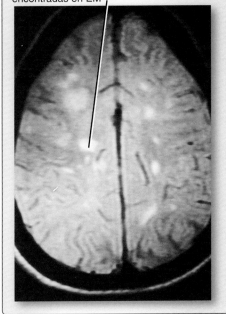

Las manchas hiperintensas en la IRM son indicativas de manchas desmielinizadas encontradas en EM

Rastreo de imagen por resonancia magnética (IRM) en esclerosis múltiple (EM).

La desmielinización afecta la función del sistema nervioso central (SNC). La pérdida de la vaina de mielina provoca un **bloqueo de la conducción** dentro del axón. Un axón mielinizado conduce potenciales de acción (PA) mediante conducción saltatoria. Sin la vaina de mielina, los grupos de canales de Na^+ (sodio) están demasiado lejos entre sí y la corriente pasiva se disipa antes de que el siguiente grupo de canales de Na^+ pueda activarse.

Una de las maneras en que el SNC responde al bloqueo de conducción es insertar canales de Na^+ a lo largo del axón desmielinizado para permitir la conducción continua, no saltatoria. No obstante, los canales de Na^+ insertados tienen una dinámica diferente y causan un mayor influjo de Na^+ hacia el axón. El intercambiador de Na^+/Ca^+ ya no puede mantener la homeostasis de Na^+, las proteasas se activan y el axón degenera. En algunos casos, la inserción de canales de Na^+ en el axón desmielinizado es exitosa, se establece la conductancia continua y el PA puede propagarse, aunque a una menor velocidad.

Otro modo en que el SNC busca restaurar la función es al **remielinizar** el axón. Los **oligodendrocitos** son las células mielinizantes dentro del SNC. Para que se inicie la remielinización, los **polidendrocitos**, las células precursoras de los oligodendrocitos, se reclutan para el área afectada. Una vez que maduran en oligodendrocitos, pueden iniciar el proceso de remielinización. Los macrófagos retiran los detritos de mielina en el área perjudicada, ya que, al parecer, los detritos de mielina inhiben la maduración de los polidendrocitos en oligodendrocitos. Una vez que el axón está remielinizado, se restaura la función, sin embargo la intrincada relación entre el axón y su vaina de mielina no se restablece. En el cerebro sano, el grosor de la vaina de mielina tiene una correlación estrecha con el diámetro del axón y la distancia internodal para asegurar la propagación rápida y eficiente del PA. Sin embargo, después de la remielinización, la función se restaura, pero no es tan rápida ni tan eficiente.

La pérdida de mielina en EM provoca un bloqueo de conducción en los axones afectados y, con ella, la pérdida aguda de la función. La pérdida de mielina también afecta el aislamiento del axón. En circunstancias normales, la corriente en un axón no afecta la señalización en el axón adyacente debido a los efectos aislantes de la mielina. Cuando se ha perdido la vaina de mielina, puede ocurrir "comunicación cruzada" entre axones, lo que puede provocar **parestesias**, o sensaciones anormales.

La pérdida permanente de la función en EM se produce por la pérdida axonal y la muerte neuronal. Esta pérdida axonal se debe a la pérdida del papel protector de la vaina de mielina, la inserción de canales de Na^+ defectuosos y la falla en la remielinización.

Caso clínico

La epilepsia de Sarah

Sarah es una mujer de 27 años de edad traída a la sala de urgencias por alguien que presenció lo que se pensó era una crisis convulsiva: sacudidas corporales (flexión y extensión de brazos y piernas) y pérdida del estado de conciencia. La descripción es congruente con las característi-cas de una crisis convulsiva tónico–clónica generalizada. La crisis de Sarah duró 3 min, durante los cuales se mordió la lengua y perdió el control de los esfínteres urinarios. Presentó somnolencia durante cerca de 20 min después de la crisis. Una crisis epiléptica es la ocurrencia transito-ria de síntomas o signos debidos a la actividad neuronal anormal excesiva o sincrónica en el cerebro. Las descargas

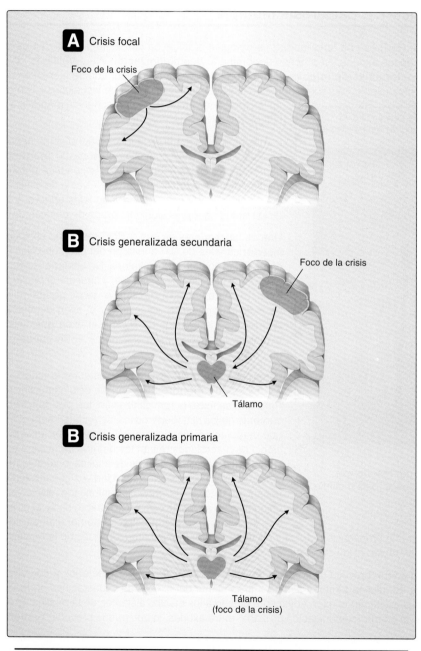

Figura 1.24
Clasificación de las crisis convulsivas. (De: Golan DE, Tashjian AH, Armstrong EH, Armstrong AW. *Principles of pharmacology.* 3rd ed. Lippincott Williams & Wilkins, A Wolters Kluwer Business: Philadelphia, PA; 2012.)

anormales intermitentes de una red de neuronas se deben a un desequilibrio entre la excitación y la inhibición. Una crisis convulsiva tónico–clónica es un tipo de crisis convulsiva motora generalizada con rigidez (tónica) seguida de sacudidas repetidas (clónica) del cuerpo.

Análisis del caso

Se trata de la cuarta **crisis convulsiva tónico–clónica** generalizada de Sarah. La paciente también cuenta con antecedentes de crisis mioclónicas o de ausencia. Las **crisis mioclónicas** son movimientos involuntarios súbitos y breves (< 100 ms) de un músculo o grupo muscular. Las **crisis de ausencia** son momentos súbitos de mirada fija con interrupción de las actividades en proceso y ausencia de respuesta cuando se le llama.

Sarah recibió el diagnóstico de epilepsia mioclónica juvenil (EMJ). La epilepsia es una afección cerebral con por lo menos dos episodios de crisis sin provocación que ocurren en un lapso no mayor de 24 h.

El tratamiento de Sarah consiste en lamotrigina, un anticonvulsivo que reduce la frecuencia de las crisis. Ha recibido dicho fármaco, un bloqueador de los canales de Na^+, durante 5 años; antes tomaba valproato. El valproato tiene múltiples mecanismos de acción, que incluyen el bloqueo de los canales de calcio tipo T y el refuerzo de la función de GABA.

En general, las crisis de ausencia de Sarah duran unos cuantos segundos y, en el electroencefalograma (EEG) se encuentran espigas generalizadas y descargas de ondas epileptiformes interictales (entre crisis).

Sarah no tomó lamotrigina durante los últimos 2 días debido a que se le olvidó renovar su receta. Se presume que su crisis más reciente se debió a falta de apego terapéutico (por olvidar tomar el medicamento). Se asesoró a Sarah sobre la importancia de tomar el anticonvulsivo para controlar su epilepsia. La falta de apego es una razón común de crisis convulsivas en pacientes cuya epilepsia ya estaba controlada.

¿Cómo se clasifican las crisis convulsivas?

Las crisis convulsivas pueden clasificarse según su origen: pueden producirse por una descarga anormal general (**generalizada**), pueden originarse de un área específica (**focal**), y en algunos casos el área de origen se desconoce (figura 1.24). Otra manera para clasificar las crisis convulsivas es por su causa subyacente: algunas crisis se deben a una razón **genética** (como la mutación en un canal); otras tienen una etiología **estructural** (como un tumor); y otras más responden a alteraciones **metabólicas**, como podría ocurrir en una infección cerebral, o encefalitis. Aún se desconocen algunas causas de las crisis convulsivas.

Las crisis convulsivas generalizadas se clasifican por sus características clínicas (tónicas, clónicas, tónico/clónicas, atónicas, mioclónicas y de ausencia) y el patrón EEG.

De manera típica, las crisis focales se originan y limitan a un área específica del cerebro; se subclasifican según la presencia de un estado de alerta alterado.

Las etiologías estructurales–metabólicas incluyen tumores, traumatismos, eventos vasculares cerebrales previos y encefalitis (infección en el cerebro). Las causas genéticas pueden relacionarse con mutaciones genéticas de los canales iónicos regulados por ligando/voltaje. Por ejemplo, las mutaciones específicas de los canales de Na^+ neuronales regulados por voltaje pueden causar diferentes síndromes epilépticos con fenotipos clínicos variables, como epilepsia generalizada con convulsiones febriles positivas (GEFS$^+$) o epilepsia mioclónica de la infancia.

Resumen del capítulo

- El sistema nervioso se divide en el sistema nervioso periférico y el central (SNP y SNC). Permite percibir el mundo alrededor e interactuar con él. Además, el SNC es el sitio donde ocurren las funciones cognitivas superiores.

- Los componentes celulares del sistema nervioso central (SNC) pueden dividirse en neuronas y glía. Las neuronas son células excitables y están organizadas en redes y vías que procesan toda la información consciente e inconsciente. La glía son las células de soporte en el sistema nervioso y tiene múltiples funciones. Algunas son células mielinizantes, como los oligodendrocitos en el SNC y las células de Schwann en el SNP. Los astrocitos tienen numerosas funciones, que incluyen mantener la homeostasis iónica y de los neurotransmisores en el espacio extracelular, así como el transporte de nutrientes y precursores de neurotransmisores a las neuronas. La microglía son las células inmunes del SNC. Un grupo de células identificado en fecha reciente, los polidendrocitos, es la población de células pluripotenciales en el SNC, y es interesante notar que reciben información sináptica de las neuronas. Al parecer, son el vínculo entre la red neuronal y la glial. Las células ependimarias son células epiteliales que recubren el sistema ventricular y forman el plexo coroideo dentro de los ventrículos para secretar líquido cefalorraquídeo.

- El sistema nervioso central está separado del entorno corporal por la barrera hematoencefálica. Esta barrera comprende las células epiteliales adheridas por las uniones estrechas en los vasos sanguíneos y los procesos pediculares de los astrocitos. La mayoría de las sustancias que cruzan la barrera hematoencefálica debe utilizar el transporte activo.

- Toda comunicación en el sistema nervioso se realiza mediante señales eléctricas, que están mediadas por el movimiento de los iones. En reposo, el movimiento iónico está en equilibrio, expresado por medio de la ecuación de Nernst para un solo ion y por la ecuación de Goldmann para la suma de todos los iones que cruzan la membrana plasmática. Los iones atraviesan la membrana mediante diferentes tipos de canales iónicos.

Resumen del capítulo (continuación)

- La moneda de cambio de la comunicación entre neuronas es el potencial de acción. Un potencial de acción se genera gracias a la abertura de los canales de Na^+ regulados por voltaje. Cuando una célula acumula suficiente carga positiva para alcanzar el umbral, la célula se despolariza. Después de la abertura breve de los canales de Na^+, K^+ sale de la célula, provocando con ello la hiperpolarización.

- La corriente se mide en amperes (A) y describe el movimiento de la carga o de los iones. La cantidad de trabajo necesario para mover la carga se describe como voltaje y se mide en voltios (V). La dificultad para mover los iones se denomina resistencia y se mide en ohms (Ω). La conductancia es la facilidad para mover los iones y se mide en siemens (S).

- Los potenciales de acción (PA) se propagan a lo largo del axón mediante la corriente activa y pasiva. La corriente pasiva es el traslado de la carga, mientras que la corriente activa corresponde al flujo de iones a través de los canales iónicos. La conducción continua significa que la corriente pasiva se mueve a lo largo de un axón y abre los canales de Na^+ a lo largo de la ruta (corriente activa), provocando así una regeneración continua del PA. La conducción saltatoria ocurre en los axones mielinizados, donde la corriente pasiva se mueve a lo largo de la porción mielinizada del axón y abre los canales de Na^+ en brechas en la mielina (nodos de Ranvier). La velocidad de un PA depende de la velocidad de la corriente pasiva y activa. La corriente pasiva puede acelerarse al reducir la resistencia al aumentar el diámetro del axón y disminuir la corriente de fuga a través de la mielinización. La corriente activa puede acelerarse al reducir la capacitancia de la membrana, ya sea al disminuir el diámetro del axón o mediante la mielinización.

- Las neuronas se comunican entre sí mediante sinapsis. Las sinapsis eléctricas están formadas por las uniones comunicantes que enlazan dos neuronas. Los iones fluyen a través de estas uniones comunicantes y despolarizan directamente estas neuronas en sincronía.

- Las sinapsis químicas son el tipo más común de sinapsis en el sistema nervioso central. Comprenden una terminación presináptica, una hendidura sináptica, una terminación postsináptica y un proceso astrocitario. Cuando un potencial de acción alcanza un axón terminal, los canales de Ca^{2+} se abren y el influjo de Ca^{2+} causa la fusión de las vesículas llenas de neurotransmisor con la membrana, y liberan neurotransmisor hacia la hendidura sináptica. Hay numerosos tipos de neurotransmisores, cada uno de los cuales se une a un receptor específico y tiene un efecto específico.

- Luego, el neurotransmisor se une al receptor de neurotransmisor, que puede estar acoplado a un canal iónico (receptores ionotrópicos) o a una cascada de señalización intracelular (receptores metabotrópicos). El flujo resultante de iones crea el potencial postsináptico. Cuando los iones con carga positiva (influjo de Na^+) fluyen hacia dentro de la célula postsináptica, el resultado es un potencial postsináptico excitatorio. Cuando los iones con carga negativa (influjo de Cl^-) fluyen hacia la célula postsináptica o los cationes dejan la célula (eflujo de K^+), el resultado es un potencial postsináptico inhibitorio.

- Cuando se reúne una cantidad suficiente de potenciales postsinápticos excitatorios en tiempo y espacio (sumación temporoespacial), la célula postsináptica despolariza lo suficiente para alcanzar el umbral, y se genera un potencial de acción.

Preguntas de estudio

Elija SOLAMENTE la mejor respuesta.

1.1 Un paciente acude con una herida que requiere sutura. Se le aplica un anestésico, el cual bloquea la propagación de los potenciales de acción. Los potenciales de acción se generan por el siguiente mecanismo:

A. La abertura de los canales de Ca^{2+} (calcio).
B. El cierre de los canales de K^+ (potasio).
C. La abertura de canales de los Na^+ (sodio).
D. La abertura de los canales de K^+ (potasio).
E. El cierre de los canales de Ca^{2+} (calcio).

La respuesta correcta es C. Un potencial de acción se genera mediante la abertura de los canales de Na^+ regulados por voltaje, no por los demás. Un anestésico local, como la lidocaína, bloquea los canales de Na^+, y los potenciales de acción no pueden generarse, lo cual evita con eficacia la propagación de la señal de dolor.

1.2 ¿Cuál de los siguientes enunciados sobre la glía es correcto?

A. La microglía es la población de células pluripotenciales en el sistema nervioso central.
B. Los polidendrocitos mielinizan los axones en el sistema nervioso central.
C. Los astrocitos pueden secretar neurotransmisores.
D. Las células de Schwann mielinizan axones en el sistema nervioso central.
E. Las células ependimarias son parte de la barrera hematoencefálica.

La respuesta correcta es C. Los polidendrocitos, no la microglía, son la reserva celular pluripotencial en el cerebro. Los oligodendrocitos mielinizan axones en el sistema nervioso central y las células de Schwann mielinizan los axones en el sistema nervioso periférico. Los astrocitos pueden secretar neurotransmisores en la hendidura sináptica y, con ello, modular la actividad en dicha sinapsis. Las células ependimarias comprenden la cubierta epitelial de los ventrículos.

1.3 ¿Cuál de los siguientes enunciados describe mejor la membrana celular como un capacitor?

A. La membrana celular almacena cargas para facilitar el movimiento iónico.

B. La membrana celular acumula cargas, lo que dificulta el movimiento de los iones.

C. La membrana celular capta iones hacia su superficie, lo cual permite que los iones se muevan con rapidez cuando se requiere.

D. La membrana celular presenta permeabilidad selectiva a los iones.

E. La membrana celular bloquea de modo selectivo el movimiento de los cationes.

La respuesta correcta es B. La membrana celular actúa como capacitor, ya que separa y acumula cargas opuestas a cada lado. Estas cargas deben vencerse cada vez que debe entrar Na^+ (sodio) a la célula para generar (o regenerar) un potencial de acción.

1.4 Un paciente recibe el diagnóstico de una enfermedad desmielinizante de nervios periféricos, el síndrome de Guillain–Barré. Muestra déficits sensitivos y motores en brazos y piernas. ¿Cuál de los siguientes enunciados describe la causa subyacente para algunos de sus síntomas?

A. Un déficit funcional de los oligodendrocitos provoca desmielinización focal de los haces axonales.

B. La desmielinización provoca un decremento de la capacitancia de la membrana, lo que retrasa la propagación de los potenciales de acción.

C. El síntoma más común es la debilidad motora debido a que las células de Schwann solo mielinizan los axones motores.

D. El daño axonal se debe a la migración microglial hacia la vaina de mielina y la fagocitosis de los segmentos axonales.

E. Las velocidades de conducción nerviosa están disminuidas debido a que los potenciales de acción no pueden regenerarse en el siguiente grupo de canales de Na^+.

La respuesta correcta es E. Los oligodendrocitos son las células mielinizantes en el sistema nervioso central (SNC) y las células de Schwann lo son en el sistema nervioso periférico (SNP). La mielina disminuye la capacitancia de la membrana, y debido a las propiedades aislantes de la vaina de mielina, las cargas ya no se acumulan y almacenan en la membrana celular. La desmielinización aumenta la capacitancia de la membrana, las cargas se acumulan y cada vez que un catión cruza la membrana, es necesario que supere la carga acumulada. Las células de Schwann mielinizan tanto los axones motores como los sensitivos. La microglía son los macrófagos en el SNC. En el SNP, la fagocitosis se lleva a cabo por los macrófagos sanguíneos. Los axones solo se dañan en los casos graves del síndrome de Guillain–Barré. El daño de la vaina de mielina es el primer paso en el proceso patológico. La velocidad de conducción nerviosa disminuye debido a la desmielinización. Las cargas se pierden a través de la corriente de fuga y no pueden alcanzar el siguiente grupo de canales de Na^+ en el siguiente (no ausente) nodo de Ranvier, donde el potencial de acción se regeneraría por la corriente activa

1.5 La barrera hematoencefálica aísla el ambiente neuronal de los patógenos y sustancias sanguíneos. Esto puede complicar la llegada farmacológica al sistema nervioso central. ¿Cuáles son los componentes de la barrera hematoencefálica?

A. El endotelio y la microglía.

B. La membrana basal y el endotelio.

C. El endotelio y astrocitos.

D. La membrana basal y los oligodendrocitos.

E. El endotelio y el neuropilo.

La respuesta correcta es C. Las células endoteliales están ancladas entre sí por uniones estrechas y los procesos pediculares astrocitarios ("pedúnculos") que envuelven la pared del vaso. Esto separa con eficacia el compartimento sanguíneo del compartimento del neuropilo. El transporte a través de la barrera hematoencefálica puede ser por difusión de moléculas lipofílicas pequeñas, agua y gas. Las demás sustancias deben utilizar el transporte activo.

1.6 ¿Cuál de las siguientes opciones es una posible causa para la excitación excesiva anormal de las neuronas corticales que provocaron las crisis convulsivas de Sarah en el caso clínico 1.1?

A. Función alterada de los canales de sodio regulados por voltaje.

B. Alteración de la bomba Na^+/K^+, que en condiciones normales bombea sodio hacia el interior de la célula.

C. Función alterada del receptor ionotrópico inhibitorio $GABA_B$.

D. Función alterada del receptor metabotrópico inhibitorio $GABA_A$.

E. Función alterada del receptor metabotrópico inhibitorio de glutamato.

La respuesta correcta es A. La función alterada de los canales de sodio regulados por voltaje debida a mutaciones de estos canales puede provocar varios tipos de epilepsia. La bomba Na^+/K^+ bombea sodio *fuera* de la célula en intercambio por K^+. Los receptores $GABA_B$ son receptores metabotrópicos regulados por ligando, mientras que los $GABA_A$ son receptores ionotrópicos regulados por ligando. El glutamato es un neurotransmisor excitatorio.

2

Panorama del sistema nervioso central

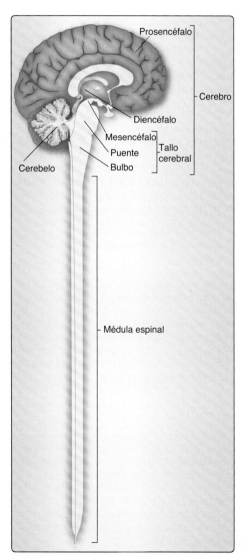

Figura 2.1
Panorama del sistema nervioso central.

Etiquetas de la figura:
Prosencéfalo
Cerebro
Diencéfalo
Mesencéfalo
Puente — Tallo cerebral
Bulbo
Cerebelo
Médula espinal

I. PANORAMA

El sistema nervioso central (SNC) humano consta del cerebro y la médula espinal. El cerebro humano pesa alrededor de 400 g al nacimiento y su peso se triplica durante los primeros 3 años de vida, sobre todo debido a la adición de mielina y al crecimiento de las prolongaciones neuronales. El cerebro adulto pesa cerca de 1 400 g, por lo que es una estructura relativamente pequeña, constituye casi 2% del peso corporal. No obstante, las capacidades mentales humanas distintivas no se relacionan tanto con el tamaño del cerebro individual, sino con la complejidad de las interconexiones neuronales y el desarrollo diferencial de las distintas áreas de la corteza cerebral con sus funciones corticales superiores únicas. El cerebro presenta funciones tan diversas como el pensamiento, lenguaje, aprendizaje y memoria, imaginación, creatividad, atención, conciencia, experiencia emocional y sueño. Además, el cerebro regula y modula las funciones viscerales, endocrinas y somáticas.

En cierto modo, la médula espinal es una porción más simple del SNC que el cerebro, ya que tiene una organización uniforme a lo largo de su trayecto. Sin embargo, el procesamiento dentro de la médula espinal es complejo y tiene funciones de extrema importancia: recibe información sensitiva extensa sobre el mundo alrededor y realiza el procesamiento inicial de esta información. La médula espinal transporta toda la información motora que llega a los músculos voluntarios y, de este modo, participa directamente en el control del movimiento corporal. También tiene un papel directo en la regulación de las funciones viscerales. Es importante señalar que funciona como *conductor* para el flujo longitudinal de información hacia y desde el cerebro.

En este capítulo se proporciona un panorama amplio sobre el cerebro y la médula espinal, su organización (figura 2.1), así como sobre el sistema ventricular, las capas meníngeas y el riego sanguíneo. En los siguientes capítulos se encuentra una explicación más detallada de cada tema que aquí se aborda.

II. DESARROLLO DEL SISTEMA NERVIOSO

La comprensión del desarrollo del sistema nervioso es importante para entender su geometría y organización en el adulto.

En el embrión temprano se desarrollan tres capas germinales primarias: el ectodermo, el mesodermo y el endodermo. El endodermo se desarrolla en los órganos internos ("vísceras"). El mesodermo da origen a los somitas, estructuras segmentadas que se desarrollan en hueso, músculo esquelético y dermis cutánea. El ectodermo se desarrolla en estructuras neurales y la epidermis cutánea.

La inervación a las estructuras derivadas de los somitas (del mesodermo) proviene de la porción somática del sistema nervioso. La inervación a estructuras derivadas del endodermo proceden de la porción visceral del sistema nervioso.

A. Desarrollo del tubo neural

Mientras que el sistema nervioso adulto es muy complejo, el origen del sistema nervioso es un simple tubo ectodérmico. El desarrollo inicia alrededor de la tercera semana de gestación, cuando una banda longitudinal (rostrocaudal) de ectodermo se engrosa para formar la placa neural. Este proceso se inicia por una estructura parecida a una barra, la **notocorda**, que es el inductor primario en el embrión temprano. Pronto aparece un surco en la línea media en la superficie posterior de la placa neural, y la placa neural comienza a plegarse hacia dentro, como se ilustra en la figura 2.2. A medida que el surco se profundiza, aparecen los pliegues neurales a cada lado del surco. Estos pliegues comienzan a aproximarse entre sí y, al final de la tercera semana del desarrollo, los pliegues neurales empiezan a fusionarse, formando un tubo neural. Si una porción del tubo neural no se desarrolla o los pliegues neurales no cierran por com-

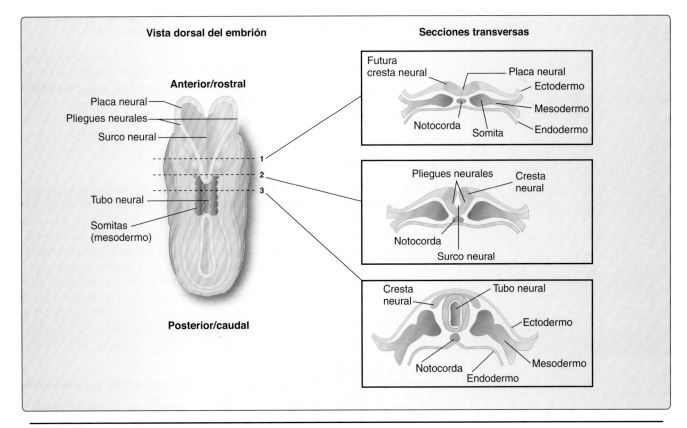

Figura 2.2
Desarrollo del tubo neural. Las secciones transversales muestran la secuencia del cierre del tubo neural.

pleto, esto puede causar defectos en la médula espinal y en los huesos de la columna vertebral, una afección conocida como espina bífida. El sitio más común de espina bífida es la región baja de la espalda, pero en casos raros, puede ocurrir en la región media de la espalda o el cuello, y puede provocar una amplia gama de discapacidades físicas y cognitivas.

El extremo rostral de este tubo se desarrolla en el cerebro y el resto lo hace en la médula espinal (*véase* la figura 2.2). La fusión del tubo neural ocurre desde la línea media hacia los extremos rostral y caudal y, a medida que ocurre, células de la cima o cresta de cada pliegue neural se disocian del tubo neural. Estas **células de la cresta neural** migran lejos del tubo neural y se diferencian en una variedad de tipos celulares, que incluyen las neuronas sensitivas en los ganglios de los nervios espinales y algunos nervios craneales (V, VII, VIII, IX y X), neuronas posganglionares del sistema nervioso autónomo, las células de Schwann del sistema nervioso periférico (SNP) y la médula suprarrenal. A medida que el tubo neural se cierra, se separa de la superficie ectodérmica, por lo que queda contenido dentro del cuerpo.

B. Desarrollo del cerebro

El desarrollo del cerebro inicia durante la cuarta semana de gestación, cuando el crecimiento diferencial provoca aumento de tamaño (**vesículas**) y dobleces (**flexuras**) en el tubo neural.

1. **Vesículas primarias:** aparecen tres vesículas primarias en el extremo rostral del tubo neural: el **prosencéfalo** (que se convierte en el cerebro anterior), el **mesencéfalo** (que será el cerebro medio) y el **rombencéfalo** (que se volverá el cerebro posterior); este último emerge con la porción espinal del tubo neural (figura 2.3).

2. **Vesículas secundarias:** alrededor de la quinta semana, aparecen cinco vesículas secundarias. El prosencéfalo (cerebro anterior) da origen al **telencéfalo** (hemisferios cerebrales) y el **diencéfalo** (tálamo, hipotálamo y subtálamo). El mesencéfalo (cerebro medio) permanece sin dividir. El rombencéfalo (cerebro posterior) da origen al **metaencéfalo** (puente y cerebelo) y el **mielencéfalo** (bulbo). El cerebelo está formado por la porción posterior del metaencéfalo (*véase* la figura 2.3).

3. **Desarrollo de los hemisferios cerebrales:** los hemisferios cerebrales presentan el desarrollo más intenso en el cerebro humano, con la configuración tridimensional resultante más compleja de todas las divisiones del SNC. A medida que procede el desarrollo, los hemisferios se expanden en dirección anterior para formar los lóbulos frontales, en dirección lateral y superior para formar los lóbulos parietales y en dirección posteroinferior para formar los lóbulos occipitales y temporales. El crecimiento y expansión continúan y, por último, los hemisferios cerebrales toman la forma de un gran arco o "C" que cubre al diencéfalo, mesencéfalo y puente (*véase* la figura 2.3).

III. CEREBRO

La parte del SNC dentro de la cavidad craneana se denomina *cerebro*. Consta del cerebro anterior (del prosencéfalo), el cerebro medio (del mesencéfalo) y el cerebro posterior (del rombencéfalo). El prosencéfalo se conforma de los hemisferios cerebrales y estructuras profundas.

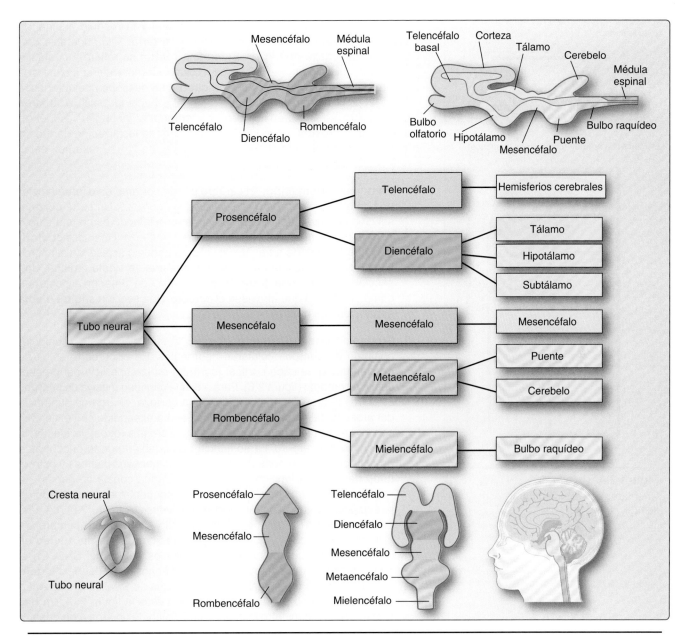

Figura 2.3
Desarrollo del cerebro.

El mesencéfalo y rombencéfalo se denominan colectivamente *tallo cerebral*, en el que el rombencéfalo se subdivide en el *puente*, *bulbo* y *cerebelo* (*véase* la figura 2.3).

A. Orientación en el cerebro

Durante el desarrollo, la orientación del tubo neural es directa: hay un polo rostral (*rostrum* en latín, "promontorio") y uno caudal (*cauda* en latín, "cola"). Puede describirse una superficie ventral o anterior y una dorsal o posterior. El plegamiento y abultamiento que ocurren durante el desarrollo cerebral que permite la marcha erguida con dos ojos con la mirada al frente cambian el arreglo simple del tubo neural. En el prosencéfalo, la superficie **ventral** del cerebro también es la superficie **inferior**, y la superficie **dorsal**

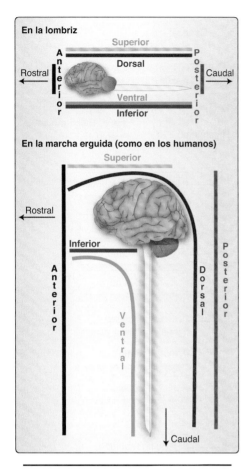

En la lombriz

En la marcha erguida (como en los humanos)

Figura 2.4
Orientación en el sistema nervioso
central.

es la superficie **superior**. En el tallo cerebral y la médula espinal, la superficie ventral también es la superficie **anterior** y la superficie dorsal es la superficie **posterior**. El término **rostral** se refiere a cualquier cosa hacia el polo anterior del prosencéfalo. Comprende la flexura que ocurre a nivel del mesencéfalo. Con **caudal** se describe cualquier cosa hacia el polo inferior de la médula espinal o hacia la "cola". A lo largo de este libro, se utilizarán los términos "anterior" y "posterior", "superior" e "inferior", y "rostral" y "caudal" para describir la localización dentro de la médula espinal y el tallo cerebral. En la figura 2.4 se resumen estas orientaciones.

1. **Planos de orientación:** el cerebro puede cortarse en diferentes planos de orientación, como se ilustra en la figura 2.5. Un corte **coronal** secciona a través del cerebro de superior a inferior, como una tiara o *corona* (del latín) que se asienta sobre la cabeza. Una sección **horizontal o axial** corta a través del cerebro paralelo al piso, en el mismo plano que el horizonte para una persona que se sienta erguida. Una sección **sagital** corta a través del cerebro de anterior a posterior, como una flecha que atraviesa el cerebro. Una sección **sagital media** separa los dos hemisferios.

2. **Sustancia gris y sustancia blanca:** la sustancia gris es cualquier conjunto de cuerpos celulares neuronales. En el cerebro, estos se encuentran en la capa cortical (corteza) en la superficie del prosencéfalo y cerebelo (figura 2.6). Para alojar la cantidad masiva de cuerpos celulares neuronales que componen la corteza, el área de superficie del prosencéfalo y cerebelo humanos se ha expandido con el tiempo, con lo que produce hendiduras (surcos) y crestas (giros) visibles en la superficie del cerebro. La sustancia gris también puede encontrarse en estructuras profundas del prosencéfalo, ganglios basales y estructuras del sistema límbico. La sustancia blanca consta de haces —a veces llamados tractos— de fibras y se encuentra en lo profundo de la sustancia gris cortical en el cerebro (*véase* la figura 2.6). La sustancia gris está dispersa a través del tallo cerebral que comprende sistemas intrínsecos y núcleos de nervios craneales. Un **núcleo** es un conjunto de cuerpos celulares nerviosos dentro del SNC. En el SNP, un conjunto de cuerpos celulares nerviosos se denomina **ganglio**. En la médula espinal, la sustancia gris se localiza en el centro y está rodeada por la sustancia blanca (*véase* la figura 2.6). Un **haz** (o tracto) es un conjunto de axones que viajan de un área a otra dentro del SNC, mientras que en el SNP, un haz de axones se denomina **nervio**. En su mayoría, estos axones están mielinizados, lo que da la apariencia "blanquecina" a la sustancia blanca.

B. Prosencéfalo

El **prosencéfalo (cerebro anterior)** consta del **telencéfalo** y el **diencéfalo**, derivados de las porciones más rostrales del tubo neural en desarrollo. Los componentes del prosencéfalo se resumen en la figura 2.7. El **telencéfalo** está compuesto por la masa cerebral, que se divide en dos hemisferios cerebrales. Estos consisten en una cubierta de sustancia gris (la corteza cerebral); estructuras de sustancia gris profundas dentro del cerebro, que incluyen los ganglios basales y dos estructuras principales del sistema límbico (el hipocampo y la amígdala); y la sustancia blanca subyacente. El **diencéfalo** está compuesto por el tálamo, hipotálamo y subtálamo, que son estructuras de sustancia gris.

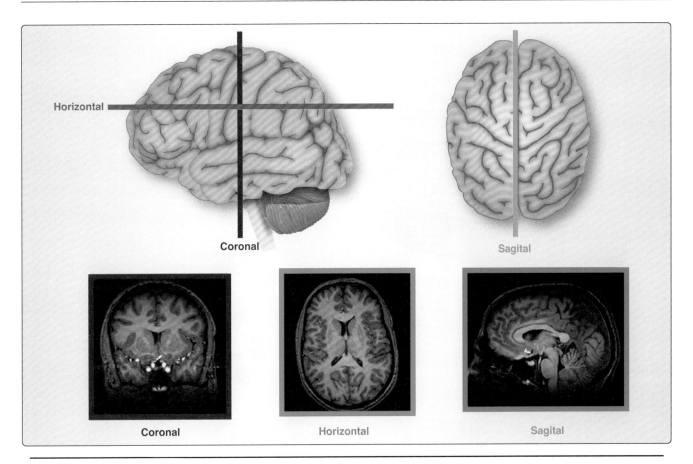

Figura 2.5
Planos de orientación.

1. **Hemisferios cerebrales:** los dos grandes hemisferios cerebrales
   son casi imágenes en espejo de cada uno en términos de anatomía macroscópica, aunque hay cierta asimetría en la función que se
   explicará más adelante (*véase* el capítulo 13, "Corteza cerebral", para
   más detalles). Cada hemisferio se divide en cuatro lóbulos, nombra-
   dos por los huesos craneales que los recubren —los lóbulos frontal,
   parietal, occipital y temporal—. Las crestas en la corteza se denominan **giros** y las hendiduras, **surcos** o **fisuras** (más profundas que los
   surcos). La **fisura longitudinal** localizada a lo largo del plano sagital
   medio separa los dos hemisferios. La **fisura lateral** o **de Silvio** aparta
   el lóbulo temporal de los lóbulos frontal y parietal. El **surco parietooccipital** es visible en la superficie medial del cerebro y divide el
   lóbulo occipital del lóbulo parietal. En la figura 2.8 se muestra un panorama de la anatomía de los hemisferios cerebrales y en la figura 2.9
   se proporciona una visión de conjunto de las áreas funcionales de la
   corteza.

   a. **Lóbulo frontal:** el lóbulo frontal es el más grande del cerebro y
      tiene múltiples funciones. Está separado del lóbulo parietal por el
      surco central y del lóbulo temporal por la **fisura lateral**. El **giro
      precentral**, localizado anterior al surco central, contiene las áreas
      motoras primarias. Las áreas en la superficie lateral y la medial son
      esenciales no solo para regular la actividad motora voluntaria o la

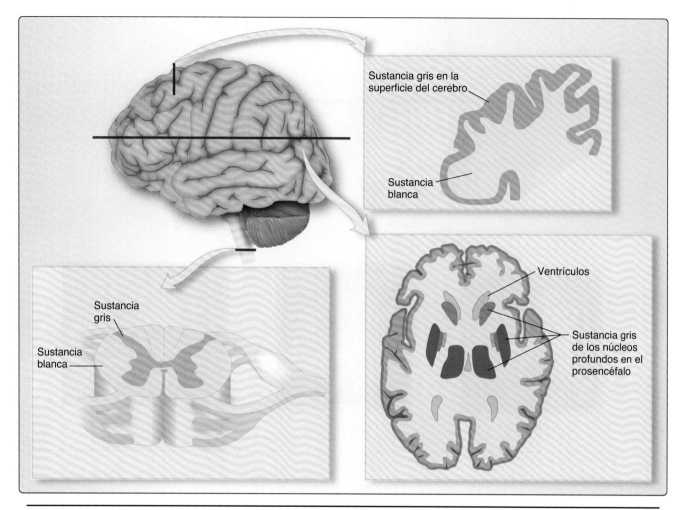

Figura 2.6
Sustancia gris y sustancia blanca.

conducta, sino para iniciar la conducta motora, es decir, "decidir qué movimientos deben realizarse. Los aspectos motores o expresivos del lenguaje también se procesan en la superficie lateral del lóbulo frontal, principalmente en el hemisferio dominante (de manera típica, el izquierdo). El resto del lóbulo frontal consiste en las áreas de asociación conocidas como **áreas de asociación prefrontales**. Las funciones de estas son las emociones, la motivación, personalidad, iniciativa, juicio, habilidad para concentrarse y las inhibiciones sociales. Un área en la superficie medial, el **giro del cíngulo**, también es importante para modular los aspectos emocionales del comportamiento.

b. **Lóbulo parietal:** el lóbulo parietal es importante en la regulación somatosensorial, el lenguaje y la orientación espacial. Está separado del lóbulo frontal por el surco central, del lóbulo temporal por la fisura lateral y del lóbulo occipital por el **surco parietooccipital**. El **giro poscentral** es el área somatosensorial primaria de la corteza. El procesamiento cortical inicial y la percepción del tacto, del dolor y la posición de las extremidades ocurren en las caras medial y lateral del lóbulo parietal. Los aspectos receptivos o

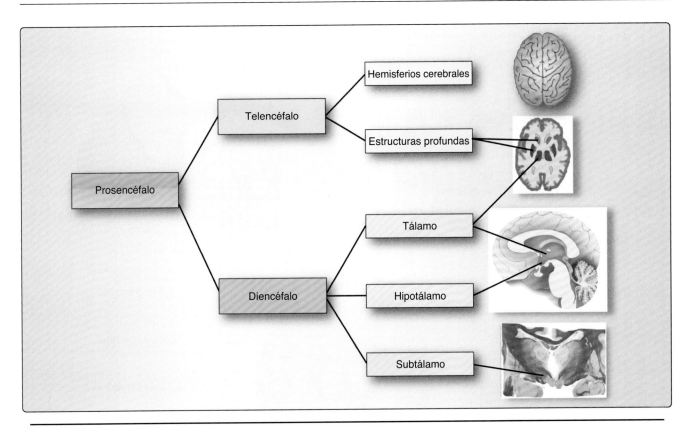

Figura 2.7
Componentes del prosencéfalo.

sensoriales del lenguaje también se procesan en el lóbulo parietal, principalmente en el hemisferio dominante (de manera típica, el izquierdo). El lóbulo parietal también media los aspectos complejos de la orientación espacial y percepción, incluida la autopercepción e interacción con el mundo circundante.

c. **Lóbulo occipital:** la principal función del lóbulo occipital es el procesamiento de la información visual. Está separado del lóbulo parietal por el surco parietooccipital. El área visual primaria se localiza en la superficie medial del lóbulo occipital. Las áreas de asociación visual la rodean y cubren la superficie lateral de este lóbulo. Median la capacidad de ver y reconocer objetos.

d. **Lóbulo temporal:** el lóbulo temporal es importante en el procesamiento de la información auditiva, el lenguaje y ciertas funciones complejas. Está separado del lóbulo frontal y del lóbulo parietal por la fisura lateral y del lóbulo occipital por una línea que puede dibujarse como una extensión del surco parietooccipital. Es importante en el procesamiento de la información auditiva. El **giro temporal superior** es el área donde se procesa la capacidad para escuchar e interpretar lo que se oye. Además, un área en la superficie lateral del lóbulo temporal se encarga de la percepción del lenguaje. Las áreas anteromediales del lóbulo temporal son importantes en aspectos complejos de la función del sistema límbico (*véase* "Lóbulo límbico" más adelante).

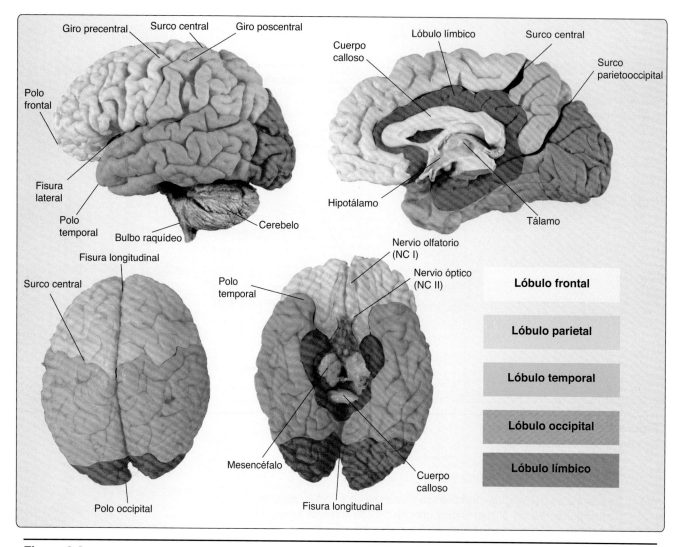

Figura 2.8
Hemisferios cerebrales, surcos, giros y lóbulos principales del cerebro. NC, nervio craneal.

e. **Lóbulo límbico:** además de estos cuatro lóbulos, un anillo de corteza en la superficie medial, los **giros** del **cíngulo** y **parahipo-cámpico**, se conoce como "lóbulo límbico". Este no es un lóbulo verdadero como los otros cuatro, sino que cubre partes de los lóbulos frontal, parietal y temporal. Esta área de corteza cubre y está interconectada con estructuras del sistema límbico y es importante en el procesamiento de aspectos complejos del aprendizaje, la memoria y la emoción.

2. **Estructuras profundas:** debajo de la capa cortical que contiene cuerpos celulares neuronales hay haces extensos de sustancia blanca que conectan varias partes del cerebro entre sí. Además, los grandes núcleos de sustancia gris pueden encontrarse profundos dentro del prosencéfalo. Estos son los ganglios basales y las estructuras principales del sistema límbico, que incluyen el hipocampo y la amígdala.

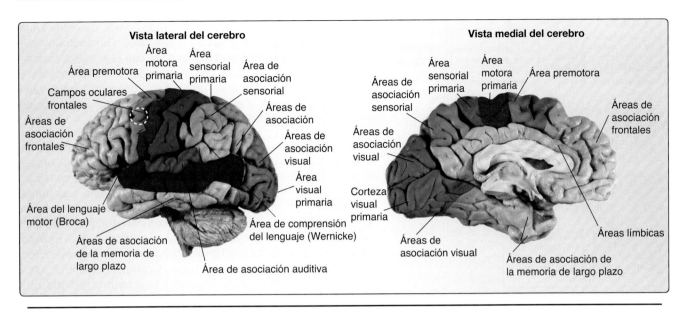

Figura 2.9
Áreas funcionales de los hemisferios cerebrales.

a. **Ganglios basales:** los ganglios basales son un grupo de núcleos interconectados que interactúan con el prosencéfalo, diencéfalo y mesencéfalo (nótese que en verdad son núcleos grandes, pero el término
"ganglios" es de uso común, como se ilustra en la figura 2.10). Los
componentes del prosencéfalo de los ganglios basales se encuentran
profundos dentro de los hemisferios cerebrales e incluyen los **núcleos
caudado** y **lenticular** (**putamen** y **globo pálido**). El núcleo en el diencéfalo es el núcleo subtalámico y en el mesencéfalo es la sustancia
nigra. En conjunto, los ganglios basales desempeñan un papel crítico
en el inicio y control de los movimientos voluntarios.

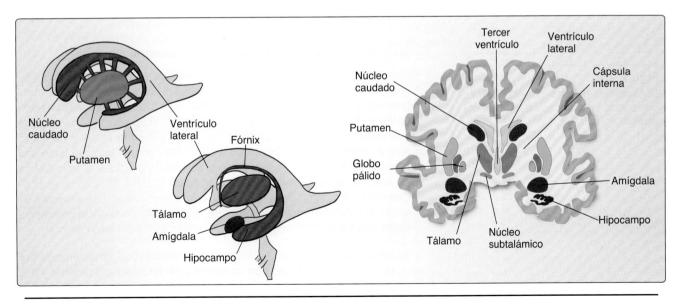

Figura 2.10
Estructuras profundas del prosencéfalo: ganglios basales y estructuras límbicas.

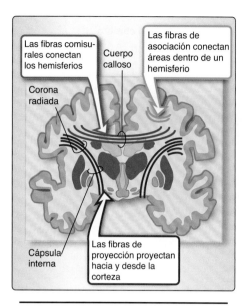

Figura 2.11
Tipos de fibras dentro del sistema nervioso central.

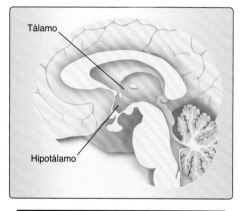

Figura 2.12
El diencéfalo (tálamo e hipotálamo) en una sección sagital media a través del cerebro.

b. **Estructuras límbicas:** el sistema límbico consta de estructuras interconectadas que interactúan y proporcionan un sustrato neuroanatómico para conductas relacionadas con el impulso, motivadas y emocionales. Además, posee un papel en el aprendizaje y la memoria. Los componentes profundos prosencefálicos del sistema límbico incluyen la **amígdala** y el **hipocampo**, ambos localizados en el lóbulo temporal (*véase* la figura 2.10).

c. **Sustancia blanca:** profundos a la corteza cerebral, los haces de sustancia blanca son importantes al conectar varias áreas corticales entre sí (figura 2.11). Las **fibras de asociación** interconectan varias regiones corticales dentro del mismo hemisferio. Las **fibras comisurales** conectan recíprocamente áreas de la corteza en un hemisferio con las áreas correspondientes del hemisferio opuesto. Por mucho, el mayor conjunto de fibras comisurales es el **cuerpo calloso**, que conecta los dos hemisferios. Las **fibras de proyección** transportan información desde y hacia la corteza cerebral. El conjunto más grande de fibras de proyección es la **corona radiada**, que forma haces de fibras hacia la **cápsula interna** a su paso a través del cerebro y contiene todas las fibras que viajan entre la corteza, las estructuras profundas del prosencéfalo y la médula espinal.

3. **Diencéfalo:** el diencéfalo consiste en varios conjuntos de estructuras pares a cada lado del tercer ventrículo (figura 2.12). La estructura más grande es el **tálamo**, compuesta por dos masas nucleares en forma de huevo. El tálamo es una estación crítica de procesamiento para toda la información sensitiva (excepto la olfatoria) en su trayecto a la corteza, y tiene papeles clave en el procesamiento de la información motora, en la integración de la información cognitiva de orden superior y emocional, así como en la regulación de la actividad cortical. El tálamo puede considerarse el "guardián" de la corteza. El **hipotálamo** es parte estructural del diencéfalo, pero es componente funcional del sistema límbico. Tiene papeles clave en la coordinación e integración de las funciones endocrinas, autonómicas y homeostásicas. El **subtálamo** es parte de los ganglios basales y tiene un papel importante en la modulación e integración del movimiento voluntario y el tono muscular.

C. Mesencéfalo y rombencéfalo: el tallo cerebral

En conjunto, el mesencéfalo y el rombencéfalo constituyen el tallo cerebral (figura 2.13), la división del SNC caudal al diencéfalo. El tallo cerebral proporciona un conducto a través del cual viaja toda la información ascendente y descendente entre el cerebro y la médula espinal. Los **nervios craneales** transfieren información sensitiva y motora hacia y desde la cabeza y median sentidos especiales. El tallo cerebral también tiene una función integradora. Esto sucede en gran medida gracias a la actividad de los **núcleos de la formación reticular**. Estos núcleos difusos corren principalmente a lo largo de la línea media del tallo cerebral. Los aspectos de la función cardiovascular y respiratoria, el despertar cortical y la conciencia están organizados e integrados en diferentes áreas del tallo cerebral.

1. **Mesencéfalo:** el área más rostral del tallo cerebral, caracterizada por el gran par de **pedúnculos cerebrales** en su superficie anterior y dos pares de núcleos, los **colículos superiores** e **inferiores**, en su superficie posterior (*véase* la figura 2.13). El **haz corticoespinal** descendente que media la actividad motora voluntaria viaja a través de los pedúnculos cerebrales. Los colículos superiores en el mesencéfalo

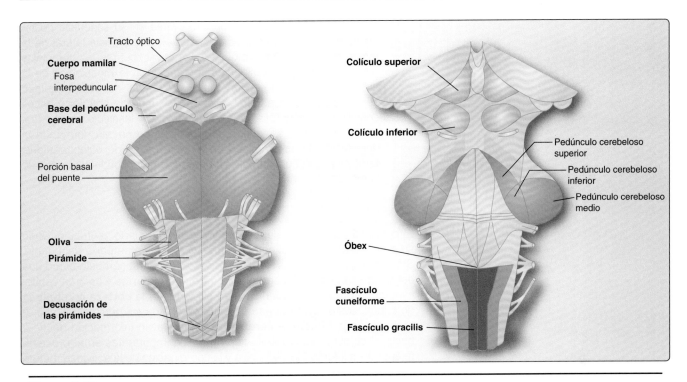

Figura 2.13
Panorama de la anatomía superficial del tallo cerebral.

rostral están implicados en los reflejos visuales, mientras los colículos inferiores, en el caudal mesencéfalo, son un centro integrador primordial en la ruta auditiva. El **acueducto cerebral** que conecta el tercer con el cuarto ventrículos se encuentra en el área posterior del mesencéfalo. Las estructuras internas importantes del mesencéfalo incluyen el núcleo rojo y la sustancia nigra, cuya función es la coordinación de la actividad motora.

2. **Rombencéfalo:** el rombencéfalo comprende el **puente** y el **bulbo raquídeo**.

   a. **Puente:** el puente se caracteriza por su región prominente anterior, o **región basal del puente** (puente basal). La región basal del puente consiste en haces de **fibras corticoespinales** longitudinales descendentes y **fibras pontocerebelosas** transversas que llevan información desde los **núcleos pontinos** hacia el cerebelo opuesto a través de los **pedúnculos cerebelosos medios**, que surgen de la superficie lateral del puente basal. La superficie posterior del puente consiste en el **cuarto ventrículo** y, en dirección rostral, en los **pedúnculos cerebelosos superiores**, que contienen principalmente eferentes cerebelosas, que forman la mayor parte del techo del cuarto ventrículo (*véase* la figura 2.13).

   b. **Bulbo raquídeo:** el bulbo raquídeo es la porción más caudal del tallo cerebral y surge en su extremo más causal con la médula espinal (*véase* la figura 2.13). La porción rostral o "abierta" del bulbo raquídeo se caracteriza por las **pirámides** (fibras corticoespinales descendentes) en su superficie anterior, y la porción caudal del **cuarto ventrículo** en su superficie posterior. Los **pedúnculos cerebelosos inferiores**, que portan información de la médula espinal y el

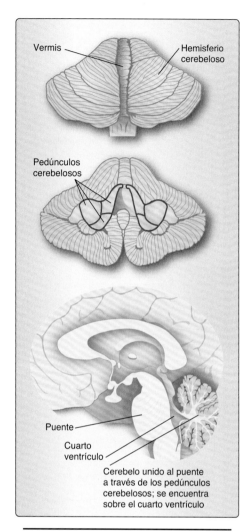

Figura 2.14
Panorama de la anatomía superficial del cerebelo.

tallo cerebral, también pueden observarse en su superficie posterolateral. Las tumefacciones ovaladas en la superficie lateral de la región rostral del bulbo raquídeo, las olivas, cubren los complejos nucleares olivares prominentes implicados en la modulación de la actividad motora. La porción caudal o "cerrada" del bulbo raquídeo se caracteriza por las pirámides en su superficie anterior y haces sensitivos prominentes, el fascículo gracilis y fascículo cuneiforme, en su superficie posterior. Las pirámides se cruzan, formando la decusación de las pirámides, en la región caudal del bulbo raquídeo. El cuarto ventrículo se estrecha para formar el conducto central de la médula espinal.

D. Cerebelo

El cerebelo es un brote del puente y recubre el cuarto ventrículo. Dado su origen embrionario, el cerebelo puede considerarse parte del puente. Sin embargo, numerosos neuroanatomistas tratan al cerebelo como una estructura separada. El cerebelo tiene **dos hemisferios** y un área central llamada **vermis**, y su superficie está cubierta por la **corteza cerebelosa** de cuantiosos pliegues (figura 2.14). El cerebelo está unido al tallo cerebral por los **pedúnculos cerebelosos**, que llevan información desde y hacia el cerebelo. El cerebelo tiene papeles importantes en el procesamiento de la información sensitiva y la coordinación de la actividad motora voluntaria. Evidencia más reciente indica que el cerebelo también tiene un papel en la función cognitiva.

IV. MÉDULA ESPINAL

La médula espinal es una estructura segmentada cilíndrica larga que tiene una organización consistente a lo largo de su trayecto. Recibe información sensitiva de las extremidades, el tronco y muchos de los órganos internos, además de tener un papel importante en el procesamiento inicial de esta información. También contiene los haces motores somáticos que inervan los músculos esqueléticos, así como eferentes viscerales a las vísceras, músculo liso y glándulas.

A. Organización de la médula espinal

La médula espinal tiene una organización segmentaria, que corresponde a las raíces nerviosas unidas a ella. Una serie continua de **raíces posteriores**, que contienen axones sensitivos, entran a la cara posterior de la médula espinal y una serie continua de **raíces anteriores**, que contienen axones motores, emergen de la cara anterior de la médula espinal. Estos axones sensitivos y motores brotan juntos en los **nervios espinales**, que son parte del SNP. Una protuberancia en la raíz posterior, justo proximal al punto donde se forma el nervio espinal, es el **ganglio espinal**, que contiene los cuerpos celulares de las fibras nerviosas sensitivas. Dos áreas dentro de la médula espinal, la **intumescencia cervical** y la **intumescencia lumbosacra**, contienen una mayor cantidad de neuronas motoras que inervan los brazos y las piernas, respectivamente (figura 2.15). En su polo caudal, la médula espinal se estrecha para formar el **cono medular** y termina en el **filum terminal**, que ancla la médula espinal al dorso del coxis.

B. Longitud de la médula espinal

Los segmentos de la médula espinal no se encuentran al mismo nivel que los forámenes intervertebrales a través de los cuales salen los nervios espinales. Casi alrededor del tercer mes de vida fetal, la médula espinal y la columna vertebral crecen a velocidades similares y los nervios espinales salen a través de los forámenes intervertebrales laterales a ellos y al mismo nivel. No obstante, a partir de entonces, la columna vertebral crece a mayor velocidad que la médula espinal; las raíces posteriores y anteriores aumentan de longitud a medida que viajan más lejos para salir a través de los forámenes intervertebrales apropiados. Las raíces lumbosacras son las más largas y forman la **cauda**. En el recién nacido la médula espinal termina cerca de la tercera vértebra lumbar (L3). En la etapa posnatal, ocurre un poco de crecimiento y, en el adulto, la médula espinal termina aproximadamente en el nivel L1–L2.

C. Sustancia gris y blanca de la médula espinal

Por último, en contraste con los hemisferios cerebrales y cerebelosos, donde la sustancia blanca forma el núcleo interno y la sustancia gris rodea la sustancia blanca, en la médula espinal, la sustancia gris forma el núcleo interno y la sustancia blanca rodea la sustancia gris.

V. SISTEMA VENTRICULAR

El sistema ventricular es un espacio lleno de líquido dentro del cerebro, que continúa con el conducto central de la médula espinal. *Véase* la figura 2.16 para un panorama. El **líquido cefalorraquídeo (LCR)** circulante en el interior de los ventrículos es una secreción de las células ependimarias del plexo coroideo.

A. Ventrículos

Dos **ventrículos laterales** se relacionan con el telencéfalo, uno en cada hemisferio cerebral. Los ventrículos laterales tienen forma de "C", debido a la curvatura del cerebro durante el desarrollo embrionario. El **asta anterior** del ventrículo lateral se encuentra profunda en los lóbulos frontal y parietal del prosencéfalo y, por anatomía, se relaciona con los ganglios basales, en particular la cabeza del núcleo caudado. El **asta posterior** se extiende hacia el lóbulo occipital y el **asta inferior** está en el lóbulo temporal. El hipocampo se localiza en el piso del asta inferior. El **septum pellucidum** separa los ventrículos laterales en su superficie medial, de tal modo que no pueden comunicarse entre sí. Los ventrículos laterales están conectados con el tercer ventrículo por medio del **foramen interventricular (foramen de Monro)**. El **tercer ventrículo** se relaciona con el diencéfalo; el tálamo y el hipotálamo se localizan a cada lado del tercer ventrículo. El tercer ventrículo está conectado con el cuarto ventrículo a través del **acueducto cerebral**. El **cuarto ventrículo** se relaciona con el rombencéfalo y se encuentra entre el cerebelo y el puente y bulbo raquídeo. El velo bulbar superior cierra el cuarto ventrículo en la superficie posterior entre los dos pedúnculos cerebelosos superiores.

B. Líquido cefalorraquídeo

El LCR llena los ventrículos y rodea al cerebro y la médula espinal en el espacio subaracnoideo, el espacio entre la aracnoides y la piamadre (*véase* más adelante). Su función principal es brindar soporte y amortiguación al cerebro. Debido a la diferencia de gravedad específica entre el cerebro y el LCR, el peso aparente del cerebro disminuye. Además, el LCR tiene una función similar a la del sistema linfático en el resto del organismo. Entre el parénquima cerebral y el LCR hay un intercambio continuo. Esta es la razón por la cual la obtención de muestras de LCR puede

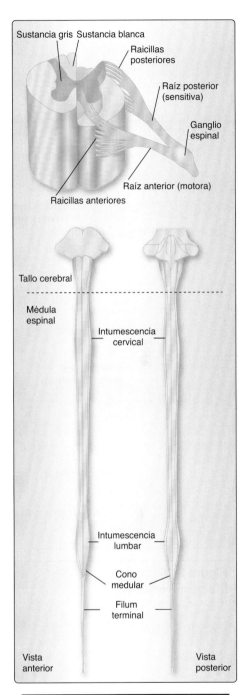

Figura 2.15
La médula espinal.

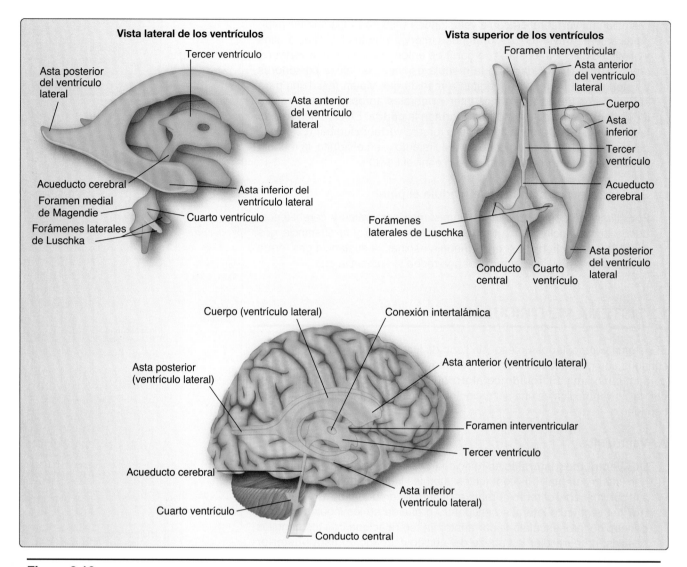

Vista lateral de los ventrículos

Tercer ventrículo

Asta posterior del ventrículo lateral

Asta anterior del ventrículo lateral

Acueducto cerebral

Foramen medial de Magendie

Forámenes laterales de Luschka

Asta inferior del ventrículo lateral

Cuarto ventrículo

Vista superior de los ventrículos

Foramen interventricular

Asta anterior del ventrículo lateral

Cuerpo

Asta inferior

Tercer ventrículo

Acueducto cerebral

Forámenes laterales de Luschka

Conducto central

Cuarto ventrículo

Asta posterior del ventrículo lateral

Cuerpo (ventrículo lateral)

Conexión intertalámica

Asta posterior (ventrículo lateral)

Asta anterior (ventrículo lateral)

Foramen interventricular

Tercer ventrículo

Acueducto cerebral

Asta inferior (ventrículo lateral)

Cuarto ventrículo

Conducto central

Figura 2.16
El sistema ventricular.

proporcionar información sobre las patologías cerebrales. Además, las neuronas periventriculares (neuronas cercanas o que rodean el sistema ventricular) pueden secretar neurotransmisores como serotonina hacia el sistema ventricular. Estos neurotransmisores tienen efectos diseminados a través del cerebro. Por clínica, este intercambio entre el parénquima cerebral y el LCR se utiliza cuando se aplican medicamentos por vía intratecal o directamente en el espacio lleno de LCR.

1. **Producción de líquido cefalorraquídeo:** el LCR se produce sobre todo en el plexo coroideo localizado dentro de ambos ventrículos laterales, el tercero y cuarto ventrículos. También se produce un poco de LCR a través del parénquima cerebral. El plexo coroideo es una estructura de tres capas compuesta por el endotelio fenestrado de las arterias coroideas, una capa de piamadre y una capa ependimaria especializada (figura 2.17). El LCR se produce por el paso de sustancias a través del endotelio fenestrado y el transporte activo a través de las células ependimarias. También hay una tasa considerable de

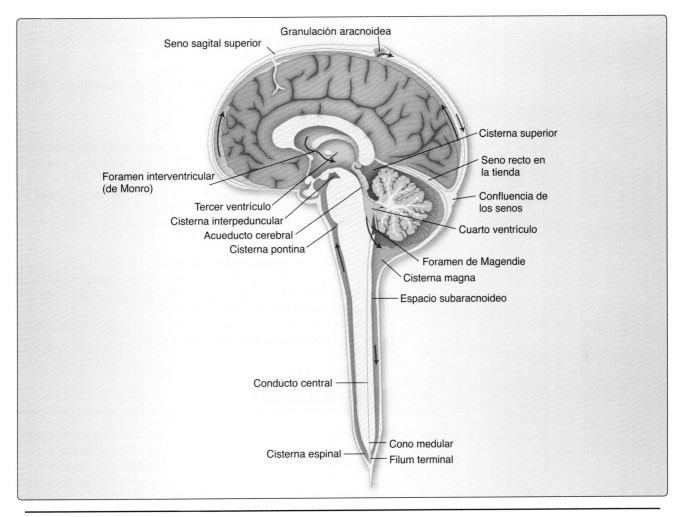

Seno sagital superior

Granulación aracnoidea

Cisterna superior

Seno recto en la tienda

Confluencia de los senos

Foramen interventricular (de Monro)

Cuarto ventrículo

Tercer ventrículo

Cisterna interpeduncular

Acueducto cerebral

Cisterna pontina

Foramen de Magendie

Cisterna magna

Espacio subaracnoideo

Conducto central

Cono medular

Cisterna espinal

Filum terminal

Figura 2.17
Producción, circulación y absorción del líquido cefalorraquídeo.

transporte pasivo y difusión de agua para mantener la osmolaridad. La composición del LCR es similar a la del plasma, pero hay diferencias relevantes, como el contenido de proteína (tabla 2.1). En el humano, se producen alrededor de 500 mL de LCR por día.

2. **Circulación del líquido cefalorraquídeo:** la producción continua de LCR nuevo es el motor principal de la circulación de LCR. Las influencias de los ciclos cardiaco y respiratorio tienen un papel menor. El LCR se mueve desde los ventrículos laterales hacia el tercero y el cuarto. El

Tabla 2.1. Composición del líquido cefalorraquídeo y del plasma

	Líquido cefalorraquídeo	Suero (Arterial)
pH	7.33	7.41
Glucosa	60 mg/dL	90 mg/dL
Proteínas	0.035 g/dL	7.0 g/dL
Sodio (Na$^+$)	135 mEq/L	135 mEq/L
Potasio (K$^+$)	2.8 mEq/L	5 mEq/L

flujo de salida desde el cuarto ventrículo se realiza a través de dos **forámenes laterales (de Luschka)** y del **foramen medial (de Magendie)** hacia el espacio subaracnoideo o hacia el **conducto central** de la médula espinal. En el espacio subaracnoideo hay regiones con mayores cantidades de LCR llamadas **cisternas subaracnoideas**. La **cisterna magna**, o cisterna cerebelobulbar, se localiza caudal al cerebelo, justo por encima del foramen magno. Esta cisterna puede utilizarse para muestrear el LCR si una punción lumbar no es posible. La cisterna superior se ubica por arriba del cerebelo. La cisterna interpeduncular se halla entre los pedúnculos cerebrales del mesencéfalo y la cisterna pontina se localiza en el extremo caudal del puente. El LCR se mueve en dirección posterior alrededor de la médula espinal y regresa en dirección anterior. Circula a través del espacio subaracnoideo hasta que alcanza las **granulaciones subaracnoideas** que protruyen hacia el **seno venoso sagital superior** (*véase* la figura 2.17).

3. **Reabsorción del líquido cefalorraquídeo:** el líquido cefalorraquídeo se reabsorbe a través de las granulaciones subaracnoideas hacia el seno venoso sagital superior y vuelve a entrar a la circulación venosa (*véase* la figura 2.17). El movimiento a través de las granulaciones subaracnoideas está dirigido por el gradiente de presión entre el espacio subaracnoideo (150 mm NaCl) y el seno venoso (90 mm NaCl).

VI. CAPAS MENÍNGEAS

El cerebro está rodeado por tres capas de tejido conectivo. Estas **meninges** protegen al cerebro y contienen estructuras, como vasos sanguíneos y los senos venosos. La capa más externa fuerte es la **duramadre** ("madre resistente"). Está conectada con el cráneo y contiene los senos venosos. La capa media parecida a una telaraña es la **aracnoides**. Esta capa cubre la dura y bordea los surcos en la superficie del cerebro. La capa interna es la **piamadre**. Esta capa fina de tejido está conectada directamente con el parénquima cerebral y sigue todos los giros y surcos. Las trabéculas aracnoideas finas interconectan la aracnoides y la piamadre. En la figura 2.18 se ofrece un panorama conceptual de las capas meníngeas.

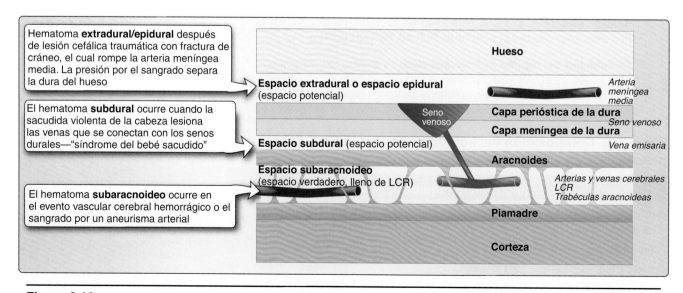

Figura 2.18
Panorama de las meninges y los espacios entre las capas meníngeas. LCR, líquido cefalorraquídeo.

A. Duramadre

La duramadre es la capa más externa y fuerte de las meninges. Consiste en dos capas: una **capa perióstica** que se adhiere directamente al cráneo y una **capa meníngea**. Ambas capas están fusionadas de modo estrecho, pero se separan para formar los **senos venosos**, hacia los cuales drenan las venas cerebrales. Las **reflexiones durales** (figura 2.19) separan diferentes compartimentos dentro del cerebro. La **hoz del cerebro**, que se encuentra dentro de la fisura longitudinal, separa de manera parcial los dos hemisferios cerebrales. Contiene el **seno sagital superior** en su borde externo y el **seno sagital inferior** en su borde libre entre los hemisferios. La **tienda del cerebelo** separa la fosa craneal media de la fosa craneal posterior. La fosa craneal posterior, o **compartimento infratentorial**, contiene el cerebelo y el tallo cerebral. El **seno transverso** corre a lo largo del borde externo de la tienda y el **seno recto** a lo largo de la unión de la hoz del cerebro con la tienda. La **hoz del cerebelo** es una pequeña reflexión dural que separa los dos hemisferios cerebelosos y contiene el **seno occipital**. El seno sagital superior, los senos transversos, el seno recto y el seno occipital se unen en el polo posterior del cráneo en la **confluencia de los senos**. La sangre venosa drena a través del seno transverso al **seno sigmoideo** y de ahí a la **vena yugular interna**. Las flechas rojas en la figura 2.19 indican el flujo de la sangre venosa. El **diafragma selar** es una reflexión dural que cubre la fosa hipofisaria en la base del cráneo.

1. **Inervación:** la duramadre es sensible al dolor; en la fosa craneal anterior y en la media recibe su inervación a través de ramas meníngeas del **nervio trigémino** (nervio craneal [NC] V). En la fosa craneal posterior está inervada por ramas meníngeas del nervio vago (NC X).

2. **Riego sanguíneo:** el riego sanguíneo de la duramadre proviene de arterias meníngeas, la más prominente de las cuales es la arteria meníngea media. Las arterias meníngeas viajan en la capa perióstica de la dura. Un sangrado de estos vasos puede causar la disociación de la dura perióstica del cráneo, y crear un espacio epidural o extradural lleno de sangre (*véase* más adelante).

B. Aracnoides

La capa media es la aracnoides, que queda presionada contra la superficie interna de la dura debido a la presión del LCR. Pequeñas hebras de tejido conectivo colágeno, las **trabéculas aracnoideas**, conectan con la piamadre. Las **venas emisarias** perforan la aracnoides y conectan con los senos venosos dentro de la dura. Las **granulaciones subaracnoideas** son porciones especializadas de la aracnoides que protruyen hacia el seno sagital superior y son responsables de la reabsorción de LCR. Debido a que la aracnoides está adherida a la dura, conecta los surcos de la superficie cerebral y las **cisternas** del espacio subaracnoideo (*véase* más adelante).

C. Piamadre

La piamadre es la capa meníngea más interna. Está adherida con firmeza al parénquima cerebral y sigue todos los giros y surcos. Separa el cerebro del LCR en el espacio subaracnoideo (*véase* la figura 2.18). A medida que los vasos sanguíneos penetran el parénquima cerebral desde el espacio subaracnoideo, entran a través de una funda de piamadre, el **espacio perivascular**, que se extiende hasta que el vaso se convierte en capilar (figura 2.20).

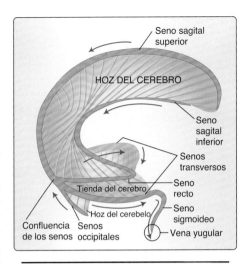

Figura 2.19
Reflexiones durales y senos.

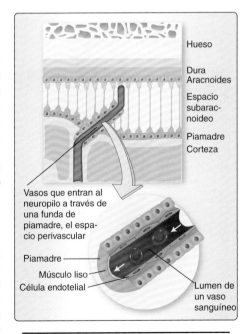

Figura 2.20
El espacio perivascular.

D. Espacios entre las meninges

En la figura 2.18 se encuentra un panorama de los espacios verdaderos y potenciales entre las meninges.

1. **Espacio subaracnoideo:** el único espacio verdadero entre las meninges es el **espacio subaracnoideo** entre la piamadre y la aracnoides. Como se señaló, este espacio está lleno de LCR y contiene las arterias y venas en la superficie del cerebro. Estos vasos están suspendidos dentro de las trabéculas aracnoideas que conectan con la piamadre. Una **hemorragia subaracnoidea** ocurre cuando se rompe un **aneurisma arterial**. Los pacientes refieren la "peor cefalea de su vida" de inicio súbito, y sus rastreos por tomografía computada por lo general revelan sangre en el espacio subaracnoideo. Una punción lumbar también puede mostrar eritrocitos en el LCR. Esta afección que pone en riesgo la vida requiere intervención inmediata para detener el sangrado arterial.

2. **Espacio subdural:** el **espacio subdural** es un espacio potencial entre la aracnoides y la dura. Es usual que estas dos capas meníngeas estén conectadas estrechamente entre sí. Las venas emisarias pasan a través de la aracnoides hacia los senos venosos durales. Cuando se aplican fuerzas de tensión cortante a la cabeza, las venas emisarias pueden romperse donde perforan la dura rígida para entrar al seno. Este tipo de lesión se observa en el "síndrome del niño sacudido", en que se agita un lactante con violencia. La **hemorragia venosa** se desliza hacia el espacio subdural recién creado. Un hematoma subdural crónico se desarrolla con lentitud a partir del traumatismo menor durante semanas, mientras que un hematoma subdural agudo se relaciona con frecuencia con otras lesiones intracerebrales.

3. **Espacio epidural potencial:** el **espacio extradural o epidural** es un espacio potencial en el cráneo entre el hueso y la capa perióstica de la dura. Este espacio se crea por un sangrado proveniente de las **arterias meníngeas** que viajan en la superficie de la capa perióstica de la dura. El vaso más susceptible es la **arteria meníngea media** en el hueso temporal. Un hematoma epidural se desarrolla con lentitud pese a ser un sangrado arterial debido a que requiere bastante fuerza para separar la dura del cráneo. De manera típica, la lesión subyacente es una fractura del hueso temporal que causa la rotura de la arteria meníngea media.

4. **Espacio epidural verdadero:** en la médula espinal, la dura solo tiene una capa meníngea. Existe un **espacio epidural verdadero** entre esta capa meníngea de dura y el periostio de las vértebras. Este espacio epidural verdadero se llena con tejido graso y el plexo venoso vertebral.

VII. PANORAMA DEL RIEGO SANGUÍNEO

El riego sanguíneo del cerebro proviene de dos sitios: las **carótidas internas** y las **arterias vertebrales**. Las dos arterias vertebrales se originan en conjunto como la **arteria basilar** a nivel del tallo cerebral. Este **sistema vertebrobasilar** irriga tanto la médula espinal como el tallo cerebral. El prosencéfalo está irrigado por el sistema vertebrobasilar y el sistema de la carótida interna. Estos dos sistemas están unidos en la base del cerebro para formar un polígono arterial, conocido como **polígono (círculo) de Willis**, donde se originan las arterias principales que irrigan el cerebro (figura 2.21).

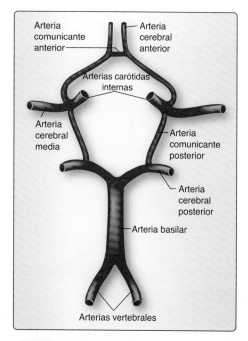

Figura 2.21

Riego sanguíneo del cerebro: el polígono arterial cerebral (de Willis).

La arteria carótida interna entra al cráneo a través del **conducto carotídeo**. Después de dar una rama hacia la órbita: la **arteria oftálmica**, la arteria carótida interna se une al polígono de Willis en la base del cerebro. La **arteria cerebral media** es la extensión directa de la carótida interna e irriga la mayor parte de la superficie lateral del cerebro, así como las estructuras profundas, como los ganglios basales y la cápsula interna. En dirección anterior, el polígono de Willis da origen a la **arteria cerebral anterior**, que irriga la superficie medial de los lóbulos frontal y parietal. Las dos arterias cerebrales anteriores se comunican por la **arteria comunicante anterior**. La **arteria comunicante posterior** comunica el sistema de la carótida interna con el sistema vertebrobasilar. En la unión, la **arteria cerebral posterior** da una rama que irriga las superficies mediales de los lóbulos occipital y temporal, así como el tálamo profundo en el prosencéfalo.

En cada capítulo de este libro se ofrece una descripción detallada del riego sanguíneo de estructuras específicas.

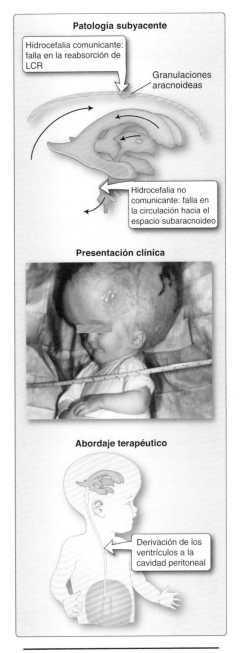

Patología subyacente

Hidrocefalia comunicante: falla en la reabsorción de LCR

Granulaciones aracnoideas

Hidrocefalia no comunicante: falla en la circulación hacia el espacio subaracnoideo

Presentación clínica

Abordaje terapéutico

Derivación de los ventrículos a la cavidad peritoneal

Hidrocefalia. LCR, líquido cefalorraquídeo.

Aplicación clínica 2.1. Hidrocefalia

La *hidrocefalia*, literalmente "cabeza llena de agua", es una afección en la cual se encuentra demasiado líquido cefalorraquídeo (LCR) en el cerebro. Se desarrolla cuando la producción, circulación o absorción de LCR están alteradas. En el caso de la hidrocefalia comunicante o no obstructiva, la comunicación entre los ventrículos y el espacio subaracnoideo está intacta. La causa usual subyacente es una deficiencia de la absorción de LCR hacia el seno. Esto puede ocurrir si las granulaciones subaracnoideas están dañadas, p. ej., como consecuencia de una meningitis bacteriana purulenta. El LCR aún se produciría en los ventrículos y circularía con normalidad a través del sistema ventricular y hacia el espacio subaracnoideo, pero la absorción hacia el seno venoso estaría alterada. Una hidrocefalia no comunicante se desarrolla cuando el eflujo de los ventrículos está obstruido y no hay comunicación entre los ventrículos y el espacio subaracnoideo. El LCR continúa produciéndose dentro de los ventrículos, pero no puede circular con normalidad y reabsorberse en las granulaciones subaracnoideas. El resultado es el aumento de tamaño de los ventrículos. La causa subyacente puede ser un tumor o una anomalía del desarrollo.

El tratamiento de la hidrocefalia implica restablecer el ciclo normal de producción, circulación y reabsorción. Con frecuencia, esto incluye la implantación quirúrgica de una derivación desde los ventrículos hacia la cavidad peritoneal, donde el LCR puede absorberse.

Caso clínico

Preocupaciones sobre el embarazo de Sarah

Sarah, a quien se presentó en el capítulo 1, está planeando embarazarse en los próximos meses. Continúa tomando lamotrigina y ya suspendió el valproato. Se le ha aconsejado que debe ingerir ácido fólico para prevenir defectos del tubo neural, pero con frecuencia olvida tomarlo. Ahora, ha empezado a preocuparse porque su hijo esté en riesgo.

Análisis del caso

La **formación del tubo neural** ocurre en la 3ª–4ª semana de gestación. La neurulación es la formación y cierre del tubo neural. Cuando el neuroporo anterior y el neuroporo posterior se cierran (alrededor de los día 24º y 26º, respectivamente), la neurulación está completa.

La **craneorraquisquisis** es la falla completa de la neurulación y ocurre en los días 20–22. La falla en el cierre del neuroporo anterior provoca anencefalia (falla completa) o encefalocele (falla parcial). La anencefalia es la ausencia de una porción importante del cerebro, cráneo y cuero cabelludo. El encefalocele es la presencia de tejido neural (cerebro) a través de un defecto en el cráneo. La falla en el cierre del neuroporo posterior provoca espina bífida.

La **espina bífida** puede presentarse como un continuo (mielosquisis, mielomeningocele, meningocele, espina bífida oculta; figura 2.22). La mielosquisis (la falla completa en el cierre del neuroporo posterior) es la forma más grave sin membrana que la cubra y una médula espinal hendida. El mielomeningocele consiste en la herniación (protrusión) de la médula espinal y meninges a través del defecto vertebral. El meningocele es la herniación de las meninges (no de la médula espinal) a través del defecto vertebral. La espina bífida oculta es la falla en la fusión de las vértebras lumbares sin herniación de meninges ni médula espinal. Es el defecto más común del tubo neural y es típico que sea asintomático a menos que se relacione con una médula espinal anclada.

¿Qué es una médula espinal anclada?

La médula espinal anclada es el anclaje de la médula espinal, congénito (del desarrollo) o adquirido, que provoca un filum terminal grueso y corto por debajo de L2. De manera típica, en el adulto, el cono medular (el extremo de la médula espinal) termina en L1 o 2. El filum terminal ancla la médula espinal al saco dural en S2 y finalmente al coxis. Los síntomas de una médula anclada pueden incluir alteración motora/sensitiva, disfunción esfintérica, como incontinencia urinaria, dolor, deformidades de los pies y escoliosis.

¿Cuál es la causa de los defectos del tubo neural?

La deficiencia de ácido fólico y antecedentes familiares positivos son factores de riesgo para los defectos del tubo neural. Los medicamentos anticonvulsivos como valproato y carbamacepina pueden reducir las cifras de ácido fólico en el organismo y aumentar el riesgo de defectos del tubo neural.

Los defectos del tubo neural pueden detectarse por el aumento de las cifras de alfa fetoproteína y ecografía fetal. La suplementación de ácido fólico se recomienda en mujeres con epilepsia que reciben medicamentos anticonvulsivos.

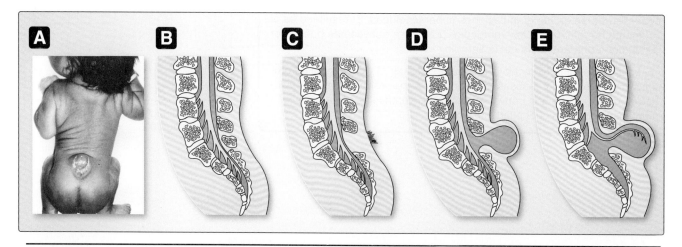

Figura 2.22
Espina bífida. **A.** Lactante con espina bífida. **B.** Columna normal. **C.** Espina bífida oculta. **D.** Espina bífida con meningocele. **E.** Espina bífida con mielomeningocele. (**A** de Sadler TW. *Langman's Essential Medical Embryology*. Lippincott Williams & Wilkins, Philadelphia, PA, 2005. **B–E** de Rosdahl CB, Kowalski MT. *Textbook of Basic Nursing*, 10th ed. Lippincott Williams & Wilkins, A Wolters Kluwer Business, Philadelphia, PA, 2012.)

Resumen del capítulo

- El sistema nervioso central humano consta del cerebro y la médula espinal. El cerebro está implicado en funciones corticales superiores, que incluyen el pensamiento, lenguaje, aprendizaje y memoria, creatividad, atención y experiencia emocional. La médula espinal procesa y transporta información sensitiva ascendente, así como motora descendente y participa directamente en el control del movimiento corporal.

- El sistema nervioso se desarrolla a partir del tubo neural. El extremo rostral del tubo neural se desarrolla para formar el cerebro y el resto en la médula espinal. Tres vesículas primarias dan origen al prosencéfalo, mesencéfalo y rombencéfalo. Cinco vesículas secundarias dan origen a todas las estructuras dentro de estas tres divisiones.

- En el cerebro, la sustancia gris (acumulación de cuerpos celulares neuronales o núcleos) se encuentra en la capa cortical en la superficie y en las estructuras profundas del prosencéfalo, mientras que la sustancia blanca (haces de fibras o de axones) se ubica profunda en la corteza. En contraste, en la médula espinal, la sustancia gris se localiza en el centro, y la sustancia blanca rodea la sustancia gris.

- Las estructuras de sustancia gris profundas dentro de los hemisferios cerebrales incluyen los ganglios basales y estructuras del sistema límbico.

- Los haces de sustancia blanca profundos a la corteza cerebral son importantes, ya que conectan áreas corticales entre sí dentro del mismo hemisferio (fibras de asociación) o entre hemisferios (fibras comisurales, de las cuales la más grande es el cuerpo calloso) o conectan áreas corticales con estructuras en el tallo cerebral y la médula espinal (fibras de proyección).

- El prosencéfalo consta del telencéfalo (dos hemisferios cerebrales) y el diencéfalo (tálamo, hipotálamo y subtálamo). Cada uno de los *hemisferios cerebrales* está dividido en cuatro lóbulos: frontal, parietal, temporal y occipital.

- El *diencéfalo* está compuesto por estructuras pares a cada lado del tercer ventrículo. El tálamo es crítico en el procesamiento e integración de la información sensitiva (excepto la olfatoria) y la motora, y la regulación de la actividad cortical. El hipotálamo es componente estructural del diencéfalo, pero es parte funcional del sistema límbico, tiene un papel clave en la coordinación e integración de las funciones endocrinas, autonómicas y homeostásicas. El subtálamo es parte de los ganglios basales y tiene un papel importante en la modulación e integración de los movimientos voluntarios y el tono muscular.

- El *tallo cerebral* comprende el mesencéfalo y el rombencéfalo (puente y bulbo raquídeo). El tallo cerebral proporciona el medio a través del cual viaja la información ascendente y descendente entre el cerebro y la médula espinal. Los nervios craneales proporcionan información sensitiva y motora hacia y desde la cabeza, y median los sentidos especiales. El tallo cerebral también tiene una función integradora a través de los núcleos de la formación reticular.

- El *cerebelo* se encuentra por arriba del cuarto ventrículo. Tiene dos hemisferios y un vermis central. El cerebelo tiene funciones importantes en el procesamiento de la información sensitiva, la coordinación de la actividad motora voluntaria y aspectos de la función cognitiva.

- La médula espinal tiene un papel en el procesamiento inicial de la información sensitiva. También contiene haces motores somáticos que inervan los músculos esqueléticos y eferentes viscerales (autonómicas) a las vísceras, músculo liso y glándulas.

- La médula espinal tiene una organización segmentaria clara, que corresponde a las raíces nerviosas unidas a ella. Una serie continua de raicillas posteriores (sensitivas, los cuerpos celulares en los ganglios espinales) entra a la cara posterior de la médula espinal y una serie continua de raicillas anteriores (motoras) emerge de la cara anterior de la médula espinal. Las raíces sensitivas y motoras emergen juntas como los nervios espinales, que son parte del sistema nervioso periférico.

- El **sistema ventricular** es un espacio lleno de líquido dentro del cerebro. Hay dos ventrículos laterales, uno en cada hemisferio cerebral, un tercer ventrículo relacionado con el diencéfalo y un cuarto ventrículo que se encuentra entre el cerebelo y el tallo cerebral (puente y bulbo raquídeo). El líquido cefalorraquídeo (LCR), una secreción de las células ependimarias del plexo coroideo, llena los ventrículos y rodea al cerebro y la médula espinal en el espacio subaracnoideo. El LCR se reabsorbe a través de las granulaciones aracnoideas hacia el seno venoso sagital superior.

- El cerebro está rodeado por tres capas de tejido conectivo, las **meninges**. La duramadre es la capa más externa. Consiste en una capa perióstica y una meníngea que están fusionadas estrechamente entre sí, pero se separan para formar los senos venosos, hacia los cuales drenan las venas cerebrales. La capa meníngea media es la aracnoides, que yace contra la superficie interna de la dura, conecta los surcos y cisternas y está conectada a la piamadre por las trabéculas aracnoideas. El espacio subaracnoideo, lleno de LCR, es donde viajan las arterias y venas cerebrales. La piamadre es la capa meníngea más interna. Se adhiere con firmeza al parénquima cerebral y separa el cerebro del LCR en el espacio subaracnoideo. Las reflexiones durales (hoz del cerebro, tienda del cerebelo, hoz del cerebelo) separan los diferentes compartimentos dentro del cráneo. En la médula espinal, la dura solo tiene una capa meníngea. Un espacio epidural verdadero existe entre esta capa meníngea de dura y el periostio de las vértebras.

- El **riego sanguíneo** del cerebro proviene tanto de la carótida interna como de las arterias vertebrales. El sistema vertebrobasilar irriga la médula espinal y el tallo cerebral. El prosencéfalo está irrigado por los sistemas vertebrobasilar y carotídeo interno. Estos dos sistemas se unen en la base del cerebro para formar un polígono arterial, conocido como polígono de Willis, donde surgen las arterias principales que irrigan el cerebro.

Preguntas de estudio

Elija SOLAMENTE la mejor respuesta.

2.1 ¿Cuál de las siguientes afirmaciones es correcta respecto al desarrollo del sistema nervioso?

A. Una banda longitudinal de endodermo se engrosa para formar la placa neural.

B. Las células de la cresta neural se desprenden del tubo neural para formar estructuras neurales periféricas.

C. Las vesículas secundarias que surgen del rombencéfalo se convierten en el puente y el bulbo raquídeo.

D. El cerebelo se desarrolla a partir del mielencéfalo.

E. El telencéfalo se desarrolla en el tálamo e hipotálamo.

La respuesta correcta es B. Las células de la cresta neural se disocian para formar la cima de los pliegues neurales y migran lejos para formar estructuras neurales periféricas, que incluyen las neuronas sensitivas en los ganglios periféricos, las neuronas posganglionares del sistema nervioso autónomo y las células gliales. La placa neural se forma a partir del ectodermo. Una vesícula secundaria del rombencéfalo, llamada metaencéfalo, se desarrolla en el puente y el cerebelo. El bulbo raquídeo se desarrolla a partir de otra vesícula secundaria, el mielencéfalo. El telencéfalo forma los hemisferios cerebrales, mientras que el diencéfalo se desarrolla para formar el tálamo, hipotálamo y subtálamo.

2.2 Un paciente llega a la sala de urgencias por traumatismo craneoencefálico secundario a un accidente automovilístico. Se solicita una imagen por resonancia magnética para examinar las estructuras cerebrales del prosencéfalo anterior a través de los niveles rostrales de la médula espinal, y se preparan imágenes en los planos coronal, sagital y axial para revisión por el neurorradiólogo. En términos de orientación del sistema nervioso central:

A. Una sección axial corta a través del cerebro de superior a inferior.

B. Una sección sagital corta a través del cerebro de medial a lateral.

C. En el tallo cerebral, la superficie ventral también es la superficie inferior.

D. En el prosencéfalo, la superficie dorsal también es la superficie superior.

E. Rostral se refiere a cualquier cosa hacia el polo inferior de la médula espinal.

La respuesta correcta es D. En el prosencéfalo, la superficie dorsal también es la superficie superior y la superficie ventral también es la superficie inferior. Una sección axial corta a través del cerebro horizontalmente, paralela al piso, mientras una sección sagital corta a través del cerebro de anterior a posterior. En el tallo cerebral y la médula espinal, la superficie ventral también es la superficie anterior y la superficie dorsal también es la superficie posterior. Rostral se refiere a cualquier cosa hacia el polo anterior del prosencéfalo.

2.3 Un hombre de 25 años de edad desarrolló fiebre y comenzó con cefaleas intensas de la totalidad de la cabeza y región posterior del cuello. Se solicitó una punción lumbar para valorar si tenía meningitis. Mientras realizaba la punción lumbar, el médico tratante explicaba a los estudiantes médicos que observaban que la punción debe realizarse por debajo del nivel caudal de la médula espinal, donde el filum terminal y la cauda equina pueden desplazarse a un lado sin causar daño a los nervios espinales. Respecto a la anatomía de la médula espinal, ¿cuál enunciado es correcto?

A. La médula espinal adulta termina cerca del nivel vertebral L3.

B. La cauda equina se forma debido a que la médula espinal crece con mayor rapidez que la columna vertebral.

C. El filum terminal ancla la médula espinal al dorso del coxis.

D. Hay una serie continua de raicillas anteriores que portan información sensitiva.

E. La sustancia blanca forma el núcleo interno de la médula y la sustancia gris la rodea.

La respuesta correcta es C. El filum terminal, una extensión de la piamadre y células de soporte, ancla la médula espinal al dorso del coxis. La médula espinal del adulto termina alrededor de L1-L2, mientras que la del recién nacido termina cerca de L3. La cauda equina se forma cuando la columna vertebral crece con mayor rapidez que la médula espinal, forzando a las raíces lumbosacras a viajar más lejos antes de que puedan salir a través de los forámenes vertebrales apropiados. Las raíces posteriores portan información sensitiva y las raíces anteriores portan información motora. En la médula espinal, la sustancia gris forma el núcleo interno y la sustancia blanca rodea a la sustancia gris.

2.4 Meningitis significa inflamación de las meninges y causa cefalea intensa de la totalidad de la cabeza y la región posterior del cuello. Respecto a las capas meníngeas del cerebro y la médula espinal:

A. Las trabéculas aracnoideas conectan la aracnoides con la dura.

B. Un desgarro de la arteria meníngea media puede provocar sangrado subdural.

C. Solo la piamadre es sensible al dolor.

D. La dura que cubre el cerebro y la médula espinal consta de dos capas.

E. El espacio subaracnoideo contiene arterias y venas.

La respuesta correcta es E. Las arterias y venas viajan en el espacio subaracnoideo. Las trabéculas aracnoideas conectan la aracnoides con la piamadre. Las arterias meníngeas irrigan la dura, y un desgarro de la arteria meníngea media provocará un desgarro epidural. La duramadre, no la piamadre, es sensible al dolor. La dura que cubre el cerebro consta de dos capas, mientras que aquella que cubre la médula espinal tiene una sola capa.

2.5 Un recién nacido desarrolla hidrocefalia poco después del nacimiento. Se determinó que la reabsorción de líquido cefalorraquídeo (LCR) a partir del sistema ventricular era deficiente y se insertó una derivación para drenar LCR y aliviar la presión intracraneal creciente. Respecto a la anatomía y función del sistema ventricular, ¿cuál enunciado es correcto?

A. El líquido cefalorraquídeo se produce en el plexo coroideo principalmente en el tercer ventrículo.

B. Los forámenes de Luschka permiten el eflujo de líquido cefalorraquídeo desde el cuarto ventrículo.

C. Los dos ventrículos laterales comunican entre sí y con el tercer ventrículo.

D. El asta posterior del ventrículo lateral se extiende hacia el lóbulo temporal.

E. La reabsorción de líquido cefalorraquídeo ocurre a través de las granulaciones subaracnoideas en el seno sagital inferior.

La respuesta correcta es B. El líquido cefalorraquídeo (LCR) puede salir del sistema ventricular a través de los dos forámenes laterales en el bulbo raquídeo, los forámenes de Luschka y el foramen medial de Magendie. El LCR se produce en el plexo coroideo principalmente en los ventrículos lateral y el cuarto. Los dos ventrículos laterales están separados por el septum pellucidum y no tienen comunicación entre sí. Ambos comunican con el tercer ventrículo. El asta posterior del ventrículo lateral se extiende hacia el lóbulo occipital y el asta inferior se extiende hacia el lóbulo temporal. La reabsorción de LCR ocurre a través de las granulaciones subaracnoideas en el seno sagital superior.

2.6 ¿Cuál de los siguientes enunciados es VERDADERO respecto a la neurulación?

A. La neurulación ocurre en la octava semana de gestación.

B. La neurulación es la formación y cierre del tubo neural.

C. La falla en el cierre del neuroporo anterior provoca mielomeningocele.

D. La falla en el cierre del neuroporo posterior ocasiona encefalocele.

E. La falla en el cierre del neuroporo posterior origina anencefalia.

La respuesta correcta es B. La neurulación es la formación y cierre del tubo neural. Ocurre entre la tercera y cuarta semanas de gestación. La falla en el cierre del neuroporo anterior provoca anencefalia. La falla en el cierre del neuroporo posterior origina mielomeningocele/espina bífida.

3 Panorama del sistema nervioso periférico

I. PANORAMA

El sistema nervioso periférico (SNP) está compuesto por los nervios craneales y espinales que conectan el cerebro y la médula espinal con el entorno periférico y los tejidos viscerales. Los nervios craneales emergen del cerebro y el tallo cerebral, mientras que los espinales surgen de la médula espinal (figura 3.1).

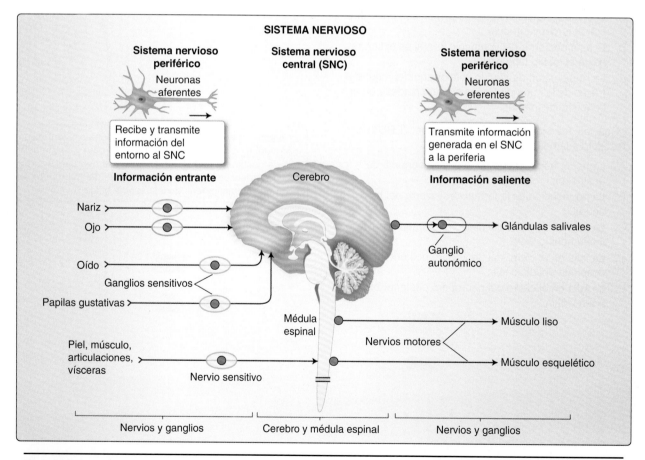

Figura 3.1
Panorama del sistema nervioso periférico.

Los nervios periféricos transmiten información sensitiva al sistema nervioso central (SNC), donde se procesa, y portan información motora a los músculos para una respuesta motora apropiada. La información ingresada entra a la porción posterior sensitiva de la médula espinal, mientras que la información saliente que estimula las respuestas motoras a la información sensitiva emerge de la porción anterior de la médula espinal (figura 3.2).

El SNP puede subdividirse en los componentes somático y visceral. Las fibras aferentes somáticas o sensitivas somáticas portan información de las estructuras derivadas de los somitas (piel, músculo esquelético, articulaciones). Las fibras eferentes somáticas o motoras somáticas portan información a la musculatura derivada de los somitas (músculo esquelético). Las fibras aferentes viscerales o sensitivas viscerales portan información de las vísceras del tronco (órganos torácicos, abdominales y pélvicos). Las fibras eferentes viscerales o motoras viscerales también se conocen como el sistema nervioso autónomo, y pueden dividirse en componentes simpáticos y parasimpáticos (figura 3.3). Los nervios simpáticos envían inervación motora al tronco (vísceras) y la periferia corporal (p. ej., vasos sanguíneos y glándulas sudoríparas). Los nervios parasimpáticos solo inervan el tronco (vísceras).

Los ganglios son conglomerados de cuerpos celulares nerviosos *fuera* del SNC (en contraste con los grupos de cuerpos celulares nerviosos *dentro* del SNC, que se denominan **núcleos**). Los cuerpos celulares de todos los nervios sensitivos, tanto somáticos como viscerales, se encuentran en un ganglio espinal. Además, los nervios motores viscerales o nervios autonómicos hacen sinapsis en un ganglio periférico.

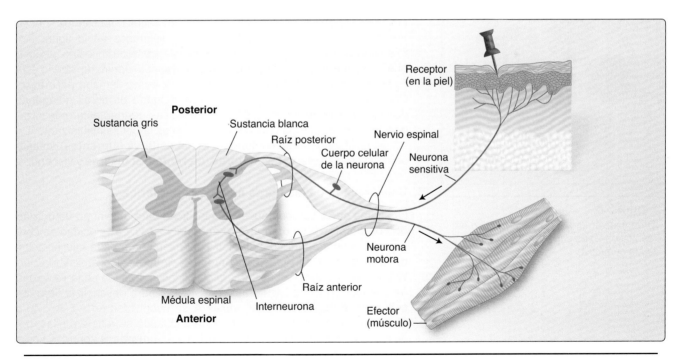

Figura 3.2
Sección transversal de la médula espinal con las raíces anterior y posterior.

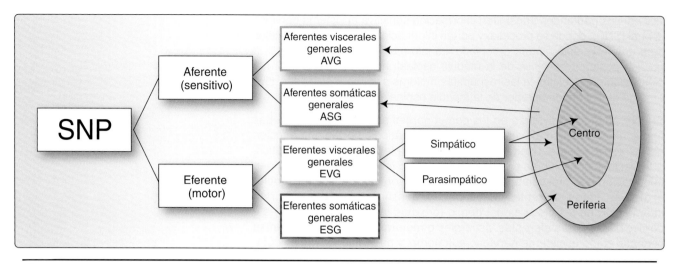

Figura 3.3
Modalidades dentro del sistema nervioso periférico (SNP).

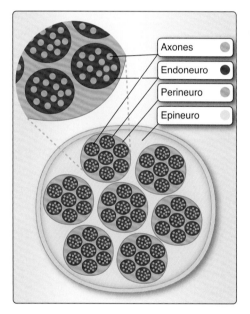

Figura 3.4
Organización de un nervio periférico en fascículos y sus capas protectoras de tejido conectivo.

II. NERVIO PERIFÉRICO

Los nervios periféricos son haces de axones o fibras nerviosas rodeadas por varias capas de tejido conectivo. Portan tanto información somática como visceral.

A. Organización del nervio periférico

Los nervios periféricos están estructurados en haces o **fascículos**. Tienen tres capas de vainas de tejido conectivo, ilustrados en la figura 3.4. El **epineuro** es la capa más externa compuesta por tejido conectivo vascular que rodea los fascículos nerviosos. Cada fascículo dentro del nervio está cubierto por una capa adicional de tejido conectivo llamada **perineuro**. Cada axón está cubierto por una capa delgada de fibras colágenas denominada **endoneuro**. Las fibras nerviosas pueden estar mielinizadas o no. En el SNP, la célula de Schwann es la célula mielinizante. Un nervio periférico puede contener fibras **sensitivas (aferentes)** somáticas y viscerales, así como **motoras (eferentes)** somáticas y viscerales.

B. Clasificación de las fibras nerviosas periféricas

Las fibras nerviosas periféricas se clasifican para reflejar su **velocidad de conducción** o su **diámetro axonal** (tabla 3.1). La velocidad de conducción depende tanto del diámetro del axón como de la mielinización de la fibra nerviosa (*véase* el capítulo 1, "Introducción al sistema nervioso y neurofisiología básica"). La clasificación basada en la velocidad de conducción utiliza las letras "A", "B" y "C" para describir la fibra, en que *A* es la más rápida. Las **fibras A** se subdividen en Aα, Aβ, Aδ y Aγ. De manera habitual, la "A" se elimina cuando se refiere a ellas, por ejemplo, motoneurona α y motoneurona γ. Las **fibras B** son más fibras pequeñas, mielinizadas y, en general, motoras viscerales preganglionares (autonómicas). Las **fibras C** tienen un diámetro pequeño y no están mielinizadas. Las fibras motoras viscerales posganglionares (autonómicas) y algunas fibras sensitivas se clasifican como fibras C.

Tabla 3.1. Clasificación de las fibras de los nervios periféricos

		Grupo	Diámetro externo (μm)	Velocidad de conducción (m/s)	Función
Mielinizadas	Aα		12–20	70–120	Motora al músculo esquelético
		Ia	12–20	70–120	Sensitiva del huso muscular
	Aβ	Ib	10–15	60–80	Sensitiva del órgano tendinoso de Golgi y las terminaciones de Ruffini
		II	5–15	30–80	Sensitiva de los receptores cutáneos
	Aγ		3–8	15–40	Motora a las fibras intrafusales
	Aδ	III	3–8	10–30	Sensitiva de las terminaciones nerviosas libres para dolor y temperatura, y los folículos pilosos
	B		1–3	5–15	Fibras autonómicas preganglionares
No mielinizadas	C	IV	0.2–1.5	0.5–2.5	Fibras autonómicas posganglionares; sensitiva de las terminaciones nerviosas libres para dolor y temperatura; olfato

La clasificación basada en el diámetro del axón se utiliza solo para las fibras sensitivas con numeración romana: I, II, III y IV, donde I es el más grande. Las fibras sensitivas pueden subdividirse con las letras "a" y "b" (p. ej., fibras Ia, Ib).

III. RECEPTORES SENSITIVOS

Los receptores sensitivos detectan información del ambiente, como la luz y el sonido, o del cuerpo, como el tacto y la posición corporal. Los receptores sensitivos actúan como transductores, ya que transforman un estímulo físico o químico (o forma de energía) en un impulso eléctrico (figura 3.5). Se especializan para detectar la información sensitiva y traducen los estímulos en **potenciales receptores**, o señalización eléctrica dentro del receptor, causada por la abertura y cierre de los canales iónicos. Cada receptor sensitivo tiene un campo receptivo, que permite discriminar la localización de los estímulos sensitivos.

A. Potenciales receptores

Los potenciales receptores, también conocidos como **potenciales generadores**, son impulsos eléctricos transducidos por el receptor sensitivo. El potencial receptor es una respuesta gradada que depende de la magnitud del estímulo sensitivo y codifica para duración e intensidad. Debido a que el potencial receptor se disipa a unos cuantos milímetros, debe generarse un potencial de acción para viajar la larga distancia entre el receptor sensitivo y el SNC. Para generar un potencial de acción, la despolarización de la membrana en el receptor sensitivo debe alcanzar el umbral. La frecuencia de detonación del potencial de acción en el nervio sensitivo está modulada por el potencial receptor: a mayor estímulo, mayor será el potencial receptor y mayor la frecuencia de potenciales de acción producidos.

B. Clasificación de los receptores sensitivos

Los receptores sensitivos se clasifican según el origen del estímulo o el modo de detección.

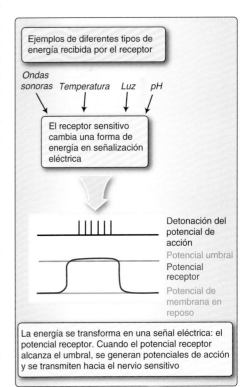

Ejemplos de diferentes tipos de energía recibida por el receptor

Ondas sonoras *Temperatura* *Luz* *pH*

El receptor sensitivo cambia una forma de energía en señalización eléctrica

Detonación del potencial de acción

Potencial umbral

Potencial receptor

Potencial de membrana en reposo

La energía se transforma en una señal eléctrica: el potencial receptor. Cuando el potencial receptor alcanza el umbral, se generan potenciales de acción y se transmiten hacia el nervio sensitivo

Figura 3.5
Receptores sensitivos que generan un potencial receptor.

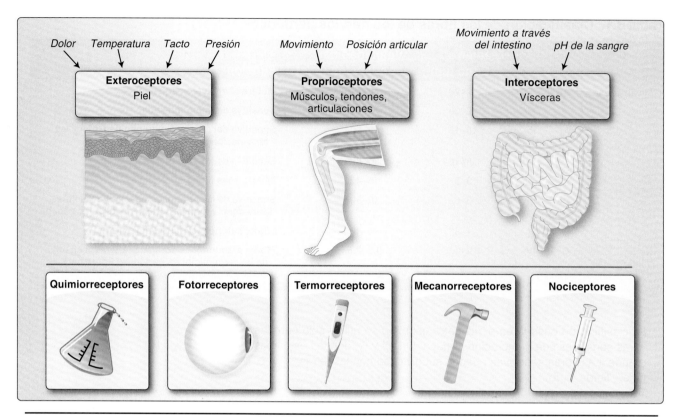

Figura 3.6
Tipos de receptores periféricos.

El origen del estímulo puede ser externo o interno (figura 3.6). Las terminaciones sensitivas superficiales en la piel se denominan **exteroceptores** y responden al dolor, temperatura, tacto y presión, es decir, estímulos *fuera del organismo*. Los músculos, tendones y articulaciones tienen **proprioceptores** que emiten señales sobre la posición y movimiento corporales. Los **interoceptores** registran eventos *dentro del organismo*, como la percepción del movimiento a través del intestino.

Dependiendo del modo de detección, pueden agruparse en cinco categorías:

- Los **quimiorreceptores** detectan moléculas que se unen al receptor, por ejemplo, en el bulbo olfatorio.

- Los **fotorreceptores** detectan la luz en la retina.

- Los **termorreceptores** detectan la temperatura en la piel.

- Los **mecanorreceptores** se estimulan por la abertura mecánica de los canales iónicos, por ejemplo, los receptores del tacto en la piel.

- Los **nociceptores** detectan señales relacionadas con la lesión de los tejidos, que se interpretan como dolor.

C. Adaptación de los receptores

Con el tiempo, los receptores sensitivos responden cada vez menos a los estímulos, un proceso denominado **adaptación de receptor** (figura 3.7).

1. **Receptores de adaptación lenta:** los **receptores de adaptación lenta** se adaptan muy poco con el tiempo y permanecen sensibles durante los estímulos prolongados. Estos receptores están adecuados para vigilar los estímulos sin cambio, como la presión.

2. **Receptores de adaptación rápida:** los **receptores de adaptación rápida** se ajustan con mucha rapidez y, en esencia, detectan solo el inicio de un estímulo. Están adaptados para detectar con rapidez impulsos cambiantes, como la vibración.

En este capítulo se explicarán los receptores cutáneos y los receptores en los músculos y articulaciones. Los receptores sensitivos relacionados con los sentidos especiales se explicarán en capítulos ulteriores. Los nociceptores se explicaron aquí y se estuadiarán con mayor detalle en el en el capítulo 22, "Dolor".

D. Receptores cutáneos

Se han reconocido cinco modalidades básicas de nuestros receptores cutáneos: tacto fino, tacto grueso, vibración, temperatura y dolor. Las áreas de piel desde donde se percibe la sensación se denominan **campos receptivos**, y la piel es esencialmente un mosaico de puntos dedicados a sensaciones específicas. Los campos receptivos varían en tamaño. Las puntas de los dedos tienen una gran densidad de campos receptivos pequeños, lo cual permite la discriminación fina de la información sensitiva. En contraste, los campos receptores en la piel del dorso son muy grandes, y la discriminación fina de la información sensitiva no es posible.

Los receptores cutáneos (figura 3.8) pueden estar encapsulados o no. Los encapsulados pueden tener una cápsula estratificada o una cápsula delgada. Estas cápsulas son una parte integral de la estructura de los receptores, con un vínculo estrecho al modo en que detectan la información sensitiva. Los receptores no encapsulados son terminaciones nerviosas libres o están aunados a estructuras accesorias específicas para detectar un estímulo sensitivo.

1. **Receptores del folículo piloso:** estos receptores son un grupo de axones estructurados como una malla alrededor de un folículo piloso. Son mecanorreceptores de adaptación rápida sensibles al tacto.

2. **Terminaciones de Merkel:** estos receptores no encapsulados son una expansión de una fibra sensitiva en una célula especializada conocida como **célula de Merkel**, que se localiza en la capa de células

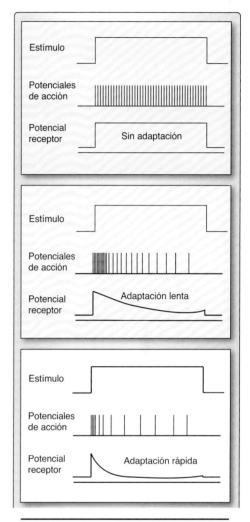

Figura 3.7
Adaptación de receptor.

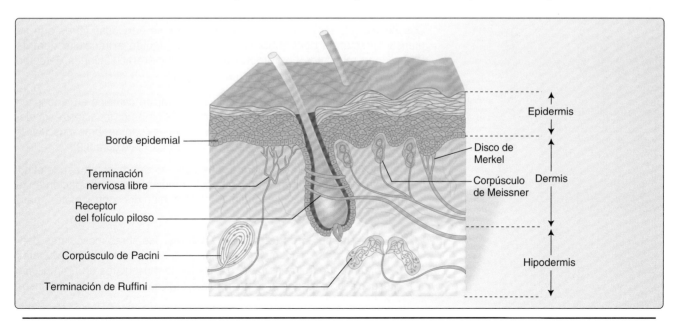

Figura 3.8
Receptores cutáneos.

basales de la epidermis. Las terminaciones o discos de Merkel son meca-norreceptores de adaptación lenta sensibles a la presión y la vibración de baja frecuencia.

3. **Corpúsculos de Meissner:** estos receptores encapsulados están com-puestos por una pila de células epiteliales con axones que serpentean a través de la pila. Son de adaptación rápida y sensibles al toque ligero.

   Las terminaciones de Merkel y los corpúsculos de Meissner son los receptores responsables del tacto y discriminación finos en las puntas de los dedos.

4. **Corpúsculos de Pacini:** estos receptores encapsulados localizados más profundos en la piel (en la hipodermis, debajo de la dermis) están com-puestos por capas concéntricas de células epiteliales. Son de adaptación muy rápida, por lo que pueden responder a estímulos que cambian con rapidez. Los corpúsculos de Pacini detectan vibración.

5. **Terminaciones de Ruffini:** estos receptores tienen una cápsula pequeña y una malla de fibras colágenas colocadas longitudinalmente dentro de la cápsula. Las fibras sensitivas se ramifican a través de las hebras de fibras de colágena. Son de adaptación lenta y detectan el estiramiento y la pre-sión cutáneos.

6. **Nociceptores:** son terminaciones nerviosas libres que responden al daño de los tejidos o a estímulos que podrían provocar una lesión de los mismos. Pueden detectar estímulos mecánicos (p. ej., pellizco en la piel) y térmicos (p. ej., quemadura solar), así como moléculas (p. ej., histamina) liberadas en el daño de los tejidos, e interpretar esta información como dolor.

E. Propioceptores

Los propioceptores están distribuidos a todo lo largo del sistema muscu-loesquelético. Detectan la posición del cuerpo en el espacio y transmiten esta información de regreso al SNC. La propiocepción es fundamental para comprender el control del movimiento. *Véase* el capítulo 17, "Cerebelo", para más información.

Los músculos y tendones tienen receptores que pueden detectar la longitud del músculo **(husos musculares)** y la fuerza muscular **(órganos tendino-sos de Golgi).** También contienen terminaciones nerviosas libres que se piensa detectan el dolor muscular y, quizá, el líquido extracelular durante la actividad muscular. Los propioceptores en las articulaciones detectan información sobre la posición de la articulación.

1. **Huso muscular:** los husos musculares identifican cambios en la longitud muscular y se encuentran dispersos a través de todos los músculos esquelé-ticos. Por morfología, están compuestos por unas cuantas fibras musculares y terminaciones nerviosas rodeadas por una cápsula (figura 3.9).

   El huso muscular es el órgano propioceptivo del músculo esquelético. Detecta y regula la longitud del músculo mediante su participación en el reflejo gamma. *Véase* el capítulo 18, "Integración del control motor", para más detalles.

   a. **Fibras musculares intra y extrafusales:** las fibras musculares den-tro de la cápsula del huso muscular se denominan **fibras intrafusales** (fibras dentro del huso). Las demás fibras musculares en un músculo esquelético se conocen como **fibras extrafusales** (fibras fuera del huso).

      Los husos musculares están estructurados paralelos a las fibras extra-fusales. Las fibras intrafusales están unidas a las fibras extrafusales. Cuando el músculo se estira, las fibras intrafusales se elongan de

Aplicación clínica 3.1. Síndrome de Guillain–Barré

El síndrome de Guillain–Barré es una afección inflamatoria de los nervios periféricos. Se piensa que la causa es una respuesta autoinmune dirigida contra la vaina de mielina de los nervios periféricos después de una infección viral. Los pacientes se presentan con debilidad progresiva en las extremidades inferiores que asciende con rapidez para afectar la musculatura de las extremidades superiores y el tronco. Los reflejos medulares están ausentes o reducidos. Estos pacientes requieren atención médica aguda. Alrededor de 30% requerirá ventilación asistida por la debilidad de los músculos implicados en la respiración. Los pacientes se estabilizan después de 1 a 2 semanas y, con el tiempo, la mayoría se recupera por completo. El objetivo terapéutico es atenuar los anticuerpos autoinmunes. Esto puede lograrse mediante plasmaféresis para eliminar los autoanticuerpos o mediante la administración intravenosa de inmunoglobulinas, que se unen a los autoanticuerpos y los neutralizan.

La desmielinización de los nervios periféricos provoca un bloqueo de conducción en estos nervios. Tanto la señalización sensitiva (aferente) como la motora (eferente) están afectadas. Esto provoca la pérdida de información sensitiva, así como debilidad.

Para hacer el diagnóstico, puede realizarse un estudio de conducción nerviosa, que monitorea la velocidad de conducción en los nervios periféricos y puede mostrar el bloqueo de conducción.

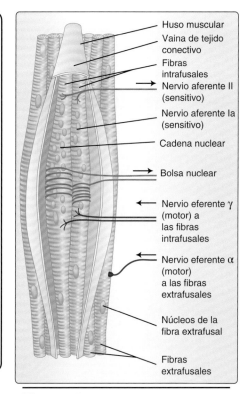

Figura 3.9
El huso muscular.

forma pasiva. Esto activa las terminaciones sensitivas en el huso muscular.

Hay dos tipos de fibras intrafusales, las más grandes tienen todos sus núcleos aglomerados en la mitad de la fibra y se conocen como **fibras en bolsa nuclear**. Los núcleos de las otras fibras intrafusales están acomodados en una línea y se denominan **fibras en cadena nuclear**. También hay dos tipos de terminaciones sensitivas en el huso muscular. Las **terminaciones sensitivas tipo Ia** inervan la porción media de todas las fibras intrafusales y las **terminaciones sensitivas tipo II** inervan las fibras en cadena nuclear. Juntos, estos nervios detectan la longitud muscular y transmiten esta información propioceptiva a la médula espinal. La inervación motora de las fibras intrafusales proviene de neuronas motoras γ, que causan la contracción de las células musculares intrafusales y permanecen sensibles.

b. **Densidad del huso muscular:** la densidad de los husos musculares varía entre los distintos músculos. Aquellos músculos que requieren movimiento preciso, como los músculos extraoculares y los músculos de los dedos, tienen una gran densidad de husos musculares, mientras aquellos responsables de los movimientos motores gruesos, como los movimientos de las piernas, tienen poca densidad de husos musculares.

2. **Órganos tendinosos de Golgi:** los receptores en forma de huso, denominados **órganos tendinosos de Golgi**, se encuentran en la unión muscular tendinosa. Son mecanorreceptores de adaptación lenta estimulados por la tensión en el tendón. Constan de un entramado de malla de haces colágenos dentro de una cápsula delgada (*véase* la figura 3.10). Estos órganos están inervados por **terminaciones sensitivas tipo Ib** que entran a la cápsula y se ramifican en terminaciones nerviosas finas a través del eje largo de las fibras capsulares. Aquí, detectan la deformación de las fibras capsulares resultantes de la tensión en el tendón.

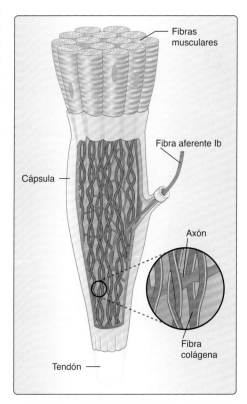

Figura 3.10
Órgano tendinoso de Golgi.

3. **Receptores articulares:** las terminaciones nerviosas se encuentran dentro y alrededor de las cápsulas articulares. Las terminaciones de Ruffini y los corpúsculos de Pacini en el tejido conectivo externo a la cápsula responden al inicio y término del movimiento, así como la posición de la articulación.

F. Enteroceptores

Los receptores viscerales están inervados por fibras nerviosas no encapsuladas que finalizan como terminaciones nerviosas libres. Su función principal es a nivel subconsciente en los reflejos viscerales. Pueden ser mecanorreceptores que reconocen cambios en la presión arterial en el arco aórtico; quimiorreceptores como aquellos en el cuerpo carotídeo que detectan cambios en el pH o los gases sanguíneos; o bien, nociceptores que emiten señales por distensión de un órgano (p. ej., por dolor abdominal).

IV. TERMINACIONES EFECTORAS

Para que una respuesta tenga efecto como resultado de la información sensitiva, hay terminaciones neuroefectoras donde finalizan los axones en relación con las fibras de músculo esquelético, cardiaco y liso, así como en las células de las glándulas exocrinas y endocrinas.

A. Unidad motora

La **unión neuromuscular (UNM)**, o **lámina motora terminal**, es una sinapsis química entre las fibras nerviosas motoras y las fibras musculares (figura 3.11A). A medida que el axón del nervio motor alcanza su músculo objetivo, se ramifica extensamente, y cada prolongación axonal inerva una

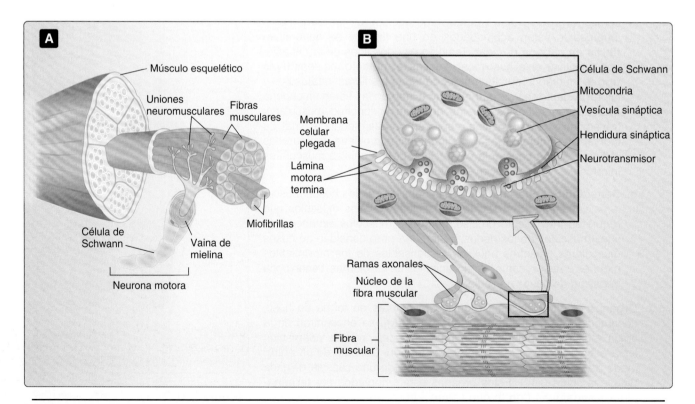

Figura 3.11
La unidad motora y la unión neuromuscular.

fibra muscular. La neurona motora y las fibras musculares que inerva se conocen como una **unidad motora** (*véase* la figura 3.11B). El tamaño de esta varía: cuanto más preciso deba ser el movimiento muscular, menor será la unidad motora. Los músculos que mueven el ojo, por ejemplo, requieren control fino, de tal modo que una fibra nerviosa controla muy pocas fibras musculares. El contacto entre las prolongaciones axonales y la fibra muscular ocurre a la mitad de la longitud de una fibra muscular.

B. Unión neuromuscular

La UNM tiene tres componentes: las terminaciones axonales desde la neurona motora, la membrana postsináptica del músculo esquelético y la célula de Schwann asociada (figura 3.12).

Los potenciales de acción viajan a lo largo de una neurona motora y despolarizan la terminal axonal. Esto causa el influjo de Ca^{2+} (calcio) a través de los canales regulados por voltaje. Este aumento de Ca^{2+} intracelular causa la fusión de las vesículas sinápticas con la membrana y libera el neurotransmisor **acetilcolina (ACh)** hacia la hendidura sináptica. ACh se une al receptor de ACh en la membrana del músculo esquelético. Esto ocasiona el influjo de Na^+ (sodio) y la generación de un **potencial postsináptico excitatorio**, o **potencial de placa terminal**. Este cambio en el potencial de membrana muscular desencadena la abertura de los canales de Ca^{2+} regulados por voltaje en el retículo sarcoplásmico (el retículo endoplásmico dentro de la fibra muscular). El influjo de Ca^{2+} desencadena la contracción muscular.

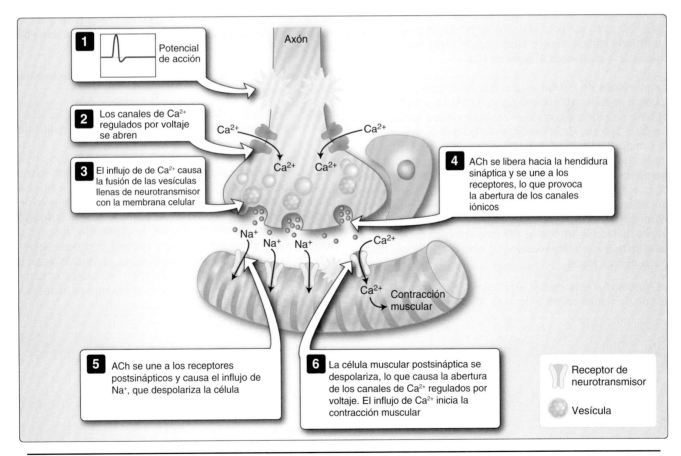

Figura 3.12
Transducción de señales en la unión neuromuscular. ACh, acetilcolina.

Caso clínico

La neuropatía de Sven

Sven es un hombre de 54 años de edad que se presenta a la clínica por entumecimiento intermitente en la mano derecha de 1 mes de evolución, cuando se levanta por la mañana. Después de unos cuantos minutos de sacudir la mano, el entumecimiento sobre la cara palmar, pulgar, índice y dedo medio se resuelven, y él permanece con parestesias intermitentes en la misma región con una duración de 2 a 5 min. No presenta dolor ni síntomas sensitivos en el brazo. Tiene antecedente de diabetes de 10 años de evolución y ha notado parestesias intermitentes en los pies durante los últimos años que no le han causado molestias. La exploración sensorimotora de las extremidades superiores es normal. Presenta signo de Phalen positivo en la muñeca derecha. En las extremidades inferiores manifiesta reducción simétrica al tacto ligero, alfilerazo y temperatura desde media pantorrilla hasta los ortejos (distribución de calcetín). Presenta un umbral ligeramente reducido a la vibración en los ortejos, pero propiocepción normal. Su tono y fuerza son normales. Sus reflejos están ausentes en ambos tobillos. El resto de la exploración neurológica es normal.

Análisis del caso

Es común presentar síntomas pero no signos a la exploración, en particular cuando los primeros son intermitentes; o bien, no presentar síntomas pero sí signos sutiles. En el caso de Sven, su historia clínica sugiere síndrome del túnel del carpo y el único signo positivo es el signo de Phalen.

La **maniobra de Phalen** es una operación especial en que la muñeca se flexiona al máximo (figura 3.13A). Un signo de Phalen positivo se produce cuando el paciente informa parestesias a los 30 a 120 seg de la flexión; es típico que se relacione con la compresión del nervio mediano en el túnel del carpo (síndrome del túnel del carpo). Sven también presenta hallazgos sensitivos en las extremidades inferiores que son consistentes con neuropatía sensitiva (*véase* la figura 3.13B). Tiene reflejos ausentes en los tobillos, pero reflejos tendinosos profundos normales en el resto del cuerpo. Todos estos signos y síntomas están localizados a las porciones distales de los nervios periféricos y son indicativos de lo que se conoce como **neuropatía axonal distal**.

La diabetes puede causar varios tipos de neuropatía según el tipo de nervio periférico que se afecte principalmente: las polineuropatías sensoriales/sensorimotoras distales señalan el daño mixto de los nervios periféricos, las neuropatías autonómicas revelan lesión de las fibras simpáticas o parasimpáticas, las neuropatías craneales indican daño de uno o más de los 12 nervios craneales y, por último, las mononeuropatías refieren daño de un solo nervio periférico. Además, la diabetes puede afectar las raíces nerviosas y los plexos.

Las polineuropatías distales, como en el caso de Sven, dependen de la longitud: los nervios más largos en las piernas se afectan primero y los más cortos en los brazos muestran síntomas a medida que progresa la enfermedad. Las neuropatías distales en la diabetes pueden afectar todos los tipos de fibras nerviosas periféricas.

¿Cuáles son los síntomas de una neuropatía de fibra pequeña y de fibra grande?

En general, las neuropatías de fibra pequeña son dolorosas, se caracterizan por parestesias ardorosas y dolorosas —las fibras Aδ y C que portan la percepción del dolor son fibras de diámetro pequeño—.

Las neuropatías de fibra grande se caracterizan por entumecimiento y parestesias. Es típico que los pacientes tengan dificultad para caminar (marcha inestable) debido a la pérdida de información propioceptiva de los pies, crítica para guiar la marcha. Las fibras afectadas son Aα, Aβ y Aγ, todas fibras de diámetro grande.

¿Cuáles son los síntomas autonómicos de una neuropatía diabética autonómica?

Los síntomas autonómicos se refieren a déficits por las fibras parasimpáticas o simpáticas (*véase* el capítulo 4). De manera típica, las fibras nerviosas periféricas son fibras B y C de diámetro más pequeño. Los síntomas se manifiestan en la función de las vísceras torácicas y abdominales, los vasos sanguíneos y las glándulas: la taquicardia (ritmo cardiaco rápido) en reposo, la hipotensión ortostática (decremento de la presión arterial al ponerse de pie que causa desmayo o sensación de desvanecimiento), la distensión abdominal posprandial o saciedad temprana (debido a la desaceleración de la movilidad gastrointestinal), la sensación vesical alterada, disfunción eréctil y sudoración reducida con rubor o piel seca son algunos síntomas de neuropatía diabética autonómica.

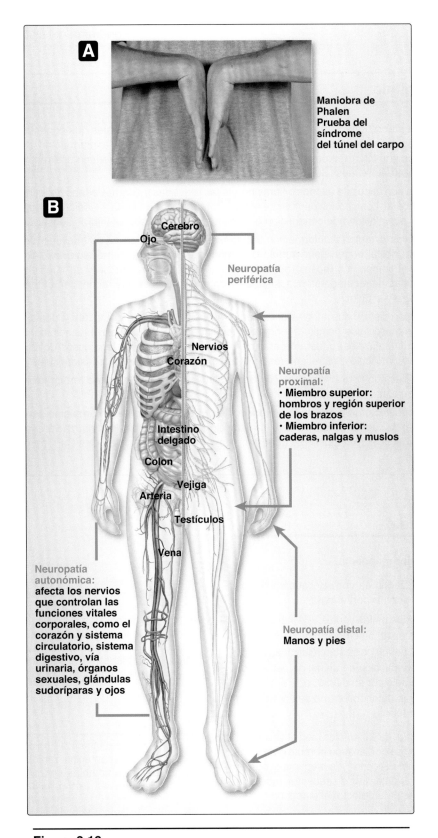

Figura 3.13
A. Maniobra de Phalen. **B.** Resumen de la presentación clínica de la neuropatía diabética. (**A** de Anderson MK, Parr GP. *Foundations of athletic training: prevention, assessment, and management*. 5th ed. Lippincott Williams & Wilkins, A Wolters Kluwer Business: Philadelphia, PA; 2013. **B** de *Anatomical chart company: understanding diabetic neuropathy anatomical chart*. Lippincott Williams & Wilkins. Philadelphia, PA; 2008.)

Resumen del capítulo

- El sistema nervioso periférico está compuesto por los nervios craneales y espinales que conectan el cerebro y la médula espinal con el entorno periférico y los tejidos viscerales. Esto se logra mediante la información aferente de los receptores periféricos. Estos datos son interpretados por el sistema nervioso central, que produce una respuesta apropiada a través de la información eferente a los músculos y las vísceras.

- Los nervios periféricos son haces de axones o fibras nerviosas rodeadas por varias capas de tejido conectivo. Portan información somática y visceral. Los nervios periféricos están acomodados en haces o fascículos y pueden estar mielinizados o no. Se clasifican por su velocidad de conducción o su diámetro axonal (solo las fibras sensitivas).

- Los receptores sensitivos detectan la información del ambiente y la traducen en potenciales receptores. Los receptores sensitivos se clasifican por el origen del estímulo o el modo de detección, como externos (exteroceptores) o internos (interoceptores). Con el tiempo, los receptores sensitivos se adaptan al estímulo y se vuelven menos receptivos a él. La piel tiene una variedad de receptores encapsulados y no encapsulados que reconocen el tacto fino, el tacto burdo, la vibración, la temperatura y el dolor.

- Los propioceptores están distribuidos a través del sistema musculoesquelético y detectan la posición del cuerpo en el espacio gracias a los husos musculares (longitud) y órganos tendinosos de Golgi (fuerza). Las fibras musculares pueden estar dentro de una cápsula (intrafusales) o fuera de ella (extrafusales). Los órganos tendinosos de Golgi se encuentran en las uniones entre tendones y músculos; los receptores articulares, dentro y alrededor de las cápsulas articulares.

- Los receptores viscerales son fibras nerviosas no encapsuladas que finalizan como terminaciones nerviosas libres que vigilan los reflejos viscerales a nivel subconsciente.

- Las terminaciones neuroefectoras permiten la generación de una respuesta a la información sensitiva. Esto requiere una unión neuromuscular en la cual se lleva a cabo la transducción de señales. La despolarización ocurre en el axón terminal. Los potenciales postsinápticos excitatorios se generan para provocar el influjo de iones Ca^{2+}, con la consecuente contracción muscular.

Preguntas de estudio

Elija SOLAMENTE la mejor respuesta.

3.1 ¿Cuál de estos enunciados es correcto acerca de las características de los nervios periféricos?

 A. Están empaquetados en fascículos.

 B. Su cobertura más externa se denomina endoneuro.

 C. Todos los nervios periféricos están mielinizados.

 D. La velocidad de conducción de un nervio periférico está determinada solo por su diámetro.

 E. Las fibras nerviosas autonómicas no se encuentran en los nervios periféricos.

> La respuesta correcta es A. El epineuro (*epi* significa "encima" o "externo") es la cubierta externa. Los nervios pueden estar mielinizados o no, lo cual contribuye a las diferencias en su velocidad de conducción. Dos factores contribuyen a la velocidad de conducción: el diámetro de la fibra nerviosa y la mielinización. Las fibras nerviosas autonómicas sí se transmiten en los nervios periféricos.

3.2 Al evaluar la integridad de la función sensitiva de un paciente, un médico coloca un diapasón vibrante en las porciones óseas del miembro superior y le pregunta si puede percibir la sensación. ¿Qué tipo de receptor media la capacidad del paciente para detectar el diapasón?

 A. Corpúsculos de Meissner.

 B. Terminaciones de Ruffini.

 C. Nociceptores.

 D. Corpúsculos de Pacini.

 E. Propioceptores.

> La respuesta correcta es D. Los corpúsculos de Pacini son receptores de adaptación rápida que pueden responder a estímulos que cambian con rapidez y, por ello, pueden detectar la vibración. Los corpúsculos de Meissner son de adaptación rápida y sensibles al toque ligero. Las terminaciones de Ruffini son de adaptación lenta y detectan el estiramiento y presión cutáneos. Los nociceptores son terminaciones nerviosas libres que responden al daño de los tejidos o estímulos que podrían provocar daño en los tejidos, e interpretan esta información como dolor. Los propioceptores detectan la posición del cuerpo en el espacio y transmiten esta información de nuevo al sistema nervioso central.

3.3 Una paciente de edad avanzada se presenta por entumecimiento u hormigueo en ambas manos. El médico realiza una exploración sensitiva para evaluar la integridad de los sistemas sensitivos. Le solicita a la paciente que cierre los ojos y examina sus brazos y piernas tocándolos gentilmente con el extremo puntiagudo y luego con el romo de una aguja. Le pide que diga si percibe el tipo de sensación. La información sensitiva sobre dolor se transmite por los siguientes tipos de fibras:

A. Aα

B. Aβ

C. Aγ

D. Aδ

E. B

La respuesta correcta es D. Las fibras Aδ portan información sensitiva de dolor y temperatura desde las terminaciones nerviosas libres. Las fibras Aα son neuronas motoras. Las fibras Aβ portan información sensitiva de los órganos tendinosos de Golgi y las terminaciones de Ruffini. Las fibras Aγ son motoras para las fibras intrafusales del huso muscular. Las fibras B son autonómicas preganglionares.

3.4 Las enfermedades como la miastenia grave pueden afectar la unión neuromuscular, y provocar debilidad a la contracción muscular. Para que los músculos se contraigan, los potenciales de acción deben viajar a lo largo de una neurona motora y despolarizar el axón terminal. ¿Cuál de los siguientes enunciados es correcto respecto a los potenciales de acción?

A. Hay un flujo de iones Na$^+$ hacia el espacio intracelular.

B. Los iones Ca^{2+} generan el potencial postsináptico excitatorio.

C. El influjo de Na$^+$ desencadena la contracción muscular.

D. La acetilcolina (ACh) se une a los receptores de ACh en la membrana del músculo esquelético.

E. Los potenciales de acción causan hiperpolarización en el axón terminal.

La respuesta correcta es D. La despolarización en el axón terminal causa la liberación de acetilcolina (ACh), la unión de ACh a su receptor y la generación de un potencial de placa terminal. El influjo de iones Ca^{2+} es el causante de que las vesículas sinápticas se fusionen con la membrana del músculo esquelético. Los iones Na$^+$ son los causantes de la generación del potencial postsináptico excitatorio o potencial de la lámina terminal. El influjo de iones Ca^{2+} desencadena la contracción muscular. Los potenciales de acción actúan para despolarizar el axón terminal.

3.5 Cuando los músculos se contraen o relajan, o cuando un médico verifica los reflejos, los cambios en la longitud muscular se detectan por receptores especializados en el músculo. El receptor especializado que detecta la longitud muscular es:

A. Órgano tendinoso de Golgi.

B. Huso muscular.

C. Corpúsculo de Pacini.

D. Corpúsculo de Meissner.

E. Lámina motora terminal.

La respuesta correcta es B. El huso muscular detecta la cantidad y velocidad de estiramiento de los músculos (longitud muscular). El órgano tendinoso de Golgi se encuentra en la unión musculotendinoso y detecta la fuerza muscular. Son mecanorreceptores de adaptación lenta que se estimulan por la tensión en el tendón. Los corpúsculos de Pacini son receptores encapsulados profundos en la piel que detectan vibración. Los corpúsculos de Meissner son receptores encapsulados de adaptación rápida que son sensibles al tacto ligero. La lámina motora terminal es una sinapsis química entre las fibras nerviosas motoras y las fibras musculares.

3.6 En el caso de Sven, ¿cuál es la causa del entumecimiento intermitente sobre la cara palmar, pulgar, índice y dedo medio de la mano derecha?

A. Neuropatía del nervio mediano.

B. Neuropatía del nervio cubital.

C. Neuropatía del nervio radial.

D. Radiculopatía de C5.

E. Radiculopatía de C6.

La respuesta correcta es A (neuropatía del nervio mediano). Es probable que Sven tenga síndrome del túnel del carpo (STC) debido a la compresión del nervio mediano en el túnel del carpo. La distribución del nervio mediano incluye la región palmar de la mano, el pulgar, índice, dedo medio y mitad lateral del anular. Los pacientes con diabetes están en mayor riesgo de desarrollar síndrome del túnel del carpo. Agitar la mano ayuda a aliviar la compresión del nervio mediano en el túnel del carpo y es una característica clásica de STC. El nervio cubital inerva la cara dorsal y palmar de la región medial de la mano, la mitad medial del dedo anular y el meñique. El nervio radial inerva la cara dorsal (no la palmar) de la mano. La quinta raíz cervical inerva la cara lateral del brazo, no de la mano; y la sexta raíz cervical inerva la cara lateral del antebrazo/mano, el pulgar y el índice, pero no el dedo medio.

4

Panorama del sistema nervioso visceral

I. PANORAMA

El sistema nervioso visceral mantiene la homeostasis dentro del organismo. Vigila y controla la función de los órganos internos (vísceras, corazón), vasos sanguíneos y estructuras en la piel (periferia). El sistema nervioso visceral, como el sistema nervioso somático, tiene un componente aferente (sensitivo) y uno eferente (motor). Las fibras aferentes viscerales generales (AVG) portan información desde el tronco del cuerpo, desde los órganos internos, pero no de la periferia. Las fibras eferentes viscerales generales (EVG) controlan el músculo liso, el músculo cardiaco y las glándulas secretoras sin control consciente aparente del individuo. El componente eferente tiene dos divisiones: el **sistema parasimpático** y el **sistema simpático**. Juntos, estos dos sistemas eferentes se conocen como el **sistema nervioso autónomo**. Las neuronas parasimpáticas se originan en núcleos del tallo cerebral y de la médula espinal sacra (S2–S4); las neuronas simpáticas tienen su origen en el asta lateral de la médula espinal (T1–L2).

Las fibras simpáticas viajan tanto al centro como a la periferia, mientras que las fibras parasimpáticas solo inervan el centro (figura 4.1). A lo largo del sistema digestivo, estas ramas eferentes influyen en el **sistema nervioso entérico**, responsable de la motilidad intestinal.

II. SISTEMA SENSITIVO VISCERAL

Las aferentes sensitivas viscerales transmiten información de los órganos internos del organismo (tronco) hacia el sistema nervioso central (SNC). Los receptores viscerales son **nociceptores** (dolor), **mecanorreceptores** (presión) o **receptores especializados** para detectar el ambiente químico o físico interno (p. ej., equilibrio ácido–base y presión arterial). Las aferentes de los órganos viscerales y vasos sanguíneos son críticas para iniciar los reflejos viscerales; la mayoría de las aferentes viscerales no alcanza el nivel de conciencia. Aquellas que sí lo hacen (p. ej., las relacionadas con el hambre, náusea y plenitud vesical) producen sensaciones vagas mal localizadas, quizás debido a la poca densidad de receptores.

Los cuerpos celulares unipolares de las neuronas aferentes viscerales se localizan en los ganglios de los nervios espinales de los niveles torácicos a los sacros (T1–L2; S2–S4) y en los ganglios de los nervios craneales (NC) IX

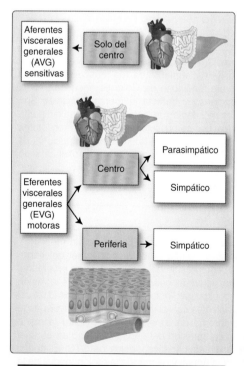

Figura 4.1
Distribución de la inervación aferente visceral y eferente visceral en el organismo.

y X. Las fibras aferentes viscerales viajan con las eferentes viscerales o fibras motoras (simpáticas y parasimpáticas). Las *aferentes* que transmiten dolor viajan principalmente con las *eferentes* simpáticas, mientras que la información de los mecanorreceptores y receptores especializados relacionados con las funciones fisiológicas viaja sobre todo con las eferentes parasimpáticas.

A. Aferentes viscerales relacionadas con dolor

Los cuerpos celulares de las aferentes viscerales relacionadas con dolor se localizan principalmente en los ganglios espinales de T1–L2 y S2–S4 y viajan con las fibras eferentes simpáticas. Las fibras aferentes entran al asta posterior de la médula espinal, donde la mayoría cruza la línea media para viajar con el **sistema anterolateral** en el lado contralateral (figura 4.2). Estas fibras terminan en el núcleo posterolateral ventral (PLV) del tálamo, desde donde emiten proyecciones a la **corteza insular**, donde se interpreta la sensación de **dolor visceral**. Como otras sensaciones viscerales, el dolor de este tipo es mal localizado y es común que se experimente como dolor referido a estructuras somáticas superficiales (dermatomas) (*véase* el capítulo 22, "Dolor").

Un subconjunto de fibras que transmite información de dolor asciende de *manera bilateral* hacia los núcleos de la formación reticular (*véase* el capítulo 12, "Sistemas del tallo cerebral y repaso"). Estas **fibras espinorreticulares** tienen influencias diseminadas en los sistemas neurotransmisores y la excitación general.

B. Aferentes viscerales relacionadas con las funciones fisiológicas

Las aferentes viscerales que tienen participación en las funciones fisiológicas, en especial los reflejos viscerales, pueden originarse de los **nervios pélvicos** (S2–S4) o de los **NC**. Los cuerpos celulares de las fibras sacras que portan *AVG de las vísceras pélvicas* se localizan en los ganglios espinales (S2–S4), y es interesante señalar que entran a la médula espinal junto con las eferentes parasimpáticas a través de la **raíz anterior**, en contraste con todas las fibras somatosensoriales (*véase* la figura 4.2). Estas fibras contienen información sobre la **plenitud vesical** y **rectal**, así como las **sensaciones genitales** y participan en las **vías reflejas viscerales** (*véase* más adelante). Las fibras viscerales portan información de *dolor de algunas vísceras pélvicas* (p. ej., colon sigmoides, glándula prostática, cérvix uterino), también acompañan a los nervios parasimpáticos sacros y entran a la médula espinal a través de la raíz anterior. Esta es una excepción a la regla general de que la información sobre dolor acompaña principalmente a las fibras simpáticas.

Las fibras que portan información aferente visceral de las áreas sacras ascienden de *manera contralateral* a través del **sistema anterolateral** y *bilateral* a través del **sistema espinorreticular**.

Las aferentes viscerales de las **vísceras torácicas** y la mayoría de las **abdominales** (hasta la flexura cólica izquierda) se transmiten por el **nervio vago (NC X)**, que también proporciona inervación eferente visceral (motora, parasimpática) a estos órganos. Los **mecanorreceptores** relacionados se localizan en el músculo liso de los órganos torácicos y abdominales, y detectan **plenitud** y **espasmos**. El **NC IX**, el **nervio glosofaríngeo**, porta información **eferente visceral** de los **quimiorreceptores** y **barorreceptores** en el seno carotídeo, que detecta cambios en los gases en sangre y la presión arterial. El NC IX también porta información aferente visceral de la faringe y la rama aferente del **reflejo nauseoso**. (*Véase* el capítulo 12, "Sistemas del tallo cerebral y repaso", para más detalles.)

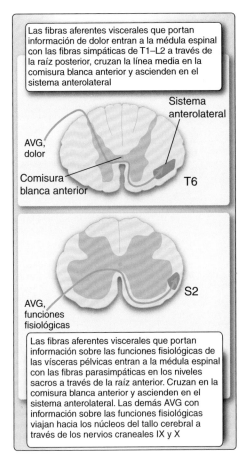

Las fibras aferentes viscerales que portan información de dolor entran a la médula espinal con las fibras simpáticas de T1–L2 a través de la raíz posterior, cruzan la línea media en la comisura blanca anterior y ascienden en el sistema anterolateral

Sistema anterolateral

AVG, dolor

Comisura blanca anterior

T6

AVG, funciones fisiológicas

S2

Las fibras aferentes viscerales que portan información sobre las funciones fisiológicas de las vísceras pélvicas entran a la médula espinal con las fibras parasimpáticas en los niveles sacros a través de la raíz anterior. Cruzan en la comisura blanca anterior y ascienden en el sistema anterolateral. Las demás AVG con información sobre las funciones fisiológicas viajan hacia los núcleos del tallo cerebral a través de los nervios craneales IX y X

Figura 4.2
Entrada de las fibras aferentes viscerales generales (AVG) a la médula espinal.

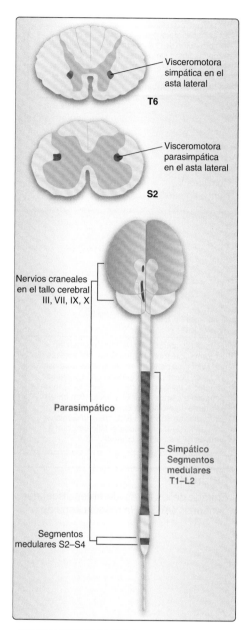

Figura 4.3
Neuronas simpáticas y parasimpáticas
en el SNC.

III. SISTEMA MOTOR VISCERAL

El sistema nervioso visceral motor, o autónomo, se encuentra bajo control central. Las señales se originan en el **hipotálamo** y viajan directamente a los núcleos autonómicos en el tallo cerebral y la médula espinal. Los núcleos de la **formación reticular** en el tallo cerebral y las proyecciones directas de las estructuras límbicas, como la **amígdala**, también pueden influir en las neuronas autonómicas preganglionares. Así es como las influencias mentales, emocionales, viscerales y ambientales pueden alterar la función motora visceral. Por ejemplo, esta es la razón por la que se suda cuando se está nervioso, se sienten mariposas en el estómago al emocionarse o se enrojece el rostro al avergonzarse.

Los sistemas simpático y parasimpático, los dos componentes del sistema motor visceral, son antagónicos entre sí. Los cuerpos celulares preganglionares del sistema simpático pueden encontrarse en el asta lateral de la médula espinal del nivel T1 al L2. Los cuerpos celulares parasimpáticos preganglionares se hallan rostrales y caudales a estos cuerpos celulares simpáticos (opuestos a los cuerpos simpáticos, es decir, parasimpáticos) en el tallo cerebral y en la médula espinal sacra en S2–S4 (figura 4.3).

A. Estructura del sistema motor visceral

Estas vías motoras viscerales consisten en una cadena de dos neuronas en la periferia: una neurona preganglionar deja el SNC y hace sinapsis en un ganglio periférico con la neurona posganglionar. Esta arquitectura es crítica para el funcionamiento del sistema motor visceral. Una neurona preganglionar puede hacer sinapsis con varias neuronas posganglionares en el ganglio. Esta divergencia de información permite que un pequeño número de neuronas centrales influyan en la gran cantidad de neuronas periféricas. Inclusive, a medida que las aferentes viscerales (fibras sensitivas) viajan a través de los ganglios viscerales, cierto grado de integración sensoriomotora tiene lugar en estos ganglios. Esto permite que las fibras motoras viscerales respondan directamente a la información sensitiva visceral sin influir en el SNC, lo que concede autonomía adicional al sistema nervioso visceral y la capacidad de responder con rapidez.

B. Activación de neurotransmisores del sistema motor visceral

Los ganglios simpáticos se localizan cerca del SNC, mientras que en general los parasimpáticos se encuentran cerca o dentro de los órganos que inervan. Tanto el sistema nervioso parasimpático como el simpático utilizan el mismo neurotransmisor, acetilcolina (ACh), para activar las neuronas posganglionares. La liberación de ACh por las neuronas parasimpáticas posganglionares al centro incrementa la motilidad intestinal y disminuye la contracción del músculo cardiaco. Las neuronas simpáticas que emiten proyecciones a la periferia para inervar las glándulas sudoríparas y los músculos piloerectores también usan ACh como su neurotransmisor. En contraste, las fibras simpáticas posganglionares a los órganos internos y la mayoría de los vasos sanguíneos utilizan el neurotransmisor noradrenalina, que disminuye la motilidad intestinal y aumenta la contracción del músculo cardiaco (figura 4.4).

Un subconjunto de neuronas simpáticas emite proyecciones, no a un ganglio periférico, sino a la médula suprarrenal, sin hacer sinapsis en un ganglio periférico. Estas neuronas usan el neurotransmisor ACh y causan la secreción de hormonas en las células cromafines en la médula

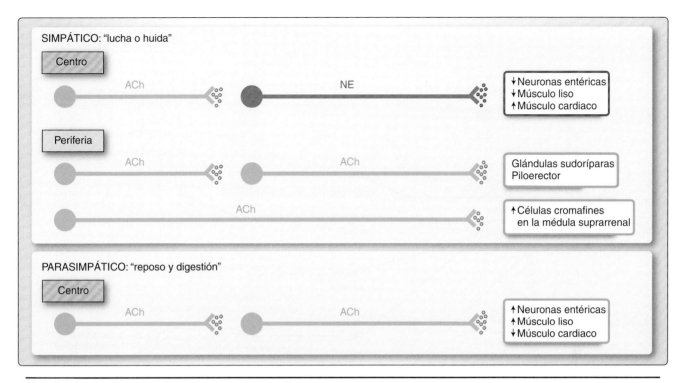

Figura 4.4
Neurotransmisores usados por los sistemas parasimpático y simpático. ACh, acetilcolina; NE, noradrenalina.

suprarrenal. Las células cromafines tienen el mismo origen embrionario que los ganglios periféricos (de la cresta neural) y secretan noradrenalina, adrenalina y endorfinas al torrente sanguíneo, con lo que causan una respuesta simpática extensa (de "lucha o huida").

El **sistema nervioso entérico** está compuesto por un plexo complejo de neuronas dentro del sistema gastrointestinal que es autónomo, pero está bajo la influencia de los sistemas nerviosos parasimpático y simpático.

C. Sistema nervioso parasimpático

El sistema parasimpático funciona para mantener el *status quo* del organismo. También conocido como el **sistema de "reposo y digestión"**, está dirigido a las vísceras torácicas, abdominales y pélvicas. Cuando se activa, el sistema parasimpático disminuye el gasto cardiaco y la presión arterial, acelera la peristalsis en el tracto gastrointestinal, incrementa la salivación y causa contracción pupilar.

Las neuronas preganglionares en el sistema parasimpático se localizan en la región craneal y la sacra del SNC **(eflujo craneosacro)** (figura 4.5). La inervación parasimpática al ganglio ciliar del ojo proviene del núcleo de Edinger-Westphal (NC III, oculomotor). Las neuronas parasimpáticas preganglionares a los ganglios de las glándulas salivales en la cabeza se encuentran en el tallo cerebral: el núcleo salival superior (NC VII, facial) y el núcleo salival inferior (NC IX, glosofaríngeo). El núcleo motor dorsal del vago contiene los cuerpos celulares de las neuronas parasimpáticas que viajan con el NC X a los ganglios parasimpáticos de las vísceras torácicas y abdominales, así como los ganglios entéricos (hasta la flexura cólica izquierda). El núcleo ambiguo contiene los cuerpos celulares para-

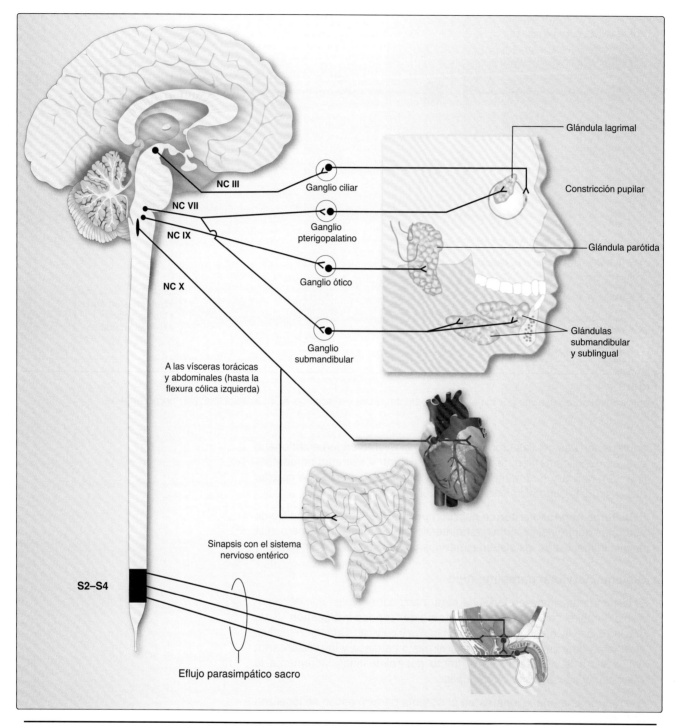

Figura 4.5
Distribución de las fibras parasimpáticas en el cuerpo. NC, nervio craneal.

simpáticos para la inervación del músculo cardiaco; estas fibras también viajan con el NC X. Debe notarse que, en su mayoría, el núcleo ambiguo encierra neuronas motoras para los músculos esqueléticos de la faringe y la laringe (*véase* el capítulo 10, "Inervación sensitiva y motora de cabeza y cuello"). Los cuerpos celulares de las fibras parasimpáticas preganglionares que inervan el colon descendente y las vísceras pélvicas se localizan en el asta lateral de la médula espinal (S2–S4). Sus neuronas posganglionares se encuentran en ganglios específicos localizados cerca o dentro de las paredes del órgano objetivo. Un panorama de los ganglios periféricos puede observarse en la figura 4.5.

En la actualidad, la naturaleza parasimpática del eflujo autonómico sacro se encuentra en revisión; la evidencia sobre su anatomía, perfil molecular y función en los órganos de la pelvis sugiere una identidad simpática. Estos nuevos hallazgos ayudarán a establecer nuevas estrategias para comprender los diversos papeles de los nervios autonómicos en la pelvis.

D. Sistema nervioso simpático

Este sistema se denomina con frecuencia el **sistema de "lucha o huida"**. Tiene actividad extensa que provoca el aumento de la presión sanguínea, así como de las cifras de glucosa en sangre, redirecciona el flujo sanguíneo a los músculos esqueléticos y lejos de la circulación visceral y cutánea, la dilatación de las pupilas y un decremento de la salivación.

El eflujo simpático se origina en el **asta lateral** de la médula espinal torácica y lumbar (T1–L2) (*véase* la figura 4.3). Los axones de las neuronas preganglionares dejan la médula espinal a través de la raíz anterior. Justo después de que las raíces anterior y posterior emergen de un nervio espinal, se ramifican en un **ramo comunicante blanco** y conecta las fibras preganglionares al tronco simpático (figura 4.6). El tronco simpático es una cadena de ganglios, que contiene los cuerpos celulares de las fibras posganglionares. Las fibras preganglionares simpáticas destinadas a la **región cefálica** ascienden en el tronco simpático y hacen sinapsis en el **ganglio cervical superior**. Desde ahí, las fibras posganglionares viajan a la región cefálica a lo largo de la superficie de la arteria carótida interna. Los axones a las vísceras **abdominales** y **pélvicas** viajan a través de la cadena simpática *sin hacer sinapsis* y proceden a través de los **nervios esplácnicos** hacia ganglios prevertebral específicos para hacer sinapsis en sus neuronas posganglionares objetivo. Los simpáticos destinados al tronco y las extremidades hacen sinapsis en los ganglios de la cadena simpática y envían **fibras posganglionares** a través de los **haces comunicantes grises** (grises porque no están mielinizados) para distribuirse con los nervios espinales a sus tejidos blanco.

Es interesante notar que la inervación de la pelvis es una combinación de los patrones simpáticos observados para las estructuras tanto céntricas como periféricas, las fibras posganglionares pueden secretar noradrenalina o ACh.

E. Sistema nervioso entérico

La cantidad de neuronas en las paredes del sistema gastrointestinal es tan grande como el número de neuronas en la médula espinal completa. Están agrupadas en racimos dentro de las paredes del intestino. Los racimos comprenden el **plexo mientérico (de Auerbach)** entre las capas musculares longitudinal y circular, y el **plexo submucoso (de Meissner)** entre la capa muscular circular y la capa muscular de la mucosa (figura 4.7). Los plexos consisten en ganglios pequeños, que están conectados por fibras nerviosas pequeñas no mielinizadas. El plexo mientérico es el principal controlador de la motilidad intestinal,

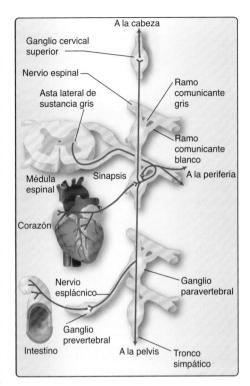

Figura 4.6
Las fibras simpáticas pueden hacer sinapsis en el tronco simpático o en los ganglios distales.

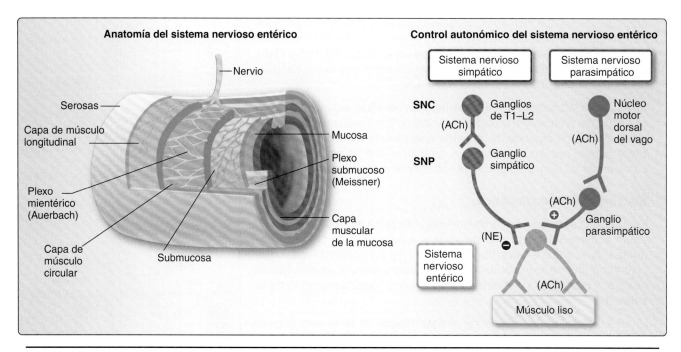

Figura 4.7
El sistema nervioso entérico. ACh, acetilcolina; NE, noradrenalina.

mientras el plexo submucoso es el principal controlador de la secreción y absorción de líquidos. Las neuronas excitatorias e inhibitorias de estos plexos terminan en el músculo liso y las células glandulares del intestino. Las neuronas en el sistema entérico funcionan de modo independiente, pero están influidas por la actividad de los sistemas simpático y parasimpático.

F. Información entrante al sistema nervioso visceral

Las vías descendentes provenientes del **hipotálamo** regulan el sistema motor visceral. El hipotálamo envía proyecciones a los núcleos parasimpáticos en el tallo cerebral (de los NC III, VII, IX y X), así como a las neuronas simpáticas en el asta lateral de los segmentos T1–L2 de la médula espinal.

Los principales haces que influyen en las neuronas motoras viscerales son los **haces hipotalámico–espinal** e **hipotalámico–bulbar**. Estas fibras se originan principalmente en el **núcleo paraventricular**. Descienden a través de la **sustancia gris periacueductal (SGP)** y la formación reticular cercana del mesencéfalo y la región rostral del puente y luego toman una dirección anterolateral en el bulbo raquídeo. Las fibras hipotalámico–bulbares terminan en todos los núcleos del tallo cerebral que contienen los cuerpos celulares de las fibras EVG (tabla 4.1 y figura 4.8). Las **fibras hipotalámico–espinales** continúan a través de la región **anterolateral** del **bulbo raquídeo** hacia la columna lateral de la médula espinal y terminan en el **asta lateral**; su función es la regulación del eflujo simpático. Estos dos haces son un vínculo esencial entre el hipotálamo y los núcleos autonómicos del tallo cerebral y la médula espinal.

Tabla 4.1. Panorama del sistema parasimpático

Núcleo	Nervio	Ganglio periférico	Objetivo	Función
Craneal				
Edinger-Westphal	NC III Oculomotor	Ganglio ciliar	Esfínter de la pupila	Constricción pupilar
			Músculos ciliares	Acomodación
Núcleo salival superior	NC VII Facial	Ganglio pterigopalatino	Glándula lagrimal	Secreción de lágrimas
		Ganglio submandibular	Glándulas salivales	Estimulación de la salivación
Núcleo salival inferior	NC IX Glosofaríngeo	Ganglio ótico	Glándula parótida	Estimulación de la salivación
Núcleo ambiguo	NC X Vago	Plexo visceral torácico	Corazón	Disminuye la frecuencia cardiaca
Núcleo motor dorsal del vago	NC X Vago	Ganglios torácicos	Vísceras torácicas y abdominales	Constriñe las vías respiratorias
		Ganglios abdominales		Estimula la digestión

NC, nervio craneal.

IV. REFLEJOS VISCERALES

Las aferentes viscerales intervienen en la **regulación** de la función visceral a través de los **sistemas reflejos viscerales** que mantienen la homeostasis.

Estas vías reflejas viscerales utilizan tanto nervios somáticos como viscerales. Ciertos aspectos de la regulación son a nivel inconsciente mientras otros son voluntarios (conscientes). La presión arterial, por ejemplo, está regulada a nivel inconsciente. No obstante, otras funciones viscerales como el vaciamiento vesical combinan la función somática voluntaria con la visceral. Se explicará el control de la presión arterial como ejemplo del reflejo visceral inconsciente. El control de la función vesical presenta importancia clínica extrema al evaluar las lesiones de la médula espinal, y es un ejemplo del modo en que los sistemas somático y visceral funcionan en conjunto. Por último, una sección sobre la función sexual demostrará cómo funcionan juntas las partes somáticas y viscerales del sistema nervioso con la corteza, en especial las áreas límbicas.

A. Control de la presión arterial

La presión arterial está vigilada de modo continuo mediante la información proveniente de los **barorreceptores** en el seno carotídeo y el arco aórtico. La información de los barorreceptores viaja a través del NC IX (seno carotídeo) y el NC X (arco aórtico) al **núcleo solitario**. A su vez, el núcleo solitario envía información al núcleo motor dorsal del vago, los cuerpos celulares mediales en el núcleo ambiguo relacionado con el corazón y las áreas rostrales de la región anterolateral del bulbo raquídeo. Un aumento de la presión arterial inicia una respuesta "**vasodepresora**". Las proyecciones del núcleo solitario activan las células en el **núcleo motor dorsal del vago** y el **núcleo ambiguo**, que a su vez envían información a través del **nervio vago** a los **ganglios parasimpáticos en el corazón**. Esto causa la disminución de la fuerza de contracción del músculo cardiaco y una reducción concomitante de la presión arterial. En contraste, un decremento de la presión arterial inicia una respuesta "**vasopresora**". Las proyecciones del núcleo solitario activan células en la región

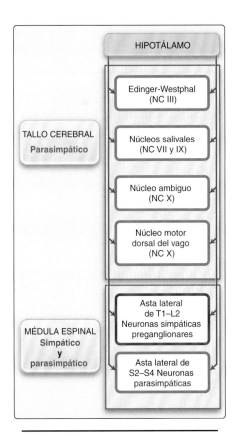

Figura 4.8
Información hipotalámica al sistema nervioso visceral.

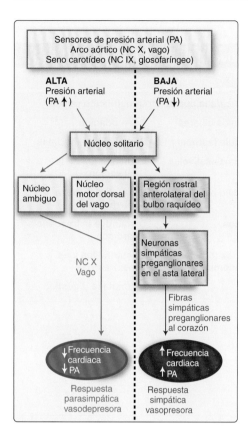

Figura 4.9
Control de la presión arterial.
PA, presión arterial; NC, nervio craneal.

anterolateral rostral del bulbo raquídeo, donde emiten proyecciones a las **neuronas simpáticas preganglionares** en el **asta lateral** de la médula espinal. De ahí, las fibras proyectan los **ganglios simpáticos** y viajan a las **fibras simpáticas posganglionares** al corazón, donde causan un aumento de la fuerza de contracción del músculo cardiaco y un incremento de la presión arterial (figura 4.9). Este **reflejo barorreceptor** mantiene la presión arterial en cifras normales saludables.

B. Control de la función vesical

La función vesical está controlada por la integración de las funciones viscerales, sensitivas, motoras. Las **aferentes somáticas** perciben el dolor y la temperatura de la vejiga, mientras que las **aferentes viscerales** detectan la plenitud vesical, aunque aquí existe cierta superposición de la función. El esfínter uretral interno (encontrado solo en los hombres) está controlado por las **eferentes simpáticas**; el músculo detrusor, por **eferentes parasimpáticas**, y el esfínter uretral externo, por **eferentes motoras somáticas**.

Todas estas funciones deben estar coordinadas y vigiladas por núcleos centrales, localizados en el puente y el prosencéfalo, como se muestra en la figura 4.10.

1. **Dolor y temperatura:** las neuronas aferentes somáticas que codifican para dolor y temperatura de la mucosa del fondo vesical viajan con las fibras simpáticas y alcanzan la médula espinal a nivel de T12–L1. Las aferentes del cuello de la vejiga viajan con las fibras parasimpáticas y llegan a la médula espinal a nivel de S2–S3. Después, todas estas aferentes cruzan la línea media y viajan con el haz espinotalámico al tálamo y luego a la corteza.

2. **Plenitud vesical:** la plenitud vesical se percibe por mecanorreceptores en la pared de la vejiga. Esta información se transmite a las neuronas parasimpáticas sacras en S2–S4, así como a la corteza a través del haz espinotalámico. Las aferentes del trígono vesical, que indican que la micción es inminente, viajan a la corteza a través del sistema lemnisco medial–columna posterior.

3. **Inervación de los esfínteres uretrales:** el **esfínter uretral interno** está localizado en el cuello de la vejiga en hombres (las mujeres no tienen esfínter uretral interno). Los cuerpos celulares de las neuronas **visceromotoras simpáticas** que inervan el esfínter interno se encuentran en el asta lateral entre T12 y L2. Salen de la médula espinal con los nervios esplácnicos lumbares, hacen sinapsis en el ganglio mesentérico inferior e inervan el esfínter uretral interno. Este esfínter no está bajo control voluntario y se contrae de manera refleja durante la eyaculación para prevenir el flujo retrógrado hacia la vejiga.

   El **esfínter uretral externo** es un músculo esquelético estriado localizado en el **saco perineal profundo**. En los hombres, solo hay un esfínter uretral externo; en las mujeres, esta función se lleva a cabo por la suma de tres músculos separados (esfínter uretral externo, esfínter uretrovaginal y compresor de la uretra). Los cuerpos celulares de las **neuronas motoras somáticas** que inervan el esfínter uretral externo se encuentran en el asta anterior de S2–S4. Estos cuerpos

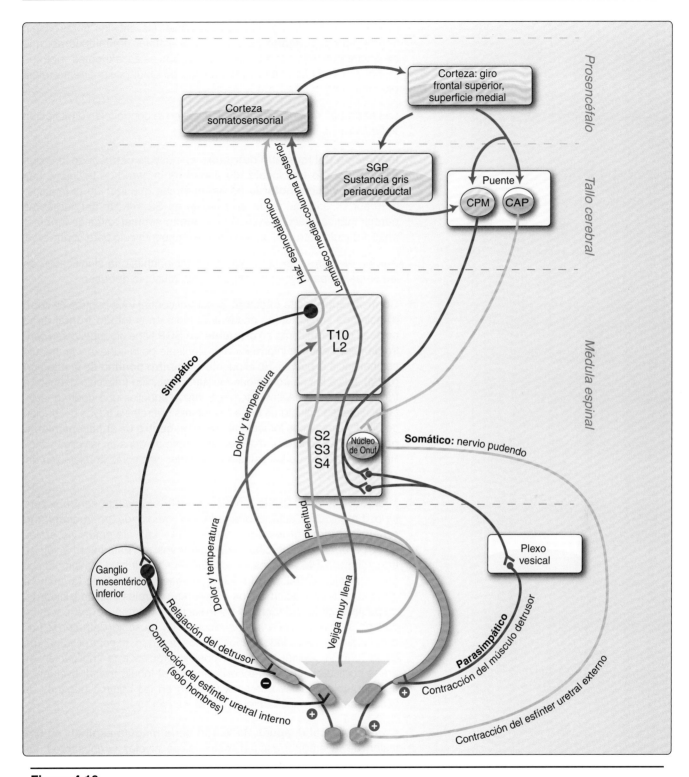

Figura 4.10
Inervación somática visceral de la vejiga. SGP, sustancia gris periacueductal; CPM, centro pontino de la micción; CAP, centro de almacenamiento pontino.

celulares se denominan **núcleo de Onuf**. De ahí, las fibras viajan con el **nervio pudendo** para inervar el esfínter uretral externo, que se encuentra bajo estimulación tónica por estas eferentes motoras somáticas. Solo la inhibición del núcleo de Onuf por el puente relaja este músculo.

Las neuronas motoras somáticas permiten la contracción o relajación *voluntarias* de los esfínteres.

4. **Inervación del músculo detrusor:** el músculo detrusor de la vejiga es un **músculo liso** localizado dentro de la pared de la vejiga. Las **neuronas visceromotoras parasimpáticas** que inervan el músculo detrusor se originan en el asta lateral de S2–S4. De ahí, las fibras parasimpáticas hacen sinapsis en el **plexo vesical** antes de terminar en el músculo detrusor, donde excitan dicho músculo para contraerse.

   Aún no es claro si existe alguna influencia inhibitoria significativa de las fibras simpáticas en la relajación del músculo detrusor.

5. **Control central de la micción:** el control central y los centros de coordinación de la micción se encuentran tanto en el **lóbulo frontal de la corteza cerebral** como en el **puente**. La **SGP** tiene un papel como centro de relevo entre la información proveniente de la corteza y la médula espinal hacia el puente. En el puente, un **centro pontino de la micción (CPM)** activa las neuronas que facilitan la micción (músculo detrusor a través de parasimpáticos sacros) e inhibe aquellas que podrían facilitar el almacenamiento de orina (esfínteres uretrales a través del núcleo de Onuf y simpáticos toracolumbares). Un **centro de almacenamiento pontino (CAP)** coordina el almacenamiento de orina en la vejiga y facilita la contracción de los esfínteres uretrales, así como la relajación del músculo detrusor.

6. **Micción:** en lactantes, la función vesical no presenta control voluntario. La micción está coordinada por medio de un **mecanismo reflejo espinopontoespinal** (figura 4.11). Las aferentes viscerales en la pared vesical perciben la plenitud vesical. Esta información se transmite al CPM a través de la SGP. El CPM inhibe los simpáticos en los niveles T10–L2 y el núcleo somático de Onuf, de tal manera que causa la relajación de los esfínteres uretrales interno y externo, respectivamente. Además, la información excitatoria a los parasimpáticos sacros provoca la contracción del músculo detrusor y, con ello, la micción. Alrededor de los 3 años de edad, el control voluntario de la función vesical se vuelve posible gracias a la implicación de áreas corticales. Las áreas corticales en el lóbulo frontal evalúan si es aceptable orinar y entonces influyen en los centros pontinos de vaciamiento y almacenamiento (CPM y CAP).

7. **Control vesical después de lesión de la médula espinal:** en una lesión de la médula espinal rostral a los niveles lumbosacros, las influencias voluntarias de la corteza y el puente a la médula espinal quedan eliminados. Al principio, la vejiga es **arrefléxica** con retención urinaria completa, por lo que requiere cateterismo. La siguiente etapa es la **micción automática** por la vía refleja espinal (*véase* la figura 4.11), donde los mecanorreceptores que perciben la plenitud vesical directamente activan los núcleos parasimpáticos sacros que

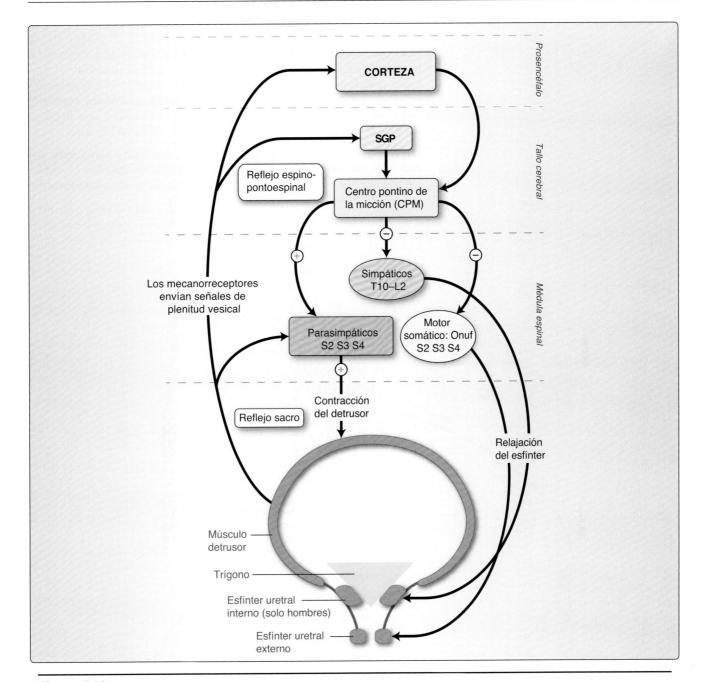

Figura 4.11
Control de la micción. SGP, sustancia gris periacueductal.

causan la contracción del detrusor. Debido a que la influencia del CPM ha desaparecido, el esfínter uretral externo no se relaja durante la contracción del detrusor. Esto provoca el vaciamiento incompleto de la vejiga debido a **disinergia del esfínter detrusor**. Los pacientes requieren cateterismo diario para asegurar el vaciamiento completo de la vejiga.

C. Respuestas sexuales

La neurobiología de las respuestas sexuales en hombres y mujeres se basa en múltiples sistemas, que incluyen el **neuroendocrino**, el **límbico**, el **autonómico** y el **somático**. En este capítulo el enfoque será sobre aspectos de la respuesta sexual que dependen de los centros y sistemas de la médula espinal. Los aspectos principales que implican al sistema límbico se explican en el capítulo 20, "Sistema límbico."

A nivel de la médula espinal, las **aferentes viscerales** y **somáticas**, así como las **eferentes** se reúnen para formar arcos reflejos, que producen las respuestas sexuales (figura 4.12). En los hombres, estas incluyen

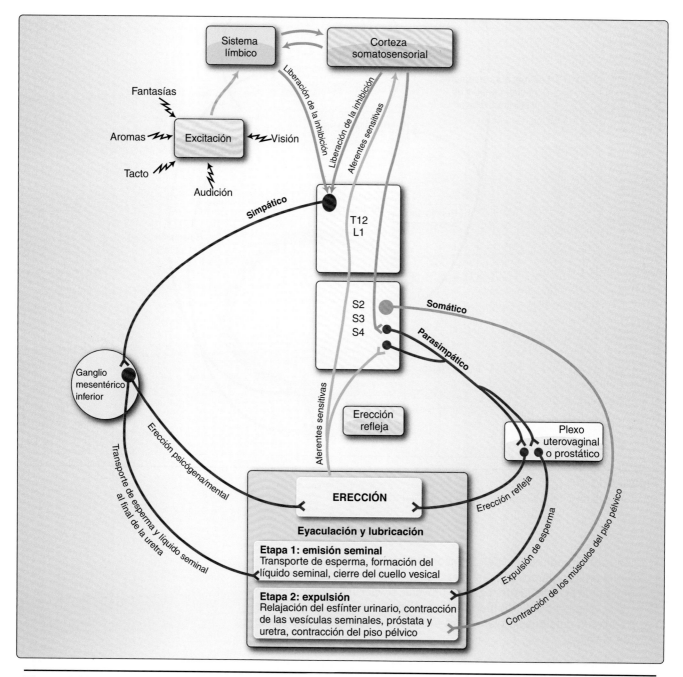

Figura 4.12
Vías neuronales implicadas en las respuestas sexuales.

la erección, emisión y eyaculación, además de los componentes del orgasmo. En las mujeres, estas incluyen la lubricación vaginal, la ingurgitación del tejido eréctil y los componentes del orgasmo.

La respuesta sexual depende tanto del sistema nervioso somático como del visceral. El **nervio pudendo** (S2–S4) contiene la inervación somática para el perineo, incluidos los genitales. La información sensitiva de las áreas erógenas del perineo se transmite a través del nervio pudendo, así como la información motora voluntaria de los músculos del piso pélvico. Su contracción rítmica es parte del orgasmo tanto en hombres como en mujeres. El **sistema nervioso visceral** inerva los vasos sanguíneos y glándulas, y es responsable de la erección y lubricación vaginal, del mismo modo que la emisión y eyaculación en hombres y los componentes del orgasmo en ambos sexos.

1. **Ingurgitación:** la erección peneana está controlada por uno de dos mecanismos. Una erección psicógena o mental está mediada por fibras simpáticas (T12–L1/L2). En general, estas fibras están inhibidas directamente por centros superiores, pero la excitación puede liberar esta inhibición y provocar la activación de estas fibras, que a su vez provocan una erección. El segundo mecanismo para la erección depende de la información sensitiva a través del nervio pudendo (S2–S4) a las neuronas parasimpáticas sacras (S2–S4). Esto puede provocar una erección refleja independiente de influencias descendentes. Las fibras parasimpáticas también pueden activarse a través de influencias descendentes de áreas corticales que se han activado mediante otras influencias sensitivas eróticas.

   En mujeres, la **lubricación vaginal** y la ingurgitación del tejido eréctil están mediadas por fibras autonómicas.

2. **Eyaculación:** en hombres, la **eyaculación** va precedida de una fase de **emisión seminal**, que incluye el transporte de esperma, la formación del líquido seminal y el cierre del cuello vesical para prevenir la eyaculación retrógrada. Esta fase está controlada por **fibras simpáticas torácicas** (T12–L1). La siguiente etapa es la **expulsión de esperma**. Esta se encuentra mediada por **fibras parasimpáticas sacras** (S2–S4) e incluye la contracción de las vesículas seminales, de la próstata y la uretra. La **contracción rítmica del piso pélvico** está mediada por el **nervio pudendo** (S2–S4, somático).

3. **Orgasmo:** el **orgasmo** es una respuesta fisiológica compleja que difiere en el modo en que se desencadena y experimenta en hombres y mujeres. Es una experiencia que integra los niveles de excitación cortical con estímulos sensitivos y expresiones motoras como la eyaculación, la contracción rítmica de la musculatura del piso pélvico, o bien, la contracción de la vagina y el útero, entre otros. Una multitud de estímulos eróticos se integran en las regiones corticales y subcorticales. La liberación de hormonas y neurotransmisores tienen un papel en la intensidad de la experiencia del orgasmo.

Caso clínico

Disreflexia autonómica

Un hombre de 52 años de edad, que presentó una lesión completa de médula espinal hace 20 años, llega a la sala de urgencias con presión arterial alta y cefalea intensa. A la exploración, su presión arterial es de 160/90 mm Hg, con una frecuencia cardiaca de 50 latidos/min. Su temperatura es de 38.5 °C. Está consciente y orientado, sin signos que corroboren meningitis o migraña. Su paraplejia tiene un nivel sensitivo en T2 y cuenta con una sonda urinaria permanente. La analgesia simple para la cefalea no mejora los síntomas. Un examen general de orina muestra signos de una infección de vías urinarias con presencia de sangre y leucocitos. Su historia clínica previa demuestra que, desde su lesión de la médula espinal, su presión arterial ha sido cercana a 90/60 mm Hg.

El antecedente de lesión de la médula espinal, cefalea, hipertensión con bradicardia e infección de vías urinarias sugiere **disreflexia autonómica**. Recibe tratamiento antihipertensivo y antibiótico para la infección de vías urinarias. En las siguientes horas, la hipertensión mejora y la cefalea desaparece.

Análisis del caso

Este es un caso característico de disreflexia autonómica precipitada por una infección de vías urinarias en un paciente con lesión alta de médula espinal (figura 4.13). La infección parece activar la respuesta simpática debajo del nivel de la lesión, con la hipertensión resultante. La presión arterial aumentada se percibe por los barorreceptores en el seno carotídeo y el arco aórtico, que envían proyecciones al núcleo solitario. De ahí se inicia una respuesta parasimpática vasodepresora, que reduce la frecuencia cardiaca, pero no puede influir en la presión arterial, que aún está bajo un tono simpático incrementado. Esto se debe a que no hay influencias moduladoras descendentes en las neuronas simpáticas en el asta lateral de la médula espinal. Por ello, las neuronas simpáticas permanecen activas y la presión arterial se mantiene elevada, mientras que las influencias parasimpáticas disminuyen la frecuencia cardiaca, con la subsecuente presentación al parecer paradójica de hipertensión con bradicardia. La información saliente parasimpática excesiva causa vasodilatación por arriba del nivel de la lesión, lo que ocasiona cefalea. Los pacientes también pueden presentarse con congestión nasal, sudoración y rubor.

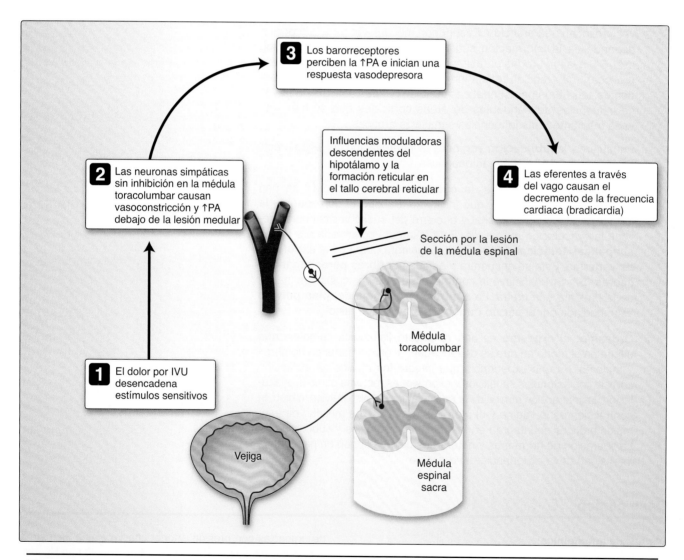

Figura 4.13

Desregulación autonómica que afecta el sistema cardiovascular después de una lesión de la médula espinal.

Resumen del capítulo

- El sistema nervioso visceral está conformado por un componente motor y uno sensitivo. La **información aferente visceral** se transmite a la médula espinal y el tallo cerebral a través de fibras eferentes tanto simpáticas como parasimpáticas. La información sobre dolor viaja principalmente con las fibras simpáticas y la relacionada con las funciones fisiológicas y reflejos viscerales, principalmente con las fibras parasimpáticas. Ambos tipos de información ascienden a través del sistema anterolateral contralateral.

- Es importante señalar que las aferentes viscerales también participan en los sistemas reflejos inconscientes con eferentes viscerales para mantener la homeostasis.

- Eferentes viscerales o fibras motoras viscerales pueden agruparse en dos sistemas que son antagónicos entre sí: el parasimpático (de reposo y digestión) y el simpático (de lucha o huida). El sistema motor visceral también se conoce como sistema nervioso autónomo. Las fibras parasimpáticas se originan en los núcleos de nervios craneales y en los niveles sacros (S2–S4) de la médula espinal. Emiten proyecciones solo a estructuras en la cabeza y el tronco. Las fibras simpáticas se originan en los niveles T1–L2 de la médula espinal. Emiten proyecciones al tronco corporal (a las vísceras), así como a la periferia, donde inervan las glándulas sudoríparas y los vasos sanguíneos. En conjunto, el sistema parasimpático y el simpático ayudan a mantener la homeostasis y permiten el ajuste de las funciones viscerales según las necesidades del momento. El sistema nervioso entérico comprende el plexo submucoso y el mientérico en la pared intestinal. Estos plexos están bajo la influencia del sistema motor visceral. El plexo mientérico controla la motilidad intestinal, mientras que el plexo submucoso controla la secreción y absorción de líquido.

- Las fibras descendentes al sistema **motor visceral** se originan en el **hipotálamo**. Descienden a través de la sustancia gris periacueductal y la región anterolateral del tallo cerebral para influir en los **núcleos parasimpáticos del tallo cerebral** (relacionados con los nervios craneales III, VII, IX y X) y la **médula espinal sacra** (S2–S4), así como las **neuronas simpáticas preganglionares** en el asta lateral de la médula espinal (T1–L2).

- Los sistemas complejos como el **control vesical** y las **respuestas sexuales** están controlados por la interacción de los grupos neuronales somáticos y viscerales en la médula espinal. Estos reflejos se basan en la coordinación de las neuronas simpáticas y somáticas. Para la función vesical en los lactantes, el reflejo espinopontoespinal inicia la micción cuando la vejiga está llena. El control voluntario de la función vesical se logra a través de la influencia de sistemas descendentes del tallo cerebral y la corteza. Para la función sexual, un reflejo de erección puede lograrse mediante aferentes sensitivas que tienen contacto directo con neuronas simpáticas en la médula espinal. Las respuestas más complejas de la conducta sexual integran información cortical, que luego se transmite a la médula espinal, donde la activación de diferentes grupos neuronales provoca una secuencia de respuestas sexuales.

Preguntas de estudio

Elija SOLAMENTE la mejor respuesta.

4.1 Un hombre joven es llevado a la sala de urgencias después de sufrir un accidente por vehículo de motor. La exploración inicial muestra debilidad motora ("choque medular") en los miotomas de las piernas. Un rastreo por tomografía computada revela las vértebras aplastadas que han lesionado la médula espinal en T8. ¿Cuáles son las consecuencias inmediatas para su función vesical?

    A. Sentirá cuando su vejiga esté llena y entonces puede autocateterizarse.

    B. No será capaz de almacenar la orina en la vejiga.

    C. Tendrá función vesical refleja.

    D. Presentará retención urinaria completa.

    E. Será capaz de controlar el vaciamiento vesical.

La respuesta correcta es D. Al principio, la vejiga es arrefléxica con retención urinaria completa, que requiere cateterismo. La siguiente etapa es la micción automática a través de la vía refleja medular, mediante la activación de los parasimpáticos sacros, con contracción del detrusor. Debido a la falta de la influencia del puente y a que el esfínter y el detrusor ya no funcionan juntos, habrá vaciamiento incompleto de la vejiga. Requerirá cateterismo diario para asegurar el vaciamiento completo de la vejiga.

4.2 Una paciente presenta dolor difuso en la pelvis. Sus sensaciones se transmiten a través de las fibras aferentes viscerales. El sistema sensitivo visceral se caracteriza por lo siguiente:

A. Los cuerpos celulares de las aferentes viscerales generales de las vísceras pélvicas se localizan en los ganglios espinales lumbares.

B. Las aferentes viscerales de las vísceras pélvicas viajan con el NC X, vago.

C. Las fibras que portan información aferente visceral de las áreas sacras ascienden en el sistema anterolateral contralateral.

D. La información de la región sacra a la formación reticular asciende ipsilateralmente.

E. Las fibras aferentes viscerales hacen sinapsis en el ganglio espinal.

La respuesta correcta es C. Los cuerpos celulares están en los ganglios espinales sacros (S2–S4); estos no contienen sinapsis. El NC X, el nervio vago, no inerva estructuras en la pelvis. La información de la región sacra a la formación reticular del tallo cerebral asciende bilateralmente.

4.3 El sistema motor visceral tiene una rama simpática y una parasimpática. La anatomía de las vías para estos sistemas es importante al localizar una lesión, que implica estos sistemas. ¿Cuál de los siguientes enunciados es correcto sobre el sistema *nervioso parasimpático*?

A. Los cuerpos celulares nerviosos se localizan en las regiones T1–L2 de la médula espina.

B. Cuando se activa, el parasimpático actúa para aumentar el gasto cardiaco.

C. Las neuronas parasimpáticas preganglionares que inervan las vísceras abdominales se localizan en el asta anterior de la médula espinal.

D. Las neuronas parasimpáticas preganglionares que inervan las glándulas salivales en la cabeza se encuentran en el tallo cerebral.

E. Las neuronas parasimpáticas preganglionares utilizan noradrenalina como su neurotransmisor.

La respuesta correcta es D. Los cuerpos celulares se encuentran en el tallo cerebral, el parasimpático actúa para disminuir el gasto cardiaco y las neuronas parasimpáticas preganglionares a las vísceras abdominales se localizan en el tallo cerebral (núcleo motor dorsal del vago). Las neuronas simpáticas preganglionares se encuentran en el asta lateral de T1–L2. La acetilcolina es el neurotransmisor usado por las neuronas preganglionares tanto simpáticas como parasimpáticas, pero solo las neuronas simpáticas utilizan noradrenalina en las neuronas posganglionares.

Médula espinal

5

I. PANORAMA

En los capítulos anteriores se presentó una introducción sobre la organización general y características principales de la médula espinal. En el presente capítulo, la explicación abarca la anatomía superficial, estructuras internas, meninges medulares, nervios espinales, riego sanguíneo y algunos de los sistemas intrínsecos medulares con relevancia clínica.

La médula espinal es una continuación directa de la región caudal del tallo cerebral; se extiende desde el foramen magno del cráneo hasta el cono medular. Está rodeada por las capas meníngeas, líquido cefalorraquídeo (LCR) y los huesos de la columna vertebral.

La médula espinal tiene una **función de conducción** para los haces que van y vienen de los centros superiores y **funciones intrínsecas**, como los reflejos. Los haces de la médula espinal están localizados en la sustancia blanca, que rodea la sustancia gris, la cual contiene los cuerpos celulares nerviosos. Los haces de la médula espinal portan información sensitiva a los centros superiores, así como información motora de la corteza a las neuronas motoras de la médula espinal. Las neuronas motoras de la corteza se denominan **neuronas motoras superiores (NMS)** y las de la médula espinal, que inervan los músculos, se conocen como **neuronas motoras inferiores (NMI)**.

En una sección transversal, la distribución de sustancia gris tiene forma de mariposa. Cada lado contiene un **asta anterior (ventral)** y un **asta posterior (dorsal)** (figura 5.1). Un **asta lateral** es visible en los niveles simpáticos de la médula espinal: T1–L2 y S2–S4.

La médula espinal está dividida en **31 segmentos** y un par de nervios espinales se relaciona con cada segmento medular. Hay ocho segmentos y nervios cervicales (C1–C8), 12 torácicos (T1–T12), cinco lumbares (L1–L5), cinco sacros (S1–S5) y uno coxígeo (figura 5.2). Cada nervio espinal contiene tanto información sensitiva como motora.

La información sensitiva entra a la médula espinal a través de las **raíces posteriores**. Los cuerpos celulares sensitivos se encuentran en el ganglio espinal de cada

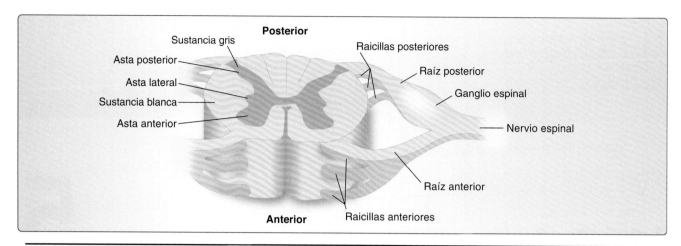

Figura 5.1
Sección transversal de la médula espinal.

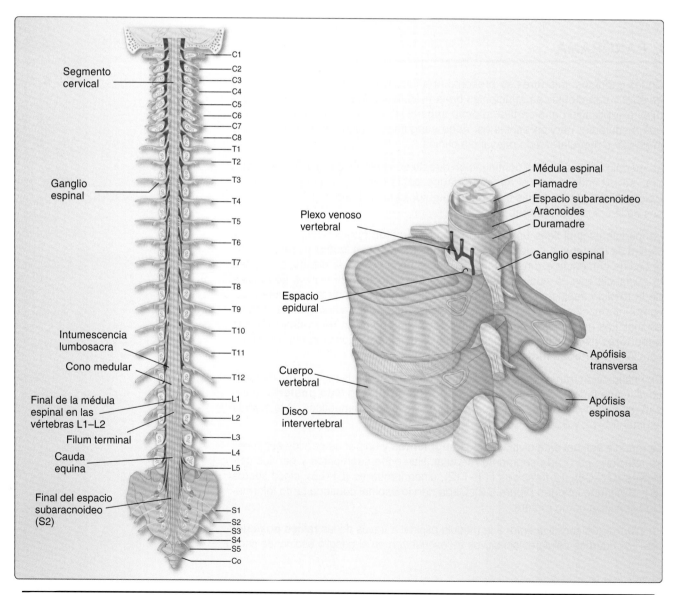

Figura 5.2
Panorama de la médula espinal. Co, coxígeo.

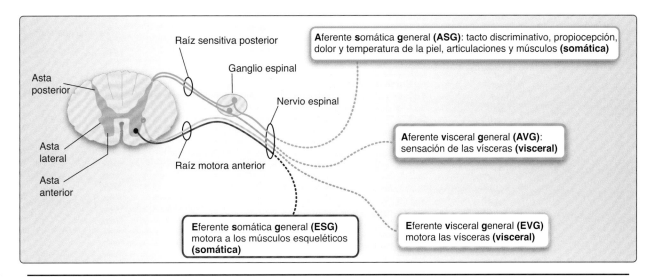

Raíz sensitiva posterior

Ganglio espinal

Asta posterior

Nervio espinal

Asta lateral

Asta anterior

Raíz motora anterior

Aferente **s**omática **g**eneral **(ASG)**: tacto discriminativo, propiocepción, dolor y temperatura de la piel, articulaciones y músculos **(somática)**

Aferente **v**isceral **g**eneral **(AVG)**: sensación de las vísceras **(visceral)**

Eferente **s**omática **g**eneral **(ESG)** motora a los músculos esqueléticos **(somática)**

Eferente **v**isceral **g**eneral **(EVG)** motora las vísceras **(visceral)**

Figura 5.3
Nervio espinal.

nervio espinal. La información motora deja la médula espinal a través de las **raíces anteriores**, y las NMI se localizan en el asta anterior en cada nivel espinal (figura 5.3). Cada segmento de la médula espinal inerva un área específica de la piel, conocida como **dermatoma** y un grupo muscular específico, denominado **miotoma**. Los cuerpos celulares de las fibras autonómicas eferentes primarias se encuentran en el asta lateral y dejan la médula espinal a través de la raíz anterior. Las fibras autonómicas aferentes viajan con las aferentes somáticas a través de la raíz posterior.

II. ANATOMÍA DE SUPERFICIE DE LA MÉDULA ESPINAL

En el recién nacido, la médula espinal se extiende hasta el nivel vertebral L3. Debido a que el conducto vertebral crece más que la médula espinal, en el adulto, la médula espinal se extiende hasta el nivel L1–L2 de la columna vertebral. Los nervios espinales salen de la médula espinal en cada nivel vertebral. Las raíces posterior y anterior que viajan a través de la cisterna lumbar desde el final de la médula espinal en L1–L2 a sus niveles vertebrales respectivos reciben el nombre de **cauda equina** ("cola de caballo" en latín).

La médula espinal tiene forma cilíndrica y ligeramente aplanada en dirección anteroposterior. Pueden encontrarse dos **abultamientos** en las regiones **cervical y lumbar**, donde se localizan las neuronas que se convierten en plexos para las extremidades superiores e inferiores. La médula espinal termina en el cono medular y está adherida al dorso del primer segmento coxígeo por el **filum terminal** (*véase* la figura 5.2).

La médula espinal está marcada en su superficie externa por las **fisuras** y **surcos** longitudinales (figura 5.4). En la superficie anterior hay una **fisura media anterior** aparente en la longitud completa de la médula espinal. Es el sitio donde se halla la arteria espinal anterior en el espacio subaracnoideo. Profunda a esta fisura se encuentra la **comisura blanca anterior** (visible al corte transversal), donde algunas fibras motoras y sensitivas cruzan la línea media. El **surco anterolateral** es el sitio de salida de las raicillas motoras anteriores.

En la superficie posterior de la médula espinal, puede identificarse un **surco medio posterior,** con un tabique, que separa la superficie posterior de la médula espinal en dos mitades. El **surco posterolateral** marca la entrada de las raicillas sensitivas posteriores de la médula espinal.

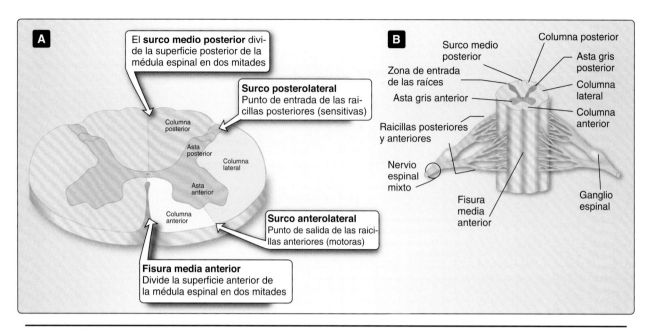

Figura 5.4
Fisuras y surcos.

Entre las fisuras y surcos longitudinales se encuentran elevaciones llamadas **funículos**. Son el sitio donde se localizan los haces de fibras ascendentes y descendentes, o **columnas**, de la médula espinal. Las tres columnas se denominan posterior, lateral y anterior.

La **columna posterior** es bilateral y se localiza entre el surco medio posterior y el punto de entrada de las raíces posteriores (surco posterolateral). En las regiones cervical y torácica, la columna posterior se divide en fascículos (haces) grandes que transmiten información sensitiva de la médula espinal al bulbo raquídeo (figura 5.5). El **fascículo gracilis** lleva información de la región inferior del tronco y las extremidades inferiores, mientras que el **fascículo cuneiforme** porta información sobre la región superior del tronco y las extremidades superiores. Esta información incluye el tacto discriminativo (fino), la vibración y propiocepción de los músculos y articulaciones.

La **columna lateral** se encuentra entre el punto de entrada de las raicillas posteriores (surco posterolateral) y el punto de salida de las raicillas anteriores (surco anterolateral). Aquí es donde se localizan los haces ascendentes y descendentes importantes. El **haz corticoespinal lateral** transmite información motora de la corteza contralateral a las células del asta anterior. El **haz anterolateral** transmite información de dolor y temperatura del lado contralateral del cuerpo.

La **columna anterior** se localiza entre la fisura media anterior y el punto de salida de las raicillas anteriores (surco anterolateral). Esta columna contiene haces ascendentes y descendentes como el **haz corticoespinal anterior**. (*Véanse* las figuras 5.4 y 5.5 para una descripción de la anatomía superficial relacionada con los haces subyacentes.)

A. Meninges medulares

Las capas meníngeas de la médula espinal son una extensión de las capas meníngeas del cerebro en el cráneo. Hay tres capas: **duramadre**, que es la más externa, **aracnoides** y **piamadre**, que se adhiere con firmeza a la superficie de la médula espinal (figura 5.6; *véase* también el capítulo 2, "Panorama del sistema nervioso central").

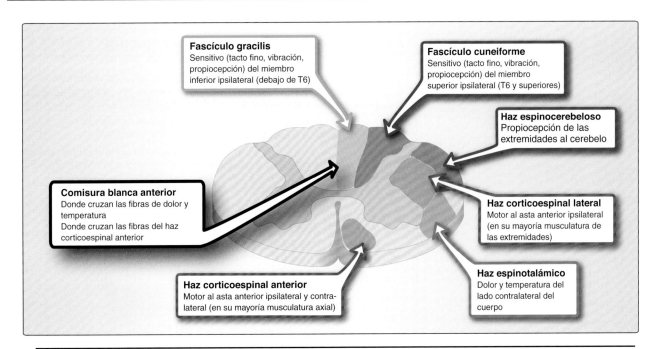

Fascículo gracilis
Sensitivo (tacto fino, vibración, propiocepción) del miembro inferior ipsilateral (debajo de T6)

Fascículo cuneiforme
Sensitivo (tacto fino, vibración, propiocepción) del miembro superior ipsilateral (T6 y superiores)

Haz espinocerebeloso
Propiocepción de las extremidades al cerebelo

Comisura blanca anterior
Donde cruzan las fibras de dolor y temperatura
Donde cruzan las fibras del haz corticoespinal anterior

Haz corticoespinal lateral
Motor al asta anterior ipsilateral (en su mayoría musculatura de las extremidades)

Haz corticoespinal anterior
Motor al asta anterior ipsilateral y contralateral (en su mayoría musculatura axial)

Haz espinotalámico
Dolor y temperatura del lado contralateral del cuerpo

Figura 5.5
Fascículos y haces principales.

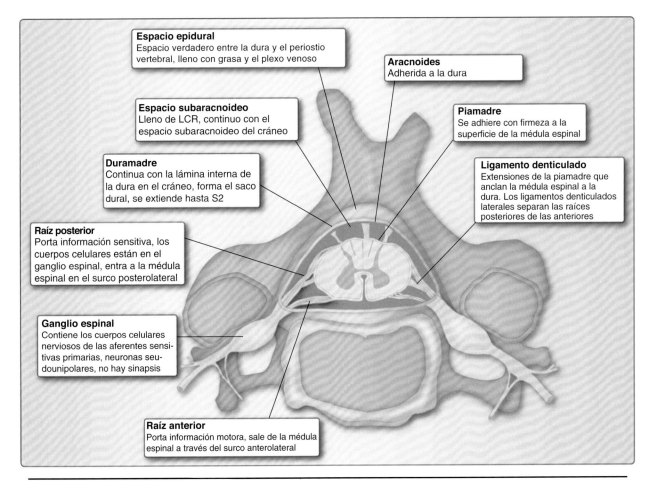

Espacio epidural
Espacio verdadero entre la dura y el periostio vertebral, lleno con grasa y el plexo venoso

Aracnoides
Adherida a la dura

Espacio subaracnoideo
Lleno de LCR, continuo con el espacio subaracnoideo del cráneo

Piamadre
Se adhiere con firmeza a la superficie de la médula espinal

Duramadre
Continua con la lámina interna de la dura en el cráneo, forma el saco dural, se extiende hasta S2

Ligamento denticulado
Extensiones de la piamadre que anclan la médula espinal a la dura. Los ligamentos denticulados laterales separan las raíces posteriores de las anteriores

Raíz posterior
Porta información sensitiva, los cuerpos celulares están en el ganglio espinal, entra a la médula espinal en el surco posterolateral

Ganglio espinal
Contiene los cuerpos celulares nerviosos de las aferentes sensitivas primarias, neuronas seudounipolares, no hay sinapsis

Raíz anterior
Porta información motora, sale de la médula espinal a través del surco anterolateral

Figura 5.6
Panorama de las meninges medulares y espacios meníngeos. LCR, líquido cefalorraquídeo.

Aplicación clínica 5.1. Anestesia epidural

Una anestesia localizada efectiva puede lograrse al aplicar anestésico local en el espacio epidural medular, como se muestra en la figura. El espacio epidural se encuentra entre el periostio vertebral y el saco dural. Está lleno con tejido graso y un plexo venoso. Las raíces nerviosas que salen o entran al saco dural viajan en dirección lateral a través del espacio epidural. La aplicación de anestésico local actúa sobre dichas raíces nerviosas, en mayor grado, al bloquear los canales de Na⁺, lo que a su vez bloquea la generación de los potenciales de acción.

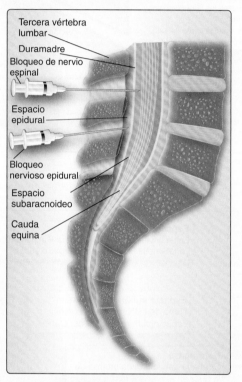

Anestesia espinal.

En la anestesia espinal, la aguja se inserta en el espacio subaracnoideo lleno de líquido cefalorraquídeo. La aplicación de anestésico local bloquea las raicillas del nervio espinal a su entrada a la médula espinal. La cantidad de anestésico requerida para un bloqueo espinal es menor que la necesaria en una epidural. Es común el uso de una combinación de anestesia espinal–epidural, en especial en obstetricia.

1. **Duramadre:** la **duramadre** de la médula espinal tiene una sola capa continua con la capa interna de la dura craneana. La dura forma el saco dural, que rodea por completo la médula espinal. Mientras que la médula espinal se extiende solo a nivel vertebral L1–L2, el saco dural que la rodea se extiende hasta S2 (*véanse* las figuras 5.2 y 5.6). El espacio entre L1–L2 y S2 es la **cisterna lumbar**. Un **espacio epidural verdadero** separa la dura del periostio de la columna vertebral. Este espacio epidural está lleno con grasa y el plexo venoso vertebral.

2. **Aracnoides**: en la vida, la **aracnoides** está adherida a la dura. El **espacio subaracnoideo** entre la aracnoides y la piamadre está lleno de LCR, y los vasos sanguíneos espinales están suspendidos en las trabéculas aracnoideas en este espacio.

3. **Piamadre**: la **piamadre** se adhiere con firmeza a la superficie de la médula espinal. La piamadre emite prolongaciones, los **ligamentos denticulados** pares laterales, que perforan la aracnoides y se adosan a la dura. El ligamento denticulado separa las raicillas anteriores y posteriores. Estas prolongaciones de la piamadre anclan la médula espinal lateralmente a la dura, y la suspenden en el saco dural. En el extremo caudal de la médula espinal, el cono medular, el **filum terminal** (otra prolongación de la piamadre), adhiere la médula espinal al coxis. Estas adherencias piales anclan la médula espinal y le brindan estabilidad dentro del saco dural.

B. Nervios espinales

Hay 31 pares de nervios espinales. Cada nervio espinal (*véanse* las figuras 5.2 y 5.3) se compone de **raíces posteriores** (sensitivas) y **anteriores** (motoras). Las raíces se reúnen en el **foramen intervertebral** de las vértebras adyacentes donde se localiza el **ganglio espinal** prominente. Cuando el nervio espinal mixto emerge del foramen intervertebral, se divide en los **ramos anterior** y **posterior** que inervan las caras anterior y posterior del cuerpo, respectivamente.

A medida que la raíz posterior se aproxima a la médula espinal, se separa en raicillas que entran a la médula espinal en el surco posterolateral. La raíz anterior está formada por una serie de raicillas que emergen del surco anterolateral. Se reúnen como la raíz anterior (motora) que se une a la raíz posterior (sensitiva) para formar un nervio espinal mixto. Cada nervio espinal puede portar fibras motoras y sensitivas somáticas, así como fibras motoras y sensitivas viscerales (*véanse* las figuras 5.3 y 5.4).

1. **Dermatomas:** cada segmento de la médula espinal, o cada nervio espinal, inerva un área específica de la piel, conocida como **dermatoma** (figura 5.7). Pese a cierta superposición, las áreas específicas de cada segmento espinal pueden identificarse en un mapa dermatómico (figura 5.8).

2. **Miotomas:** un miotoma es la suma de todas las fibras musculares provistas por un solo nervio espinal (*véase* la figura 5.7). Las raíces espinales anteriores brindan control motor a los músculos. Un músculo esquelético puede estar inervado por las fibras motoras de varios segmentos de médula espinal (y con ellos, nervios espinales). Los nervios periféricos en una extremidad son el producto de las fibras combinadas de varios nervios espinales en un plexo. Esto se debe al desarrollo de la musculatura de las extremidades: cada músculo deriva de más de un somita. Cada somita está inervado por las fibras nerviosas de su segmento medular específico relacionado.

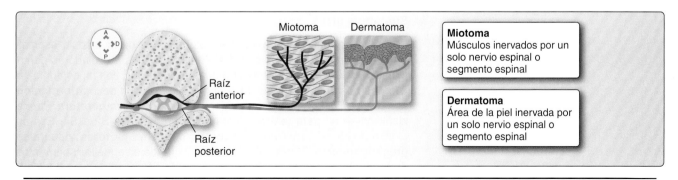

Figura 5.7
Miotomas y dermatomas.

Mapa dermatómico

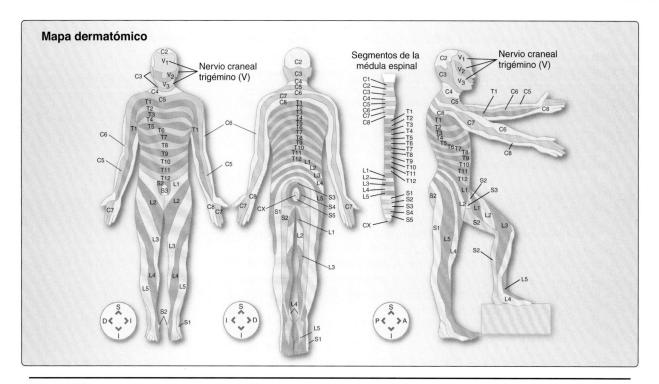

Figura 5.8
Mapa dermatómico.

Al evaluar la función muscular, se evalúan los músculos derivados de varios somitas y, de este modo, los movimientos valorados brindan información sobre la integridad de varios segmentos de la médula espinal. En la tabla 5.1 se resumen los movimientos evaluados en una exploración neurológica y los segmentos medulares correspondientes. De manera usual, un movimiento particular se logra por un segmento o raíz predominante y, al evaluar el movimiento, puede determinarse la lesión en la raíz o segmento medulares específicos.

III. ESTRUCTURA INTERNA DE LA MÉDULA ESPINAL

En la médula espinal, la sustancia gris se localiza en el centro y está rodeada por la sustancia blanca. La sustancia gris contiene los cuerpos celulares nerviosos: las neuronas motoras y los circuitos interneuronales en el asta anterior y las neuronas sensitivas en el asta posterior. La sustancia blanca se divide en tres columnas: **anterior**, **lateral** y **posterior**.

A. Sustancia gris

La sustancia gris contiene los cuerpos celulares de la médula espinal. En el **asta anterior**, estos son **NMI** e interneuronas moduladoras denominadas **células de Renshaw**. En el **asta posterior**, son un conjunto de interneuronas responsables de la primera integración de la **información sensitiva**, principalmente concerniente al **dolor** y la **temperatura**. Puede identificarse un **asta lateral** de los niveles T1 a L2 y S2 a S4. Ese es el sitio donde se localizan los **cuerpos celulares motores viscerales preganglionares**. El asta anterior es más grande en aquellos segmentos de los cuales emergen el plexo braquial (C5–T1) y lumbosacro (L2–S4),

Tabla 5.1. Movimientos evaluados en la exploración neurológica y su segmento espinal predominante

Segmento espinal	Movimiento
C2	Flexión/extensión del cuello
C3	Flexión lateral del cuello
C4	Inicio de la elevación del hombro
C5	Abducción del hombro
C6	Flexión del codo/extensión de la muñeca
C7	Extensión del codo/flexión de la muñeca
C8	Flexión de los dedos
T1	Abducción de los dedos
L1/2	Flexión de la cadera
L3	Extensión de la rodilla
L4/5	Dorsiflexión del tobillo
L5	Extensión del primer ortejo
S1	Flexión de la rodilla
S2	Flexión plantar del tobillo/flexión de ortejos
S3/4	Guiño anal

debido a la mayor población de neuronas motoras para inervar las extremidades superiores e inferiores.

1. **Subdivisiones de la sustancia gris:** la sustancia gris puede subdividirse en 10 capas distintas, las **láminas de Rexed** de I a X (tabla 5.2).

Tabla 5.2. Estructuras importantes de las láminas de Rexed

Láminas	Localización	Estructuras importantes y sus funciones
I	Asta posterior, debajo del haz de Lissauer	Fibras de la raíz posterior (dorsal) que median el dolor, la temperatura y el tacto; núcleo posteromarginal
II	Asta posterior	Neuronas de la sustancia gelatinosa que median la transmisión del dolor
III and IV	Asta posterior	Núcleo sensitivo apropiado que recibe información de la sustancia gelatinosa y que contribuye al sistema anterolateral, media el dolor, la temperatura y el tacto
V	Asta posterior	Neuronas que reciben información aferente de las vísceras, piel y músculo
VI	Presente solo en los segmentos cervical y lumbar	Aferentes de los husos musculares y aferentes articulares
VII	La porción más anterior del asta posterior y el asta lateral	Núcleo de Clarke, que se extiende de C8 a L2, recibe aferentes musculares y tendinosas; los axones de este núcleo forman el haz espinocerebeloso; la columna celular intermediolateral contiene neuronas preganglionares parasimpáticas y simpáticas de los segmentos T1–L2 y S2–S4, respectivamente; células de Renshaw
VIII and IX	Asta anterior	Neuronas motoras α y γ que inervan los músculos esqueléticos; las neuronas en la cara medial reciben información de los haces vestibuloespinal y reticuloespinal e inervan la musculatura axial para postura y equilibrio; las neuronas en la cara lateral reciben información de los haces corticoespinal y rubroespinal e inervan la musculatura distal
X	Sustancia gris que rodea el conducto central	Sustancia gris que rodea el conducto central

Modificado de Siegel A. *Essential Neuroscience*, rev. 1st ed. Baltimore, MD: Lippincott Williams & Wilkins, 2006:140, con permiso.

Las capas I a VI comprenden el asta posterior; las capas VII a IX abarcan el asta anterior; la capa X rodea el conducto central. Las láminas de Rexed tienen utilidad particular en el estudio del asta posterior y los diferentes niveles de modulación del dolor que ocurren en ellas. Otro modo de navegar la sustancia gris es a través de subnúcleos específicos. La sustancia gelatinosa, el núcleo sensitivo propio (núcleo propio) y núcleo de Clarke (núcleo dorsal de Clarke) se localizan en el asta posterior. Un núcleo intermediolateral (IML) contiene los cuerpos celulares motores viscerales en el asta lateral y los núcleos motores específicos se encuentran en el asta anterior (figura 5.9).

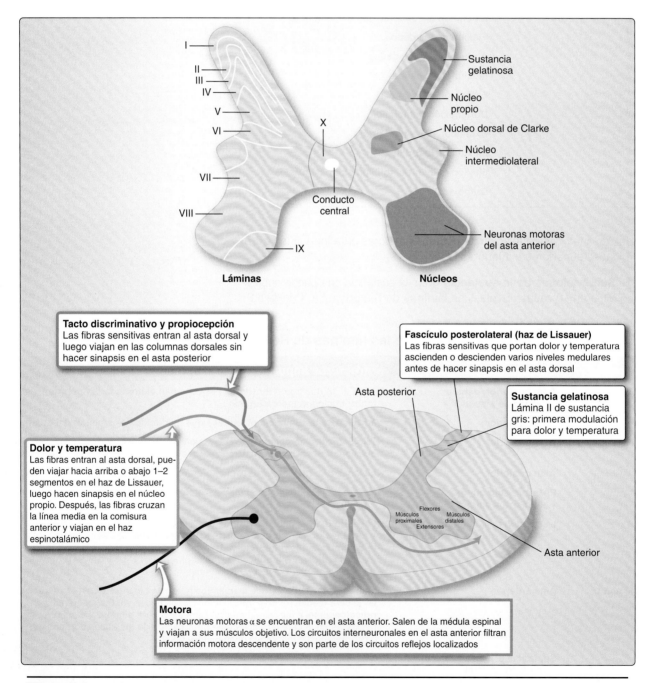

Figura 5.9
Sustancia gris: núcleos principales en el asta anterior y posterior, con sus fibras.

2. **Asta anterior:** las **neuronas motoras** en el asta anterior emiten proyecciones a los músculos inervados por el nivel medular del cual salen. Las neuronas motoras alfa están reguladas por las **células de Renshaw.** En las intumescencias cervical y lumbar, el asta anterior es muy grande, ya que las extremidades superiores e inferiores están inervadas por esta región. En los niveles torácicos, el asta anterior es relativamente pequeña, ya que inerva solo la musculatura axial. Las neuronas en el asta anterior están acomodadas en una **distribución somatotrópica,** lo que significa que corresponden anatómica y funcionalmente a las estructuras que sirven. Las neuronas que inervan los músculos flexores son más posteriores y aquellas que inervan los músculos extensores, más anteriores. Las neuronas de los grupos musculares distales son más laterales en el asta anterior, mientras que las neuronas motoras de los grupos musculares proximales y axiales (tronco) son mediales (*véase* la figura 5.9).

3. **Asta lateral**: se encuentra un asta lateral en los niveles medulares T1–L2 y S2–S4; contiene los cuerpos celulares eferentes motores del **sistema motor visceral,** como se muestra en la figura 5.10. De manera colectiva, estos cuerpos celulares se denominan núcleo intermediolateral.

4. **Asta posterior:** toda la **información sensitiva** de la periferia entra a la médula espinal a través del asta posterior en varios niveles medulares. Las fibras que transmiten el **tacto discriminativo** y la **propiocepción** no hacen sinapsis en el asta posterior, sino que descienden en las columnas posteriores ipsilaterales. Las fibras que portan información de **dolor** y **temperatura** entran a la médula espinal en el asta posterior, donde ascienden o descienden varios niveles medulares en el funículo posterolateral o haz de Lissauer. Luego, hacen sinapsis en la lámina I y en el núcleo propio (láminas III y IV). Las células del núcleo propio extienden prolongaciones a la sustancia gelatinosa (lámina II). Gran parte del procesamiento y modulación de las señales dolorosas entrantes ocurren en la sustancia gelatinosa antes de que el impulso viaje al tallo cerebral y centros corticales superiores. Una revisión detallada de la fisiología del dolor se presenta en el capítulo 22, "Dolor".

5. **Núcleo de Clarke:** un núcleo especializado llamado **núcleo de Clarke** se extiende de C8 a L3 (figura 5.11). Es una estación de relevo importante para la **propiocepción** inconsciente hacia el cerebelo. Las fibras Ia, Ib y II que contienen información sobre el tono muscular y la posición articular envían aferentes al núcleo de Clarke. De ahí, las fibras postsinápticas viajan al cerebelo a través del **haz espinocerebeloso** posterior. Las fibras propioceptivas de los segmentos inferiores a L3 viajan en el fascículo gracilis a L3, donde hacen sinapsis en el núcleo de Clarke. Las fibras propioceptivas de los segmentos superiores a C8 viajan en el fascículo cuneiforme y hacen sinapsis en el núcleo cuneiforme accesorio (el equivalente del núcleo de Clarke, en el tallo cerebral). Estas fibras luego viajan en el haz cuneocerebeloso al cerebelo.

B. Sustancia blanca

Mientras la sustancia gris está conformada por cuerpos celulares, la sustancia blanca está compuesta por axones neuronales. La sustancia blanca en la médula espinal contiene toda la información ascendente a los centros superiores en el tallo cerebral y el prosencéfalo, así como toda la información descendente a las neuronas de la médula espinal. Tiene una apariencia blanquecina debido a los axones mielinizados ricos en

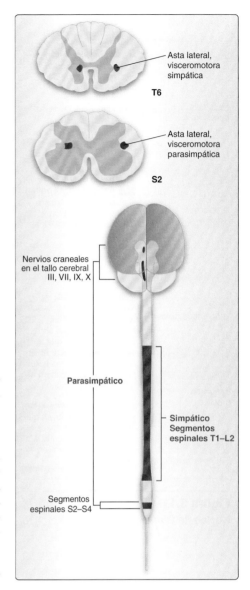

Asta lateral, visceromotora simpática

T6

Asta lateral, visceromotora parasimpática

S2

Nervios craneales en el tallo cerebral III, VII, IX, X

Parasimpático

Simpático Segmentos espinales T1–L2

Segmentos espinales S2–S4

Figura 5.10
Sistema nervioso visceral en la médula espinal.

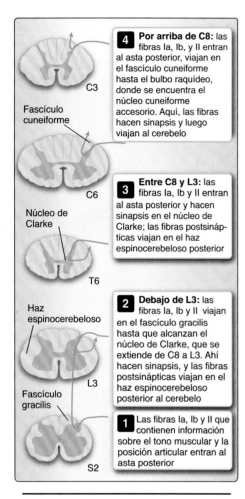

4 **Por arriba de C8:** las fibras Ia, Ib, y II entran al asta posterior, viajan en el fascículo cuneiforme hasta el bulbo raquídeo, donde se encuentra el núcleo cuneiforme accesorio. Aquí, las fibras hacen sinapsis y luego viajan al cerebelo

3 **Entre C8 y L3:** las fibras Ia, Ib y II entran al asta posterior y hacen sinapsis en el núcleo de Clarke; las fibras postsinápticas viajan en el haz espinocerebeloso posterior

2 **Debajo de L3:** las fibras Ia, Ib y II viajan en el fascículo gracilis hasta que alcanzan el núcleo de Clarke, que se extiende de C8 a L3. Ahí hacen sinapsis, y las fibras postsinápticas viajan en el haz espinocerebeloso posterior al cerebelo

1 Las fibras Ia, Ib y II que contienen información sobre el tono muscular y la posición articular entran al asta posterior

Figura 5.11
Núcleo de Clarke.

lípidos que contiene. La información ascendente principal es sensitiva del organismo; la descendente es motora a las NMI. Además, hay fibras sensitivas descendentes que modulan la información sensitiva (principalmente dolor). La sustancia blanca en la médula espinal se divide en tres columnas o **fascículos** ("haces", en latín). En las regiones cervicales, hay más sustancia blanca que las regiones más caudales. Los segmentos rostrales, o cervicales, contienen la acumulación de fibras ascendentes, así como todas las fibras descendentes en su trayecto a los segmentos inferiores.

1. **Columna anterior:** la columna anterior se localiza entre el punto de entrada de la raíz anterior y la línea media. El haz principal en la columna anterior es el **haz corticoespinal anterior**.

   a. **Haz corticoespinal anterior:** el haz corticoespinal anterior se encuentra medialmente (figura 5.12). Porta información motora de la corteza a las NMI relacionadas con la musculatura proximal del tronco. Estas NMS no cruzan en el tallo cerebral, como lo hacen las NMS en el haz corticoespinal lateral. En su lugar, las neuronas del haz corticoespinal anterior cruzan en el nivel medular en que inervan las NMI. La mayor parte de la inervación del tronco es bilateral y permite mantener la postura durante la marcha erguida.

   b. **Otros haces:** otros haces motores descendentes, como el vestibuloespinal y el reticuloespinal, también viajan en la columna anterior (no se muestran).

2. **Columna lateral:** la columna lateral se localiza entre los puntos de entrada de las raíces anteriores y posteriores. Es el sitio donde desciende el haz motor principal a la médula espinal, el **haz corticoespinal lateral**, desde el prosencéfalo, habiendo cruzado en el tallo cerebral, para alcanzar las NMI en cada nivel medular.

   a. **Haz corticoespinal lateral:** el haz corticoespinal se localiza medialmente en la columna lateral, adyacente a la sustancia gris. Sus fibras están acomodadas de forma somatotópica, de tal modo que las fibras hacia la región corporal superior son las más mediales. Estas son las primeras fibras en hacer sinapsis con las NMI en el asta anterior. Las fibras en la parte corporal inferior son las más laterales y son las últimas en alcanzar su destino en las NMI de los niveles lumbares y sacros (*véase* la figura 5.12).

   b. **Haces espinocerebelosos:** laterales al haz corticoespinal se encuentran los **haces espinocerebelosos**, como se observan en la figura 5.12. Estos haces portan información propioceptiva al cerebelo ipsilateral.

   c. **Haz espinotalámico:** el haz espinotalámico se encuentra en la porción anterior de la columna lateral y es parte del sistema anterolateral. (*Véase* el capítulo 7, "Haces sensitivos ascendentes.") Transporta información de dolor y temperatura del lado contralateral del cuerpo (*véase* la sección siguiente).

   d. **Otros haces:** otros haces adicionales, como el espinoolivar ascendente y el rubroespinal descendente, también pueden encontrarse en la columna lateral. Estos haces son importantes para la coordinación del movimiento entre los circuitos de NMI y el cerebelo y la corteza (no se muestra).

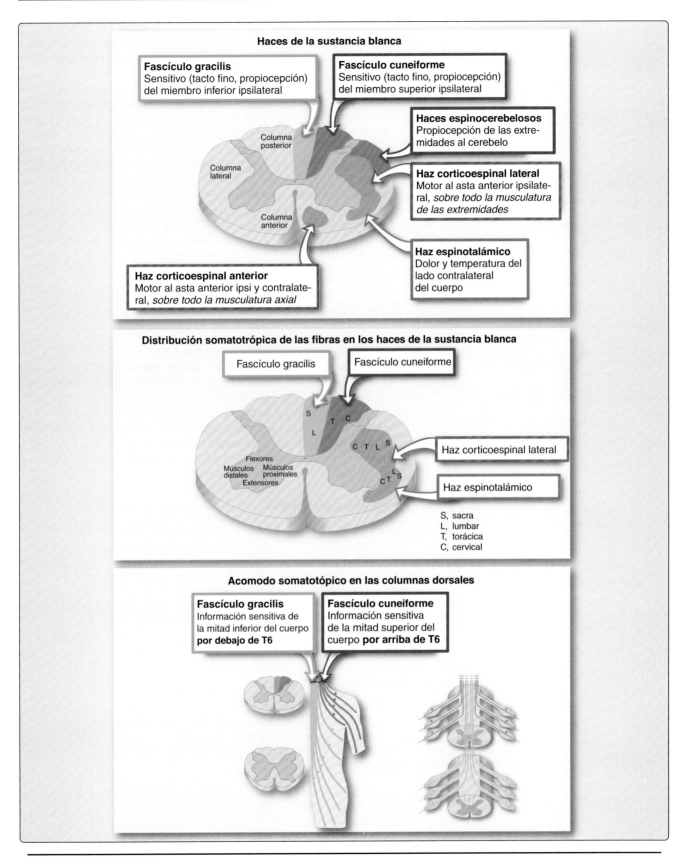

Figura 5.12
Sustancia blanca: haces y somatotopía.

3. **Columna posterior:** la columna posterior se localiza en la cara posterior de la médula espinal, entre el punto de entrada de la raíz posterior y la línea media. Este es el sitio donde toda la información sensitiva concerniente al **tacto discriminativo** y la **propiocepción** (conciencia sobre la posición corporal) del lado ipsilateral del cuerpo asciende al tallo cerebral. La información sensitiva de la porción inferior del cuerpo, T6 y debajo, asciende en el **fascículo gracilis** más pequeño ("agraciado", en latín), de ubicación medial. La información de la porción superior del cuerpo, arriba de T6, asciende en el **fascículo cuneiforme** ("cuña", en latín), que discurre lateralmente entre el fascículo gracilis y el asta posterior. Todas las fibras en las columnas posteriores están acomodadas de modo somatotópico. La información sensitiva de los dermatomas sacros es la más medial (primero para entra al fascículo gracilis), seguidos de los dermatomas lumbares. En el fascículo cuneiforme, el primer haz de axones (el más medial) proviene de los dermatomas torácicos, seguidos de los dermatomas cervicales (*véase* la figura 5.12).

IV. RIEGO SANGUÍNEO DE LA MÉDULA ESPINAL

El riego sanguíneo de la médula espinal (figura 5.13) proviene de dos orígenes: el sistema **vertebrobasilar** y las **arterias segmentarias**. Una rama de cada arteria vertebral se une para formar la **arteria espinal anterior** en la superficie anterior de la médula espinal, donde se aloja dentro de la fisura media anterior. Las **arterias espinales posteriores** pares se ramifican en las arterias cerebelosas posteroinferiores o la arteria vertebral. Se encuentran en la superficie posterior de la médula espinal, donde transcurren en los surcos posterolaterales. Las arterias anteriores y posteriores dan origen a las ramas coronales que anastomosan entre sí.

A. Arteria radicular magna

La circulación hacia la médula espinal está reforzada por ramas de las arterias segmentarias de la aorta, que a su vez dan origen a las arterias radiculares que entran al conducto vertebral (*véase* la figura 5.13). La más prominente de estas arterias segmentarias es la **arteria radicular magna** (de Adamkiewicz), que usualmente surge de la aorta en T12. Es una arteria importante en la cirugía y lesiones de la médula espinal debido a que su disrupción puede causar isquemia de la médula lumbosacra. También es vulnerable en los aneurismas aórticos localizados en los niveles torácicos inferiores.

B. Arteria espinal anterior

La **arteria espinal anterior** irriga los dos tercios anteriores de la médula espinal. Incluye la base del asta posterior y porciones variables del haz corticoespinal lateral (*véase* la figura 5.13).

C. Arterias espinales posteriores

Las **arterias espinales posteriores** irrigan el tercio posterior de la médula espinal. Este incluye las columnas posteriores, la zona de entrada de la raíz posterior y el haz de Lissauer, la sustancia gelatinosa y porciones variables del haz corticoespinal lateral (*véase* la figura 5.13).

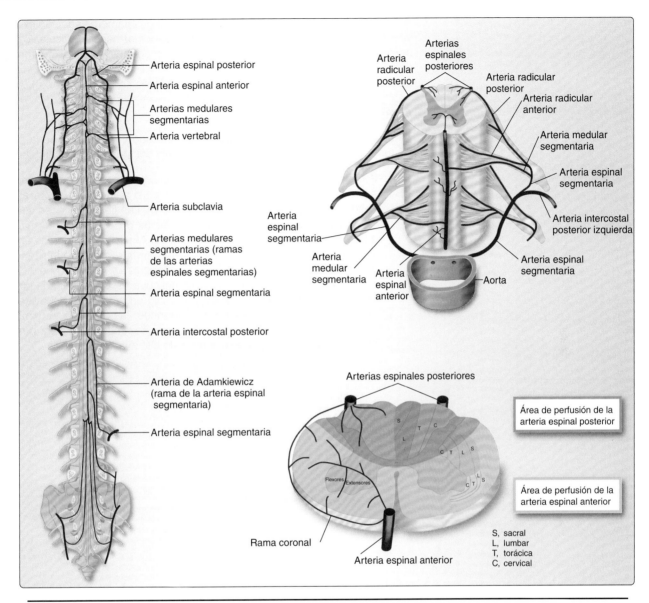

Figura 5.13
Riego sanguíneo de la médula espinal.

V. SISTEMAS DE LA MÉDULA ESPINAL

La NMI es la ruta común final para la transducción de señales a los músculos esqueléticos. La información a la NMI determina su velocidad de disparo, la cual, a su vez, determina la contracción muscular. La sinapsis de NMS con NMI proviene de la corteza (vía corticoespinal) para iniciar los movimientos voluntarios y del tallo cerebral para controlar el equilibrio y la postura. Otro conjunto de influencias sobre NMI proviene de la información directa dentro de la médula espinal. Estos sistemas de la médula espinal comprenden los reflejos medulares e interacciones más complejas para el control de la función vesical y las respuestas sexuales (*véase* el capítulo 4, "Panorama del sistema nervioso visceral").

Otro sistema dentro de la médula espinal comprende los **generadores de patrones centrales (GPC)** que son responsables, por ejemplo, de partes del ciclo de la marcha en humanos. Estos GPC son altamente adaptables a la información sensitiva y pueden modularse tanto por los haces corticales como por los del tallo cerebral. Otros GPC pueden encontrarse en el tallo cerebral, donde coordinan patrones motores complejos implicados en la deglución y la respiración (*véase* el capítulo 12, "Sistemas del tallo cerebral y repaso").

A. Reflejos espinales

Los reflejos espinales permiten el ajuste rápido y progresivo de la postura en respuesta a estímulos desde dentro del músculo y del ambiente.

1. **Reflejo de estiramiento (miotático):** las NMI reciben información directa sobre el grado de estiramiento en un músculo a través de las **fibras Ia** desde los **husos musculares** (figura 5.14). Las fibras Ia hacen sinapsis directamente con las **neuronas motoras** α del mismo músculo, lo que provoca que el músculo se contraiga. Al mismo tiempo, las fibras Ia hacen sinapsis con las **interneuronas inhibitorias**, que inhiben las neuronas motoras α de los músculos antagonistas, evitando que dichos músculos se contraigan. La longitud muscular está determinada por la información de las NMS. Cualquier cambio en la longitud del músculo se detecta por el huso muscular. Entonces, las fibras Ia transmiten esta información directamente a las neuronas motoras α para que el músculo pueda reajustarse de inmediato a la longitud deseada.

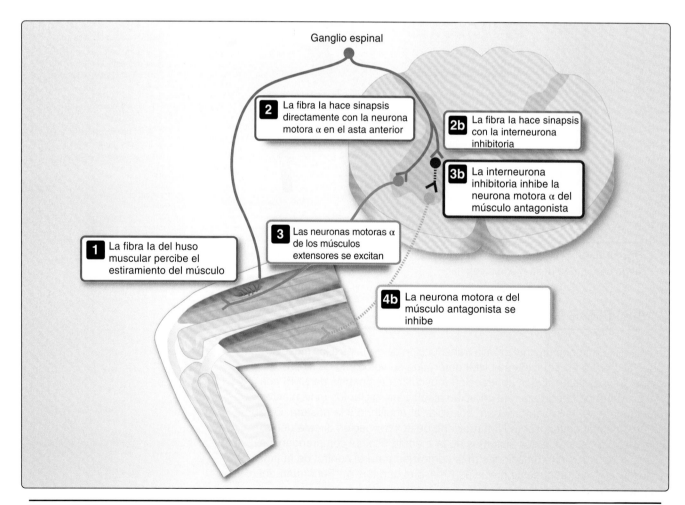

Figura 5.14
Reflejo miotático (de estiramiento) evaluado con frecuencia al golpear el tendón para provocar los reflejos tendinosos profundos.

Las **neuronas motoras** γ pequeñas inervan el huso muscular y determinan su grado de excitabilidad. Esta es la manera en que el huso muscular obtiene la información necesaria sobre la longitud muscular deseada. Cualquier desviación provocará un ajuste reflejo.

Por clínica, estos reflejos se evalúan al golpear el tendón de un músculo. Esto estira el músculo y estimula el huso muscular, lo que inicia el arco reflejo. El mismo músculo se contrae, mientras que el músculo antagonista se inhibe.

2. **Reflejo de retirada:** también llamado **flexor**, es uno arcaico a nivel de la médula espinal diseñado para alejar un área corporal de un estímulo nocivo con mucha rapidez.

Un estímulo nocivo (p. ej., dolor) se detecta por las **fibras Aδ y C** en la piel. Estas fibras hacen sinapsis directamente con las neuronas motoras α de los músculos flexores de la extremidad en que se detectó el estímulo nocivo. Al mismo tiempo, los músculos extensores se inhiben mediante una interneurona, como se muestra en la figura 5.15. El resultado neto de este arco reflejo es la retirada muy rápida (flexión) de una extremidad, que la aleja de un estímulo nocivo.

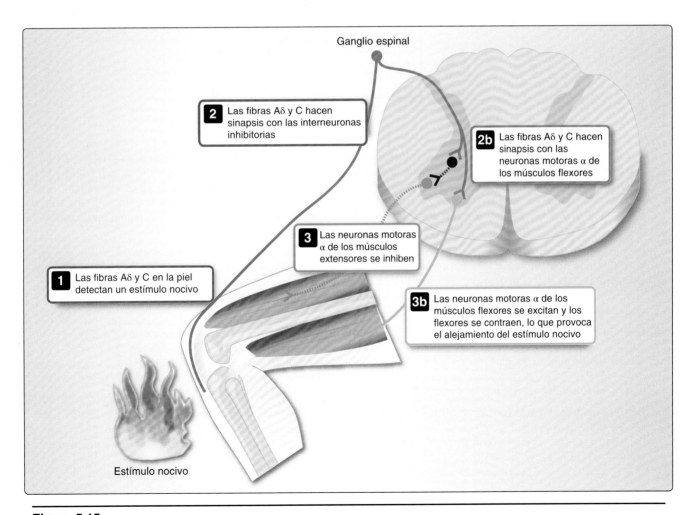

Figura 5.15
Reflejo de retirada.

Aplicación clínica 5.2. Hemisección a través de la médula espinal: síndrome de Brown-Séquard

La hemisección a través de la médula espinal puede ocurrir debido a una lesión y provocar un conjunto de síntomas típicos debido a la transección de los haces de un solo lado.

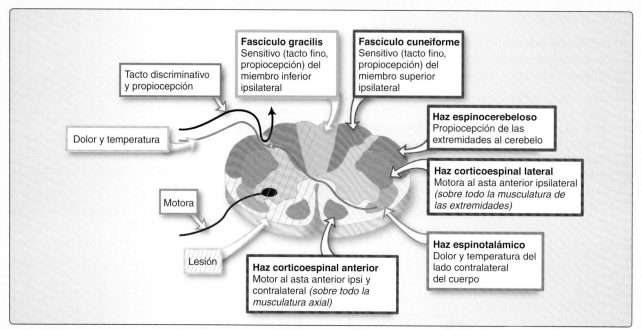

Hemisección a través de la médula espinal.

1. **Pérdida de la sensación de dolor y temperatura en el lado contralateral del cuerpo**: esta pérdida se debe a la transección del **haz espinotalámico**. Es usual que la pérdida ocurra unos cuantos segmentos por debajo o por arriba del nivel de la lesión. Cuando las fibras de dolor y temperatura entran a la médula espinal, viajan unos cuantos segmentos en el haz de Lissauer antes de hacer sinapsis, por lo cual la pérdida de función se encuentra unos cuantos niveles arriba o debajo de la lesión. Las fibras luego cruzan la línea media en la comisura blanca anterior y viajan en el haz espinotalámico contralateral. Por ello, la pérdida de sensación es en el lado opuesto al de la lesión.

2. **Pérdida del tacto discriminativo y propiocepción en el lado ipsilateral del cuerpo**: esto se debe a la transección de las **columnas posteriores**. Las fibras entran al asta posterior y, sin hacer sinapsis, viajan en las columnas posteriores ipsilaterales (fascículos gracilis y cuneiforme) al tallo cerebral. La propiocepción inconsciente (p. ej., posición articular) se pierde debido a la transección del **haz espinocerebeloso**. Ahí es donde las fibras del lado ipsilateral del cuerpo viajan después de hacer sinapsis en el núcleo de Clarke.

3. **Pérdida ipsilateral de la función motora**: esto se debe a la transección del **haz corticoespinal lateral**. Estas fibras emergen de la corteza cerebral contralateral, cruzan en el bulbo raquídeo y luego viajan en la médula espinal a los niveles medulares apropiados, donde inervan los grupos musculares en el lado ipsilateral del cuerpo. La pérdida de información de la neurona motora superior (NMS) a la neurona motora inferior (NMI) provoca paresia (debilidad parcial) o parálisis (debilidad completa), así como espasticidad y reflejos tendinosos profundos enérgicos.

4. **Pérdida ipsilateral de la función motora**: a nivel de la lesión dentro de la médula espinal, puede haber daño de las células del asta anterior. Esto afectaría las NMI específicas de dicho nivel. Una lesión de estas NMI puede provocar debilidad de los músculos inervados por ese nivel medular, así como un decremento o pérdida de los reflejos tendinosos profundos en dicho nivel medular.

Casos clínicos

Un día en la clínica medular

Las siguientes cinco personas tienen cita en la clínica medular para valoración. Todas manifiestan síntomas y signos neurológicos diferentes que afectan distintas áreas de la médula espinal y en diversos niveles medulares. En cada uno de los minicasos siguientes, identifique el tipo de lesión de la médula espinal y, si es posible, el nivel medular (es decir, T6, C7).

Historias de casos

Caso 1. Dolor en la región superior de la espalda

Una mujer de 36 años de edad con antecedentes de neurofibromatosis tipo 2 se presenta con dolor en la región superior de la espalda de 3 meses de evolución, con sensación de una banda ceñida a través de la región torácica superior y disestesias en las manos. No manifiesta debilidad ni disfunción vesical/intestinal. Presenta prueba del alfilerazo y sensación térmica reducidas en el dedo índice, en la cara medial de las extremidades superiores y el tórax hasta la línea de los pezones. La sensación de alfilerazo y térmica es normal en el resto del cuerpo. La vibración, propiocepción, marcha, fuerza, tono y reflejos son normales.

Caso 2. Marcha inestable y torpeza

Una mujer de 41 años presenta marcha inestable, torpeza y entumecimiento de brazos y piernas de 3 semanas de evolución. Se ha caído varias veces en la regadera y durante la noche mientras camina al baño en la oscuridad. Es vegetariana. Al flexionar el cuello, manifiesta sensación de electricidad a través de la columna (signo de L'Hermitte). Presenta pérdida de la sensación de vibración en los ortejos, tobillos, rodillas y caderas, así como propiocepción reducida de los tobillos. También presenta pérdida de la sensación de vibración en los huesos metacarpianos (nudillos) y propiocepción disminuida en las articulaciones interfalángicas distales (DIP) de los dedos. La prueba del alfilerazo y sensación térmica son normales. Su fuerza, tono y reflejos son normales.

Caso 3. Síntomas después de una caída

Un hombre de 58 años cayó de espaldas. Inme-diatamente después de la caída, era incapaz de sentir o mover las piernas. Ahora, 3 meses después, se presenta a la clínica con los síntomas siguientes: pérdida de sensación a alfilerazo, temperatura y vibración hasta el ombligo; propiocepción ausente hasta ambas caderas; espasticidad en ambas piernas; fuerza 0/5 en ambas piernas; reflejos tendinosos profundos (RTP) 3+ y ortejos en dorsiflexión bilateral. Además, presenta disfunción vesical e intestinal.

Caso 4. Marcha inestable con espasticidad de la pierna derecha

Un hombre de 29 años presenta marcha inestable con entumecimiento de la pierna izquierda completa y debilidad de la pierna derecha. Arrastra esta última y siente rigidez a la exploración. No presenta disfunción vesical/intestinal. Tiene sensación disminuida al alfilerazo y temperatura en la pierna izquierda completa hasta la región inguinal, incluida la región izquierda del periné. Refiere sensación reducida a la vibración y propiocepción hasta el tobillo derecho. La sensación en el resto del cuerpo es normal, incluido el tronco. En la pierna derecha, presenta fuerza 4/5 de los flexores de la cadera–rodilla/ortejos y dorsiflexión del tobillo, y fuerza 4/5 de los extensores de la rodilla y de la flexión plantar y de los ortejos. Su fuerza en el resto del cuerpo es normal. Manifiesta espasticidad en su pierna derecha con tono normal en la pierna izquierda y ambos brazos. Presenta RTP 3+ en el tobillo y rodilla derechos, y RTP normales en la pierna izquierda y ambos brazos. Su dedo gordo derecho se encuentra en dorsiflexión y el izquierdo en flexión plantar.

Caso 5. Paraplejia después de cirugía por aneurisma aórtico

Un hombre de 67 años sometido a cirugía por aneurisma aórtico abdominal despierta luego de esta con dolor en la región torácica media, paraplejia flácida, arreflexia y retención urinaria. Presenta sensación disminuida al alfilerazo y a la temperatura de T6 hacia abajo. La vibración y propiocepción son normales. Se ha pedido a la clínica medular que consulte el caso y proporcione un diagnóstico.

Análisis de los casos

Véase la figura 5.16.

El **caso 1 (dolor de región superior de la espalda)** es indicativo de una lesión medular central de C7 a T4. La pérdida de sensación al alfilerazo y temperatura incluyen la mitad medial de la mano (C7–C8), así como la región medial de los antebrazos/brazos (C8–T2) hasta el nivel de los pezones (T4). Se encontró una pequeña lesión que afecta tanto las fibras del haz espinotalámico que cruza la comisura ventral de la médula espinal central de C7 a T4 —este patrón de lesión se conoce como nivel sensitivo suspendido—. El asta anterior, los haces corticoespinales y la columna posterior no se afectaron; por ello, no hay signos motores ni pérdida de vibración/propiocepción. Una IRM de la médula cervical mostró un tumor intramedular expansivo.

El **caso 2 (marcha inestable y torpeza)** es característico de un síndrome de cordón posterior en la región cervical. El nivel exacto no pudo determinarse en la exploración física, pero los síntomas sensitivos (pérdida de propiocepción y sensación articular) en el miembro superior indican una lesión de la columna cervical. Una IRM cervical reveló una hiperintensidad de segmento largo en T2 en la región posterior de la médula espinal de C3 hasta el cono. La sensación al alfilerazo y temperatura, así como la fuerza fueron normales; esto indica que los haces espinotalámicos y corticoespinales/células del asta anterior no estaban afectadas. El signo de L'Hermitte se debe a hiperexcitabilidad anormal por estiramiento de la columna posterior cuando se flexiona el cuello. La marcha depende en gran medida de la información proprioceptiva y visual. Cuando una lesión afecta la información proprioceptiva, hay dificultad adicional para caminar en la oscuridad debido a la reducción adicional de la guía visual para auxiliar la retroalimentación sensitiva. Los valores de B12 estaban bajos, lo cual también afecta la salud de las neuronas sensitivas.

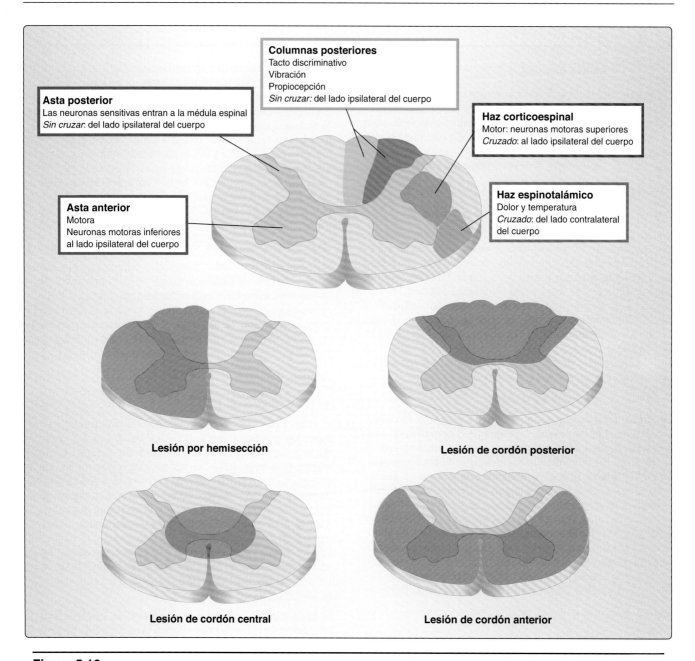

Columnas posteriores
Tacto discriminativo
Vibración
Propiocepción
Sin cruzar: del lado ipsilateral del cuerpo

Asta posterior
Las neuronas sensitivas entran a la médula espinal
Sin cruzar: del lado ipsilateral del cuerpo

Haz corticoespinal
Motor: neuronas motoras superiores
Cruzado: al lado ipsilateral del cuerpo

Asta anterior
Motora
Neuronas motoras inferiores
al lado ipsilateral del cuerpo

Haz espinotalámico
Dolor y temperatura
Cruzado: del lado contralateral
del cuerpo

Lesión por hemisección

Lesión de cordón posterior

Lesión de cordón central

Lesión de cordón anterior

Figura 5.16
Patrones de lesión en la médula espinal correspondientes a los casos clínicos.

En el **caso 3 (síntomas después de una caída)** se muestra una sección medular completa en T10. El ombligo se encuentra en el dermatoma T10. El haz espinotalámico (pérdida de sensación a alfilerazo y temperatura), la columna posterior (pérdida de vibración y propiocepción) y haz corticoespinal (debilidad, espasticidad y RTP aumentados/enérgicos) están afectados. Una IRM de la columna torácica mostró una fractura vertebral con compresión extrínseca de la médula espinal en T10.

El **caso 4 (marcha inestable con espasticidad de la pierna derecha)** es característico de hemisección (lesión de

Brown-Séquard) en la región derecha de L1. Hay pérdida de sensación al alfilerazo y temperatura ipsilaterales (haz espinotalámico) hasta la región inguinal (L1) y propiocepción y vibración alteradas (columna posterior), así como rasgos de lesión de NMS (haz corticoespinal) en el lado opuesto. Se encontró un tumor intradural extramedular que comprimía la médula espinal en la región derecha. El síndrome por hemisección (Brown-Séquard) causa disfunción del haz corticoespinal ipsilateral y de columna posterior, así como del haz espinotalámico contralateral (*véase* el recuadro de aplicación clínica 5.2).

El **caso 5 (paraplejia después de cirugía por aneurisma aórtico)** es indicativo de un síndrome de cordón anterior en T6 debido a isquemia de la arteria espinal anterior. Esto provoca la pérdida de sensación al alfilerazo y temperatura (haz espinotalámico) y paraplejia flácida con reflejos tendinosos profundos (RTP) ausentes en las piernas (células del asta anterior). El síndrome de cordón anterior también puede afectar el haz corticoespinal (fibras NMS). En la fase aguda, las lesiones de NMS causan paraplejia flácida con reflejos reducidos; sin embargo, horas o días después, se desarrolla espasticidad y reflejos enérgicos con dorsiflexión de los ortejos.

Más detalles

Por definición, la patología de la médula espinal no debe causar síntomas craneales. En caso de debilidad facial, dificultad al lenguaje/deglución o diplopía, entonces la lesión no puede ser *solo* de la médula espinal.

Los **síndromes de cordón central** pueden deberse a un tumor intramedular, como ependimoma o astrocitoma. Una consecuencia tardía de traumatismo de la médula espinal puede ser el desarrollo de una siringe (siringomielia) —un ensanchamiento del conducto central dentro de la médula espinal—. Todas patologías causan daño al centro de la médula .

El **síndrome de cordón posterior** puede deberse a deficiencia de vitamina B12. La sífilis, una infección bacteriana, puede afectar tanto las columnas posteriores como los haces corticoespinales. Las arterias espinales posteriores (AEP) irrigan el tercio posterior de la médula espinal (raíces posteriores, astas posteriores y columna posterior) a cada lado. Una lesión de una de las AEP causa isquemia del tercio posterior ipsilateral de la médula espinal. Otras causas de síndrome de cordón posterior incluyen esclerosis múltiple, traumatismo y compresión extrínseca de la médula espinal debida a tumores.

Las **lesiones medulares transversales** completas pueden ocurrir debido a enfermedades inflamatorias, como esclerosis múltiple, infecciones, traumatismo, tumor o compresión extrínseca por herniación de disco.

El síndrome de hemisección medular (Brown-Séquard) puede deberse a inflamación, infecciones, traumatismo o tumores.

Los tumores de la médula espinal pueden ser extradurales (fuera de la dura), como el meningioma; intradurales extramedulares (entre la médula espinal y la dura), como el schwannoma; e intramedulares (dentro de la médula espinal), como el ependimoma.

El **síndrome de cordón anterior** ocurre por isquemia de los dos tercios anteriores de la médula espinal. La arteria espinal anterior irriga los dos tercios anteriores de la médula espinal cervical y torácica superior/media. La región T4–T8 de la médula espinal es susceptible a isquemia (región de poco riego). La hipotensión durante la cirugía aórtica es un posible mecanismo de isquemia de los dos tercios anteriores de la médula espinal de T6 hacia abajo.

En caso de presentarse una lesión de cordón central en C7 a T1 que se expande para afectar las células del asta anterior (CAA), ¿qué tipo de síntomas motores se esperaría encontrar?

Una lesión de CAA podría producir signos de neurona motora inferior, como debilidad, tono reducido (flacidez), reflejos disminuidos o ausentes y pérdida de la masa muscular. Los músculos inervados por las neuronas motoras inferiores originadas en C7 a T1 del asta anterior estarían débiles. Además, el daño de las células del asta anterior en estos niveles provocarían un decremento del reflejo tricipital (C7/8), así como reflejos braquiorradial y bicipital normales (C5/6) si el haz corticoespinal no se afecta.

¿Cuál de las arterias radiculares anteriores grandes irriga la médula espinal torácica inferior y lumbar superior?

La arteria radicular magna es una arteria radicular anterior grande que surge del lado izquierdo de la aorta entre los segmentos T8 y L1. Se anastomosa con la espinal anterior e irriga la región torácica inferior y la lumbar superior, incluido el cono medular (*véase* la figura 5.14).

Resumen del capítulo

- La médula espinal se extiende desde el foramen magno hasta el nivel vertebral L1–L2. Está rodeada por tres capas meníngeas: la **piamadre**, la **aracnoides** y la **duramadre**. El espacio subaracnoideo está lleno de líquido cefalorraquídeo y continúa con el espacio subaracnoideo en el cráneo. Existe un **espacio epidural verdadero** lleno con grasa y un plexo venoso entre la duramadre y el periostio de las vértebras.

- **31 pares de nervios espinales** emergen de la médula espinal. Cada nervio espinal porta información aferente somática (**sensitiva**) y eferente somática (**motora**). Algunos nervios espinales también transmiten información **aferente y eferente visceral**. La información sensitiva entra a la médula espinal a través de la **raíz posterior**. La información motora sale de la médula espinal a través de la **raíz anterior**. Un área de piel inervada por un nervio espinal es un **dermatoma** y el término **miotoma** se refiere al grupo muscular inervado por un solo nervio espinal.

- El riego sanguíneo de la médula espinal proviene del sistema **vertebrobasilar** y las **arterias segmentarias** de la **aorta**. La arteria espinal anterior irriga los dos tercios anteriores de la médula espinal y las arterias espinales posteriores pares irrigan el tercio posterior. Las arterias espinales se anastomosan para formar una **corona** alrededor de la médula espinal.

- La estructura interna de la médula espinal puede dividirse en sustancia gris y sustancia blanca. La **sustancia gris** tiene forma de mariposa y tiene un asta posterior y un asta anterior. El **asta posterior** recibe **información sensitiva** y el **asta anterior** contiene las **neuronas motoras inferiores**. La **sustancia blanca** puede dividirse en **tres columnas**: posterior, lateral y anterior. Son el sitio donde se encuentran los haces de fibras ascendentes y descendentes.

Resumen del capítulo (continuación)

- Los haces ascendentes incluyen todos los haces sensitivos que viajan de la médula espinal a los centros superiores: las **columnas posteriores** para tacto discriminativo y propiocepción y el **haz espinotalámico** para dolor y temperatura. Los **haces espinocerebelosos** proporcionan información sobre propiocepción al cerebelo. Los haces de fibras descendentes incluyen el **haz corticoespinal** con la información motora primaria a la neurona motora inferior en el asta anterior, así como haces motores adicionales que descienden de los centros del tallo cerebral.

- Existen varios sistemas reflejos a nivel de la médula espinal. El **reflejo miotático** es una ruta para la estabilidad postural en que la información sensitiva del huso muscular tiene influencia directa sobre la neurona motora α, manteniendo el músculo a una longitud establecida. El **reflejo flexor o de retirada** está diseñado para permitir la retirada rápida de un estímulo nocivo. Las fibras de dolor (fibras Aδ y C) de la piel influyen directamente en las neuronas motoras α para que los músculos flexores de dicha área particular, permitiendo la flexión rápida de la extremidad para retirarla del origen del dolor.

Preguntas de estudio

Elija SOLAMENTE la mejor respuesta.

5.1 Un paciente se presenta con síntomas que hacen que su médico sospeche que tuvo meningitis bacteriana. Dado que el análisis del líquido cefalorraquídeo puede proporcionar evidencia para confirmar el diagnóstico, se envía al paciente para punción lumbar. De manera característica, ¿en qué nivel vertebral se realiza la punción lumbar?

A. T1–T2
B. S1–S2
C. T11–T12
D. L1–L2
E. L3–L4

La respuesta correcta es E. Debido a que la columna vertebral crece para ser más larga que la médula espinal, en el adulto, es común que la médula termine en el nivel vertebral L1–L2. Por ello, una punción lumbar se realiza debajo de este nivel, ya sea entre L3 y L4, o entre L4 y L5 para obtener líquido cefalorraquídeo (LCR) de la cisterna lumbar. Es importante señalar que, en el recién nacido, es típico que la médula espinal termine en el nivel vertebral L3, y la punción lumbar debe realizarse debajo de este nivel. Los niveles vertebrales T1–T2 y T11–T12 son demasiado altos, y la inserción de la aguja en estos niveles podría dañar la médula espinal. De modo similar, la cisterna lumbar se extiende desde el final de la médula espinal en el nivel vertebral L1–L2 hasta el extremo de la vaina dural en el nivel vertebral S2. Aunque el nivel vertebral S1–S2 está en el extremo de la cisterna lumbar, puede ser demasiado bajo para obtener LCR suficiente.

5.2 Comprender la circulación del líquido cefalorraquídeo es crítico para poder diagnosticar alteraciones en que la circulación es anormal y para poder obtener muestras de LCR para su análisis. ¿Cuál de los enunciados es correcto respecto a las meninges espinales y el líquido cefalorraquídeo?

A. El LCR viaja en el espacio subaracnoideo.
B. De manera típica, el LCR se muestrea del espacio epidural.
C. El saco dural que rodea la médula espinal termina en el nivel vertebral L1-L2.
D. La piamadre se adhiere con firmeza a la aracnoides.
E. Las extensiones de la aracnoides ayudan a anclar la médula espinal dentro del saco dural.

La respuesta correcta es A. El líquido cefalorraquídeo (LCR) viaja en el espacio entre la piamadre y la aracnoides, conocido como espacio subaracnoideo. No hay LCR en el espacio epidural. Pese a que la médula espinal en el adulto termina en el nivel vertebral L1–L2, el saco dural se extiende hasta el nivel vertebral S2. La piamadre se adhiere con firmeza a la superficie del SNC y está separada de la aracnoides por el espacio subaracnoideo, que está lleno de LCR. Las extensiones de la piamadre (los ligamentos denticulados, el filum terminal) anclan la médula espinal dentro del saco dural.

5.3 Una lesión en la cara medial de la columna blanca lateral de la médula espinal tiene mayor probabilidad de causar déficits en:

A. El tacto discriminativo y la propiocepción en el lado ipsilateral.

B. Las sensaciones de dolor y temperatura en el lado contralateral.

C. Las sensaciones de dolor y temperatura en el lado ipsilateral.

D. El movimiento voluntario en el lado ipsilateral.

E. Los movimientos coordinados de las extremidades inferiores.

La respuesta correcta es D. El haz corticoespinal lateral, que media la actividad motora voluntaria, viaja en la columna lateral de la médula espinal. Porta información motora de la corteza cerebral a las células del asta anterior en la médula espinal. Las fibras que portan información sobre tacto discriminativo y propiocepción ascienden en la columna blanca posterior ipsilateral. Las fibras que portan información sobre dolor y temperatura ascienden en la columna blanca lateral contralateral. El haz espinocerebeloso, que porta información proprioceptiva al cerebelo ipsilateral, viaja en el área lateral de la columna blanca lateral.

5.4 A la exploración, el paciente presenta pérdida del tacto discriminativo y propiocepción en el miembro inferior derecho, pero sensación intacta de dolor y temperatura, así como función motora intacta. El miembro inferior izquierdo y ambos miembros superiores son normales. Con base en estos hallazgos, ¿cuál enunciado es el correcto?

A. La información concerniente al tacto discriminativo y la propiocepción del miembro inferior derecho viaja de la médula espinal al tallo cerebral en la columna blanca lateral izquierda.

B. La información concerniente al tacto discriminativo y la propiocepción del miembro inferior derecho asciende en el fascículo gracilis derecho.

C. La información concerniente a la sensación de dolor y temperatura del miembro inferior derecho viaja al tallo cerebral en el haz espinotalámico derecho.

D. El riego sanguíneo a los haces que portan tacto discriminativo y propiocepción proviene principalmente de la arteria espinal anterior.

E. Las fibras que portan información sobre el tacto discriminativo y propiocepción cruzan la línea media en la médula espinal.

La respuesta correcta es B. El tacto discriminativo y propiocepción ascienden ipsilateralmente en las columnas blancas posteriores, no en la columna blanca lateral. La información del miembro inferior viaja en el fascículo gracilis y aquella del miembro superior viaja en el fascículo cuneiforme. La información concerniente al dolor y temperatura viaja en las columnas blancas laterales. El riego sanguíneo a las columnas blancas posteriores proviene de las arterias espinales posteriores, mientras que las columnas blancas anteriores proviene de la arteria espinal anterior. Las fibras que portan información sobre el tacto discriminativo y la propiocepción cruzan la línea media en la región caudal del bulbo raquídeo.

5.5 La arteria espinal anterior está formada por ramas de la:

A. Arteria basilar.
B. Arterias cerebelosas posteroinferiores.
C. Arterias segmentarias de la aorta.
D. Arterias vertebrales.
E. Arteria radicular magna.

La respuesta correcta es D. Cada rama de cada arteria vertebral se une con la otra para formar la arteria espinal anterior, encontrada dentro de la fisura media anterior de la médula espinal. La arteria basilar está formada por la unión de las dos arterias vertebrales. Las arterias cerebelosas posteroinferiores surgen como ramas de las arterias vertebrales. Las arterias segmentarias de la aorta proporcionan circulación adicional a la médula espinal para reforzar la proveniente de las arterias espinales anteriores y posteriores. La arteria radicular magna (de Adamkiewicz) es una de las arterias segmentarias más grandes.

6

Panorama y organización del tallo cerebral

I. PANORAMA

Aquí se ofrece un panorama conceptual del tallo cerebral. Debido a su complejidad, este no puede explicarse por completo en un capítulo. El marco provisto facilita la comprensión de los núcleos, haces y sistemas del tallo cerebral, que se explicarán con más detalle en los capítulos siguientes.

Se relacionan los puntos de referencia anatómicos superficiales con la estructura interna a fin de proporcionar un marco para orientarse en el tallo cerebral. Además, este capítulo presenta una introducción de los nervios craneales y sus posiciones en cada nivel del tallo cerebral. Un panorama del riego sanguíneo proporciona la base para comprender los síndromes clínicos.

El tallo cerebral es una parte pequeña pero compleja del sistema nervioso central (SNC). Los haces que suben y bajan entre la médula espinal y la corteza, así como los que interconectan tanto la corteza como la médula espinal con el cerebelo, viajan a través del tallo cerebral. Inclusive, este último contiene núcleos de los nervios craneales y sus fibras aferentes/eferentes, además de sistemas intrínsecos y núcleos de relevo.

El tallo cerebral se encuentra en la **fosa craneal posterior**. Se funde con la médula espinal en dirección caudal a nivel del foramen magno y con el diencéfalo en dirección rostral. Pueden identificarse tres áreas distintas en el tallo cerebral: el **bulbo raquídeo (médula oblonga)** caudal, el **puente** y el **mesencéfalo** rostral (figura 6.1). Según su desarrollo, el cerebelo es una parte del puente, pero sus funciones son tan diferentes que se considera con frecuencia como con su propia entidad. En este libro se tratará al cerebelo como tal (*véase* el capítulo 17, "Cerebelo"). El cerebelo está conectado con el tallo cerebral a través de tres **pedúnculos** cerebelosos (inferiores, medios y superiores), compuestos por grandes haces de sustancia blanca, que transmiten información entre el tallo cerebral y el cerebelo.

El tallo cerebral contiene los núcleos relacionados con los NC III a XII (con excepción de NC XI) (*véase* la explicación en la sección III). Estos nervios craneales inervan la cabeza y el cuello, además de contener fibras parasimpáticas para el tórax y el abdomen. Los sentidos especiales (olfato [NC I], vista [NC II], gusto [NC VII y IX] y audición/equilibrio [NC VIII]) se explican en los capítulos dedicados a dichos sistemas.

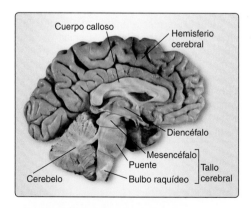

Figura 6.1
Vista sagital media del tallo cerebral donde se muestra el mesencéfalo, puente y bulbo raquídeo.

Todas las **vías ascendentes** y **descendentes** viajan a través del tallo cerebral. Muchas hacen sinapsis ahí, en los **núcleos de relevo** y otras surgen directamente de otros núcleos del tallo cerebral o hacen sinapsis en estos.

Las lesiones pequeñas en el tallo cerebral pueden provocar déficits sustanciales y con frecuencia afectan múltiples modalidades motoras, sensitivas y neurorreguladoras.

II. ANATOMÍA DE SUPERFICIE Y RELACIÓN CON LAS ESTRUCTURAS INTERNAS

El bulbo raquídeo, puente y mesencéfalo tienen rasgos característicos superficiales que reflejan las estructuras internas o subyacentes principales. El conocimiento de las características superficiales puede ser útil para comprender y recordar las estructuras internas del tallo cerebral.

En una sección transversa, la estructura interna del tallo cerebral puede dividirse en cuatro áreas: de posterior a anterior, estas son el **tectum** o techo, por arriba del sistema ventricular; el **sistema ventricular** propio; el centro del tallo cerebral, conocido como **tegmento**; y la **porción basal** en la posición más anterior (figura 6.2). Los colículos superiores e inferiores, a lo largo de los velos bulbares superior e inferior, comprenden el tectum del tallo cerebral que forma el techo del acueducto cerebral y el cuarto ventrículo. El tegmento es la porción más grande y central del tallo cerebral. Contiene la formación reticular, los núcleos de los nervios craneales, vías ascendentes de la médula espinal y algunas vías descendentes. La mayoría de las vías motoras descendentes viaja a través de la porción basal del tallo cerebral. La **formación reticular** consta de una red laxa de núcleos y haces, que atraviesa el tegmento del tallo cerebral, agrupada principalmente a lo largo de la línea media.

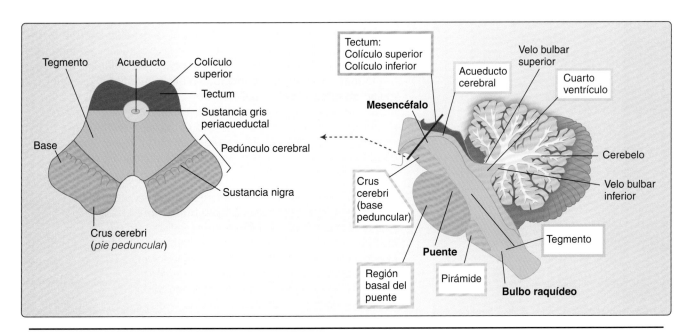

Figura 6.2
Componentes del tectum (*azul oscuro*), tegmento (*verde*), base (*naranja*) y el sistema ventricular (*azul claro*).

A. Bulbo raquídeo

El bulbo raquídeo (médula oblonga) es la continuación rostral del inicio de la médula espinal a nivel del foramen magno. Descansa en la porción basilar del hueso occipital. Su extremo rostral se funde con el puente en un surco claramente visible. Los surcos de la médula espinal continúan con los de la superficie del raquídeo (surcos medio anterior, anterolateral, posterolateral y medio posterior [figura 6.3]).

1. **Superficie anterior–información motora:** lateral a la fisura media anterior, son visibles dos elevaciones longitudinales, las **pirámides** (*véase* la figura 6.3). Estas contienen fibras motoras de los **haces** descendentes **corticoespinal** y **corticobulbar**. Las fibras corticoespinales viajan de la corteza motora a las neuronas motoras inferiores en el asta anterior de la médula espinal. La mayoría de estas fibras cruza la línea media en la región caudal del bulbo. Nótese que la fisura media en la superficie anterior del bulbo está interrumpida por el cruce de estas fibras corticoespinales (la **decusación de las pirámides**). En contraste, las fibras corticobulbares viajan bilateralmente a las neuronas motoras inferiores de los núcleos de nervios craneales en el tallo cerebral. Lateral a las pirámides, a nivel de la región rostral del bulbo, se encuentran unas protuberancias ovaladas denominadas olivas (*véase* la figura 6.3). Estas indican la posición del **complejo nuclear olivar inferior** subyacente. Entre las pirámides y las olivas, en el surco anterolateral, emerge una serie de raicillas para formar el **nervio hipogloso (NC XII)**. Posterior a las olivas, en el surco posterolateral (sin rótulo identificatorio, *véase* la figura 6.5), emerge otra serie de raicillas para formar los nervios **glosofaríngeo (NC IX)**, **vago (NC X)** y **accesorio (NC XI)** (figura 6.4; *véase* también la figura 6.3).

2. **Superficie posterior–información sensitiva:** en la superficie posterior, el bulbo raquídeo se divide en una porción cerrada y una abierta (figura 6.5; *véase* también la figura 6.3). La porción **cerrada**, o **caudal del bulbo raquídeo** contiene la extensión rostral del **conducto central** de la médula espinal. En su superficie posterior, las **columnas posteriores**, que contienen los **fascículos gracilis** y **cuneiforme**, son visibles como un par de elevaciones longitudinales separadas por el surco intermedio posterior pequeño. Las columnas posteriores forman el techo del conducto central (*véase* la figura 6.3). En la región **abierta**, o **rostral del bulbo raquídeo**, el conducto central se ensancha para formar el cuarto ventrículo, que se extiende en dirección rostral hacia el puente. Aquí, el piso del **cuarto ventrículo** forma la superficie posterior del bulbo raquídeo abierto. La unión entre el bulbo cerrado y abierto está marcada por el **óbex**, en forma de V (*véanse* las figuras 6.3 y 6.5).

Los pedúnculos cerebelosos inferiores surgen de la superficie posterior de la región rostral del bulbo. El **velo bulbar inferior**, una capa fina de piamadre y epéndimo, se adhiere a la superficie inferior del cerebelo entre los pedúnculos cerebelosos inferiores, formando el techo y sellando el cuarto ventrículo. El plexo coroideo del cuarto ventrículo (*véase* el capítulo 3, "Panorama del sistema nervioso periférico"), que secreta líquido cefalorraquídeo, se forma por el epéndimo del velo bulbar inferior. Los fascículos gracilis y cuneiforme continúan desde la médula espinal y terminan en sus núcleos respectivos, los **núcleos gracilis y cuneiforme**. Estos núcleos son visibles en la superficie como los **tubérculos gracilis y cuneiforme** (*véanse* las figuras 6.3 y 6.5).

En dirección posterolateral hacia las raicillas de los NC IX, X y XI hay una leve elevación longitudinal (**tuber cinereum**) sobre el **núcleo y haz espinal del trigémino** (*véanse* las figuras 6.3 y 6.5).

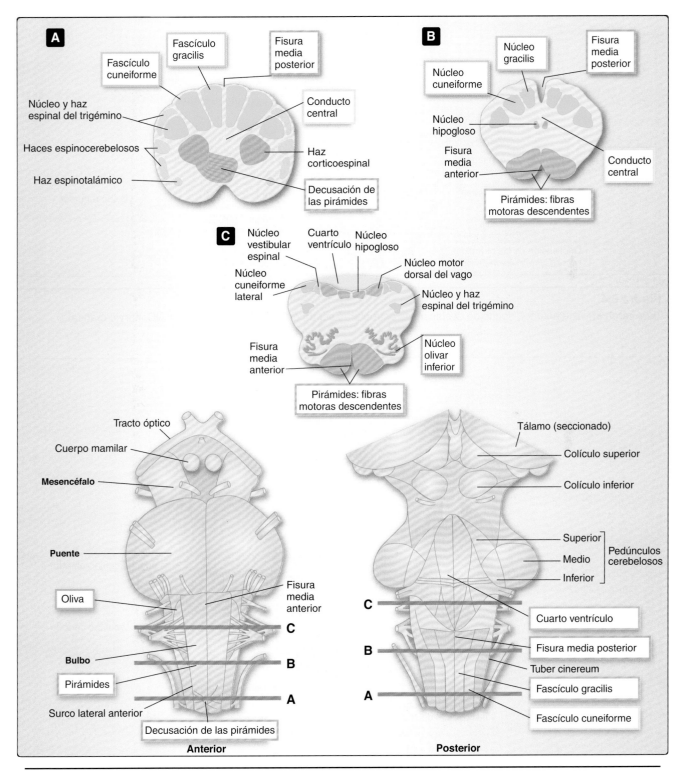

A

Fascículo cuneiforme
Fascículo gracilis
Fisura media posterior
Núcleo y haz espinal del trigémino
Conducto central
Haces espinocerebelosos
Haz corticoespinal
Haz espinotalámico
Decusación de las pirámides

B

Núcleo cuneiforme
Núcleo gracilis
Fisura media posterior
Núcleo hipogloso
Fisura media anterior
Conducto central
Pirámides: fibras motoras descendentes

C

Núcleo vestibular espinal
Cuarto ventrículo
Núcleo hipogloso
Núcleo cuneiforme lateral
Núcleo motor dorsal del vago
Núcleo y haz espinal del trigémino
Fisura media anterior
Núcleo olivar inferior
Pirámides: fibras motoras descendentes

Tracto óptico
Cuerpo mamilar
Mesencéfalo
Puente
Oliva
Fisura media anterior
C
Bulbo
B
Pirámides
A
Surco lateral anterior
Decusación de las pirámides
Anterior

Tálamo (seccionado)
Colículo superior
Colículo inferior
Superior
Medio — Pedúnculos cerebelosos
Inferior
C
Cuarto ventrículo
B
Fisura media posterior
Tuber cinereum
A
Fascículo gracilis
Fascículo cuneiforme
Posterior

Figura 6.3

Relación entre las estructuras externas e internas en el bulbo raquídeo.

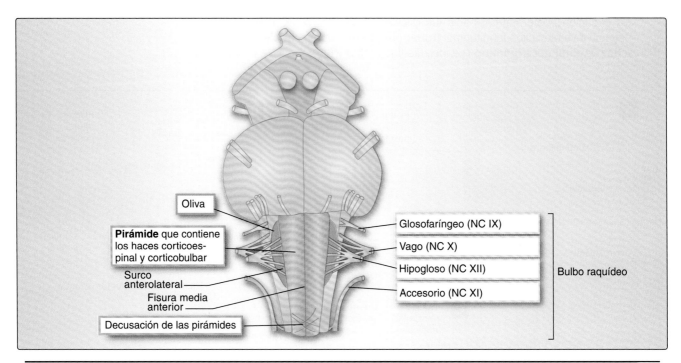

Figura 6.4
Tallo cerebral, vista anterior, donde se destacan las estructuras superficiales del bulbo raquídeo. NC, nervio craneal.

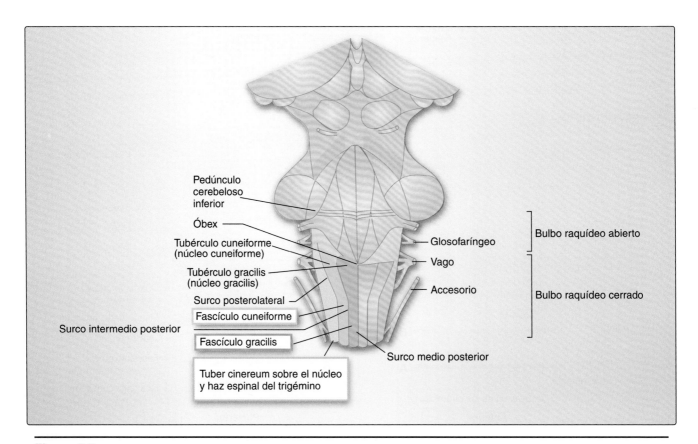

Figura 6.5
Tallo cerebral, vista posterior, donde se destacan las estructuras superficiales del bulbo raquídeo.

B. Puente

El puente se localiza entre el bulbo raquídeo y el mesencéfalo. Se caracteriza por un gran abultamiento en la superficie anterior y los tres pedúnculos cerebelosos en la superficie posterior (figura 6.6).

1. **Superficie anterior (región basal del puente):** el abultamiento distintivo en la superficie anterior o **basal** del puente contiene los núcleos pontinos, fibras transversas y haces motores descendentes. Las fibras transversas tienen su origen en los núcleos pontinos y cruzan a los hemisferios cerebelosos contralaterales (*véase* la figura 6.6). Los haces motores descendentes viajan a los núcleos motores del tallo cerebral (corticobulbar) y de la médula espinal (corticoespinal) (*véase* la figura 6.6). El **nervio trigémino (NC V)** emerge en el borde lateral de la región basal del puente, en la unión entre la región basal del puente y el pedúnculo cerebeloso medio. El **NC VI (abducens)** emerge de la superficie anterior cerca de la línea media en la unión entre la región basal del puente y el bulbo raquídeo. El **NC VII** y el **VIII** emergen del tallo cerebral laterales al NC VI, en la hendidura entre

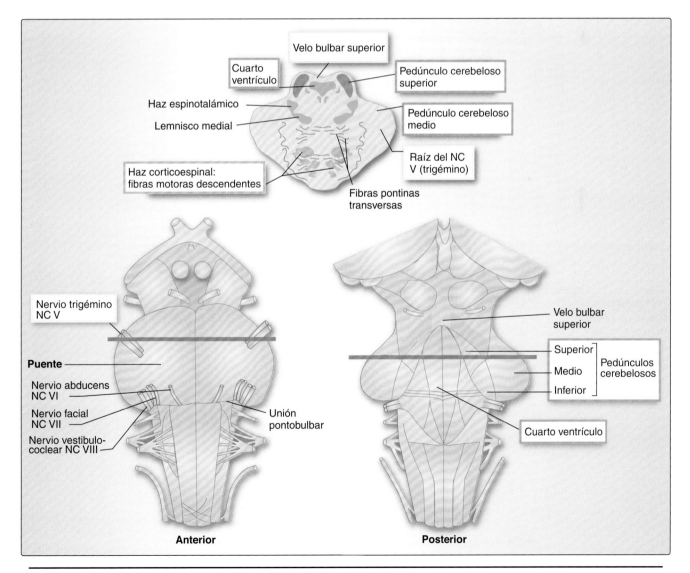

Figura 6.6

Relación entre las estructuras externas e internas en el puente. NC, nervio craneal.

el puente y el bulbo (**unión pontobulbar/bulbopontina**) y cerca del borde inferior del pedúnculo cerebeloso medio (*véase* la figura 6.6).

2. **Superficie posterior (techo):** la superficie posterior del puente está formada por el piso del **cuarto ventrículo**. El techo sobre la porción rostral del cuarto ventrículo está constituido por el cerebelo y los pedúnculos cerebelosos superiores. El **velo bulbar superior**, una lámina fina de sustancia blanca, forma un puente entre los dos **pedúnculos cerebelosos superiores** y completa el techo (*véase* la figura 6.6).

C. Mesencéfalo

El mesencéfalo se localiza rostral al puente y caudal al diencéfalo.

1. **Superficie anterior:** la superficie anterior del mesencéfalo se caracteriza por dos haces prominentes de fibras denominados **pedúnculos cerebrales**. La porción más anterior se llama **base peduncular** (*crus cerebri*) y contiene la información motora descendente —los haces corticobulbar y corticoespinal—. La sustancia nigra se localiza posterior a la base peduncular (figura 6.7). El **NC III (oculomotor)**

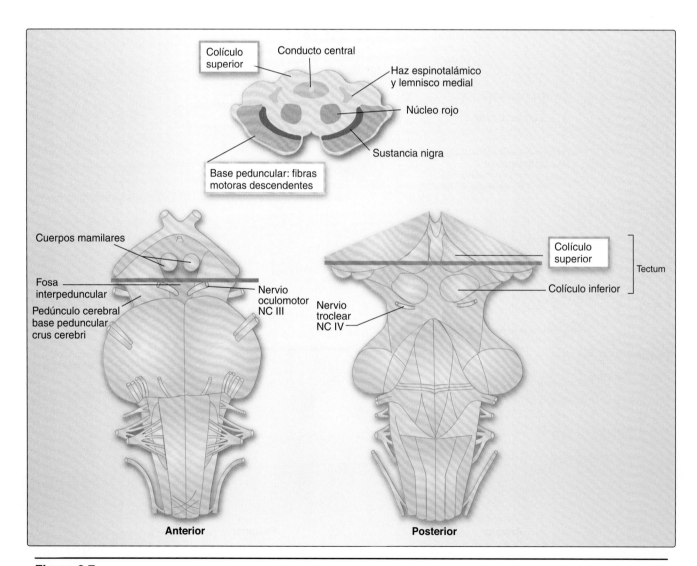

Figura 6.7
Relación entre las estructuras externas e internas en el mesencéfalo. NC, nervio craneal.

emerge en la **fosa interpeduncular** entre los pedúnculos cerebrales (*véase* la figura 6.7).

2. **Superficie posterior:** se caracteriza por cuatro elevaciones redondeadas, los **colículos superiores** e **inferiores**. Estos forman el **tectum** (techo) del mesencéfalo (*véanse* las figuras 6.2 y 6.7). El **NC IV (troclear)** emerge justo caudal al colículo inferior (*véase* la figura 6.7). Es el único nervio craneal que emerge de la superficie posterior del tallo cerebral.

III. INTRODUCCIÓN A LOS NERVIOS CRANEALES

Hay **12 pares** de nervios craneales, nueve de los cuales tienen su núcleo dentro del tallo cerebral (figura 6.8). Los nervios craneales individuales pueden ser sensitivos puros, motores puros o "mixtos", en caso de contener componentes sensitivos y motores. Como los nervios espinales, los nervios craneales pueden portar **información somática motora y sensitiva**, así como **información visceral sensitiva y motora**. Además, los nervios craneales se relacionan con los **sentidos especiales**, como el olfato, la vista, el gusto, la audición y el equilibrio.

La organización de los nervios craneales es análoga a la de los nervios espinales. Los nervios craneales con componentes sensitivos viscerales y somáticos tienen ganglios relacionados que contienen los cuerpos celulares sensitivos, y el procesamiento ocurre en los núcleos relacionados con cada nervio craneal específico. Algunos núcleos se vinculan con más de un nervio craneal. Los cuerpos celulares motores viscerales y somáticos se localizan en núcleos especializados en el tallo cerebral.

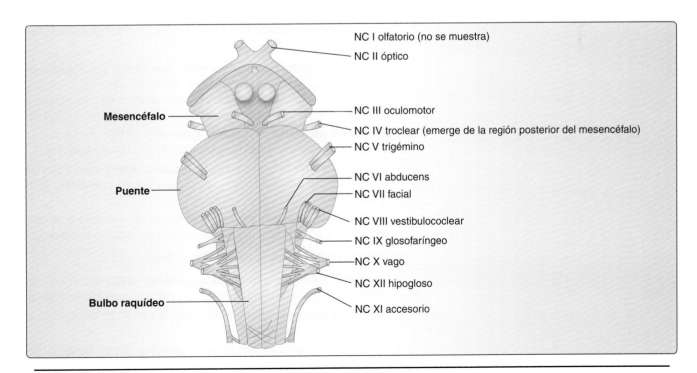

Figura 6.8
Nervios craneales en la superficie anterior del cerebro. NC, nervio craneal.

La configuración de los núcleos de los nervios craneales en el tallo cerebral puede explicarse por el desarrollo embriológico del tallo cerebral.

A. Desarrollo de los núcleos de los nervios craneales

A medida que se desarrolla el **tubo neural**, se producen cambios que diferencian la orientación de los elementos funcionales de la médula espinal de aquellos del tallo cerebral. El tubo neural tiene una **placa alar**, de posición dorsal (será posterior), que contiene los componentes sensitivos, y una **placa basal**, de posición ventral (que será anterior), que encierra los componentes motores de los nervios. Estas dos placas están separadas por un surco llamado **surco limitante** (figura 6.9). Esta configuración es consistente a lo largo de la médula espinal, donde se localiza la información sensitiva en el asta gris posterior y la información motora se encuentra en el asta gris anterior. Es importante señalar que la información visceral sensitiva y motora son las más cercanas al surco limitante.

También ocurren cambios de configuración a medida que se desarrolla el tallo cerebral (*véase* la figura 6.9). En el área caudal del tallo cerebral, específicamente en el área que se convertirá en la región rostral o bulbo raquídeo abierto, el conducto central se ensancha para formar el cuarto ventrículo. Mientras esto ocurre, la placa alar se mueve en dirección lateral. El surco limitante aún separa las placas alar y basal. Los componentes sensitivos de los nervios craneales ahora son laterales (en vez de posteriores) al surco limitante, mientras los componentes motores ahora son mediales (en vez de anteriores) al surco limitante (*véase* la figura 6.9). En la región rostral del puente, el cuarto ventrículo se estrecha a medida que se desarrolla el acueducto cerebral. En este punto, la placa alar rota a una posición más posterior en relación con la placa basal (*véase* la figura 6.9).

Los nervios craneales pueden agruparse según sus componentes funcionales (figura 6.10).

1. **Componentes funcionales:** los mismos cuatro componentes que en la médula espinal:

   - Las **fibras aferentes somáticas generales (ASG)** transmiten sensación general (tacto discriminativo, dolor, temperatura, presión, propiocepción, vibración) de los receptores en la piel, músculos y articulaciones de la cabeza y el cuello.

   - Las **fibras aferentes viscerales generales (AVG)** transmiten la sensación de las vísceras de la cabeza, cuello, tórax y abdomen.

   - Las **fibras eferentes viscerales generales (EVG)** son neuronas parasimpáticas preganglionares para las vísceras craneales, torácicas y abdominales.

   - Las **fibras eferentes somáticas generales (ESG)** inervan los músculos esqueléticos derivados de los somitas, de ahí la palabra *somático.*

   El tallo cerebral tiene otros tres componentes:

   - Las **fibras aferentes somáticas especiales (ASE)** transmiten los sentidos especiales de la audición y el equilibrio desde el oído interno.

   - Las **fibras aferentes viscerales especiales (AVE)** transmiten el gusto.

   - Las **fibras eferentes viscerales especiales (EVE)**, también llamadas **eferentes branquiales (EB)**, inervan el músculo esquelético derivado de los arcos branquiales (o faríngeos), es decir, los músculos de la mandíbula, cara, laringe y faringe.

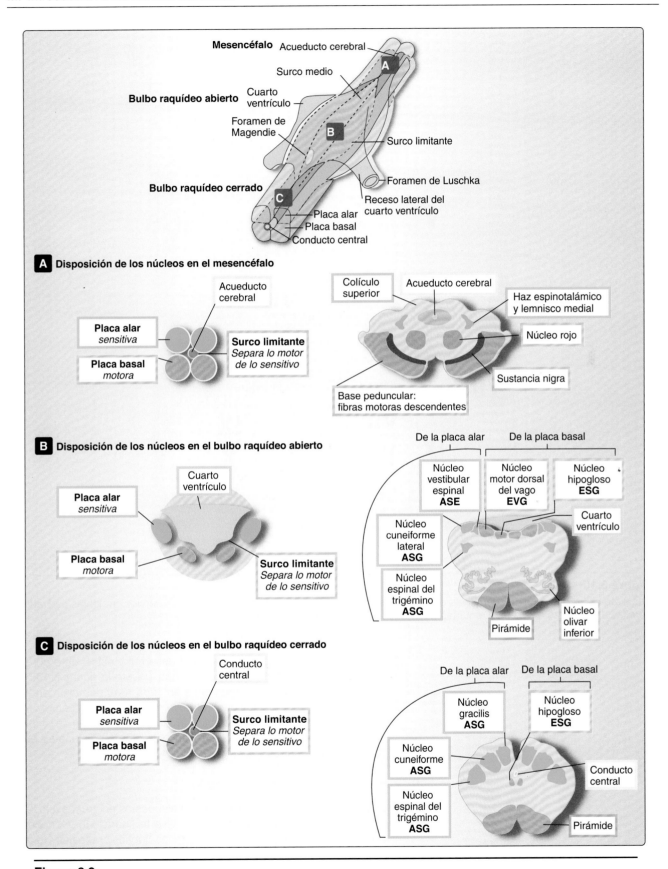

Figura 6.9

Disposición de los núcleos derivados de la placa alar y la placa basal en el mesencéfalo y el bulbo raquídeo abierto y cerrado. ASE, aferente somático especial; EVG, eferente visceral general; ESG, eferente somática general; ASG, aferente somática general.

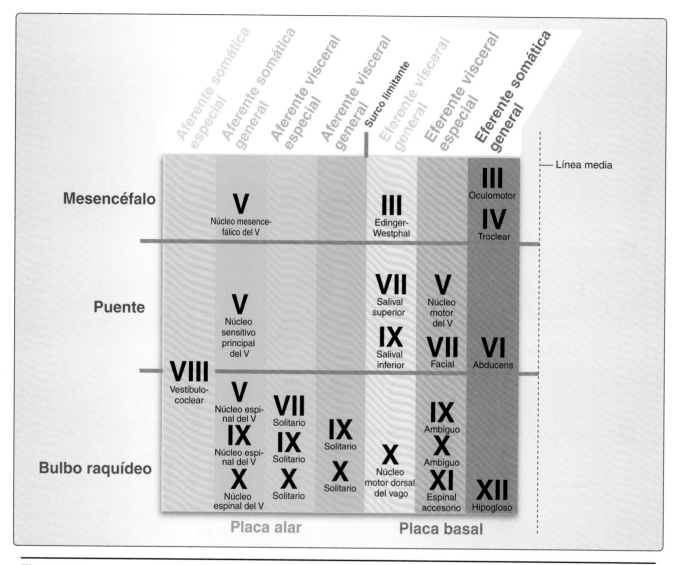

Figura 6.10

Las siete columnas celulares derivadas de las placas alar y basal, así como los núcleos de los nervios craneales derivados de ellas observadas en el bulbo raquídeo abierto (B) en la figura 6.9.

2. **Organización columnar:** durante el desarrollo, estos siete componentes están organizados en **columnas** (*véase* la figura 6.10). No todas las columnas están presentes en cada nivel del tallo cerebral. La posición de los núcleos derivados de estas columnas cambia ligeramente de su sitio original, debido al movimiento lateral de algunos núcleos a medida que se desarrollan estructuras adicionales en el tallo cerebral (figura 6.11; *véase* también la figura 6.10).

B. Panorama de los nervios craneales

Los **12 pares** de nervios craneales están dispuestos en grupos a lo largo del eje longitudinal del tallo cerebral (*véase* la figura 6.8). Conocer el nivel del tallo cerebral para los núcleos de los nervios craneales y dónde entran o salen las fibras en el tallo cerebral es útil para localizar lesiones en dicho sitio. Si una lesión afecta un nervio craneal, es una indicación

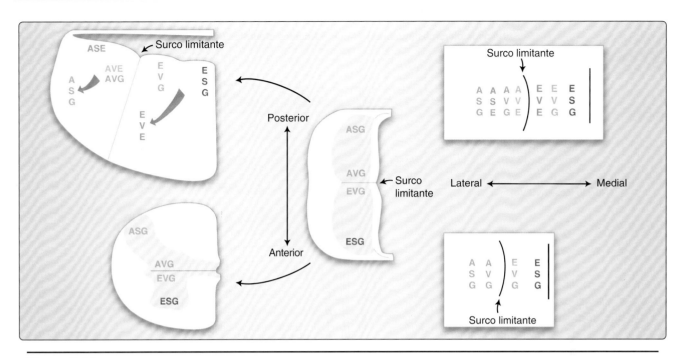

Figura 6.11
Migración de las columnas celulares durante el desarrollo. ASE, aferentes somáticas especiales; AVE, aferentes viscerales especiales; AVG, aferentes viscerales generales; ASG, aferentes somáticas generales; EVG, eferentes viscerales generales; ESG, eferentes somáticas generales; EVE, eferentes viscerales especiales. (Modificado de Haines DE. *Neuroanatomy: an atlas of structures, sections, and systems.* 7th ed. Baltimore, MD: Lippincott Williams & Wilkins; 2007.)

del nivel de la lesión. En la figura 6.12 se encuentra un panorama de todos los núcleos del tallo cerebral relacionados con los nervios craneales.

Bulbo raquídeo: los NC IX, X, XI y XII emergen del bulbo raquídeo y los núcleos de todos, menos el del NC XI, están dentro del bulbo raquídeo. El haz y núcleo del trigémino y los núcleos vestibulares inferiores (espinales) se encuentran dentro del bulbo raquídeo.

Puente: los NC VI, VII y VIII emergen del tallo cerebral en la unión entre el bulbo y el puente. Los núcleos de NC VI, VII y VIII (coclear y los núcleos vestibulares restantes) se encuentran en el puente. El núcleo sensitivo principal y el núcleo motor del NC V están dentro del puente y el NC V emerge de la región lateral basal del puente.

Mesencéfalo: los núcleos de los NC III y IV se ubican dentro del mesencéfalo, de donde emergen. El núcleo mesencefálico del NC V también se localiza en el mesencéfalo.

1. **NC I (olfatorio):** el NC I se ha clasificado históricamente como un nervio, pero en realidad es un haz del SNC, el **tracto olfatorio**. Transmite información desde el bulbo olfatorio a las áreas olfatorias de la corteza cerebral (*véase* el capítulo 21, "Olfato y gusto").

2. **NC II (óptico)**: el NC II porta información visual de la retina de cada ojo al quiasma óptico. Después del quiasma, estas fibras se conocen como los tractos ópticos. Llamar al NC II un "nervio" es una equivocación, ya que es un haz del SNC. No obstante lo anterior, se mantendrá este convencionalismo (*véase* el capítulo 15, "Sistema visual").

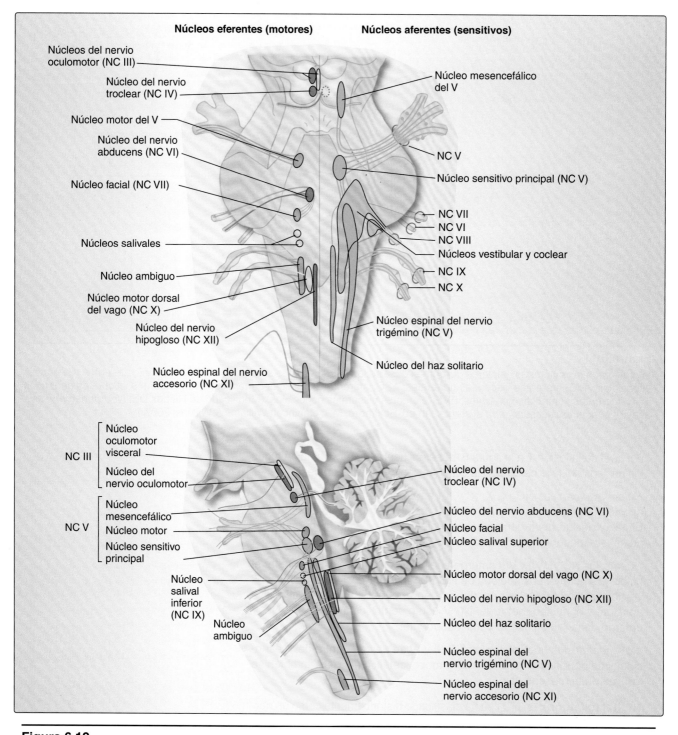

Figura 6.12
Panorama de la localización de los núcleos de los nervios craneales en el tallo cerebral (vistas posterior y lateral). NC, nervio craneal.

3. **NC III (oculomotor):** el NC III tiene dos componentes (tabla 6.1; *véase* también la figura 6.10). Un núcleo **ESG** (complejo nuclear oculomotor) que contiene los cuerpos celulares nerviosos de las fibras motoras somáticas que inervan los músculos extraoculares del ojo —incluidos los rectos superior, medial e inferior— y el oblicuo inferior, ade-

Tabla 6.1. Núcleos de los nervios craneales y sus funciones

Nervio craneal	Núcleo	Modalidad	Función
NC III – oculomotor	Núcleo oculomotor	ESG	Motor al elevador del párpado superior, recto superior, recto inferior, recto medial y oblicuo inferior
	Edinger-Westphal	EVG	Parasimpático: motor al esfínter de la pupila, músculos ciliares para la acomodación
NC IV – troclear	Núcleo troclear	ESG	Motor al músculo oblicuo superior
NC V – trigémino	Núcleo mesencefálico del NC V	ASG	Propiocepción de los músculos de la masticación
	Núcleo sensitivo principal del NC V	ASG	Tacto discriminativo y vibración de la cabeza
	Núcleo espinal del NC V	ASG	Dolor y temperatura de la cabeza
	Núcleo motor del NC V	EVE	Motor a los músculos de la masticación
NC VI – abducens	Núcleo abducens	ESG	Motor al recto lateral
NC VII – facial	Núcleo facial	EVE	Motor a los músculos de la expresión facial
	Núcleo sensitivo principal del NC V	ASG	Sensitivo del meato auditivo externo y la piel de la región posterior de la oreja
	Núcleo salival superior	EVG	Parasimpático motor a las glándulas lagrimales, sublinguales y submandibulares
	Núcleo solitario	AVE	Gusto de los dos tercios anteriores de la lengua
NC VIII – vestibulococlear	Complejo nuclear vestibular	ASE	Equilibrio
	Complejo nuclear coclear	ASE	Audición
NC IX – glosofaríngeo	Núcleo espinal del NC V	ASG	Sensación general del tercio posterior de la lengua, amígdalas, piel del oído externo, superficie interna de la membrana timpánica, faringe
	Núcleo solitario	AVG	Quimiorreceptores y barorreceptores en el cuerpo carotídeo, información aferente visceral de la lengua y la faringe (reflejo nauseoso)
	Núcleo solitario	AVE	Gusto del tercio posterior de la lengua
	Núcleo ambiguo	EVE	Motor al estilofaríngeo
	Núcleo salival inferior	EVG	Parasimpático a la glándula parótida
NC X – vago	Núcleo espinal del NC V	ASG	Sensitivo a las posteriores meninges, meato auditivo externo y la piel de la región posterior de la oreja
	Núcleo solitario	AVG	Sensitivo de la laringe, tráquea, esófago, vísceras torácicas y abdominales, receptores de estiramiento en el arco aórtico, quimiorreceptores en los cuerpos aórticos adyacentes al arco
	Núcleo solitario	AVE	Sensitivo de las papilas gustativas en la epiglotis
	Núcleo ambiguo	EVE	Motor a los músculos faríngeos y músculos intrínsecos de la laringe
	Núcleo motor dorsal del vago	EVG	Parasimpático al músculo liso y glándulas de la faringe, laringe y vísceras torácicas y abdominales
	Núcleo ambiguo	EVG	Músculo cardiaco
NC XI – accesorio	Núcleo espinal accesorio	EVE	Esternocleidomastoideo y trapecio
NC XII – hipogloso	Núcleo hipogloso	ESG	Hiogloso, geniogloso, estilogloso y todos los músculos intrínsecos de la lengua

ASG, aferente somática general; AVG, aferente visceral general; ASE, aferente somática especial; AVE, aferente visceral especial; ESG, eferente somática general; EVG, eferente visceral general (parasimpático); EVE, eferente visceral especial.

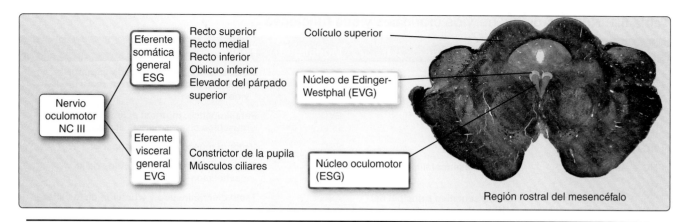

Figura 6.13

Sección transversal a través del mesencéfalo que muestra los núcleos relacionados con el nervio craneal (NC) III.

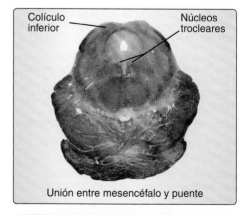

Figura 6.14

Sección transversal a través del mesencéfalo que muestra la raíz del nervio craneal (NC) IV.

más del elevador del párpado superior. El núcleo se localiza en el tegmento de la región rostral del mesencéfalo a nivel del colículo superior (figura 6.13; *véase* también la figura 6.12). El NC III también tiene un componente **EVG**, el **núcleo oculomotor visceral (Edinger-Westphal)**, que se encuentra posterior al complejo nuclear oculomotor (*véase* la figura 6.12). Estas fibras parasimpáticas participan en los reflejos luminoso pupilar y de acomodación (*véase* el capítulo 9, "Control de los movimientos oculares").

4. **NC IV (troclear):** el nervio troclear es el más pequeño de los nervios craneales. Su núcleo se encuentra en el tegmento del mesencéfalo. Sus fibras cruzan antes de salir caudales al colículo inferior. Porta fibras **ESG** para inervar el músculo oblicuo superior del ojo contralateral (figura 6.14; *véanse* también la figura 6.12 y la tabla 6.1). Es el único nervio que emerge de la superficie posterior del tallo cerebral (*véase* la figura 6.12).

5. **NC V (trigémino):** el nervio trigémino (que significa "tres gemelos") es el nervio **ASG** principal para la cabeza, además de proporcionar control motor (**EVE**) a los músculos de la masticación y otros músculos pequeños (*véanse* la figura 6.10 y la tabla 6.1). Tiene tres divisiones principales: **oftálmica (V1)**, **maxilar (V2)** y **mandibular (V3)**. Las fibras aferentes de las tres divisiones se unen entre sí en el **ganglio del trigémino**, que contiene los cuerpos celulares nerviosos sensitivos. Los procesos centrales del ganglio del trigémino forman la raíz sensitiva del nervio trigémino y entran al puente en su punto medio lateral (*véase* la figura 6.12). El núcleo sensitivo es extremadamente largo, se extiende desde el mesencéfalo hasta la región caudal del bulbo. Los axones que portan información de tacto hacen sinapsis en el **núcleo sensitivo principal del trigémino** y los axones que portan dolor y temperatura hacen sinapsis en el **núcleo espinal del nervio trigémino** (figura 6.15; *véase* también la figura 6.14). La propiocepción se procesa por el **núcleo mesencefálico**, una columna delgada de células que se extiende del puente a la región rostral del mesencéfalo. Es especial, ya que es el único núcleo en el SNC que contiene neuronas sensitivas de primer orden. El **núcleo motor del NC V** se localiza en el puente y contiene las neuronas EVE para los músculos de la masticación (*véanse* las figuras 6.12 y 6.15).

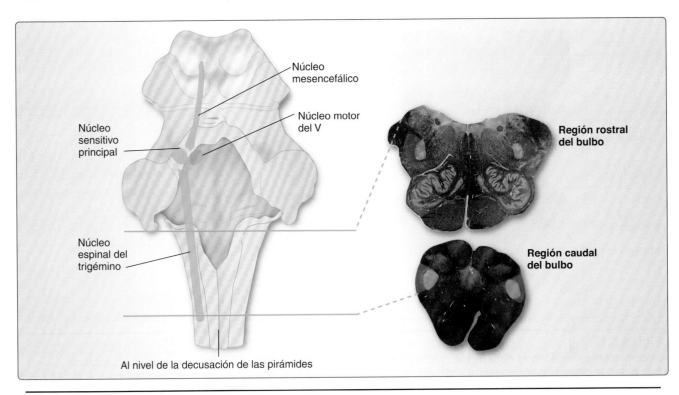

Figura 6.15
Panorama de los núcleos del tallo cerebral relacionados con el nervio craneal V.

6. **NC VI (abducens):** el nervio abducens es un nervio motor que transmite información **ESG** al músculo recto lateral, que abduce el ojo (mueve el ojo en dirección lateral) (*véanse* la figura 6.10 y la tabla 6.1). Su núcleo se encuentra en el puente cerca de la línea media y sus axones emergen del tallo cerebral en la unión entre el bulbo y el puente (figura 6.16; *véase* también la figura 6.12).

7. **NC VII (facial):** el nervio facial tiene dos componentes primarios y emerge en la unión pontobulbar.

   a. **Nervio facial propio:** un componente es el nervio facial propio, que contiene fibras motoras (EVE) para los músculos de la expresión facial (*véanse* la figura 6.10 y la tabla 6.1). Estas fibras surgen del núcleo facial en la parte lateral de la región caudal del puente.

   b. **Nervio intermediario:** el otro componente, el **nervio intermediario (de Wrisberg)**, es lateral al nervio facial propio (figura 6.17). Contiene un **componente parasimpático (EVG)** y dos componentes sensitivos: las **fibras sensitivas especiales (AVE)** portan el gusto de los dos tercios anteriores de la lengua (*véanse* la figura 6.10 y la tabla 6.1). Las fibras AVE (gusto) hacen sinapsis en la porción rostral del **núcleo solitario** (núcleo gustativo), como se muestra en la figura 6.17. Un componente **ASG** menor porta información sensitiva de la piel detrás y dentro de la oreja, que se proyecta al núcleo y haz espinal del trigémino. Las fibras **EVG (parasimpáticas)** son **secretomotoras** para las glándulas lagrimales, sublinguales y submandibulares, así como también para la mucosa de la nariz, senos paranasales y el paladar duro y blando. Los cuerpos celulares nerviosos preganglionares se encuentran en el **núcleo salival superior** en el tegmento pontino (*véanse* las figuras 6.10, 6.12 y 6.17; tabla 6.1).

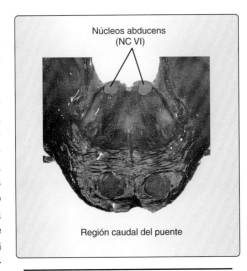

Figura 6.16
Sección transversal a través del puente que muestra el núcleo abducens (nervio craneal [NC] VI).

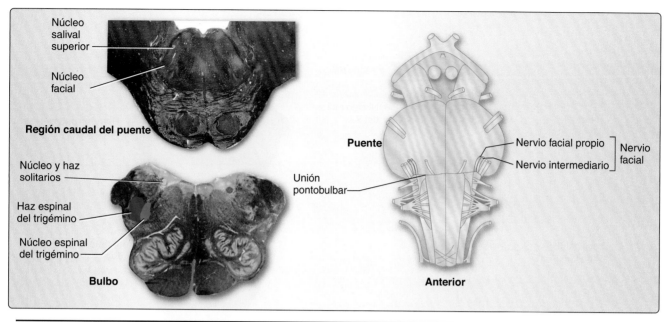

Figura 6.17
Sección transversal a través de la región caudal del puente y de la región rostral del bulbo que muestra los núcleos relacionados con el nervio craneal (NC) VII; y diagrama del NC VII en su salida del ángulo pontocerebeloso.

8. **NC VIII (vestibulococlear):** este nervio porta dos tipos de fibras **ASE**, **vestibular** para **equilibrio** y **coclear** para **audición** (*véanse* las figuras 6.10 y 6.12; tabla 6.1). Los receptores sensitivos se encuentran en las paredes del laberinto membranoso en la porción petrosa del hueso temporal. Los cuerpos celulares nerviosos sensitivos se localizan en los ganglios vestibulares y espirales. Los procesos centrales de estos ganglios forman el NC VIII, que entra al tallo cerebral lateral al NC VII en la unión pontobulbar. Los procesos centrales terminan en los núcleos vestibular y coclear en el tallo cerebral (figura 6.18) (*véase* el capítulo 11, "Audición y equilibrio", para más información).

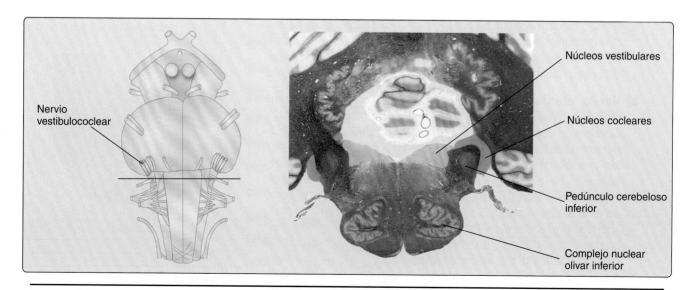

Figura 6.18
Sección transversal a través de la región rostral del bulbo que muestra los núcleos relacionados con el nervio craneal (NC) VIII; diagrama del NC VIII en su salida del ángulo pontocerebeloso.

9. **NC IX (glosofaríngeo):** como su nombre lo indica, este nervio transmite información de la lengua (gloso) y la faringe, con un total de cinco modalidades (*véanse* las figuras 6.10 y 6.12; tabla 6.1). Un componente **ASG** menor porta sensación general de la faringe y la piel detrás y dentro de la oreja. Estos cuerpos celulares sensitivos se encuentran en el ganglio glosofaríngeo superior y cuentan con procesamiento adicional en el **núcleo espinal del trigémino**. Las fibras **AVE** portan el **gusto** del tercio posterior de la lengua. Estas fibras emiten proyecciones a la porción rostral, gustativa del **núcleo solitario**. Las fibras **AVG** portan información del cuerpo carotídeo y del seno carotídeo, de donde emiten proyecciones a la porción caudal del **núcleo solitario**. Las fibras **EVG**, o parasimpáticas, del **núcleo salival inferior** inervan la glándula parótida. Los cuerpos celulares de las fibras **EVE** están en el **núcleo ambiguo** e inervan el pequeño músculo estilofaríngeo (figura 6.19). El NC IX emerge del bulbo raquídeo, así como la mayoría de las raicillas rostrales entre la oliva y el pedúnculo cerebeloso inferior (*véase* la figura 6.8).

10. **NC X (vago):** vago proviene del latín "errante", y es justo como es este nervio. Tiene un **componente motor parasimpático** o **EVG** a las vísceras del cuello, tórax y abdomen, que se origina en el núcleo motor dorsal del vago, el principal núcleo parasimpático en el tallo cerebral. El nervio vago es el nervio parasimpático primordial en el organismo. También es el nervio aferente visceral **(AVG)** más grande del cuerpo, ya que recibe información de las vísceras del cuello, tórax y abdomen, y estas fibras emiten proyecciones al núcleo solitario. También tiene un pequeño componente **AVE, gusto**, que transmite información sensitiva especial de las papilas gustativas de la epiglotis al núcleo solitario (*véanse* las figuras 6.10 y 6.11; tabla 6.1). La información **ASG** proviene de las meninges posteriores, la piel detrás y

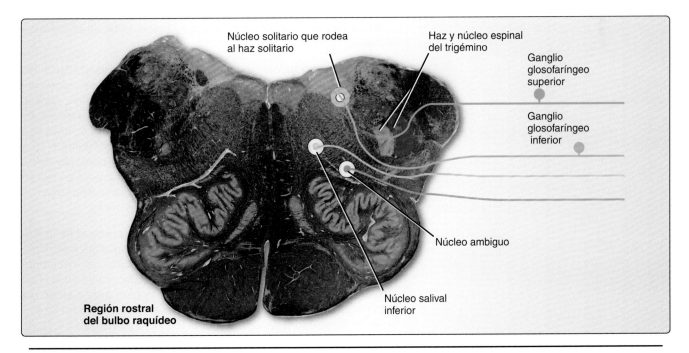

Figura 6.19
Sección transversal a través de la región rostral del bulbo raquídeo que muestra los núcleos relacionados con el nervio craneal IX.

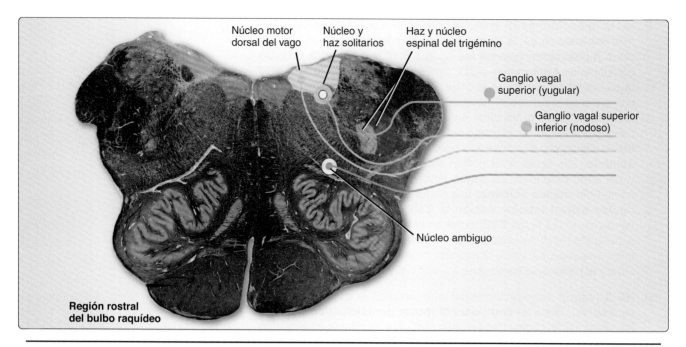

Figura 6.20
Sección transversal a través de la región rostral del bulbo raquídeo que muestra los núcleos relacionados con el nervio craneal X.

dentro de la oreja (un componente menor), faringe y laringe. Estas fibras emiten proyecciones al núcleo y haz espinal del trigémino. Las fibras **EVE** surgen del **núcleo ambiguo** en el bulbo raquídeo y son motoras para los músculos del paladar, faringe, laringe y lengua —todas estructuras derivadas de los arcos faríngeos (figura 6.20)—. También hay un componente EVG del núcleo ambiguo al músculo cardiaco.

11. **NC XI (accesorio):** este nervio porta fibras motoras **(EVE)** a los músculos esternocleidomastoideo y trapecio. Los axones surgen del **núcleo espinal accesorio** en los segmentos de la médula espinal cervical C1 a C5/C6. Las raicillas convergen y ascienden a través del foramen magno del cráneo para unirse con los NC IX y X, donde salen del cráneo a través del foramen yugular (*véanse* las figuras 6.10 y 6.12; tabla 6.1). Respecto a la clasificación de estas fibras, hay cierta controversia (si son EVE o ESG). La evidencia más reciente señala su desarrollo de la columna celular EVE. No hay consecuencias clínicas ni funcionales del modo en que se clasifican estas fibras.

12. **NC XII (hipogloso):** el NC XII es el nervio motor principal de la lengua. Porta fibras **ESG** para todos los músculos intrínsecos y extrínsecos, excepto uno, de la lengua. Las neuronas motoras se encuentran en el núcleo hipogloso en la región caudal del bulbo, cerca de la línea media. Las raicillas del nervio emergen de la cara anterolateral del bulbo raquídeo, entre la pirámide y la oliva, y convergen para formar el nervio hipogloso (*véanse* las figuras 6.8, 6.10 y 6.12; tabla 6.1).

IV. PANORAMA DEL RIEGO SANGUÍNEO DEL TALLO CEREBRAL

El SNC requiere un suministro rico y constante de oxígeno y nutrientes. Debido a que la glucosa, la fuente principal de energía para el cerebro, y el oxígeno no se almacenan en cantidades significativas, la disrupción del riego sanguíneo al cerebro y tallo cerebral, incluso durante unos cuantos minutos, puede causar una lesión seria y con frecuencia irreversible. El conocimiento preciso y la comprensión del riego sanguíneo normal del SNC son críticos para apreciar los estados patológicos o anormales y el sitio de lesiones por eventos vasculares cerebrales, para que pueda brindarse un tratamiento apropiado y oportuno.

A. Sistemas arteriales del SNC

El riego sanguíneo del SNC proviene de dos sistemas arteriales: el sistema anterior (carótida interna), que se origina de las arterias carótidas internas, y el sistema posterior (vertebral–basilar), que proviene de las arterias vertebrales (figura 6.21). El polígono de Willis interconecta el sistema anterior con el posterior. El sistema anterior, que irriga la mayor parte de los hemisferios cerebrales, y el polígono de Willis se estudian en el capítulo 13, "Corteza cerebral." Aquí se explicará el sistema posterior, que irriga al tallo cerebral.

B. El sistema vertebrobasilar

El sistema vertebrobasilar (o vertebral–basilar) puede estudiarse en la superficie anterior del tallo cerebral. Para explicar el riego sanguíneo, el tallo cerebral en sección transversal se divide en tres áreas: paramediana, lateral y posterior o posterolateral (figura 6.22).

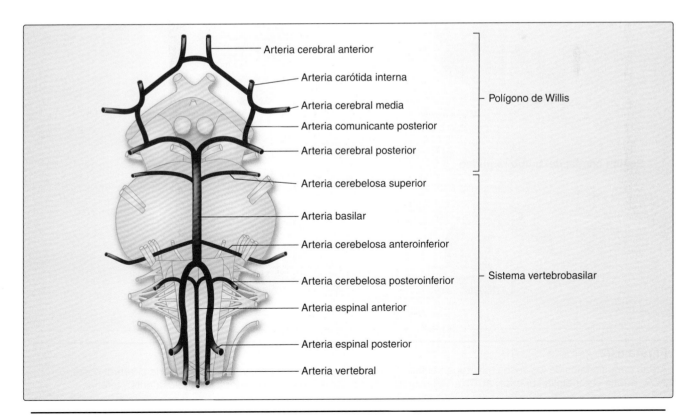

Figura 6.21
Panorama de los vasos que irrigan el tallo cerebral en la superficie anterior.

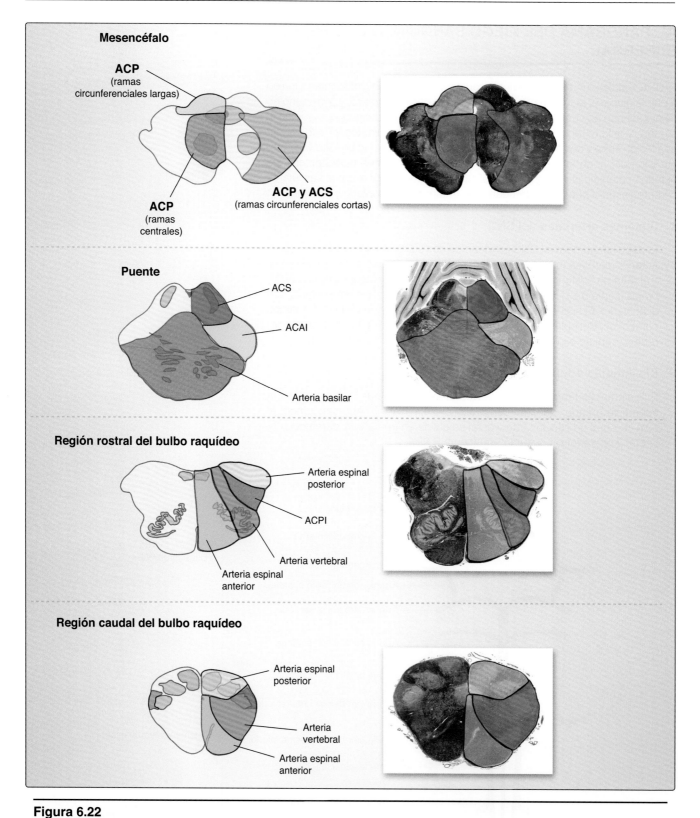

Figura 6.22

Áreas perfusionales de los vasos que irrigan el tallo cerebral en una sección transversal. ACP, arteria cerebral posterior; ACS, arteria cerebelosa superior; ACPI, arteria cerebelosa posteroinferior; ACAI, arteria cerebelosa anteroinferior.

1. **Arterias vertebrales:** las dos **arterias vertebrales** son la primera ramificación de las arterias subclavias. Las arterias vertebrales entran a los forámenes en las apófisis transversas de las vértebras cervicales cerca de C6. Luego continúan su ascenso a través de las vértebras cervicales y perforan la dura al entrar al foramen magno. Cerca de la unión entre el bulbo raquídeo y el puente, las dos arterias vertebrales se unen para formar una sola arteria basilar. Las arterias vertebrales dan origen a las **arterias espinales posteriores**, la **arteria espinal anterior** y las **arterias cerebelosas posteroinferiores (ACPI)**.

2. **Arterias espinales posteriores:** las dos arterias espinales posteriores corren en dirección caudal a lo largo de la cara posterolateral de la médula espinal e irrigan el tercio posterior de cada mitad de esta última. Además, las arterias espinales posteriores irrigan las columnas posteriores en la región caudal del bulbo (*véanse* las figuras 6.21 y 6.22).

3. **Arteria espinal anterior:** cada arteria vertebral da una pequeña rama anterior. Las dos ramas luego se unen para formar una sola arteria espinal anterior, que desciende a lo largo de la línea media anterior de la médula espinal e irriga los dos tercios anteriores de esta última. Además, la arteria espinal anterior irriga el área paramediana del bulbo raquídeo (*véanse* las figuras 6.21 y 6.22).

4. **Arterias cerebelosas posteroinferiores:** las ACPI son las ramas más grandes de las arterias vertebrales. Es típico que surjan proximales al origen de la arteria basilar e irriguen la mayor parte de la superficie posteroinferior de los hemisferios cerebelosos. Es importante señalar que las ACPI rodean al bulbo raquídeo en su camino al cerebelo, dan varias ramas que irrigan el área posterolateral del bulbo raquídeo. Las arterias vertebrales por sí mismas irrigan el área paramediana de la región caudal del bulbo, junto con la arteria espinal anterior, y las caras tanto paramediana como lateral de la región rostral del bulbo (*véanse* las figuras 6.21 y 6.22).

5. **Arteria basilar:** la arteria **basilar** asciende a lo largo de la línea media del puente y, al nivel de la región caudal del mesencéfalo, se bifurca para formar las dos **arterias cerebrales posteriores**.

   La **arteria basilar** y sus ramas irrigan el puente por completo. Las ramas paramedianas irrigan el área paramediana, mientras las ramas circunferenciales cortas y largas irrigan las áreas lateral y posterolateral. La arteria basilar también origina las arterias cerebelosas anteroinferiores (ACAI) y las arterias cerebelosas superiores (*véanse* las figuras 6.21 y 6.22).

6. **Aterias cerebelosas anteroinferiores:** las **ACAI** surgen cerca del inicio de la arteria basilar e irrigan las áreas más anteriores de la superficie inferior de los hemisferios cerebelosos. Además, en su camino al cerebelo, irrigan los pedúnculos cererbelosos medios, así como una pequeña parte posterior del tegmento pontino (*véanse* las figuras 6.21 y 6.22).

7. **Arterias cerebelosas superiores**: las arterias cerebelosas superiores surgen de la arteria basilar justo antes de que se bifurque para formar las arterias cerebrales posteriores. También rodean el tallo cerebral, irrigan las superficies superiores del cerebelo y la región rostral del puente (pedúnculos cerebelosos superiores). Asimismo,

pueden brindar cierta irrigación al techo (colículos inferiores) de la región caudal del mesencéfalo (*véanse* las figuras 6.21 y 6.22).

8. **Arterias cerebrales posteriores:** las **arterias cerebrales posteriores** rodean la región caudal del mesencéfalo para irrigar las superficies medial e inferior de los lóbulos temporales y occipitales de los hemisferios cerebrales. En su trayecto alrededor del tallo cerebral, estas arterias irrigan el mesencéfalo completo (las áreas paramediana, lateral y posterolateral) (*véanse* las figuras 6.21 y 6.22).

V. EXPLORACIÓN DE LOS NERVIOS CRANEALES

Una exploración neurológica incluye una evaluación de los nervios craneales. Cualquier anomalía encontrada en la valoración de tamizaje justifica una investigación más profunda. Los nervios craneales, su función y reflejos se explicarán con más detalle en los capítulos siguientes.

Se pesenta un resumen de la exploración de nervios craneales (NC) en la tabla 6.2.

A. Nervio craneal I: olfatorio

Se evalúa el sentido del olfato al presentar al paciente aromas no irritantes, como café o vainilla.

B. Nervio craneal II: óptico

Se realiza una prueba de agudeza visual y campos visuales. Además, se evalúa el componente aferente del reflejo luminoso pupilar.

C. Nervios craneales III, IV y VI: oculomotor, troclear y abducens

Estos nervios craneales inervan los músculos extraoculares que mueven el ojo. Una prueba H (*véase* el capítulo 9, "Control de los movimientos oculares", para más detalles) valora la función de los músculos extraoculares y los nervios craneales que los inervan. El componente EVG (parasimpático) del NC III se valora mediante el reflejo luminoso pupilar.

Tabla 6.2. Resumen de la valoración de tamizaje de los nervios craneales

Nervio craneal	Evaluación clínica
I	Olfato
II	Agudeza visual, campos visuales
II, III	Reflejo luminoso pupilar
III, IV, VI	Movimientos extraoculares
V	Sensación facial, movimientos mandibulares
VII	Movimientos faciales
VIII	Audición
IX, X	Deglución, elevación del paladar, reflejo nauseoso
V, VII, X, XII	Voz y habla
XI	Movimientos cervicales y de los hombros
XII	Simetría y posición de la lengua

Datos de Bickley LS. *Bates' guide to physical examination and history taking.* 11th ed. Wolters Kluwer Health: Philadelphia; 2013.

Nervio craneal V: trigémino. El NC V tiene un componente motor y uno sensitivo. El componente motor se examina al evaluar la fuerza de los músculos de la masticación. El componente sensitivo se valora al revisar la sensación de la frente, mejillas y mandíbula; estas pruebas valoran las tres ramas periféricas del nervio trigémino.

D. Nervio craneal VII: facial

En el tamizaje, se examina la inervación de los músculos de la expresión facial. Se evalúa la función motora de la región superior e inferior de la cara, mientras se asegura que se mantenga la simetría. Por ejemplo, se pide al paciente que frunza el ceño, cierre los ojos con fuerza y muestre los dientes o sonría.

E. Nervio craneal VIII: vestibulococlear

En el tamizaje, es típico que solo se evalúe el componente acústico; es raro que se incluya la función vestibular. Se valora la audición al susurrar cerca de cada oído.

F. Nervios craneales IX y X: glosofaríngeo y vago

Estos nervios se valoran juntos al pedir al paciente que degluta. La disfonía sería indicativa de una lesión del NC X —los nervios laríngeos recurrentes inervan las cuerdas vocales—. La asimetría del paladar blando con desviación de la úvula puede indicar una lesión del NC X. El reflejo nauseoso valora los NC IX y X, que son los brazos aferente y eferente del reflejo, respectivamente. Se provoca mediante la estimulación leve de la región posterior de la faringe en cada lado.

G. Nervio craneal XI: accesorio

Se valora la fuerza de los músculos trapecio y esternocleidomastoideo al pedir al paciente que se encoja de hombros y gire la cabeza contra resistencia.

H. Nervio craneal XII: hipogloso

La inspección de la lengua del paciente muestra cualquier atrofia de los músculos intrínsecos de este órgano. Se pide al paciente que protruya la lengua y se busca si esta presenta asimetría y desviación de la línea media.

Resumen del capítulo

- El tallo cerebral es una porción pequeña pero compleja del sistema nervioso central. Contiene haces ascendentes y descendentes a la médula espinal, la corteza y haces que interconectan la corteza y la médula espinal con el cerebelo, núcleos y haces de nervios craneales, sistemas intrínsecos y núcleos de relevo.

- Pueden identificarse tres áreas distintas: el **bulbo raquídeo** (o **médula oblonga**) caudal, el **puente** y el **mesencéfalo** rostrales. El **cerebelo** es parte del puente en desarrollo, pero se considera una entidad separada.

- A la sección transversal, la estructura interna del tallo cerebral puede dividirse en cuatro áreas, de posterior a anterior, estas son el **tectum** o techo sobre el sistema ventricular, el **sistema ventricular** propio, el **tegmento** o centro del tallo cerebral, y la **porción basal** situada más anterior. Mientras que estas cuatro áreas ocurren a través del tallo cerebral,

Resumen del capítulo (continuación)

el bulbo raquídeo, puente y mesencéfalo tienen rasgos superficiales característicos que reflejan estructuras internas importantes. En resumen, los puntos de referencia principales y estructuras internas en cada nivel del tallo cerebral son los siguientes:

○ *Bulbo raquídeo*: la región caudal del bulbo contiene las pirámides en la región anterior (sobre los haces descendentes corticoespinal y corticobulbar) y las columnas posteriores en la región posterior (sobre los fascículos ascendentes gracilis y cuneiforme). La región rostral del bulbo contiene las pirámides en la región anterior, las olivas en la región lateral (sobre el complejo nuclear olivar inferior) y la porción caudal del cuarto ventrículo y los pedúnculos cerebelosos inferiores en la región posterior.

○ *Puente*: la región basal anterior del puente contiene las fibras pontinas transversas y los haces descendentes corticoespinal y corticobulbar. El cuarto ventrículo, los pedúnculos cerebelosos medios y los pedúnculos cerebelosos superiores comprenden la región posterior del puente.

○ *Mesencéfalo*: los pedúnculos cerebrales forman la parte anterior del mesencéfalo. Estos contienen los haces descendentes corticoespinal y corticobulbar. Los colículos superiores e inferiores marcan la superficie posterior del mesencéfalo caudal y rostral, respectivamente, y el acueducto cerebral se encuentra profundo a los colículos, conectando el tercer y cuarto ventrículos.

• Hay **12 pares de nervios craneales** dispuestos en grupos a lo largo del eje longitudinal del tallo cerebral. Los nervios craneales pueden portar **información somática sensitiva y motora**, así como **información visceral motora y sensitiva**. Un tipo adicional de fibras motoras está dirigido a aquellos músculos derivados de los arcos faríngeos durante el desarrollo. Además, los nervios craneales se relacionan con los **sentidos especiales**, como el olfato, la vista, el gusto, la audición y el equilibrio. Aunque tienen componentes motor y sensitivo, los nervios craneales individuales pueden ser sensitivos puros (I, II, VIII), motores puros (III, IV, VI, XI, XII) o "mixtos", con componentes sensitivos y motores (V, VII, IX, X).

• El riego sanguíneo del tallo cerebral proviene del sistema **vertebrobasilar**, que está compuesto por la unión de las dos **arterias vertebrales** para formar la **arteria basilar**. La arteria espinal anterior surge de la unión de ramas de las arterias vertebrales. La arteria basilar asciende y se bifurca en las **arterias cerebrales posteriores** a nivel del mesencéfalo. Tres ramas provenientes de la arteria basilar irrigan la porción posterior del tallo cerebral: las arterias **cerebelosas superiores**, **cerebelosas anteroinferiores** y **cerebelosas posteroinferiores**.

Preguntas de estudio

Elija SOLAMENTE la mejor respuesta.

6.1 Los núcleos del tallo cerebral que reciben información aferente somática general incluyen el:

A. Núcleo facial.
B. Núcleo mesencefálico del nervio craneal V.
C. Núcleo solitario.
D. Núcleo oculomotor.
E. Núcleos vestibulares.

La respuesta correcta es B. El núcleo mesencefálico del V es uno de los tres componentes del núcleo sensitivo trigeminal. Recibe información aferente somática general relacionada con la propiocepción de los músculos de la masticación. El núcleo facial es un núcleo motor que controla los músculos de la expresión facial. El núcleo solitario es un núcleo sensitivo que recibe información aferente visceral especial sobre el gusto e información aferente visceral general de las vísceras de la cabeza, cuello, tórax y abdomen. El núcleo oculomotor es un núcleo motor que controla cuatro músculos extraoculares y el elevador del párpado superior. También tiene un componente parasimpático que es motor para el esfínter de la pupila y los músculos ciliares. Los núcleos vestibulares son núcleos sensitivos que reciben información aferente sensitiva especial sobre el equilibrio.

6.2 Un paciente se presenta con parálisis del lado izquierdo del cuerpo. La imagen por resonancia magnética muestra un sangrado en el área de la pirámide derecha a nivel caudal del bulbo raquídeo. Es probable que la parálisis sea resultado de una lesión de:

A. Las ramas derechas de la arteria espinal anterior.

B. Las ramas paramedianas derechas de la arteria basilar.

C. Las ramas paramedianas de la arteria cerebral posterior.

D. La arteria cerebelosa posteroinferior derecha.

E. La arteria espinal posterior derecha.

La respuesta correcta es A. La arteria espinal anterior surge como rama de la unión de las arterias vertebrales. Desciende a lo largo de la línea media en la superficie anterior del bulbo raquídeo y la médula espinal, e irriga los dos tercios anteriores de la médula. Además, irriga el área paramediana caudal del bulbo raquídeo, donde se encuentran las pirámides. Las ramas paramediana derechas de la arteria basilar irrigan el área paramediana derecha basal del puente. Las ramas paramedianas de la arteria cerebral posterior derecha irrigan el pedúnculo cerebral derecho. La arteria cerebelosa posteroinferior irriga el área posterolateral rostral derecha del bulbo raquídeo. La arteria espinal posterior derecha irriga las áreas posterolaterales caudales derechas del bulbo raquídeo.

6.3 ¿Cuál enunciado sobre el nervio oculomotor es correcto?

A. Sale del tallo cerebral en la región rostral del puente.

B. Tiene un componente somático motor y uno parasimpático.

C. Sus cuerpos celulares están en la parte lateral del mesencéfalo.

D. Inerva el músculo oblicuo superior del ojo.

E. Su riego sanguíneo proviene de ramas de la arteria basilar.

La respuesta correcta es B. El nervio oculomotor tiene un componente motor somático y uno parasimpático. Sale de la superficie anterior del mesencéfalo en la fosa interpeduncular. Su núcleo está en la línea media de la región rostral del mesencéfalo (los núcleos motores son mediales al surco limitante, mientras los sensitivos son laterales al mismo). Inerva cuatro músculos extraoculares y el elevador del párpado superior. También tiene un componente parasimpático que media la constricción pupilar y la acomodación. El nervio craneal IV, el nervio troclear, inerva el músculo oblicuo superior. El riego sanguíneo de los núcleos del NC III proviene de las ramas circunferenciales largas de la arteria cerebral posterior.

6.4 Una característica anatómica definitoria de la región rostral del bulbo raquídeo es:

A. El acueducto cerebral.

B. La decusación de las pirámides.

C. El pedúnculo cerebeloso medio.

D. La oliva.

E. Los haces de la columna posterior.

La respuesta correcta es D. La oliva es una característica de la superficie rostral lateral del bulbo raquídeo; cubre el complejo nuclear olivar inferior. El acueducto cerebral está en el mesencéfalo y conecta el tercer y cuarto ventrículos. La decusación de las pirámides ocurre a nivel caudal del bulbo raquídeo y es visible en la superficie anterior, donde el bulbo se fusiona con la médula espinal. Los pedúnculos cerebelosos medios surgen de la superficie lateral de la región basal del puente a nivel medio del puente. Los haces de la columna posterior (fascículo gracilis, fascículo cuneiforme) ascienden en la cara posterior de la médula espinal y el bulbo, y hacen sinapsis en el núcleo gracilis y el cuneiforme, respectivamente, en la región caudal del bulbo raquídeo.

6.5 Una característica anatómica definitoria de la región caudal del mesencéfalo es:

A. El núcleo sensitivo principal del nervio craneal V.

B. El colículo inferior.

C. El pedúnculo cerebeloso superior.

D. El colículo superior.

E. La arteria vertebral.

La respuesta correcta es B. Los dos colículos inferiores forman el tectum o techo de la región caudal del mesencéfalo, mientras los colículos superiores forman el tectum, o techo, de la región rostral del mesencéfalo. El núcleo sensitivo principal del nervio craneal V está en el puente, en el área lateral del tegmento. Los dos pedúnculos cerebelosos superiores surgen de la región rostral del puente y forman parte del techo sobre el cuarto ventrículo. Las arterias vertebrales irrigan el bulbo raquídeo.

7 Haces sensitivos ascendentes

I. PANORAMA

Este capítulo se trata en detalle de los tres sistemas o haces ascendentes principales: el sistema lemnisco medial columnar posterior (tacto discriminativo, vibración, presión, propiocepción), el sistema anterolateral (dolor, temperatura, tacto no discriminativo) y los haces espinocerebelosos (principalmente información propioceptiva al cerebelo).

La información sensitiva se detecta por receptores específicos que son sensibles a los estímulos originados dentro y fuera del cuerpo. Los **exteroceptores** perciben estímulos del mundo exterior y responden al dolor, temperatura, tacto, vibración y presión. Los **propioceptores** perciben estímulos dentro del organismo (p. ej., músculos, tendones, articulaciones), envían señales de alerta sobre la posición corporal y el movimiento en el espacio, y hacen posible planear el movimiento según estos datos. Los **interoceptores** vigilan los eventos dentro del cuerpo (p. ej., vísceras, intestino y otros órganos internos) y permiten percibir el funcionamiento interno corporal. En la figura 7.1 se presenta un panorama del flujo de información sensitiva de la periferia a la médula espinal.

Toda la información sensitiva debe transmitirse al sistema nervioso central por medio de haces ascendentes a través de la médula espinal y el tallo cerebral. Parte de ella se dirige a los centros del tallo cerebral, otra va al cerebelo para la planeación y refinamiento del movimiento y otra porción viaja a la corteza, que media la conciencia de los estímulos.

Los cuerpos celulares de las neuronas sensitivas se encuentran en los **ganglios espinales** a lo largo de la médula espinal o, para la cabeza y el cuello, los ganglios sensitivos relacionados con sus nervios craneales respectivos. Desde la periferia, la información sensitiva entra a la médula espinal a través de la **raíz posterior** o al tallo cerebral para hacer sinapsis en los núcleos sensitivos adecuados (*véase* el capítulo 6, "Panorama y organización del tallo cerebral").

La información sensitiva puede ser consciente y hacer que los individuos se den cuenta de la sensación, o bien, ser inconsciente y servir para ajustar el movimiento o función del organismo (figura 7.2).

Está organizada según su modalidad, y diferentes modalidades viajarán en diferentes haces.

Una modalidad está dedicada a la detección de **estímulos mecánicos** y se relaciona con información sobre **tacto discriminativo**, **presión**, **vibración** y **propiocepción**. Estos datos viajan a través del **sistema lemnisco medial**

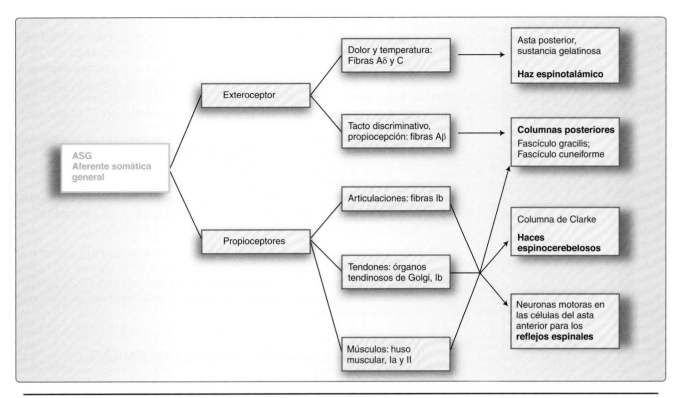

Figura 7.1
Flujo de información sensitiva de los receptores periféricos a la médula espinal.

columnar posterior. Una segunda modalidad está dedicada a la detección de **estímulos nociceptivos** (mecánicos, químicos y térmicos) y se relaciona con **dolor** y **temperatura**. Esta información viaja en el **sistema anterolateral**. Una tercera modalidad (en cierto modo, una "submodalidad") se refiere a la comunicación sobre **propiocepción**, transmitida al cerebelo.

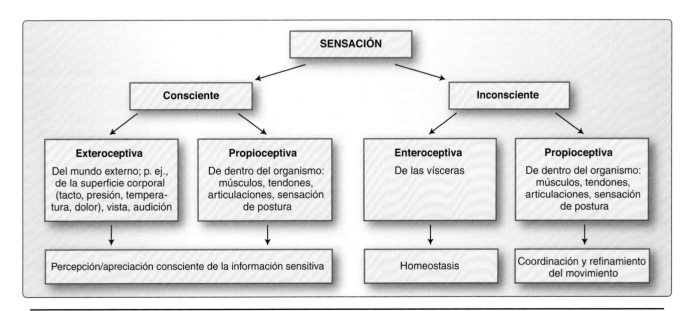

Figura 7.2
Panorama de las modalidades sensitivas conscientes e inconscientes.

La información que se dirige al cerebelo puede considerarse una "copia" de la propioceptiva que se envía a la corteza. El cerebelo la necesita para refinar los movimientos y predecir las consecuencias sensitivas del movimiento. Las fibras que se dirigen al cerebelo viajan en los **haces espinocerebelosos**. El cerebelo también recibe información de núcleos específicos del tallo cerebral y la corteza. Estos haces son específicos para el funcionamiento del cerebelo y se describen a detalle en el capítulo 17, "Cerebelo."

Además de estas tres modalidades principales, hay un haz de fibras largas en la línea media, el **fascículo longitudinal medial**, que abarca el tallo cerebral por completo y transmite información ascendente y descendente. Las fibras contenidas en este haz incluyen aquellas implicadas en la coordinación de los **movimientos oculares** (*véase* el capítulo 9, "Control de los movimientos oculares") y en la función **vestibular** (*véase* el capítulo 11, "Audición y equilibrio").

Toda la información sensitiva, con excepción del olfato, cruza la línea media en algún punto a lo largo de su trayecto y termina en la corteza del hemisferio cerebral contralateral. Comprender el trayecto de estas vías ayuda a entender las lesiones de la médula espinal y el tallo cerebral, así como sus manifestaciones clínicas.

II. SISTEMA LEMNISCO MEDIAL COLUMNAR POSTERIOR

El sistema lemnisco medial columnar posterior transmite información **aferente somática general** (sensitiva general) sobre **tacto discriminativo**, **presión**, **vibración** y **propiocepción**. Esta vía permite una gran velocidad de conducción a través de fibras de gran diámetro y conducción rápida (Aβ) y una cantidad limitada de relevos sinápticos. Un grado importante de resolución y una transmisión eficiente de datos se logran a través de mecanismos adicionales explicados más adelante en este capítulo. La información sensitiva que viaja en esta vía alcanza la corteza y provoca conciencia o percepción de dicha información, con rapidez y gran resolución.

A. Anatomía general

Las proyecciones periféricas de las fibras aferentes primarias se relacionan con los diversos tipos de receptores periféricos sensitivos (*véase* el capítulo 3, "Panorama del sistema nervioso periférico"). Los cuerpos celulares de estas **neuronas seudounipolares** se encuentran en los **ganglios espinales** de los nervios espinales relacionados a lo largo de la médula espinal. La señal de la periferia viaja a lo largo del **axón dendrítico**, evita el cuerpo celular en el ganglio y continúa a lo largo de la prolongación central (o axón) al **asta posterior** de la médula espinal.

En la médula espinal, las colaterales axonales hacen sinapsis con las neuronas motoras en el asta anterior para formar los **arcos reflejos medulares** (*véase* el capítulo 5, "Médula espinal"). Aunque algunas colaterales hacen sinapsis en el asta posterior, permitiendo así el procesamiento adicional de la información, la mayoría de las fibras asciende en las **columnas posteriores** (figura 7.3) y no hacen sinapsis sino hasta la región caudal del bulbo. Las columnas posteriores están compuestas por dos fascículos:

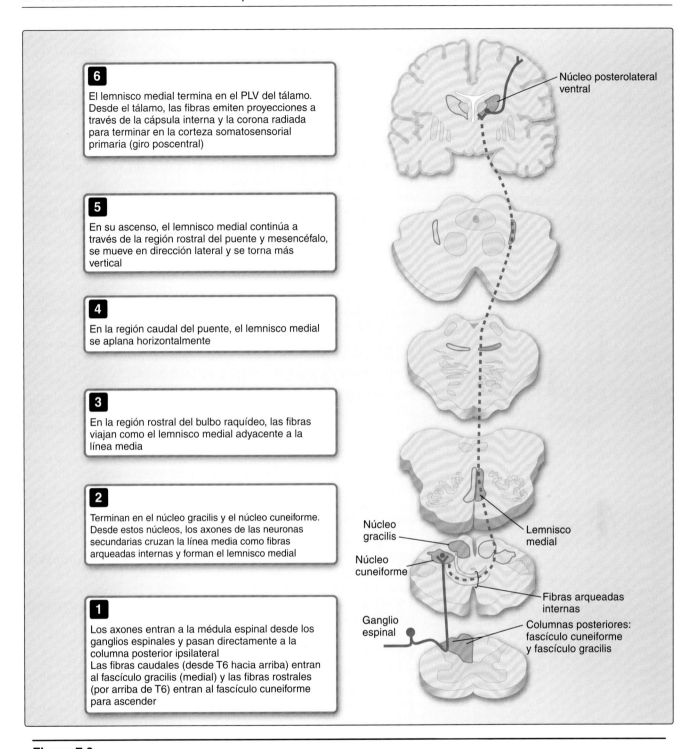

6

El lemnisco medial termina en el PLV del tálamo. Desde el tálamo, las fibras emiten proyecciones a través de la cápsula interna y la corona radiada para terminar en la corteza somatosensorial primaria (giro poscentral)

5

En su ascenso, el lemnisco medial continúa a través de la región rostral del puente y mesencéfalo, se mueve en dirección lateral y se torna más vertical

4

En la región caudal del puente, el lemnisco medial se aplana horizontalmente

3

En la región rostral del bulbo raquídeo, las fibras viajan como el lemnisco medial adyacente a la línea media

2

Terminan en el núcleo gracilis y el núcleo cuneiforme. Desde estos núcleos, los axones de las neuronas secundarias cruzan la línea media como fibras arqueadas internas y forman el lemnisco medial

1

Los axones entran a la médula espinal desde los ganglios espinales y pasan directamente a la columna posterior ipsilateral
Las fibras caudales (desde T6 hacia arriba) entran al fascículo gracilis (medial) y las fibras rostrales (por arriba de T6) entran al fascículo cuneiforme para ascender

Núcleo posterolateral ventral

Núcleo gracilis

Núcleo cuneiforme

Ganglio espinal

Lemnisco medial

Fibras arqueadas internas

Columnas posteriores: fascículo cuneiforme y fascículo gracilis

Figura 7.3

Diagrama longitudinal del sistema lemnisco medial columnar posterior, que transmite tacto discriminativo, vibración, presión y propiocepción consciente a la corteza somatosensorial primaria.

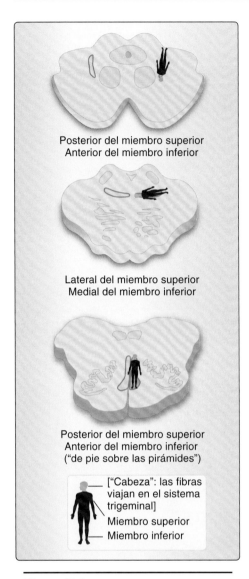

Posterior del miembro superior
Anterior del miembro inferior

Lateral del miembro superior
Medial del miembro inferior

Posterior del miembro superior
Anterior del miembro inferior
("de pie sobre las pirámides")

["Cabeza": las fibras
viajan en el sistema
trigeminal]

Miembro superior
Miembro inferior

Figura 7.4
Distribución somatotópica de las fibras
en el sistema lemnisco medial columnar
posterior a través del tallo cerebral.

el **gracilis,** que porta datos del miembro inferior y el tronco (desde T6 hacia arriba), y el **cuneiforme,** que transmite información del tronco y el miembro superior (por arriba de T6).

Esta **organización somatotópica** continúa como las fibras que alcanzan el bulbo raquídeo, donde hacen sinapsis con sus neuronas de segundo orden respectivas en el núcleo gracilis y el núcleo cuneiforme. Los axones de estas neuronas de segundo orden cruzan la línea media como las fibras arqueadas internas y ascienden en haces como el **lemnisco medial** al **núcleo posterolateral ventral (PLV)** contralateral del tálamo. La información de la mitad inferior del cuerpo viaja en la porción anterior del lemnisco medial y la correspondiente a la mitad superior del cuerpo lo hace en la porción posterior del lemnisco medial (puede pensarse en una "persona sin cabeza de pie sobre las pirámides" [Nota: la información de la cabeza viaja en el haz trigeminotalámico cercano; *véase* el capítulo 10, "Inervación sensitiva y motora de cabeza y cuello"]).

Los núcleos de la columna posterior son más que solo un conjunto de núcleos de relevo de donde las fibras cruzan al lado contralateral. Su información cortical es crítica para optimizar los datos recibidos. Al facilitar selectivamente información de canales comunes, hay un grado significativo de procesamiento, y la "reducción de ruido" provoca la transferencia eficiente y dirigida, crítica para la discriminación fina.

El **lemnisco medial** rota en dirección lateral en su trayecto rostral a través del tallo cerebral. Esto provoca que las fibras que portan información de los miembros superiores ocupe una posición más medial y aquellas que llevan la correspondiente a los miembros inferiores asuman una posición más lateral (es decir, las personas "sin cabeza" caen y termina "cuello con cuello"). En el mesencéfalo, el lemnisco medial se mueve en dirección lateral: la información del miembro inferior ahora es más posterior y la del miembro superior ahora es más anterior (las personas "sin cabeza" ahora están "al revés") (figura 7.4).

Por último, el lemnisco medial alcanza el PLV en el tálamo. Ahí, las fibras de las neuronas de segundo orden hacen sinapsis con las **neuronas de tercer orden**. Estas neuronas de tercer orden relevan la información a través del brazo posterior de la **cápsula interna** y la **corona radiada** a la **corteza somatosensorial primaria**, que permite la percepción consciente de la información sensitiva.

B. Lesiones

Es interesante señalar que las lesiones de las columnas posteriores no tienen el efecto devastador que se esperaría. Mientras que hay cierta pérdida de la propiocepción y la pérdida para distinguir los aspectos más finos de los estímulos táctiles, solo hay un pequeño efecto en el desempeño de tareas que requieren procesamiento de la información táctil. Esto puede explicarse, al menos en parte, mediante una redundancia aparente en el sistema: un pequeño porcentaje de fibras que codifican para el tacto discriminativo viaja con el sistema anterolateral, que contiene principalmente fibras que transmiten dolor y temperatura.

III. SISTEMA ANTEROLATERAL

El sistema anterolateral comprende un conjunto de fibras que codifican **dolor** y **temperatura**, así como **tacto no discriminativo**. Estas fibras pueden dividirse en varios haces. La mayoría de las fibras viaja hacia el tálamo (**haz espinotalámico**) y tiene un papel importante al mediar la percepción consciente o conciencia sobre el dolor y la temperatura. La explicación presente se enfocará en el haz espinotalámico. Otros haces pequeños están implicados en la modulación de estas sensaciones y terminan en varios objetivos en el tallo cerebral y el diencéfalo. Estos objetivos incluyen el mesencéfalo (espinomesencefálico), la formación reticular (espinorreticular), los núcleos del tallo cerebral (espinobulbar) y el hipotálamo (espinohipotalámico). En conjunto, estos haces modulan el dolor e inician respuestas a la sensación dolorosa. La función de estos haces adicionales se explica con más detalle en el capítulo 22, "Dolor". *Véase* la figura 7.5 para un panorama de los haces del sistema anterolateral y sus objetivos.

Todas las fibras nerviosas que provienen de la periferia son fibras de conducción lenta: ya sean **fibras Aδ ligeramente mielinizadas** o **fibras C no mielinizadas**. Todas estas fibras tienen **terminaciones nerviosas libres** en la periferia y no tienen organelos transductores sensitivos especializados relacionados con ellas, como lo hacen las fibras del sistema lemnisco medial columnar posterior.

A. Receptores y fibras mecanosensibles Aδ

El **dolor** y la **temperatura** se perciben por los **receptores mecanosensibles Aδ** y se transmiten por las **fibras Aδ**. Los **termorreceptores Aδ** pueden dividirse en aquellos **activados por calor** (a 35–45 °C) y aquellos **activados por frío** (a 17–35 °C). Las fibras Aδ que codifican dolor, lo hacen principalmente con dolor primario agudo, bien localizado ("pinchazo") que se conduce con rapidez relativa a 20 m/s. El **tacto no discriminativo** también se produce por la estimulación de las

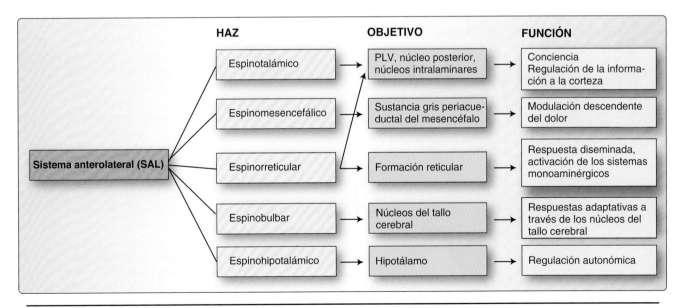

Figura 7.5

Panorama del sistema anterolateral con sus haces y objetivos. PLV, núcleo posterolateral ventral.

fibras mecanosensibles A𝛿. Cualquier estímulo mecánico intenso que no provoca daño de los tejidos activará estas fibras.

B. Fibras C

Las **fibras C** son **polimodales**, tienen numerosas funciones y una conducción más lenta, de 2 m/s. Son los **quimionociceptores** que se activan por las sustancias liberadas durante el daño de los tejidos (bradicinina, histamina, cambios en el pH) y son responsables de la sensación de dolor sordo mal localizado. Las fibras C selectivas para histamina son responsables de la sensación de **prurito** y las fibras C en los músculos transmiten la sensación de ardor en los músculos que ocurre con el ejercicio extremo. Las fibras C también son sensibles a la **estimulación térmica** y **mecánica**, similar a las fibras A𝛿. Debido a su velocidad de conducción más lenta, el dolor que se percibe es sordo y mal localizado (con frecuencia denominado **dolor secundario**) (figura 7.6).

C. Anatomía general

Los cuerpos celulares neuronales de todas las fibras sensibles a dolor y temperatura se encuentran en los ganglios espinales. Las proyecciones centrales entran a la médula espinal a través del **asta posterior** y ascienden o descienden unos cuantos niveles medulares en el **haz de Lissauer** antes de entrar a la sustancia gris. Hacen sinapsis principalmente en las láminas superficiales (I y II) y en el núcleo propio (láminas III y IV). Las células del núcleo propio extienden proyecciones

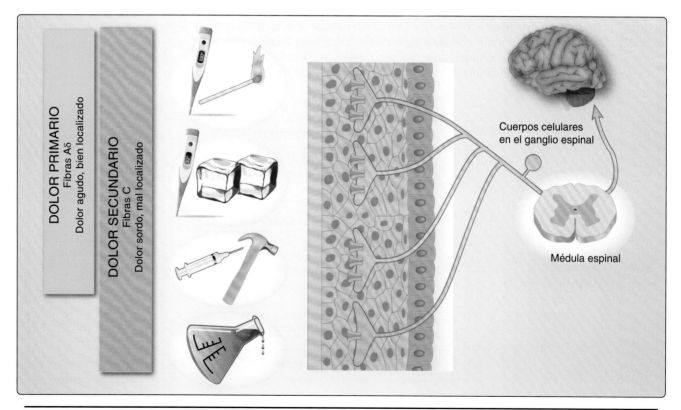

Figura 7.6
Panorama de las fibras nociceptivas.

hacia la sustancia gelatinosa (lámina II). En esta ocurre gran parte de la modulación del dolor, antes de que la información viaje a los centros corticales superiores. Esto se explica con mayor detalle en el capítulo 22, "Dolor", dedicado por completo a ese tema. Las fibras que surgen de los núcleos del asta posterior (láminas I, III y IV) cruzan la línea media dentro de la médula espinal en la **comisura blanca anterior** y ascienden como el **sistema anterolateral**. En la región rostral del bulbo, el sistema anterolateral se encuentra entre el núcleo olivar inferior y el del haz espinal del trigémino. En el puente y mesencéfalo, el sistema anterolateral es lateral al lemnisco medial (figura 7.7). Las fibras en el sistema anterolateral tienen una distribución **somatotópica**, con las fibras que portan información del miembro inferior localizadas más lateralmente y aquellas que llevan la correspondiente al miembro superior en dirección más medial. El sistema anterolateral se vuelve más pequeño a medida que asciende a través del tallo cerebral, ya que da fibras que terminan en las estructuras del tallo cerebral que son críticas para la modulación del dolor (*véase* el capítulo 22, "Dolor"). El haz espinotalámico del sistema anterolateral termina en el PLV. Desde el tálamo, las fibras emiten proyecciones a través del brazo posterior de la **cápsula interna** y la **corona radiada** a la **corteza somatosensorial primaria**.

D. Lesiones

Debido a que las fibras que transmiten dolor y temperatura viajan arriba o abajo unos cuantos niveles antes de hacer sinapsis en el asta posterior y cruzar la línea media dentro de la médula espinal, una lesión del haz espinotalámico causa pérdida de la sensación de dolor y temperatura en el lado del cuerpo **contralateral** a la lesión, e inicia unos cuantos niveles por debajo o arriba del nivel de la lesión (figura 7.8).

Aplicación clínica 7.1 Síndrome de Brown-Séquard

La hemisección de la médula espinal debida a una lesión traumática provoca un patrón característico de síntomas conocido como síndrome de Brown-Séquard (*véase* la figura 7.8). El paciente presenta pérdida del tacto discriminativo, vibración y propiocepción en el lado *ipsilateral* a la lesión de la médula espinal. Esto se debe a la disrupción de las columnas posteriores, que no han cruzado la médula espinal. Además, hay pérdida de la sensación de dolor y temperatura en el lado *contralateral* a la lesión, debido a la disrupción de las fibras del haz espinotalámico. Las fibras del sistema anterolateral cruzan al lado contralateral en la médula espinal.

La transección de las fibras del haz corticoespinal también provoca hemiparesia en el lado ipsilateral a la lesión. Las fibras del haz corticoespinal surgen del hemisferio cerebral contralateral, cruzan en el bulbo raquídeo y en la médula espinal, viajan ipsilaterales a las neuronas motoras que inervan (*véanse* el capítulo 5, recuadro 5.2, y el capítulo 8, "Haces motores descendentes").

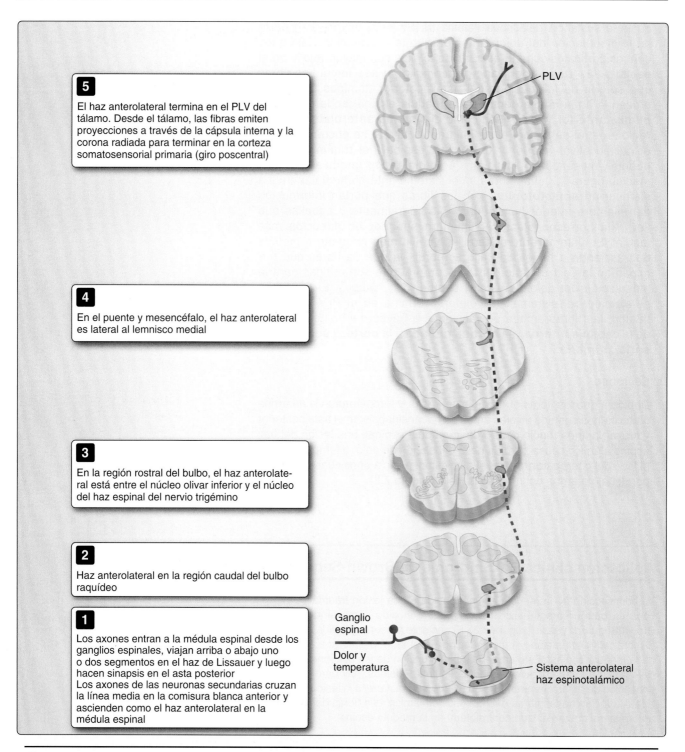

5

El haz anterolateral termina en el PLV del tálamo. Desde el tálamo, las fibras emiten proyecciones a través de la cápsula interna y la corona radiada para terminar en la corteza somatosensorial primaria (giro poscentral)

4

En el puente y mesencéfalo, el haz anterolateral es lateral al lemnisco medial

3

En la región rostral del bulbo, el haz anterolateral está entre el núcleo olivar inferior y el núcleo del haz espinal del nervio trigémino

2

Haz anterolateral en la región caudal del bulbo raquídeo

1

Los axones entran a la médula espinal desde los ganglios espinales, viajan arriba o abajo uno o dos segmentos en el haz de Lissauer y luego hacen sinapsis en el asta posterior
Los axones de las neuronas secundarias cruzan la línea media en la comisura blanca anterior y ascienden como el haz anterolateral en la médula espinal

PLV

Ganglio espinal

Dolor y temperatura

Sistema anterolateral haz espinotalámico

Figura 7.7
Diagrama longitudinal del haz espinotalámico, que porta dolor y temperatura, así como el tacto no discriminativo a la corteza somatosensorial primaria. PLV, núcleo posterolateral ventral.

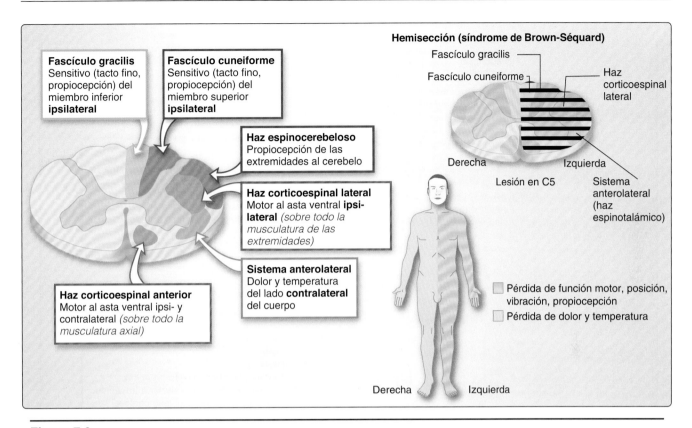

Figura 7.8
Pérdida sensitiva en el síndrome de Brown-Séquard.

IV. HACES ESPINOCEREBELOSOS

Los haces espinocerebelosos relevan la comunicación sobre la posición de las extremidades y el movimiento al cerebelo. Para realizar esto con eficacia, la información **propioceptiva** de los músculos, tendones y articulaciones, así como la información **exteroceptiva** de los receptores cutáneos se integra para permitir una imagen completa del cuerpo en movimiento. El movimiento del cuerpo se percibe no solo a través de los propioceptores, sino también del movimiento de la piel que los cubre, por lo cual estos datos necesitan viajar al cerebelo.

Hay varias rutas distintas al cerebelo. Las principales son el **haz espinocerebeloso posterior**, que porta información del miembro inferior, y el **haz cuneocerebeloso**, que es el equivalente del **haz espinocerebeloso posterior** para el miembro superior. Otras dos rutas tienen un papel más pequeño en el control del movimiento: el **haz espinocerebeloso anterior** integra información propioceptiva del miembro inferior con función descendente, y el **haz espinocerebeloso rostral** integra la que corresponde al miembro superior con función descendente.

Juntos, estos cuatro haces transmiten una imagen completa del cuerpo en movimiento al cerebelo, donde dicha información se utiliza para afinar y ajustar el movimiento, así como facilitar el aprendizaje motor.

A. Haz espinocerebeloso posterior

El haz espinocerebeloso posterior (figura 7.9) transmite información propioceptiva y táctil del miembro inferior. Las fibras tipo Ia y II de los husos musculares, las fibras Ib de los órganos tendinosos de Golgi y los receptores

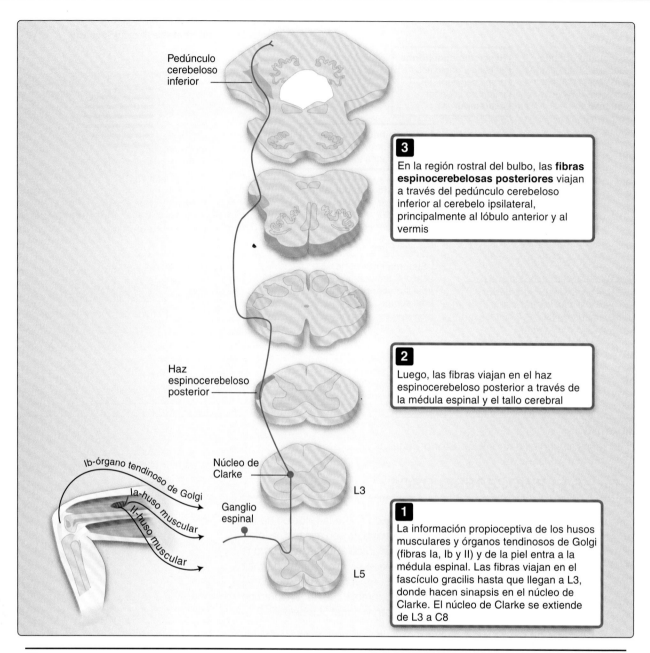

Figura 7.9
Diagrama longitudinal del haz espinocerebeloso posterior, que porta propiocepción inconsciente al cerebelo.

articulares (todos propioceptores), así como las fibras tipo II y III de los receptores cutáneos (exteroceptores) entran a la médula espinal en sus niveles respectivos a través de la raíz posterior para hacer sinapsis en el núcleo de Clarke, que se extiende de C8 a L3.

1. **Núcleo de Clarke:** las fibras de los niveles inferiores a L3 viajan en el fascículo gracilis a L3, donde hacen sinapsis en el núcleo de Clarke. Desde el núcleo de Clarke, las fibras viajan en el haz espinocerebeloso posterior ipsilateral al tallo cerebral, donde entran al cerebelo a través del pedúnculo cerebeloso inferior y emiten proyecciones principalmente al lóbulo anterior ipsilateral del cerebelo con proyecciones al vermis y paravermis del lóbulo posterior ipsilateral. *Véanse* los capítulos 5, "Médula espinal", y 17, "Cerebelo", para más detalles.

2. **Posición y movimiento de los miembros inferiores:** la información acumulada se transmite en el haz espinocerebeloso posterior y, en particular, la procesada en el núcleo de Clarke proporciona retroalimentación al cerebelo e información sobre la **posición** y el **movimiento** de los miembros inferiores. Las neuronas en el núcleo de Clarke tienen conectividad expandida y, por ello, pueden integrar datos sobre la extremidad completa. Juntas, la información sobre la longitud, fuerza y propiocepción musculares se procesa y compara con los puntos de referencia de un "estado estacionario" o un valor "en movimiento". Esta se integra con la información de los exteroceptores en la piel, lo que se convierte en un conjunto de datos sensitivos completos sobre el movimiento del miembro inferior en un entorno particular. De manera sorprendente, estudios recientes han demostrado que la información descendente del *haz corticoespinal* también modula la propioceptiva entrante a través de los circuitos espinales. La integración de los datos sobre la extremidad completa en el núcleo de Clarke optimiza los que se dirigen al cerebelo al filtrar la información superflua. De este modo, ahora se sabe que una gran parte del procesamiento de la información propioceptiva relacionada con la planeación y evaluación motora que se pensaba ocurría en el cerebelo en realidad se suscita a nivel del núcleo de Clarke.

B. Haz cuneocerebeloso

El **haz cuneocerebeloso** (figura 7.10) tiene funciones análogas a las del espinocerebeloso posterior, pero transmite datos sobre el **miembro superior** al cerebelo. La información **propioceptiva** y **exteroceptiva** entra a la médula espinal a través del asta posterior desde C8 hasta C1.

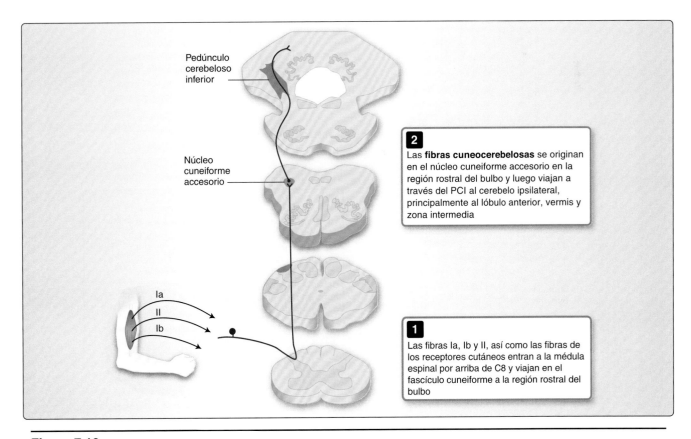

Pedúnculo cerebeloso inferior

Núcleo cuneiforme accesorio

Ia
II
Ib

2 Las **fibras cuneocerebelosas** se originan en el núcleo cuneiforme accesorio en la región rostral del bulbo y luego viajan a través del PCI al cerebelo ipsilateral, principalmente al lóbulo anterior, vermis y zona intermedia

1 Las fibras Ia, Ib y II, así como las fibras de los receptores cutáneos entran a la médula espinal por arriba de C8 y viajan en el fascículo cuneiforme a la región rostral del bulbo

Figura 7.10
Diagrama longitudinal del haz cuneocerebeloso, que porta propiocepción inconsciente al cerebelo. PCI, pedúnculo cerebeloso inferior.

No obstante, a diferencia de las fibras que terminan en el haz espinocerebeloso posterior, no hacen sinapsis en la médula espinal, ya que la columna de Clarke no se extiende a los niveles cervicales. En su lugar, estas fibras viajan con el **fascículo cuneiforme** al bulbo raquídeo, donde hacen sinapsis en el **núcleo cuneiforme accesorio**. De ahí, las fibras viajan en el **haz cuneocerebeloso ipsilateral** al pedúnculo cerebeloso inferior y, como las fibras en el haz espinocerebeloso posterior, terminan principalmente en el lóbulo anterior ipsilateral del cerebelo con proyecciones al vermis y paravermis del lóbulo posterior ipsilateral.

El procesamiento en el núcleo cuneiforme accesorio es análogo al de la columna de Clarke. Así, el cerebelo recibe información sobre el miembro superior en movimiento en el ambiente, permitiendo la afinación y ajuste inmediatos del movimiento.

C. Haz espinocerebeloso anterior

El **haz espinocerebeloso anterior** (figura 7.11) tiene una organización anatómica y función un tanto distintas a las de los haces espinocerebeloso posterior y cuneocerebeloso. Se origina de un conjunto de neuronas en el **asta anterior,** localizado en su borde anterolateral,

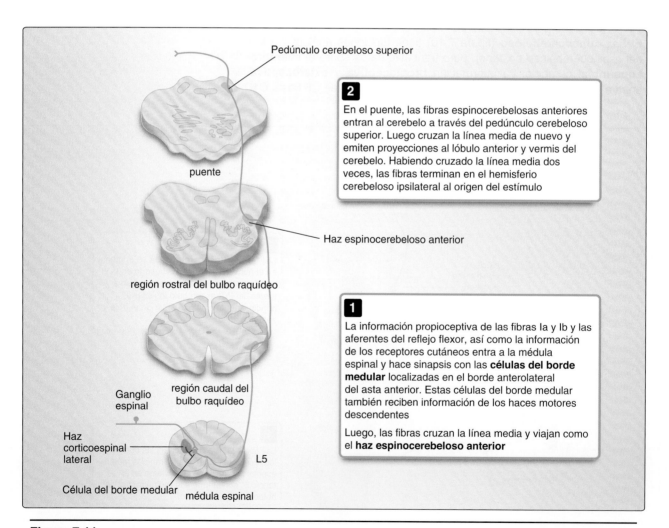

Pedúnculo cerebeloso superior

puente

2

En el puente, las fibras espinocerebelosas anteriores entran al cerebelo a través del pedúnculo cerebeloso superior. Luego cruzan la línea media de nuevo y emiten proyecciones al lóbulo anterior y vermis del cerebelo. Habiendo cruzado la línea media dos veces, las fibras terminan en el hemisferio cerebeloso ipsilateral al origen del estímulo

Haz espinocerebeloso anterior

región rostral del bulbo raquídeo

1

La información propioceptiva de las fibras Ia y Ib y las aferentes del reflejo flexor, así como la información de los receptores cutáneos entra a la médula espinal y hace sinapsis con las **células del borde medular** localizadas en el borde anterolateral del asta anterior. Estas células del borde medular también reciben información de los haces motores descendentes

Luego, las fibras cruzan la línea media y viajan como el **haz espinocerebeloso anterior**

Ganglio espinal

región caudal del bulbo raquídeo

Haz corticoespinal lateral

L5

Célula del borde medular　médula espinal

Figura 7.11

Diagrama longitudinal del haz espinocerebeloso anterior, que integra la propiocepción con la modulación motora descendente y transmite esta información de nuevo al cerebelo.

llamado **células del borde medular**, que se extienden a través de los **segmentos lumbares** de la médula espinal. Los axones de estas neuronas *cruzan la línea media* y ascienden como el haz espinocerebeloso anterior al cerebelo, donde la mayoría de las fibras *cruza de nuevo* para terminar en el cerebelo ipsilateral al estímulo periférico original (de nuevo, principalmente en el vermis y paravermis de los **lóbulos anterior y posterior**).

Las células del borde medular reciben información de los músculos del miembro inferior (Ia de los husos musculares y Ib de los órganos tendinosos de Golgi), de los **haces descendentes moduladores** a las neuronas motoras inferiores y de los **arcos reflejos flexores** en la médula espinal. Estas vías descendentes ajustan la información eferente de las neuronas motoras inferiores independientemente de las influencias del haz corticoespinal. Es interesante señalar que estas células se localizan en el asta anterior, que contiene las neuronas motoras inferiores, y que reciben información tanto sensitiva como motora. Usan estos datos para comparar la situación en la periferia (a través de los propioceptores) con los moduladores que llegan a las neuronas motoras inferiores. Entonces pueden retroalimentar esta información integrada al cerebelo y ajustar la información motora descendente en tiempo real. La suma de la información a las células del borde medular comunica al cerebelo la **estabilidad postural** del miembro inferior, que tiene importancia particular en la coordinación y estabilidad de la marcha erguida.

D. Haz espinocerebeloso rostral

El **haz espinocerebeloso rostral** (figura 7.12) es el equivalente del haz espinocerebeloso anterior para el miembro superior. Las aferentes sensitivas hacen sinapsis con neuronas en el asta anterior y las fibras de segundo orden viajan **sin cruzar** (ipsilaterales) al cerebelo a través del pedúnculo cerebeloso superior. La información y funciones de este haz son las mismas que las del haz espinocerebeloso anterior —la información propioceptiva del miembro superior y los haces moduladores descendentes convergen en las neuronas del asta anterior y los datos se retroalimentan al cerebelo—.

E. Lesiones de los haces espinocerebelosos

Las lesiones de los haces espinocerebelosos provocan **ataxias**, o la pérdida de la coordinación muscular, debido a la pérdida de información propioceptiva al cerebelo. La coordinación del movimiento y el ajuste de este debido a la comunicación de los estímulos en proceso ya no son posibles. Sin embargo, por clínica, es raro que los haces espinocerebelosos presenten daño aislado. Por ejemplo, en un paciente con una hemisección de la médula espinal (síndrome de Brown-Séquard; *véase* el recuadro de la aplicación clínica 7.1), podría esperarse ataxia (pérdida de la coordinación muscular) por una lesión de los haces espinocerebelosos. De hecho, no ocurre ataxia, ya que es típico que quede enmascarada por debilidad o hemiplejia por el daño del haz corticoespinal lateral descendente. Incluso en la familia de enfermedades hereditarias conocidas como atrofias espinocerebelosas parece ocurrir daño de haces distintos de los espinocerebelosos. En la ataxia de Friedreich, la más común de las afecciones espinocerebelosas, el paciente sí presenta coordinación ausente, que es consistente con el daño de los haces espinocerebelosos y neuronas en la columna de Clarke. No obstante, se observan cambios degenerativos en las columnas posteriores, haces corticoespinales y células de los ganglios espinales que provocan sensación táctil y propiocepción alteradas, así como debilidad muscular e incluso parálisis.

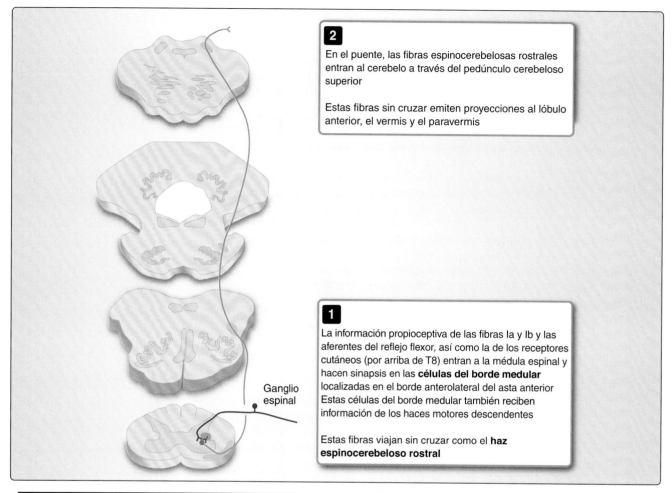

2

En el puente, las fibras espinocerebelosas rostrales entran al cerebelo a través del pedúnculo cerebeloso superior

Estas fibras sin cruzar emiten proyecciones al lóbulo anterior, el vermis y el paravermis

1

La información propioceptiva de las fibras Ia y Ib y las aferentes del reflejo flexor, así como la de los receptores cutáneos (por arriba de T8) entran a la médula espinal y hacen sinapsis en las **células del borde medular** localizadas en el borde anterolateral del asta anterior Estas células del borde medular también reciben información de los haces motores descendentes

Estas fibras viajan sin cruzar como el **haz espinocerebeloso rostral**

Ganglio espinal

Figura 7.12
Diagrama longitudinal de la región rostral del haz espinocerebeloso, que integra la propiocepción con la modulación motora descendente y retroalimenta esta información al cerebelo.

Caso clínico

La marcha inestable de Juan

Juan es un hombre de 55 años de edad que se presenta con marcha progresivamente inestable y parestesias (sensaciones anormales sin estímulos externos, p. ej., hormigueo, entumecimiento), disestesias (sensación anormal sin contacto) y dolor irradiado de la espalda a las piernas (dolor radicular). A la exploración, la sensación es normal en la cara y los brazos. Presenta sensación reducida a la vibración y propiocepción alterada hasta las caderas. La sensación al pinchazo y temperatura son normales. Sus reflejos están ausentes en las piernas y reducidos en los brazos. Su fuerza y tono son normales. El paciente está inestable y casi cae con los ojos cerrados. Mira sus pies al caminar.

Análisis del caso

La lesión se localiza en la columna posterior y la zona de entrada a la raíz posterior. Los déficits de vibración y pro-

piocepción a la exploración clínica son indicativos de una lesión de la columna posterior. Las disestesias con dolor radicular desde la espalda hasta las piernas son indicativas de una lesión de la zona de entrada de la raíz posterior de las raíces nerviosas en la región lumbosacra. Cuando hay un déficit propioceptivo, el equilibrio aún puede mantenerse mediante la regulación visual. Cuando se cierran los ojos, se elimina la información visual, lo que produce inestabilidad. El examen clínico para esto es el signo de Romberg. Se pide al paciente que se mantenga de pie con los pies juntos y los ojos cerrados. Un signo de Romberg positivo se refiere a un balanceo excesivo o caída cuando se cierran los ojos.

¿Qué enfermedad infecciosa causa alteración de las columnas posteriores?

La neurosífilis causa múltiples déficits. Aquí el foco se centra en el tabes dorsal con ataxia sensitiva, pérdida de sensación

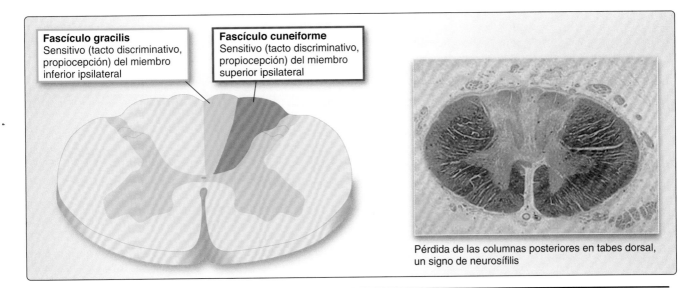

Fascículo gracilis
Sensitivo (tacto discriminativo, propiocepción) del miembro inferior ipsilateral

Fascículo cuneiforme
Sensitivo (tacto discriminativo, propiocepción) del miembro superior ipsilateral

Pérdida de las columnas posteriores en tabes dorsal, un signo de neurosífilis

Figura 7.13
Tabes dorsal.

a la vibración y propiocepción, y pérdida de los reflejos tendinosos profundos (figura 7.13). De manera típica, la neurosífilis aparece años después de la infección inicial. Las raíces posteriores se afectan particularmente con degeneración de las columnas posteriores (fascículo gracilis y fascículo cuneiforme). El líquido cefalorraquídeo por punción lumbar mostraría infiltración linfocitaria. El tratamiento consiste en antibióticos intravenosos.

Resumen del capítulo

- Los sistemas sensitivos que ascienden a través de la médula espinal y el tallo cerebral pueden dividirse en tres sistemas principales: el sistema lemnisco medial columnar posterior, el sistema anterolateral y los haces espinocerebelosos.

- El sistema **lemnisco medial columnar posterior** transmite tacto discriminativo, vibración, presión y propiocepción. Las fibras sensitivas en este haz se relacionan con terminaciones sensitivas específicas que son transductores para los estímulos mecánicos. Estas fibras viajan sin cruzar las columnas posteriores de la médula espinal, hacen sinapsis en sus núcleos respectivos en la región caudal del bulbo, atraviesan al lado contralateral en las fibras arqueadas internas y ascienden por el tallo cerebral como el lemnisco medial (figura 7.14). Después de terminar en el núcleo posterolateral ventral del tálamo, la información se transmite a la corteza somatosensorial primaria, donde ocurre la apreciación consciente de esta información sensitiva.

- El **sistema anterolateral** porta dolor, temperatura y tacto no discriminativo. Las fibras sensitivas en este haz tienen terminaciones nerviosas libres en la periferia. Estas fibras entran al asta posterior y ascienden o descienden varios niveles medulares antes de hacer sinapsis. El procesamiento y modulación del dolor ocurren en el asta posterior, con un papel principal para la sustancia gelatinosa. Las fibras postsinápticas luego cruzan al lado contralateral en la comisura blanca anterior y ascienden a través de la médula espinal y el tallo cerebral como el sistema anterolateral. Los subconjuntos de fibras hacen sinapsis con varias estructuras en el tallo cerebral y diencéfalo para modulación del dolor, mientras que las fibras espinotalámicas lo hacen en el núcleo posterolateral ventral del tálamo. Desde el tálamo, los datos se transmiten a la corteza, donde se toma conciencia de esta información sensitiva (*véase* la figura 7.14).

- Los **haces espinocerebelosos** portan información tanto propioceptiva como exteroceptiva de la periferia, y ascienden a través de la médula espinal y el tallo cerebral al cerebelo (figura 7.15). Esta información se integra con la ascendente y descendente, y ocurre la modulación de las aferentes propioceptivas. Esto comunica al cerebelo la posición articular y la actividad muscular (haces espinocerebeloso posterior y cuneocerebeloso). Asimismo, proporciona datos integrados acerca de la influencia de los haces descendentes en la posición articular y la actividad muscular (haces espinocerebelosos anterior y rostral), además permite que el cerebelo ajuste y afine la información motora eferente.

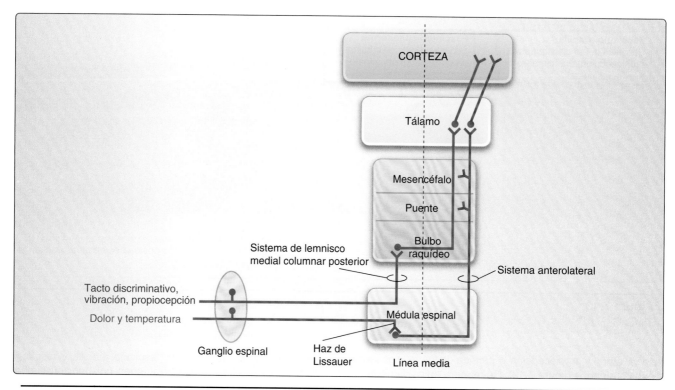

Figura 7.14
Revisión de la información sensitiva consciente y los haces a la corteza.

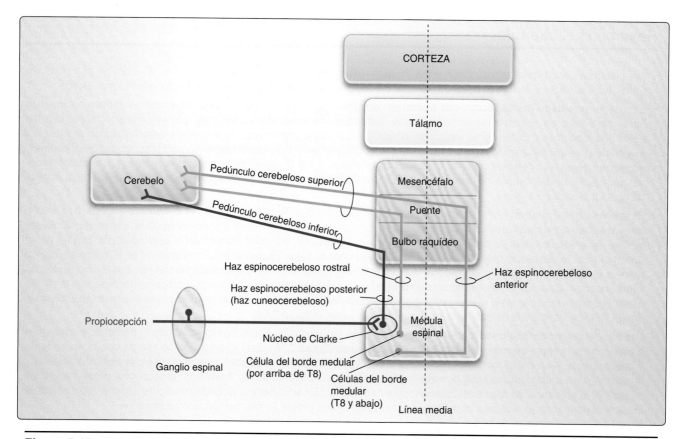

Figura 7.15
Revisión de la información sensitiva inconsciente y haces al cerebelo.

Preguntas de estudio

Elija SOLAMENTE la mejor respuesta.

7.1 Un paciente se presenta con pérdida selectiva de la sensación de dolor y temperatura en ambas manos. Otras modalidades sensitivas y la actividad motora voluntaria están intactas. ¿Cuál es la causa más probable de su problema?

A. Una lesión de las columnas anterolaterales derecha e izquierda a nivel de la médula espinal cervical.

B. Una lesión de las columnas anterolaterales derecha e izquierda a nivel de la región caudal del bulbo.

C. Una lesión alrededor del conducto central a nivel de la médula espinal cervical, que se extiende anteriormente hacia la sustancia blanca.

D. Una lesión de la rama derecha e izquierda de la arteria espinal anterior a nivel de la médula espinal cervical.

E. Una lesión de la rama derecha e izquierda de la arteria espinal anterior a nivel de la región caudal del bulbo.

La respuesta correcta es C. Este es un caso de siringomielia, una cavitación central de la médula espinal que inicia alrededor del conducto central. Puede producirse por inflamación y otras causas. La cavitación se extiende aún más hacia la sustancia gris central, y afecta las astas grises anteriores, o puede extenderse hacia la sustancia blanca. En este caso, la cavitación se ha extendido a la sustancia blanca anterior al conducto central, alterando con ello el cruce de las fibras de los haces anterolaterales o espinotalámicos derecho e izquierdo. A nivel cervical de la médula, específicamente C7–C8, esto podría provocar la pérdida de la sensación de dolor y temperatura en las manos. Las otras opciones implicarían una lesión bilateral muy grande, lo que podría presentarse con síntomas adicionales. Para una revisión sobre el riego sanguíneo a la médula espinal y el tallo cerebral, *véanse* los capítulos 5 y 6.

7.2 ¿Cuál enunciado es verdadero respecto a la información sensitiva de tacto discriminativo, vibración y propiocepción que entra a la médula espinal?

A. Asciende ipsilateral hasta que llega al puente.

B. Cruza la línea media en la región caudal del bulbo.

C. Tiene neuronas de segundo orden en la columna de Clarke.

D. Hace sinapsis en el asta posterior antes de ascender.

E. Su última sinapsis es en las corteza sensitiva primaria y de asociación ipsilaterales.

La respuesta correcta es B. Los cuerpos celulares de las neuronas de primer orden están en los ganglios espinales. La información entra a la médula espinal y asciende sin hacer sinapsis para terminar en los núcleos gracilis y cuneiforme en la región caudal del bulbo. De ahí, las neuronas de segundo orden cruzan la línea media como fibras arqueadas internas y ascienden al tálamo. Desde este lugar, las fibras viajan a la corteza somatosensorial primaria. La columna de Clarke contiene las neuronas de segundo orden, cuyas proyecciones ascienden como el haz espinocerebeloso posterior. No hay sinapsis importantes en el asta posterior para las fibras que portan tacto, propiocepción y vibración.

7.3 Una mujer de 76 años de edad presenta entumecimiento y "torpeza" en la mano derecha. Por ejemplo, al buscar un vaso con agua, en ocasiones lo hace caer. ¿Cuál de las siguientes arterias tiene mayor probabilidad de estar ocluida por un émbolo en este caso?

A. Ramas de la arteria espinal posterior derecha a nivel de la médula espinal cervical.

B. Ramas de la arteria espinal anterior derecha a nivel de la médula espinal cervical.

C. Ramas de la arteria cerebelosa posteroinferior derecha a nivel de la región rostral del bulbo.

D. Ramas de la arteria vertebral izquierda a nivel de la región caudal del bulbo.

E. Ramas paramedianas derechas de la arteria basilar a nivel de la región caudal del puente.

La respuesta correcta es A. Las ramas de la arteria espinal posterior derecha irrigan los haces de la columna posterior (fascículo gracilis y fascículo cuneiforme), que portan la sensación del tacto fino, propiocepción y vibración. La información para la mano relacionada con estas modalidades se transmite por el fascículo cuneiforme. Una lesión de las ramas de la arteria espinal posterior que irrigan el fascículo cuneiforme a nivel de la médula espinal cervical produciría la pérdida de tacto discriminativo y propiocepción que, a su vez, provocaría la sensación de entumecimiento y torpeza. Las ramas de la arteria espinal anterior derecha a nivel de la médula espinal cervical irrigan los dos tercios anteriores derechos de la médula y podrían afectar los haces de la columna posterior. Las ramas de la arteria cerebelosa posteroinferior derecha a nivel de la región rostral del bulbo irrigan el área posterolateral del bulbo raquídeo. Debido a que el lemnisco medial, que porta el tacto fino y propiocepción, viaja a lo largo de la línea media del bulbo raquídeo, no se afectaría por una lesión de la arteria cerebelosa posteroinferior derecha. Dado que las ramas de la arteria vertebral izquierda a nivel de la región caudal del bulbo irrigan el área lateral del bulbo raquídeo, esta lesión no afectaría el lemnisco medial. Las ramas paramedianas derechas de la arteria basilar a nivel de la región caudal del puente sí irrigan el área de la línea media donde ahora se encuentra el lemnisco medial. No obstante, la información de la mano derecha ahora viajaría en el lado izquierdo del tallo cerebral y, de este modo, una lesión del lado derecho no causaría un problema en la mano derecha. Para una revisión del riego sanguíneo de la médula espinal y el tallo cerebral, *véanse* los capítulos 5 y 6.

7.4 ¿Cuál de los siguientes enunciados es correcto sobre los haces espinocerebelosos?

A. La información propioceptiva y exteroceptiva del miembro inferior se transmite al cerebelo en el haz cuneocerebeloso.

B. El haz espinocerebeloso rostral integra la información del miembro inferior con participación descendente.

C. El núcleo de Clarke tiene un papel importante al integrar la información propioceptiva de los miembros inferiores y superiores.

D. Los haces espinocerebelosos anteriores emiten proyecciones directas al lado del cerebelo ipsilateral al estímulo periférico original.

E. Las células del borde medular transmiten información al cerebelo sobre la estabilidad postural del miembro inferior.

La respuesta correcta es E. Las células del borde medular son células únicas en el asta anterior de la médula espinal. Reciben información de los músculos del miembro inferior, así como de los haces descendentes moduladores para las neuronas motoras inferiores y de los arcos reflejos flexores en la médula espinal y pueden retroalimentar información integrada al cerebelo. La suma de los datos a las células del borde medular proporciona información al cerebelo sobre la estabilidad postural del miembro inferior. La información propioceptiva y exteroceptiva del miembro inferior se transmite al cerebelo en el haz espinocerebeloso posterior. El haz espinocerebeloso rostral integra datos del miembro superior con participación descendente. El núcleo de Clarke recibe información propioceptiva y exteroceptiva sobre el miembro inferior y brinda retroalimentación al cerebelo sobre la posición y movimiento del miembro inferior. Los haces espinocerebelosos anteriores se originan de las células del borde medular. Los axones de estas neuronas *cruzan la línea media* y ascienden al cerebelo, donde la mayoría de estas fibras *cruza de nuevo* para terminar en el cerebelo ipsilateral a la información periférica original.

7.5 Un paciente se presenta con un glioma grande que ha invadido la región rostral del bulbo en el lado derecho. ¿Cuál de los siguientes conjuntos de síntomas se produciría por esta lesión?

A. Pérdida del tacto, vibración y propiocepción, así como dolor y temperatura en el lado derecho del cuerpo.

B. Pérdida del tacto, vibración y propiocepción, así como dolor y temperatura del lado izquierdo del cuerpo.

C. Pérdida del tacto, vibración y propiocepción del lado derecho del cuerpo y pérdida de dolor y temperatura del lado izquierdo del cuerpo.

D. Pérdida del tacto, vibración y propiocepción del lado izquierdo del cuerpo y pérdida de dolor y temperatura del lado derecho del cuerpo.

E. Pérdida del tacto discriminativo, vibración y propiocepción del lado izquierdo del cuerpo, pero sensación intacta de dolor y temperatura.

La respuesta correcta es B. La información sobre tacto, vibración y propiocepción del lado izquierdo del cuerpo entra a la médula espinal y asciende en las columnas posteriores, haciendo sinapsis en los núcleos gracilis y cuneiforme izquierdas. Estos datos cruzan la línea media en la región caudal del bulbo y viajan en el lemnisco medial derecho. La información sobre dolor y temperatura del lado izquierdo del cuerpo hace sinapsis en el asta posterior izquierda poco después de entrar a la médula espinal. Las fibras de segundo orden cruzan la línea media y viajan en la cara anterolateral de la médula espinal y el tallo cerebral. De este modo, la información sobre tacto discriminativo, vibración y propiocepción, así como el dolor y temperatura viajan en el lado derecho a nivel de la región rostral del bulbo y una lesión del lado derecho de la región rostral del bulbo interrumpirá esta información ascendente que se originó en el lado izquierdo del cuerpo. Las otras opciones son incorrectas debido a que contienen información errónea sobre el lado del cuerpo o la modalidad afectada por la lesión.

Haces motores descendentes

8

I. PANORAMA

La actividad motora está controlada por dos sistemas separados pero de igual importancia: el sistema de neuronas motoras superiores (NMS) y el de neuronas motoras inferiores (NMI). Esta división en sistemas NMS y NMI refleja su anatomía y función, así como también su utilidad clínica para observar y describir lesiones.

El término NMS se refiere a la suma de influencias descendentes supraespinales (por arriba o *rostrales* a la médula espinal) en la NMI. Los haces motores descendentes pueden emerger de la **corteza (corticoespinal y corticobulbar)** y del **tallo cerebral (vestibuloespinal, reticuloespinal, rubroespinal y tectoespinal)** (figura 8.1). Los haces descendentes de la corteza y el tallo cerebral actúan en paralelo, por lo que funcionan como parte de una gran red en vez de como sistemas independientes múltiples hacia NMI.

Las NMI se localizan en el asta anterior de la médula espinal y los núcleos motores de los nervios craneales en el tallo cerebral. Están organizadas en circuitos para clasificar y regular la multitud de influencias descendentes de tal modo que la actividad de los grupos musculares troncales, proximales y distales estén coordinados y produzcan un movimiento fluido (*véase* la figura 8.1).

En la tabla 8.1 se muestra un panorama de los haces motores descendentes, sus objetivos y sus funciones principales.

El movimiento es una mezcla de actividad motora tanto **voluntaria** como **involuntaria**. El **movimiento voluntario** está dirigido mayormente a los grupos musculares distales, implicados en las funciones como la marcha en los miembros inferiores y los movimientos finos de las manos en los miembros superiores. El movimiento de las extremidades debe afinarse y cada lado del cuerpo debe ser capaz de actuar de modo independiente por completo. Por ello, la inervación NMI debe ser precisa y sin superposiciones ni redundancias. Está mediada principalmente a través del **haz corticoespinal lateral**.

El **movimiento involuntario** implica de manera importante los grupos musculares troncales y proximales, y es crítico para la estabilidad postural. Los **ajustes posturales** *relacionados con el movimiento de las extremidades* están bajo la influencia del **haz corticoespinal anterior** (figura 8.2).

La **estabilidad postural** está mediada por las **vías filogenéticas más antiguas**, es decir, desde el punto de vista evolutivo, son parecidas a las estructuras del sistema nervioso de los organismos más primitivos mucho más antiguos. Estas incluyen los haces **vestibuloespinal**, **reticuloespinal**, **rubroespinal**

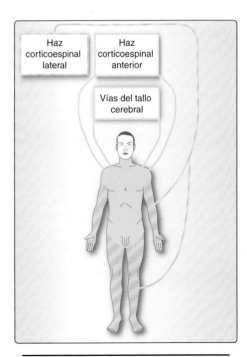

Figura 8.1
Haces motores descendentes de la corteza y el tallo cerebral.

Tabla 8.1. Haces motores descendentes y sus funciones

Haz	Origen	Objetivo	Cruza la línea media	Función
De la corteza				
Haz corticoespinal lateral	Corteza, motora primaria, premotora, motora y sensitiva suplementaria	NMI en la médula espinal	Sí, en la región caudal del bulbo y decusación de las pirámides	Movimiento voluntario especializado de la región distal de los miembros
Haz corticoespinal anterior	Corteza, motora primaria, premotora, motora y sensitiva suplementaria	NMI en la médula espinal	Sí, en los segmentos medulares, con frecuencia bilateral	Ajustes posturales para compensar los movimientos voluntarios de la región distal de los miembros
Haz corticobulbar	Corteza, principalmente motora primaria	NMI en los núcleos del tallo cerebral	Sobre todo inervación bilateral, ciertas excepciones	Control motor de la cabeza y el cuello
Del tallo cerebral				
Haz vestibuloespinal medial	Núcleos vestibulares mediales	NMI en la médula espinal	Bilateral a los músculos del cuello	Ajuste postural en respuesta a los cambios de equilibrio
Haz vestibuloespinal lateral	Núcleos vestibulares laterales	NMI en la médula espinal	Ipsilateral	Facilita los extensores e inhibe los flexores Ajuste postural en respuesta a los cambios de equilibrio
Haz reticuloespinal	Formación reticular	NMI en la médula espinal	Sobre todo ipsilateral y algunas proyecciones bilateraless	Cambios en el tono muscular relacionados con el movimiento voluntario y la estabilidad postural
Haz rubroespinal	Núcleo rojo	NMI en la médula espinal	Sí, en el mesencéfalo	Movimientos flexores en el miembro superior
Haz tectoespinal	Colículo superior	NMI en la médula espinal cervical	Bilateral	Orientación de la cabeza y el cuello en respuesta a los movimientos oculares

NMI, neurona motora inferior.

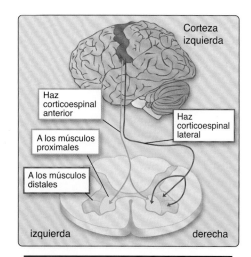

Figura 8.2
Haces motores descendentes de la corteza y objetivos que inervan en la médula espinal.

y **tectoespinal**, que surgen del tallo cerebral (figura 8.3). Estas vías del tallo cerebral reciben información de las vías corticoespinales, por lo que todos los ajustes posturales son simultáneos y se coordinan con los movimientos voluntarios.

La **estabilidad del tronco** *con o sin movimiento voluntario* debe coordinarse a lo largo de todo el tronco. De este modo, la inervación de la musculatura del tronco es **bilateral** con frecuencia y las redundancias se extienden sobre numerosos segmentos medulares.

Es crítico comprender estas vías descendentes, sus objetivos y funciones para analizar sus lesiones, así como para determinar un pronóstico de recuperación funcional.

II. VÍAS DESCENDENTES DE LA CORTEZA

La función principal de las vías descendentes de la corteza es influir en las NMI en el asta anterior de la médula espinal o en los núcleos motores de los nervios craneales en el tallo cerebral. Estas vías descendentes incluyen los **haces corticoespinales anterior** y **lateral**, también conocidos como **haces piramidales,** que tienen como objetivo las NMI en la médula espinal, y el haz **corticobulbar**, cuyo objetivo, a su vez, son los núcleos motores de los nervios craneales en el tallo cerebral. Estas vías corticales descendentes son **cruzadas** para la inervación de las **extremidades** y **bilaterales** para la inervación del **tronco**.

Más allá de su función principal de influir en las NMI, los haces descendentes tienen numerosas funciones que son importantes para el control del movimiento. Proporcionan regulación para los **reflejos espinales**; son responsables de las **influencias descendentes en los sistemas aferentes (ascendentes, sensitivos)**; y tienen una función **trófica** o nutricia para los grupos neuronales con las que tienen contacto.

A. Haz corticoespinal lateral

Los cuerpos celulares del haz corticoespinal lateral se encuentran diseminados en la corteza. Es interesante señalar que sólo un tercio de estas fibras se origina en la corteza motora primaria. El resto de las fibras proviene de las áreas frontal (premotora y motora suplementaria) y parietal (sensitiva primaria) (*véase* el capítulo 13, "Corteza cerebral"). De igual importancia, la corteza motora primaria recibe información directa e indirecta de las áreas de asociación. Así, la información motora saliente de la corteza cerebral está influida por información sensitiva, lo que permite que los movimientos estén guiados por el tacto y otros sentidos, así como por la función cortical superior.

Los axones de estas NMS descienden a través de la **corona radiada** y convergen en el **brazo posterior de la cápsula interna**. De ahí, las fibras viajan como haces distintos a través de los **pedúnculos cerebrales** y como haces dispersos a través de la **región basal del puente**. Caudales al puente, las fibras convergen de nuevo para formar las **pirámides** en la superficie **anterior** del **bulbo raquídeo**. En la región caudal del bulbo, de 85 a 90% de las fibras cruza la línea media en la **decusación de las pirámides** y continúa su descenso en la columna lateral de la médula espinal a las NMI en el asta anterior. En la figura 8.4 se muestra el trayecto del haz corticoespinal lateral.

1. **Función:** las **neuronas blanco** del **haz corticoespinal lateral** se encuentran en la porción lateral del **asta anterior**. Son las NMI responsables de la inervación de los **grupos musculares distales** (figura 8.5). Esta inervación es un contacto directo entre un axón originado en la corteza y una neurona motora dirigida a un músculo específico, lo que permite movimientos precisos especializados.

   El haz corticoespinal lateral también es necesario para el control cortical del movimiento de una **extremidad completa**. Esto se logra mediante el contacto con circuitos de NMI o **generadores de patrones centrales**, que son redes de interneuronas que integran información motora y sensitiva e inervan grupos de NMI que, a su vez, inervan músculos flexores y extensores sobre varios segmentos. Estas son redes importantes para los ciclos de movimiento automatizados, como el ciclo de la marcha.

   En conjunto, la información del haz corticoespinal a los circuitos NMI permite el movimiento preciso especializado y el movimiento sinérgico de un miembro completo, los cuales son necesarios para las actividades motoras especializadas complejas.

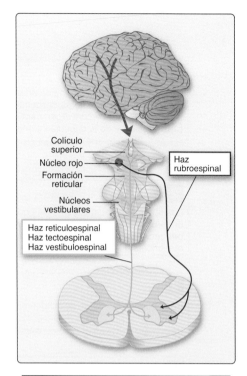

Figura 8.3
Haces motores descendentes del tallo cerebral y objetivos que inervan en la médula espinal.

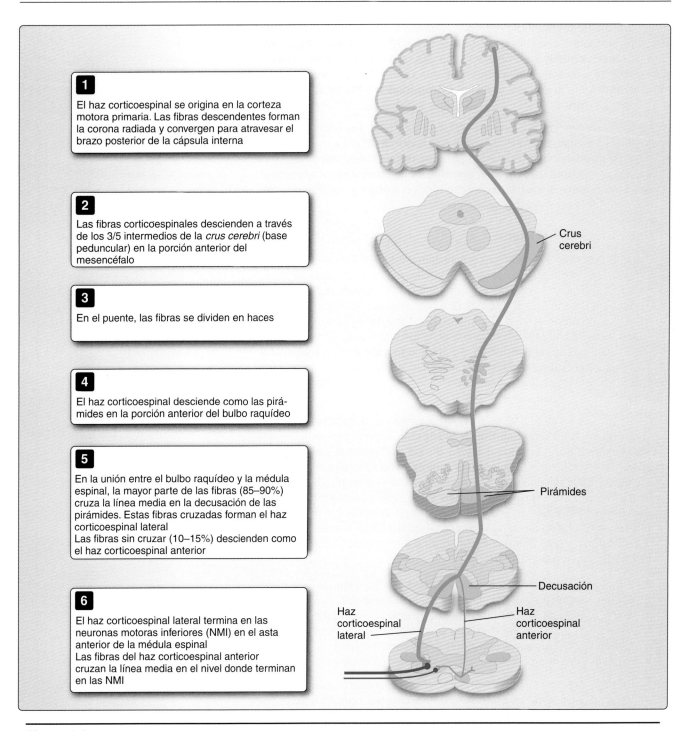

1

El haz corticoespinal se origina en la corteza motora primaria. Las fibras descendentes forman la corona radiada y convergen para atravesar el brazo posterior de la cápsula interna

2

Las fibras corticoespinales descienden a través de los 3/5 intermedios de la *crus cerebri* (base peduncular) en la porción anterior del mesencéfalo

3

En el puente, las fibras se dividen en haces

4

El haz corticoespinal desciende como las pirámides en la porción anterior del bulbo raquídeo

5

En la unión entre el bulbo raquídeo y la médula espinal, la mayor parte de las fibras (85–90%) cruza la línea media en la decusación de las pirámides. Estas fibras cruzadas forman el haz corticoespinal lateral
Las fibras sin cruzar (10–15%) descienden como el haz corticoespinal anterior

6

El haz corticoespinal lateral termina en las neuronas motoras inferiores (NMI) en el asta anterior de la médula espinal
Las fibras del haz corticoespinal anterior cruzan la línea media en el nivel donde terminan en las NMI

Crus cerebri

Pirámides

Decusación

Haz corticoespinal lateral

Haz corticoespinal anterior

Figura 8.4
Haces corticoespinales.

Las mismas NMI que tienen contacto con el haz corticoespinal lateral también están inervadas por los haces descendentes del tallo cerebral. Mientras el haz corticoespinal lateral activa estos grupos neuronales para los movimiento voluntarios precisos especializados de los miembros, los haces del tallo cerebral las activan de modo predominante para el tono muscular y los ajustes posturales.

2. Distribución somatotópica: a través de este trayecto, el haz corticoespinal se caracteriza por una **distribución somatotópica** de fibras de medial a lateral: brazo, tronco y pierna. En la corteza, esta somatotopía produce un mapa cortical del cuerpo que indica la localización y cantidad de corteza relacionada con cada parte corporal, conocida como el **homúnculo motor** (*véase* el capítulo 13, "Corteza cerebral", para más detalle).

B. Haz corticoespinal anterior

El **haz corticoespinal anterior** se origina en las mismas áreas corticales que el haz corticoespinal lateral y desciende junto con él. Sin embargo, las fibras corticoespinales anteriores no cruzan, decusan al lado contralateral en la decusación de las pirámides (*véanse* las figuras 8.4 y 8.5). En su lugar, estas fibras continúan su descenso **ipsilateral**, *del mismo lado*, de la médula espinal, y la mayoría de las fibras cruza en el nivel segmentario en que termina. Las fibras corticoespinales anteriores terminan en las NMI que controlan la musculatura troncal y proximal, y la inervación del haz corticoespinal anterior con frecuencia es **bilateral**, se dirige a *ambos lados* del cuerpo. Debajo de L2, las únicas inervaciones a NMI provienen del haz corticoespinal lateral y los miotomas se relacionan con el miembro inferior (sin el tronco).

El haz corticoespinal anterior es importante para los **ajustes posturales ipsilaterales** cuando los movimientos voluntarios se realizan con la extremidad contralateral. Por ejemplo, para realizar un movimiento preciso con la mano, como atornillar una bombilla, la información motora proviene de la corteza contralateral a través de la vía corticoespinal lateral. Al mismo tiempo, la información cortical bilateral activa los grupos musculares troncales y proximales para estabilizar el cuerpo durante esta actividad (figura 8.6).

C. Haz corticobulbar

El haz corticobulbar se origina principalmente de áreas de la corteza motora relacionadas con la cabeza y la cara, y desciende a través de la **corona radiada**. Las fibras convergen de manera especial en la **rodilla** (pero también pueden ocupar la porción más anterior del brazo posterior) de la **cápsula interna**, desde donde descienden junto con las fibras corticoespinales. En la figura 8.7 se muestra la localización de las fibras descendentes en la cápsula interna.

Las fibras corticobulbares terminan en los **núcleos motores del tallo cerebral**. La mayor parte de la inervación a los núcleos motores de los nervios craneales es **bilateral**, con unas cuantas excepciones que se explicarán en los siguientes capítulos sobre los nervios craneales específicos. En la figura 8.8 se brinda un panorama del haz corticobulbar descendente y sus objetivos a través del tallo cerebral.

Un componente adicional del haz corticobulbar es un subconjunto de fibras corticales que inervan los núcleos del tallo cerebral que ejercen influencias descendentes en las neuronas de la médula espinal. Estas **fibras corticales descendentes** terminan en la **formación reticular**, el **colículo superior** y el **núcleo rojo**. Se cree que estas conexiones coordinan los sistemas motores corticales y del tallo cerebral; se explican en la sección siguiente.

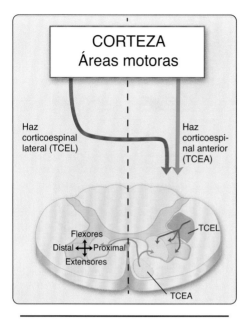

Figura 8.5
Proyecciones de los haces corticoespinales anterior y lateral en la médula espinal.

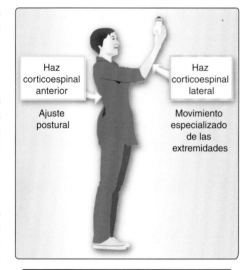

Figura 8.6
Los ajustes posturales en respuesta a los movimientos voluntarios a través del haz corticoespinal lateral están mediados por el haz corticoespinal anterior.

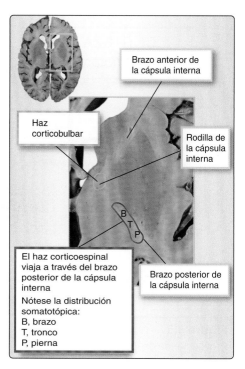

Figura 8.7
Sección horizontal a través del prosencéfalo donde se ilustra la cápsula interna. Los haces corticoespinales viajan a través del brazo posterior de la cápsula interna, mientras que los haces corticobulbares lo hacen por la rodilla de la cápsula interna.

III. VÍAS DESCENDENTES DEL TALLO CEREBRAL

Las **vías motoras descendentes** del tallo cerebral incluyen los **haces vestibuloespinal**, **reticuloespinal**, **rubroespinal** y **tectoespinal**. Son haces **filogenéticamente** más antiguos e intervienen sobre todo en el control de la **musculatura proximal** y **troncal**. Estas vías coordinan el **movimiento corporal** y aseguran la **estabilidad postural** durante el movimiento voluntario y los cambios de posición corporal para poder producir una conducta motora coordinada y resuelta.

A. Haces vestibuloespinales

El **sistema vestibuloespinal** se origina en los **núcleos vestibulares** localizados en la región caudal del puente/región rostral del bulbo y comprende los **haces vestibuloespinales medial** y **lateral**. El haz vestibuloespinal medial, también llamado **fascículo longitudinal medial descendente**, se origina principalmente en el **núcleo vestibular medial**. Desciende **bilateral** a través del tallo cerebral y viaja en las columnas anteriores de la médula espinal, donde termina en las neuronas del circuito NMI de los niveles cervicales y torácicos superiores. El haz vestibuloespinal medial influye en las neuronas motoras al controlar los músculos del cuello, es responsable de estabilizar la cabeza mientras se mueve el cuerpo o la cabeza en el espacio, además de tener un papel al coordinar los movimientos de esta con los de los ojos. El **haz vestibuloespinal lateral** se origina en el **núcleo vestibular lateral**. Desciende **ipsilateral** en el área **anteromedial** del tallo cerebral y viaja en la columna blanca anterior de la médula espinal (figura 8.9).

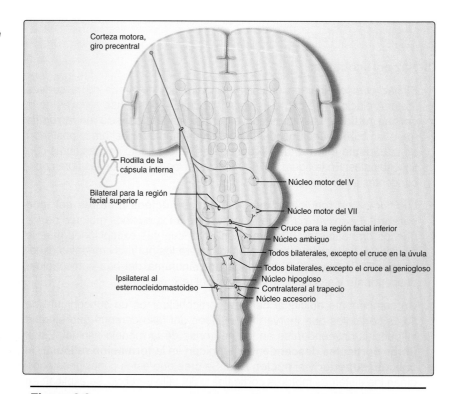

Figura 8.8
Haz corticobulbar: panorama de las proyecciones de la corteza a los núcleos motores de los nervios craneales. (Modificado de Haines DE. *Neuroanatomy: an atlas of structures, sections, and systems*. 7th ed. Baltimore MD: Lippincott Williams & Wilkins; 2007.)

Las fibras del haz vestibuloespinal lateral terminan en todos los niveles de la médula espinal ipsilateral para facilitar la actividad de los músculos extensores e inhibir la actividad de los músculos flexores. A través de estas acciones, este haz media los ajustes posturales para compensar los movimientos y cambios de postura del cuerpo y coordinar la orientación de la cabeza y el cuerpo en el espacio. Por ejemplo, si gira con rapidez y comienza a sentirse mareado, la activación del haz vestibuloespinal lateral ayuda a ajustar la postura de tal modo que no caiga. Es importante señalar que los núcleos vestibulares reciben e interpretan información sobre el equilibrio del **oído interno**. La información a las neuronas de la médula espinal asegura que puedan realizarse **ajustes posturales** inmediatos cuando se detecta un cambio en la posición de la cabeza por el oído interno. El haz vestibuloespinal lateral también influye en el tono muscular (*véase* el capítulo 11, "Audición y equilibrio").

B. Haz reticuloespinal

El **haz reticuloespinal** es el sistema motor descendente más primitivo y se origina en los cuerpos celulares de la formación reticular. La formación reticular comprende una "red" de neuronas localizadas principalmente cerca de la línea media a través de la porción central del tallo cerebral. En tanto las neuronas a muchos niveles de la formación reticular pueden contribuir al haz reticuloespinal, la mayoría de las fibras implicadas en la función somatomotora se originan en la **formación reticular pontina** y **rostral bulbar**. Descienden **ipsilaterales** principalmente en el área **anteromedial** del **tallo cerebral** y la columna blanca anterior de la médula espinal y terminan en los circuitos NMI a lo largo de la médula espinal (figura 8.10). El haz reticuloespinal coordina la activación de grupos musculares para conductas motoras primitivas como la **orientación del cuerpo** hacia un estímulo o lejos de él y conductas motoras que no requieren destreza. También integra las acciones musculares distales con las musculares proximales e inicia cambios en el **tono muscular** relacionados con los movimientos voluntarios de las extremidades.

1. **Control de la respiración:** una función importante de los núcleos motores en la formación reticular es el **control de la respiración**. Las neuronas con actividad tónica en el bulbo raquídeo emiten proyecciones a neuronas en la médula espinal que, a su vez, activan los músculos esqueléticos implicados en la respiración. El control voluntario de estos grupos neuronales que intervienen en la respiración ocurre a través de proyecciones corticales. Este sistema se explica con mayor detalle en el capítulo 12, "Sistemas del tallo cerebral y repaso."

2. **Sistema motor emocional:** la formación reticular también contiene una red de neuronas que usan **neurotransmisores monoaminérgicos**, como serotonina, noradrenalina y dopamina. Estas neuronas reciben información de estructuras del **sistema límbico** que tienen conexiones diseminadas, que incluyen proyecciones descendentes a las neuronas motoras de la médula espinal (*véase* el capítulo 20, "Sistema límbico", para más información).

Juntas, estas fibras monoaminérgicas descendentes constituyen un **sistema motor emocional** que media la expresión de las emociones. Por ejemplo, un individuo con depresión presentará una postura y lenguaje corporal diferentes de los de alguien feliz. Las vías motoras emocionales pueden determinar la **excitabilidad de las neuronas**

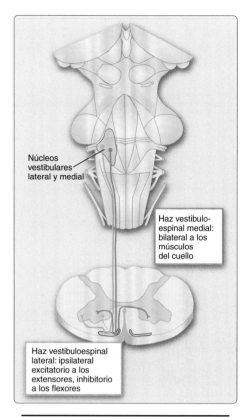

Núcleos vestibulares lateral y medial

Haz vestibuloespinal medial: bilateral a los músculos del cuello

Haz vestibuloespinal lateral: ipsilateral excitatorio a los extensores, inhibitorio a los flexores

Figura 8.9
Haz vestibuloespinal.

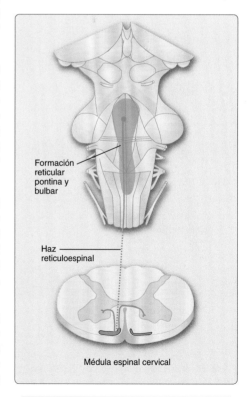

Formación reticular pontina y bulbar

Haz reticuloespinal

Médula espinal cervical

Figura 8.10
Haz reticuloespinal.

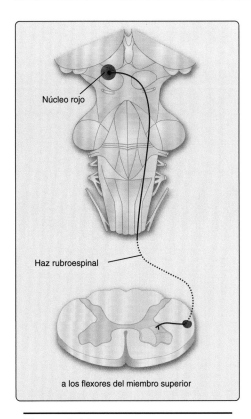

Figura 8.11
Haz rubroespinal.

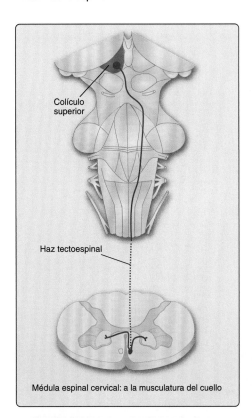

Figura 8.12
Haz tectoespinal.

motoras medulares y contribuyen en gran medida al lenguaje corporal emocional. Este cambio en la excitabilidad es lo que hace a alguien "asustadizo" al estresarse o emocionarse. El umbral para la activación ha cambiado por la influencia del sistema motor emocional. Este se explica con mayor detalle en el capítulo 18, "Integración del control motor."

C. Haz rubroespinal

El **haz rubroespinal** se origina en el **núcleo rojo** en el mesencéfalo. Las fibras decusan en el mesencéfalo, viajan a través del tegmento del tallo cerebral y descienden en el **lado contralateral** de la columna lateral de la médula espinal. Las fibras terminan en las NMI que inervan los **flexores del miembro superior** (figura 8.11).

En el humano, la función del haz rubroespinal queda superada por la vía corticoespinal. La función principal del núcleo rojo ha cambiado de una estructura responsable del control motor de los miembros superiores a un núcleo integrador y de relevo importante en los circuitos cerebelosos, como se explica con mayor detalle en el capítulo 17, "Cerebelo". Con la pérdida del haz corticoespinal, la influencia rubroespinal en los flexores del miembro superior puede tornarse aparente (*véase* el recuadro de la aplicación clínica 8.1).

D. Haz tectoespinal

El **haz tectoespinal** se origina en el **colículo superior** del mesencéfalo. Las fibras viajan contralaterales a través del tallo cerebral y en las columnas blancas anteriores de la médula espinal y emiten proyecciones a la **médula espinal cervical**, donde inervan las neuronas motoras responsables de los movimientos del cuello (figura 8.12). Este haz es responsable de orientar la cabeza y el cuello durante los movimientos oculares.

Aplicación clínica 8.1. Postura en el paciente comatoso como herramienta diagnóstica

En el paciente comatoso, la postura anormal es común debido a la actividad de los haces motores descendentes. El tipo de postura puede indicar la ubicación de la lesión o la extensión del daño cerebral.

La postura con extensión de los miembros superiores e inferiores se denomina **postura extensora**. En este caso, la lesión está a nivel del mesencéfalo o la región rostral del puente (*véase* **A** en la figura). Es importante señalar que la lesión incluye el núcleo rojo y, con él, el haz rubroespinal. En este caso, todos los sistemas corticales descendentes (corticoespinal a la médula espinal, corticorrubral y corticorreticular al tallo cerebral) se interrumpen. Por ello, las neuronas motoras inferiores no reciben información del haz corticoespinal o del haz rubroespinal, mientras que los componentes excitatorio e inhibitorio de la formación reticular (haz reticuloespinal) están intactos pero no reciben modulación o información corticales. La rigidez extensora es un resultado probable de la información excesiva a las interneuronas de la médula espinal o neuronas del circuito a través del haz reticuloespinal.

La postura con los miembros superiores flexionados y los miembros inferiores extendidos se denomina **postura flexora**. La lesión en este caso es rostral o superior al núcleo rojo (*véase* **B** en la figura). Toda la información

---

Aplicación clínica 8.1. Postura en el paciente comatoso como herramienta diagnóstica (continuación)

descendente a la médula espinal y el tallo cerebral queda interrumpida, pero tanto el haz rubroespinal como el haz reticuloespinal permanecen intactos. Las extremidades inferiores muestran tono extensor aumentado debido a la información del haz reticuloespinal, y las extremidades superiores están bajo la influencia del haz rubroespinal, que proporciona información a los grupos neuronales implicados en la actividad flexora.

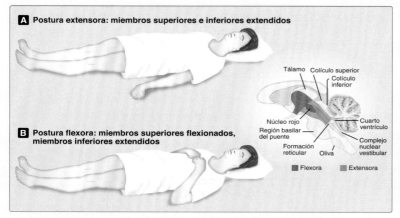

A Postura extensora: miembros superiores e inferiores extendidos

B Postura flexora: miembros superiores flexionados, miembros inferiores extendidos

Tálamo
Colículo superior
Colículo inferior
Núcleo rojo
Región basilar del puente
Formación reticular
Oliva
Cuarto ventrículo
Complejo nuclear vestibular

■ Flexora   ■ Extensora

Postura extensora y flexora, así como la afección de las fibras descendentes del núcleo rojo.

Caso clínico

Problemas de marcha de Nicola

Nicola es una mujer de 60 años de edad con antecedentes de dificultad progresiva para la marcha de 5 meses de evolución con destreza alterada de la mano derecha. Primero notó que arrastraba el pie izquierdo con tropiezos y caídas. Un mes después, desarrolló caída del pie derecho. En los últimos meses ha tenido dificultad con los movimientos finos de los dedos y observó que los músculos de la mano eran más pequeños en el lado derecho. Su esposo notó que su lenguaje ha sido un tanto acelerado y con atropello (farfullado). No presenta dificultad al deglutir ni respirar. No manifiesta síntomas sensitivos ni dolor. Su vista y audición son normales. A la exploración, se detecta lenguaje lento y bajo. Tiene rango de movimientos extraoculares completo con sensación y fuerza faciales normales. Presenta reflejo mentoniano enérgico y fasciculaciones de la lengua. Sus movimientos linguales son lentos. Su flexión cervical es 4/5. El resto de la exploración de nervios craneales es normal. Presenta atrofia de los músculos intrínsecos de la mano derecha con abducción digital 3/5, flexión y extensión digitales 4/5 y fuerza de 4/5 en el resto del brazo derecho. Su fuerza es normal en el brazo izquierdo sin atrofia. Presenta espasticidad (resistencia espástica) en ambos brazos. La fuerza de flexión de la cadera y la rodilla es de 4/5 bilateral. La fuerza de extensión de la rodilla es de 5/5. La dorsiflexión del tobillo y la extensión de los ortejos es de 3/5 bilateral. Presenta espasticidad en brazos y piernas. Sus reflejos tendinosos profundos son 3+ y ambos ortejos están en dorsiflexión. Tiene fasciculaciones en ambos músculos gastrocnemios.

Análisis del caso

El diagnóstico más probable de Nicola es esclerosis lateral amiotrófica (ELA), ya que presenta síntomas motores puros progresivos congruentes con síntomas de neurona motora superior (debilidad piramidal, espasticidad y reflejos enérgicos) y de neurona motora inferior (fasciculaciones, atrofia) en la región craneana (lengua), cervical (brazos) y lumbar (piernas).

La **esclerosis lateral amiotrófica** es una enfermedad de neurona motora que afecta tanto a las neuronas motoras superiores (NMS) como a las neuronas motoras inferiores (NMI). Cerca de 5 a 10% de los casos son familiares. A la autopsia, hay pérdida de las células piramidales en la corteza motora y atrofia del tallo cerebral, médula espinal y raíces nerviosas anteriores. La ELA inicia como una degeneración localizada de las neuronas motoras y luego se expande a través de los contactos neuronales por medio del sistema motor somático completo. Las NMI afectadas están en el asta anterior de la médula espinal o en los núcleos motores de los nervios craneales en el tallo cerebral. La pérdida de estas neuronas provoca atrofia de los músculos inervados por estas neuronas que dependen de los factores tróficos o nutricios proporcionados por las neuronas motoras (*amiotrófica*, "atrofia muscular"). El daño de las células del asta anterior provoca síntomas de neurona motora inferior en dicha región miotómica. Por ejemplo, el daño de las células del asta anterior a nivel C8/T1 ocasiona debilidad de los músculos inervados por la región C8/T1. Las NMS que se pierden incluyen proyecciones tanto de la corteza (haces corticoespinal y corticobulbar) como del tallo cerebral. La degeneración de los haces motores en la columna lateral de la médula espinal y las cicatrices gliales resultantes provocan esclerosis de esta porción de la médula espinal (*esclerosis lateral*, "endurecimiento de la columna lateral"). Es interesante señalar que tanto las neuronas motoras oculomotoras como las viscerales no se afectan en este proceso patológico (figura 8.13).

Las manifestaciones clínicas de la enfermedad pueden dividirse en los síntomas asociados con la pérdida de NMI y aquellas relacionadas con la pérdida de NMS; durante la evolución de la enfermedad, ambos tipos se afectarán.

Es común que los síntomas de NMI comiencen como debilidad en una extremidad, casi siempre en los grupos musculares distales. Hay calambres musculares característicos por la mañana. La debilidad muscular puede avanzar a los mismos grupos musculares del otro lado del cuerpo. Los músculos se atrofian, y se observan fasciculaciones. Cuando se afectan las NMI en el tallo cerebral, los síntomas clínicos incluyen dificultad para masticar (núcleo motor del nervio craneal [NC] V), deglutir (núcleo ambiguo) y mover la cara (NC VII) y la lengua (NC XII).

Los síntomas de NMS incluyen espasticidad (aumento del reflejo miotático tónico independiente de la velocidad), clonus y reflejos tendinosos profundos aumentados (**hiperreflexia**). El signo de Babinski (dorsiflexión del primer ortejo) se observa cuando las vías de NMS están dañadas y es indicativo de una lesión del haz corticoespinal. La degeneración de las fibras corticobulbares puede provocar dificultad para hablar (**disartria**) por la falta de coordinación entre los diferentes núcleos de nervios craneales implicados en el habla. La disrupción de la información a la formación reticular puede provocar expresión motora inadecuada de las emociones, como llanto o risa excesivos.

La mortalidad no depende de la duración de la enfermedad ni de su progresión, sino de los núcleos afectados. Cuando se afecta el sistema motor responsable de la inervación de los músculos respiratorios principales, el paciente fallece. Esto puede ocurrir en cualquier etapa de la enfermedad.

Debido a que esta patología está limitada al sistema motor somático, no hay pérdida de la función motora ni de la función intestinal ni vesical, incluso en las etapas tardías.

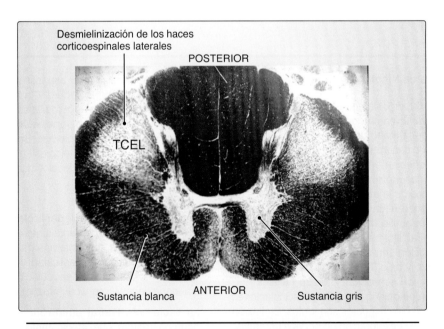

Figura 8.13
Esclerosis lateral amiotrófica. Sección transversal de la médula espinal: la mielina está teñida de negro. Los haces corticoespinales laterales (TCEL en la sección) están pálidos debido a la pérdida de mielina.

Resumen del capítulo

- Los sistemas descendentes que son parte del sistema motor tienen dos orígenes primarios: la **corteza** y el **tallo cerebral**. Los haces descendentes de la corteza influyen en los **movimientos voluntarios** y **ajustan la postura** respecto al movimiento voluntario. El **haz corticoespinal lateral** se origina en la **corteza motora primaria** y otras áreas corticales, desciende a través del **brazo posterior de la cápsula interna** y luego en la **porción anterior del tallo cerebral**. Las fibras cruzan en la región caudal del bulbo en la **decusación de las pirámides** y luego viajan en la **columna lateral de la médula espinal**. Estas fibras influyen en las neuronas que inervan los **grupos musculares distales** de las extremidades y ejecutan **movimientos voluntarios precisos**. Los ajustes posturales relacionados con los movimientos voluntarios de las extremidades también están bajo control cortical y ocurren a través del **haz corticoespinal anterior**. Estas fibras no cruzan en la decusación de las pirámides. Descienden en la **columna anterior blanca** de la médula espinal y emiten proyecciones a los lados **ipsi** y **contralateral** de la médula espinal, donde influyen en las interneuronas que coordinan la estabilidad postural, así como el tono y el movimiento de los grupos musculares troncales y proximales. Las proyecciones al lado contralateral **decusan** en la **comisura blanca anterior** de la médula espinal.

- Las fibras motoras descendentes del tallo cerebral son vías filogenéticamente más antiguas que coordinan los **movimientos troncales** y **proximales**. Estas fibras tienen los siguientes orígenes y funciones.

  - El haz **vestibuloespinal** se origina en los núcleos vestibulares y ajustan la postura corporal en respuesta a cambios en la posición de la cabeza detectados por el oído interno.

  - El haz **reticuloespinal** es una colección de fibras con una amplia gama de funciones. Influye en el tono muscular y la postura de la musculatura troncal, comprende neuronas que estimulan los músculos respiratorios y contiene las fibras del sistema motor emocional que pueden establecer el umbral de excitación de las neuronas motoras de la médula espinal a través de vías monoaminérgicas.

  - El haz **rubroespinal** influye en los flexores del miembro superior. En el humano, esta función la realiza en gran parte el haz corticoespinal.

  - El haz **tectoespinal** se origina en el colículo superior y orienta la cabeza y el cuello en respuesta a los movimientos oculares.

Preguntas de estudio

Elija SOLAMENTE la mejor respuesta.

8.1 Un niño sube a un carrusel en un parque de diversiones. Este juego gira en una dirección y luego en otra. Cuando el chico baja de él, se tambalea para retomar el equilibrio. Las vueltas han activado haces descendentes que son críticos para realizar ajustes posturales según los cambios en la posición de la cabeza. Estos haces están en los:

A. Haces corticoespinales laterales.
B. Haces reticuloespinales.
C. Haces corticobulbares.
D. Haces vestibuloespinales laterales.
E. Haces tectoespinales.

La respuesta correcta es D. Las fibras del haz vestibuloespinal lateral descienden sin cruzar (ipsilaterales) y terminan en todos los niveles de la médula espinal para facilitar la actividad de los músculos extensores e inhibir la actividad de los músculos flexores. Este haz media los ajustes posturales para compensar los movimientos y cambios de postura y coordinar la orientación de la cabeza y el cuerpo en el espacio. Los haces corticoespinales laterales portan información motora voluntaria descendente. Los haces reticuloespinales coordinan la activación de los grupos musculares, lo que permite la orientación del cuerpo hacia un estímulo o lejos de él. También tienen un papel en el tono muscular. Los haces corticobulbares descienden inicialmente junto con los haces corticoespinales y terminan en las neuronas motoras inferiores de los núcleos de los nervios craneales motores. Los haces tectoespinales ayudan a orientar la cabeza hacia un objeto de interés dentro del campo visual.

8.2 Un paciente fue admitido al hospital por un accidente automovilístico en que fue arrojado contra el parabrisas, el cual golpeó con la cabeza. Estaba consciente, pero confundido y desorientado a la admisión. Un rastreo por tomografía computada reveló una acumulación de sangre consistente con un hematoma subdural, pero sin evidencia de fractura de cráneo. La presión por esta sangre acumulada causó un desplazamiento del cerebro hacia la izquierda, con compresión del pedúnculo cerebral izquierdo contra el tentorium. Es probable que la exploración adicional revele:

A. Debilidad y aumento del tono muscular y de los reflejos en el lado derecho del cuerpo.

B. Debilidad y reducción del tono muscular y de los reflejos en el lado izquierdo del cuerpo.

C. Sensaciones de dolor y temperatura reducidas en el lado derecho del cuerpo.

D. Sensaciones de tacto discriminativo, propiocepción y vibración disminuidas en el lado derecho del cuerpo.

E. Sensaciones de dolor y temperatura reducidas en el lado derecho de la cara.

La respuesta correcta es A. Las fibras corticoespinales descendentes se originan en las áreas motora y sensitiva de la corteza y descienden a través de la cápsula interna, los pedúnculos cerebrales, la región basal del puente y las pirámides. Luego cruzan en la unión entre la médula espinal y el bulbo raquídeo para descender en el área lateral de la médula espinal e inervar las neuronas motoras inferiores en el asta gris anterior de la médula espinal. Las fibras que viajan en el pedúnculo cerebral izquierdo inervan el lado derecho del cuerpo y la compresión de este pedúnculo causará signos de neurona motora superior (NMS) del lado derecho (debilidad con aumento de tono y de reflejos). El pedúnculo cerebral izquierdo controlará el lado derecho del cuerpo y habrá signos de NMS, no de neurona motora inferior (tono y reflejos disminuidos). Las sensaciones de dolor y temperatura, así como de tacto discriminativo, propiocepción y vibración serán normales en ambos lados del cuerpo, ya que estas modalidades no se afectan por una lesión del pedúnculo cerebral. De modo similar, la sensación de dolor y temperatura del lado derecho de la cara serán normales, ya que no se afectan por una lesión en el pedúnculo cerebral.

8.3 Un paciente se presenta con debilidad marcada del brazo y pierna derechos, tono muscular aumentado en ambos miembros derechos y reflejos tendinosos profundos derechos incrementados. Además, la exploración revela sensación de vibración intacta en ambos lados del cuerpo, pero ninguna respuesta al alfilerazo en el lado izquierdo del cuerpo. La causa más probable de estos síntomas es la:

A. Oclusión de la arteria cerebelosa posteroinferior izquierda a nivel de la región rostral del bulbo.

B. Oclusión de las ramas derechas de la arteria espinal anterior cerca del nivel cervical 5.

C. Oclusión de las ramas derechas de la arteria espinal anterior a nivel de la región caudal del bulbo.

D. Oclusión de las ramas paramedianas izquierdas de la arteria basilar a nivel de la región caudal del puente.

E. Oclusión de las ramas circunferenciales cortas izquierdas de la arteria cerebral posterior a nivel de la región rostral del mesencéfalo.

La respuesta correcta es B. Las ramas derechas de la arteria espinal anterior irrigan los dos tercios anteriores derechos de la médula espinal. La oclusión de estos vasos a nivel cervical afecta el riego sanguíneo de varias estructuras en la mitad derecha de la médula espinal, incluido el haz corticoespinal derecho (las fibras corticoespinales descendentes de la corteza izquierda ya han cruzado en la decusación de las pirámides), con signos de neurona motora superior, NMS (debilidad y aumento de tono y reflejos), en el lado derecho y la columna anterolateral derecha, con pérdida de la sensación de dolor y temperatura del lado izquierdo del cuerpo debajo del nivel de la lesión. Otros sistemas motores descendentes también pueden afectarse, pero los déficits de estos no serán notables, dados los signos de NMS. La oclusión de la arteria cerebelosa posteroinferior en la región rostral del bulbo provoca síndrome bulbar lateral. Se observan varios déficits, pero no hay signos de NMS ni pérdida de la sensación de dolor ni temperatura corporales. La oclusión de las ramas derechas de la arteria espinal anterior a nivel de la región caudal del bulbo afecta la pirámide derecha, con signos de NMS en el lado izquierdo. Puede haber cierta disrupción de las sensaciones de tacto discriminativo, propiocepción y vibración, quizás bilaterales, ya que ahí es donde cruzan las fibras ascendentes de la columna posterior. El dolor y la temperatura deben estar intactos, ya que el área anterolateral no se afecta por esta lesión. La oclusión de las ramas paramediana izquierdas de la arteria basilar a nivel de la región caudal del puente provoca signos de NMS en el lado derecho. El tacto discriminativo, vibración y propiocepción del lado derecho pueden no afectarse. El dolor y temperatura deben estar intactos, ya que los haces anterolaterales se encuentran más laterales. La oclusión de las ramas circunferenciales izquierdas de la arteria cerebral posterior a nivel de la región rostral del mesencéfalo provoca signos de NMS en el lado derecho. Sin embargo, la sensación de dolor y temperatura se mantiene intacta.

8.4 ¿Cuál de los siguientes enunciados es correcto sobre los haces corticobulbares?

A. Su origen está en áreas sensitivas y motoras de la corteza ipsilateral.

B. Viajan principalmente en el brazo posterior de la cápsula interna.

C. Proporcionan inervación bilateral a la mayoría de los núcleos motores que contactan.

D. Tienen contacto con neuronas de circuito para coordinar la actividad motora en la extremidad completa que inervan.

E. Inervan núcleos motores somáticos y viscerales en el tallo cerebral.

La respuesta correcta es C. Las fibras corticobulbares proporcionan inervación a los núcleos motores somáticos de los nervios craneales. La inervación es sobre todo bilateral con solo unas cuantas excepciones donde el patrón de inervación es más complejo. Las fibras corticobulbares surgen sobre todo de las áreas motoras de la corteza relacionadas con la cabeza y la cara. Las fibras corticobulbares viajan principalmente en la rodilla de la cápsula interna. Las fibras corticoespinales tienen contacto con neuronas de circuito para coordinar la actividad motora de una extremidad completa. Los núcleos motores viscerales reciben su información descendente del hipotálamo.

8.5 A pesar de ser el sistema motor descendente más primitivo, el haz reticuloespinal tiene una amplia gama de funciones importantes. ¿Cuál enunciado es correcto sobre el haz reticuloespinal?

A. La mayor parte de las fibras reticuloespinales implicadas en la función somatomotora se origina en la formación reticular del mesencéfalo.

B. Las fibras reticuloespinales tienen un papel en el tono muscular relacionado con los movimientos voluntarios de las extremidades.

C. Las fibras reticuloespinales desempeñan un papel en el control de la respiración a través de la inervación directa de los músculos esqueléticos implicados en la respiración.

D. Las fibras reticuloespinales intervienen de manera importante en la inervación de los músculos del cuello y en la orientación de la cabeza y el cuello durante los movimientos oculares.

E. Los neurotransmisores liberados por las neuronas de la formación reticular inhiben la actividad de las neuronas motoras medulares implicadas en el lenguaje corporal emocional.

La respuesta correcta es B. Las fibras reticuloespinales desempeñan un papel en la integración de las acciones musculares distales y proximales y, por ello, en el tono muscular relacionado con los movimientos voluntarios de las extremidades. La mayor parte de las fibras reticuloespinales implicadas en la función somatomotora se origina en la formación reticular pontina y rostral bulbar. Las fibras reticuloespinales tienen un papel en el control de la respiración a través de proyecciones directas a las neuronas de la médula espinal que, a su vez, activan los músculos esqueléticos implicados en la respiración. Las fibras tectoespinales desempeñan una función importante al inervar los músculos del cuello y orientar la cabeza y el cuello durante los movimientos oculares. Los neurotransmisores liberados por las neuronas de la formación reticular tienen un papel en la excitabilidad de las neuronas motoras medulares implicadas en el lenguaje corporal emocional. Su papel es modulador, no específicamente inhibitorio.

Control de los movimientos oculares

9

I. PANORAMA

En los capítulos previos, se realizó una introducción sobre la organización general del sistema nervioso central (SNC) y la organización más detallada del tallo cerebral, incluidas las vías ascendentes y descendentes principales que viajan a través de este. El presente capítulo se enfoca en las estructuras del tallo cerebral y áreas corticales implicadas en el control de los movimientos oculares. Estas incluyen el sistema vestibular, así como los tres pares de nervios craneales que inervan los músculos extraoculares, los haces que interconectan los núcleos de estos nervios y las áreas corticales que envían información al tallo cerebral.

La coordinación precisa de los movimientos oculares es importante para que los ojos se enfoquen juntos en un objetivo específico. Ambos ojos deben moverse de manera sinérgica para que sea posible orientarse en el entorno y rastrear objetos en el campo visual. Cualquier disrupción del movimiento sinérgico de los ojos provoca cambios en la percepción visual (la más notable es la visión doble) causados por el hecho de que los ojos no están alineados a la perfección.

Con frecuencia, las afecciones relacionadas con alteraciones de los movimientos oculares son el primer signo de patología en el tallo cerebral. La comprensión sobre los movimientos oculares y los circuitos subyacentes a estos movimientos es una herramienta diagnóstica importante al evaluar afecciones del tallo cerebral.

En este capítulo, se revisa la anatomía de los músculos extraoculares y cómo mueven el globo ocular en la órbita. Se describen las vías de los nervios craneales que inervan estos músculos y cómo son posibles los movimientos sinérgicos. Luego se hace una revisión de los distintos tipos de movimientos oculares y el vínculo entre el sistema vestibular y el control de tales movimientos. Por último, se revisa la valoración clínica de los movimientos oculares y los síndromes clínicos frecuentes relacionados.

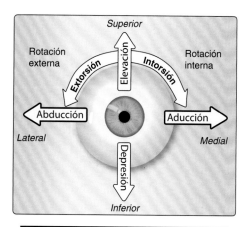

Figura 9.1
Movimientos del globo ocular.

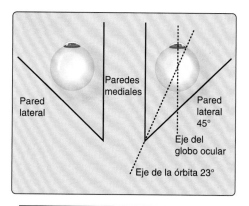

Figura 9.2
Eje del globo ocular y eje de la órbita
vistos desde arriba.

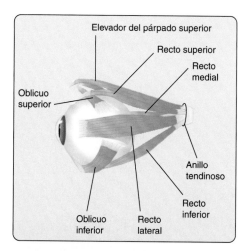

Figura 9.3
Panorama de los músculos
extraoculares en la órbita.

II. ESTRUCTURAS IMPLICADAS EN LOS MOVIMIENTOS OCULARES

Los movimientos coordinados de ambos ojos son críticos para mantenerlos alineados con precisión y conservar el foco en un objeto de interés en el campo visual. Seis músculos extraoculares (detallados más adelante) en cada órbita controlan estos movimientos oculares (figura 9.1). Estos músculos están inervados por tres pares de nervios craneales. Los centros de coordinación en el prosencéfalo y el tallo cerebral, así como los haces de fibras que interconectan los núcleos de los nervios craneales, suministran el control definitivo para los movimientos sinérgicos requeridos para la alineación precisa de ambos ojos.

A. Músculos extraoculares

Seis músculos extraoculares mueven el ojo en la órbita, principalmente a lo largo de los ejes horizontal y vertical. A lo largo del **eje horizontal**, el ojo puede moverse hacia la línea media (**aducción**) o lejos de esta (**abducción**). A lo largo del **eje vertical**, el ojo puede moverse hacia arriba (**elevación**) o abajo (**depresión**). Además, puede rotar hacia dentro (**intorsión**) o hacia fuera (**extorsión**). Estos movimientos oculares primarios se ilustran en la figura 9.1. Todos los músculos extraoculares tienen un movimiento primario y participan en un movimiento secundario.

Para comprender las acciones de estos músculos, es importante tener claras las orientaciones de los ojos respecto a las órbitas (figura 9.2). Mientras las paredes mediales de cada órbita están orientadas en el plano sagital, las paredes laterales están orientadas en un ángulo de 45° lateral al plano sagital. Así, con los ojos mirando al frente, el eje de la órbita se desvía casi 23° lateralmente del eje del globo ocular. Esta diferencia entre los ejes tiene importancia particular para comprender la acción de los músculos extraoculares al elevar o deprimir el globo ocular, como se explica más adelante.

1. **Músculos rectos:** hay cuatro **músculos rectos** (medial, lateral, superior, inferior). Los cuatro músculos rectos se originan en un **anillo tendinoso** en la región posterior de la órbita y fijo al globo ocular anteriormente (figura 9.3). Los rectos medial y lateral mueven el ojo a lo largo del plano horizontal y sus acciones son más o menos directas. El **recto medial** aduce el ojo y el **recto lateral** lo abduce (figura 9.4A).

   En contraste, debido a que el eje orbitario y el eje visual no están alineados, las acciones de los rectos superior e inferior y los dos músculos oblicuos (*véase* más adelante), todos los cuales mueven los ojos a lo largo del plano vertical, son más complejas. Si solo se consideran las acciones primarias de los rectos superior e inferior, el recto superior eleva el ojo y el recto inferior lo deprime. Sin embargo, debido a la orientación y fijación de los músculos rectos (*véase* la figura 9.4A,B), el recto superior también causa intorsión del globo ocular, mientras el recto inferior provoca extorsión del mismo.

2. **Músculos oblicuos:** el **músculo oblicuo inferior** se origina en el lado medial del piso de la órbita y se fija a la cara lateral del globo ocular anteriormente, pasando por debajo del recto lateral (*véase* la figura 9.3). La contracción de este músculo causa **elevación** y **extorsión** del globo ocular, como se muestra en la figura 9.5. El **músculo oblicuo superior** se origina en la región posterior de la órbita, lateral al anillo tendinoso.

Luego atraviesa una polea (**tróclea**) en el polo anteromedial de la órbita y se fija al ojo superiormente (figura 9.6). La función o acción del músculo oblicuo superior depende de la posición del ojo en la órbita. Cuando el ojo gira hacia la línea media, o se **aduce**, el ángulo del músculo fijo al globo ocular y la polea es tal que la contracción del músculo causa **depresión** del globo ocular. Cuando el ojo se **abduce**, o gira lejos de la línea media, el ángulo del oblicuo superior es tal que la contracción del músculo causa **intorsión** del ojo, como se muestra en la figura 9.5.

B. Nervios craneales que controlan los movimientos oculares

Tres pares de nervios craneales controlan los movimientos de los músculos extraoculares. El **nervio oculomotor**, el nervio craneal (NC) III, inerva los músculos recto lateral, recto superior, recto inferior y oblicuo inferior. El **nervio abducens**, NC VI, inerva el músculo recto lateral. El músculo oblicuo superior está inervado por el **nervio troclear**, NC IV.

Una nemotecnia para recordar la inervación de músculos extraoculares es (**RL₆ OS₄)3**. En otras palabras, el **recto lateral** está inervado por el NC VI (**6**); el **oblicuo superior**, por el NC IV (**4**); y el resto, por el NC III (**3**).

1. **Nervio oculomotor:** el NC III tiene dos componentes. El componente **eferente somático general (ESG)** inerva los músculos extraoculares —los músculos **rectos superior**, **medial** e **inferior** y el **oblicuo inferior**, todos los cuales mueven el globo ocular, así como el **elevador del párpado superior**, que eleva el párpado—. El componente **eferente visceral general**, o **parasimpático**, inerva los músculos intraoculares —el **constrictor de la pupila** y los **músculos ciliares**, que controlan el tamaño de la pupila y la curvatura del cristalino, respectivamente (figura 9.7)—.

El núcleo motor somático del NC III, conocido como **complejo nuclear oculomotor**, está cerca de la **línea media**, en el tegmento

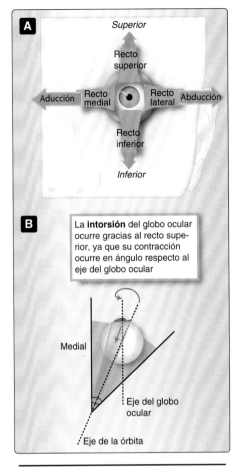

Figura 9.4
A y B. Acción de los músculos rectos para el movimiento del globo ocular.

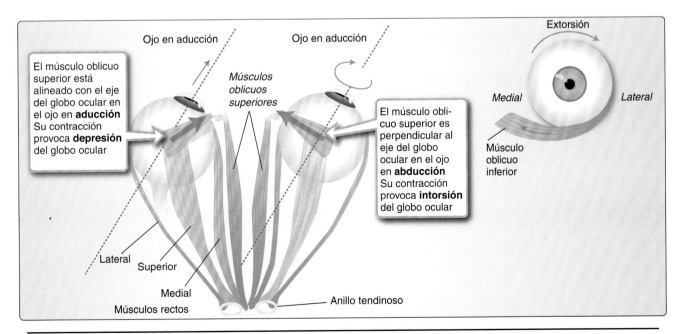

Figura 9.5
Acciones de los músculos oblicuos para el movimiento del globo ocular.

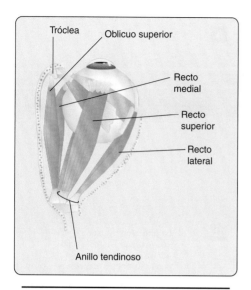

Figura 9.6
Sistema de polea para el músculo oblicuo superior.

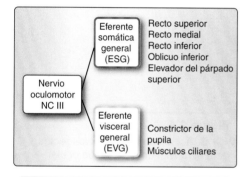

Figura 9.7
Componentes del nervio oculomotor. NC, nervio craneal.

de la región **rostral del mesencéfalo**, a nivel del colículo superior. Es anterior al acueducto cerebral, y en su límite inferolateral se encuentra el fascículo longitudinal medial (FLM) (figura 9.8).

Las neuronas motoras inferiores (NMI) dejan el complejo nuclear oculomotor en dirección anterior en el tegmento del mesencéfalo, a través de la cara medial del núcleo rojo y el pedúnculo cerebral, para emerger en la fosa interpeduncular en la unión entre el mesencéfalo y el puente. Luego entran a la órbita, donde inervan los músculos oblicuo inferior y recto inferior y medial, así como el recto superior y el elevador del párpado superior.

El núcleo **motor visceral (parasimpático)** del NC III, conocido como núcleo de Edinger-Westphal, se encuentra posterior al núcleo oculomotor principal en la **sustancia gris periacueductal (SGP)**. Las fibras motoras viscerales (preganglionares) viajan con el nervio oculomotor al **ganglio ciliar**, donde se localizan sus cuerpos celulares. Los axones posganglionares dejan el ganglio como nervios ciliares cortos, entran al globo ocular cerca del nervio óptico e inervan el cuerpo ciliar y el músculo constrictor de la pupila.

Es interesante señalar que las fibras parasimpáticas son las más externas en el NC III y, por ello, las más susceptibles a la compresión. Con frecuencia, la dilatación de la pupila es el primer signo de compresión del NC III.

Las fibras simpáticas originadas del ganglio cervical superior viajan a través del ganglio ciliar y llegan a sus músculos blanco, el músculo dilatador de la pupila en el ojo, a través de los nervios ciliares largos.

2. **El nervio troclear:** el NC IV, el nervio craneal más pequeño, solo tiene fibras **ESG** e inerva un solo músculo —el **oblicuo superior**—. El núcleo troclear se encuentra en el **tegmento del mesencéfalo** a nivel del colículo inferior (figura 9.9). Desde el núcleo, los **axones van en dirección posterior** alrededor del acueducto cerebral y la SGP, cruzan la línea media y emergen de la **superficie posterior** del mesencéfalo justo caudal al colículo inferior. Una vez que sus fibras emergen del mesencéfalo, las NMI del nervio troclear forman una curva en dirección anterior hacia el pedúnculo cerebral y se dirigen entre las arterias cerebral posterior y cerebelosa superior, laterales al NC III. Luego ingresan al seno cavernoso, donde son laterales a la arteria carótida interna y, de ahí, entran a la órbita a través de la fisura orbitaria superior, por arriba del anillo tendinoso. Estos axones toman una dirección medial cerca del techo orbitario para alcanzar el músculo oblicuo superior. Nótese que, debido a que cruzan la línea media antes de emerger del mesencéfalo, los axones del núcleo del nervio troclear inervan los músculos oblicuos superiores contralaterales. Sin embargo, una lesión de las fibras emergentes cruzadas es más común que una lesión del núcleo.

3. **El nervio abducens:** el NC VI solo tiene una modalidad —**ESG** al **músculo recto lateral**—. El núcleo abducens, por otra parte, tiene dos componentes: contiene los cuerpos celulares de las neuronas motoras ESG e interneuronas que funcionan como **centro de relevo** para la **coordinación de los movimientos oculares horizontales**.

El núcleo abducens se encuentra en la región caudal del puente a nivel del colículo facial cerca de la línea media (figura 9.10). Los

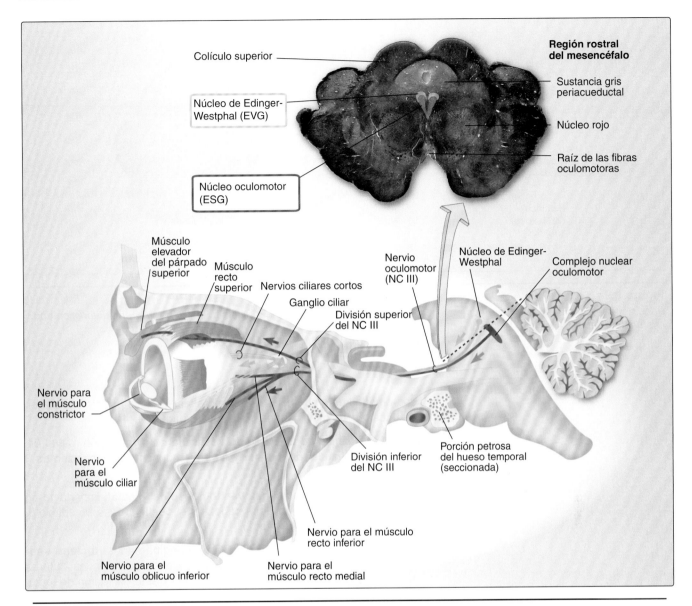

Figura 9.8
Panorama del nervio oculomotor (nervio craneal [NC] III). ESG, eferente somática general; EVG, eferente visceral general.
(Modificada de Wilson-Pauwels L, et al. *Cranial nerves: function and dysfunction.* 3rd ed. PMPH: CT; 2010.)

axones de las NMI emergen en la superficie anterior del puente en la
unión bulbopontina. El nervio corre a través de la fosa craneal posterior y sigue un trayecto subdural antes de entrar al seno cavernoso.
Luego ingresa a la órbita en el extremo medial de la fisura orbitaria superior y viaja en dirección lateral para entrar a la superficie profunda del
músculo recto lateral.

C. Fascículo longitudinal medial

El **fascículo longitudinal medial (FLM)** es un haz de fibras que interconecta los núcleos de los nervios craneales III, IV y VI entre sí y los
núcleos vestibulares, con lo que permite los movimientos sinérgicos y

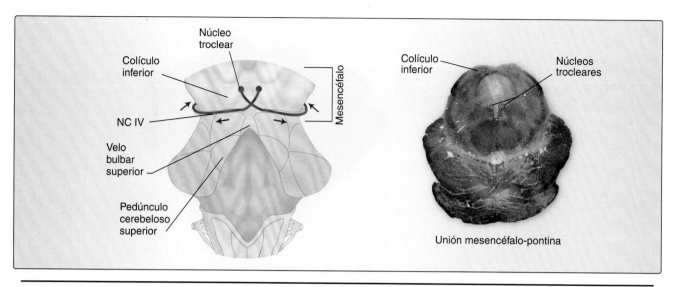

Figura 9.9
Panorama del nervio troclear (nervio craneal [NC] IV). (Modificada de Wilson-Pauwels L, et al. *Cranial nerves: function and dysfunction.* 3rd ed. PMPH: CT; 2010.)

coordinados de ambos ojos, así como el ajuste de la posición ocular en respuesta a los movimientos de la cabeza (figura 9.11).

El FLM se origina de los **núcleos vestibulares** en la región rostral del bulbo/región caudal del puente y tiene componentes **descendentes** y **ascendentes**.

El FLM descendente es el **haz vestibuloespinal medial**, importante en el **control de la posición de la cabeza y el cuello** (*véase* el capítulo 8, "Haces motores descendentes").

El componente **ascendente** del FLM se origina en los **núcleos vestibulares** mediales, con cierta influencia de los núcleos vestibulares superiores, y es crítico para la coordinación y sincronización de todas las clases principales de **movimientos oculares**. Debido a su origen en los núcleos vestibulares, el FLM media los movimientos oculares generados en respuesta a estímulos vestibulares y movimientos de la cabeza. Por ejemplo, el **reflejo vestibuloocular** (**RVO**) (*véase Mirada* más adelante) ajusta los movimientos oculares según los movimientos de la cabeza. Las proyecciones de los núcleos vestibulares inervan el núcleo abducens o VI *contralateral*. Como se señaló, este núcleo contiene los cuerpos celulares de las neuronas motoras somáticas que inervan el músculo recto lateral ipsilateral, así como interneuronas. Son los axones de estas interneuronas los que cruzan la línea media inmediatamente antes de dejar el núcleo y ascender como el FLM contralateral, haciendo conexiones con los núcleos oculomotor y troclear. Al conectar los núcleos abducens, troclear y oculomotor entre sí, el FLM media los movimientos vinculados de ambos ojos de tal modo que ocurra la **mirada conjugada** en todas direcciones. El FLM ascendente comprende un pequeño par de haces **considerablemente mielinizados** cerca de la línea media, justo anterior al cuarto ventrículo en el bulbo raquídeo y el puente, y anterior al acueducto cerebral en el mesencéfalo.

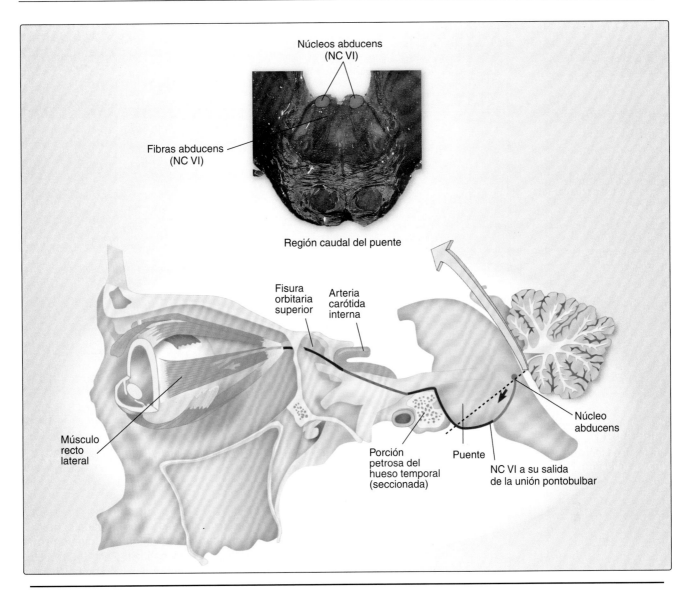

Núcleos abducens
(NC VI)

Fibras abducens
(NC VI)

Región caudal del puente

Fisura
orbitaria
superior

Arteria
carótida
interna

Músculo
recto
lateral

Porción
petrosa del
hueso temporal
(seccionada)

Puente

NC VI a su salida
de la unión pontobulbar

Núcleo
abducens

Figura 9.10
Panorama del nervio abducens (nervio craneal [NC] VI). (Modificado de Wilson-Pauwels L, et al. *Cranial nerves: function and dysfunction.* 3rd ed. Shelton, CT: PMPH; 2010.)

III. MIRADA

La **mirada** es el **movimiento sinérgico coordinado de ambos ojos** dirigido a un objetivo en el entorno. La mirada dirige la proyección de un objetivo al área de mayor agudeza visual en la retina, la **fóvea**. La mirada está coordinada por los centros superiores en la corteza y el tallo cerebral, que emiten proyecciones a las neuronas motoras de los NC III, IV y VI, cuyas fibras inervan los músculos extraoculares. Es importante notar que los núcleos de estos nervios craneales reciben información solo de estos sistemas de la mirada, pero ninguno del haz corticobulbar. La mirada tiene una conexión estrecha con los sistemas visual y motor, por lo que tiene un papel fundamental en la orientación visual necesaria para la actividad motora propositiva. Utiliza estímulos visuales, como objetos detectados en un campo visual, e instrucciones motoras para dirigir ambos ojos a un objeto de interés.

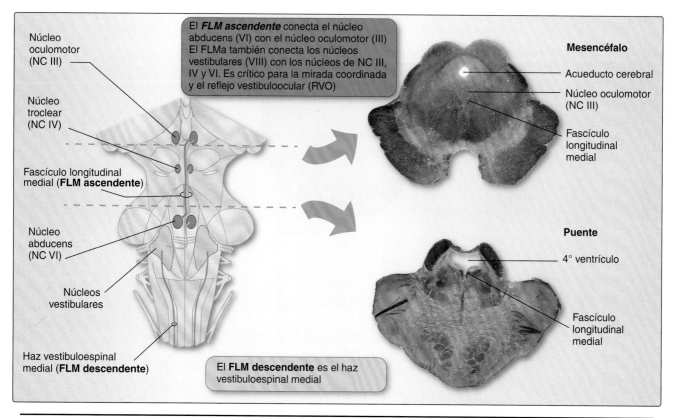

Figura 9.11
Fascículos longitudinales mediales (FLM) ascendente y descendente. Información vestibular al FLMa que cruza y no cruza (no se muestra). Las micrografías muestran el FLM ascendente. NC, nervio craneal.

La mirada, o los movimientos oculares implicados en ella, puede ocurrir en un **plano horizontal** o un **plano vertical**. Además, los ojos pueden **rotar** para compensar el movimiento rotativo de la cabeza. Para todos estos movimientos, los ojos deben trabajar juntos para que el foco en la fóvea de ambos ojos se encuentre en el mismo objeto. Este movimiento sinérgico de los ojos está controlado por los centros de la mirada en el tallo cerebral y la corteza. El centro de la **mirada horizontal** en el tallo cerebral se encuentra en la **formación reticular pontina paramediana (FRPP)** y el centro de la **mirada vertical** se localiza en la **formación reticular mesencefálica rostral (FRMR)** y el área pretectal. Una lesión en el puente provoca un déficit de la mirada horizontal debido al daño de la FRPP. Una lesión del mesencéfalo lleva a un déficit de la mirada vertical debido al daño de la FRMR y el área pretectal.

Los centros de la mirada horizontal y vertical actúan juntos para permitir que ambos ojos vean imágenes en el mismo campo visual y la proyección fluida de estas imágenes en la retina. Cualquier discrepancia en la proyección sobre la retina provocará visión doble.

A. Mirada horizontal

1. **Circuitos de la mirada horizontal:** a fin de mover ambos ojos en la misma dirección, el músculo recto lateral de un lado y el músculo recto medial del otro deben funcionar juntos. Esto significa que las neuronas

motoras que inervan el **recto lateral (NC VI, abducens)** de un lado y las neuronas motoras que inervan el **recto medial (NC III, oculomotor)** del otro deben activarse al mismo tiempo (figura 9.12). Aunque hay diferentes tipos de movimiento horizontal (*véase Movimientos sacádicos* más adelante), y la transmisión difiere para cada uno de estos movimientos, toda la información para los movimientos oculares horizontales terminará en el **núcleo abducens**. Por ejemplo, si la mirada debe dirigirse al lado izquierdo, se estimulará el núcleo abducens del lado izquierdo. Dentro de este núcleo, los cuerpos celulares de las neuronas motoras somáticas enviarán proyecciones al recto lateral ipsilateral o izquierdo. Los axones de las interneuronas cruzan inmediatamente la línea media y ascienden como el FLM contralateral al núcleo oculomotor contralateral o derecho. Las neuronas motoras en el núcleo oculomotor derecho envían axones al músculo recto medial derecho. En conjunto, esto provoca la contracción del recto lateral izquierdo, causa de la abducción del ojo izquierdo. De modo simultáneo, el recto medial derecho se contrae, lo que provoca aducción del ojo derecho y ambos ojos se mueven a la izquierda.

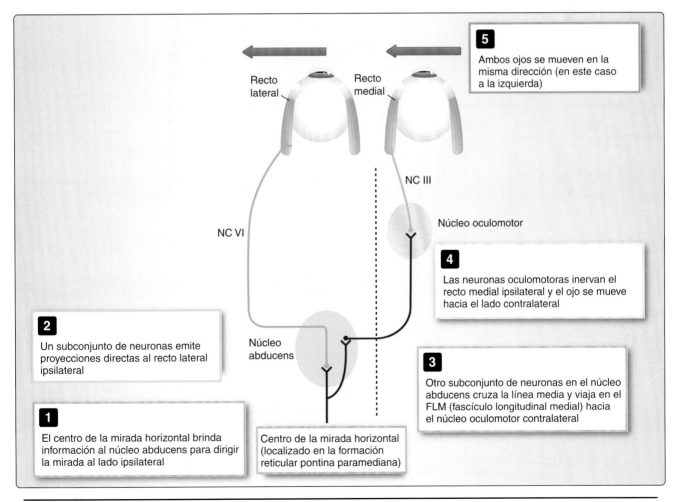

Recto lateral

Recto medial

5 Ambos ojos se mueven en la misma dirección (en este caso a la izquierda)

NC III

NC VI

Núcleo oculomotor

4 Las neuronas oculomotoras inervan el recto medial ipsilateral y el ojo se mueve hacia el lado contralateral

2 Un subconjunto de neuronas emite proyecciones directas al recto lateral ipsilateral

Núcleo abducens

3 Otro subconjunto de neuronas en el núcleo abducens cruza la línea media y viaja en el FLM (fascículo longitudinal medial) hacia el núcleo oculomotor contralateral

1 El centro de la mirada horizontal brinda información al núcleo abducens para dirigir la mirada al lado ipsilateral

Centro de la mirada horizontal (localizado en la formación reticular pontina paramediana)

Figura 9.12
Diagrama de los circuitos para la mirada horizontal. NC, nervio craneal.

2. **Movimientos sacádicos:** los movimientos sacádicos son **movimientos oculares rápidos** que redirigen la mirada a un objeto de interés y tienen como resultado la proyección de dicho objeto sobre la fóvea. Los movimientos sacádicos **orientan la mirada** en el entorno visual (campo visual). En un movimiento sacádico, los ojos se dirigen con rapidez de un objeto o punto en el espacio a otro (o un punto de fijación al siguiente), deteniéndose brevemente en cada punto para permitir la inspección detallada por la fóvea. Durante el movimiento sacádico, el sistema visual suprime la información visual entrante, haciéndonos conscientes sobre estos movimientos sacádicos.

Los movimientos oculares sacádicos son resultado de la influencia cortical y subcortical en el centro de la mirada horizontal, o **FRPP**, como se ve en la figura 9.13. Las áreas corticales implicadas en la generación de los movimientos oculares sacádicos están en los lóbulos parietal y frontal. Las áreas corticales mejor descritas que controlan los movimientos oculares sacádicos son los **campos oculares frontales (COF)**. Mientras estudios previos en animales experimentales iden-

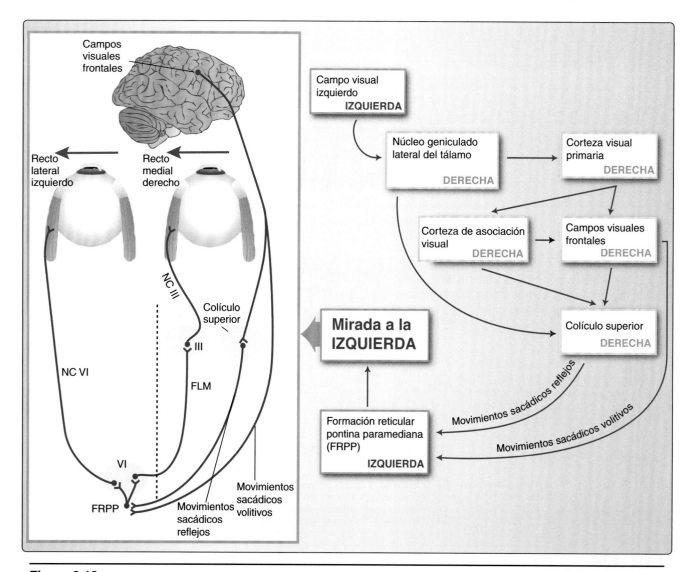

Figura 9.13
Diagrama de los circuitos para los movimientos oculares sacádicos. NC, nervio craneal; FLM, fascículo longitudinal medial.

tificaron un área en el giro frontal medio como un área cortical clave, estudios de imagen funcional más recientes en humanos sugieren que el área clave puede ser más posterior, en el límite del giro precentral, justo anterior al área para la representación primaria de la mano. De ahí, las fibras emiten proyecciones al **colículo superior** ipsilateral y a la **FRPP** contralateral. La información de la FRPP al núcleo abducens adyacente inicia la mirada horizontal ipsilateral (contralateral al COF que activó los movimientos oculares horizontales).

La exploración del entorno visual requiere dos tipos de movimientos sacádicos: **movimientos sacádicos reflejos y volitivos**. Los primeros están guiados visualmente. Ocurren en respuesta a señales externas y se utilizan para orientarse en el entorno visual. También se denominan **movimientos prosacádicos**, ya que dirigen los ojos hacia señales visuales o puntos en el espacio. Un movimiento sacádico volitivo o intencional, por otra parte, es independiente de un estímulo visual. Es más complejo a nivel cognitivo y requiere procesos de orden superior, como la memoria espacial y el análisis de pistas contextuales.

a. **Movimientos sacádicos reflejos:** el **colículo superior** proporciona la influencia principal para los movimientos sacádicos reflejos

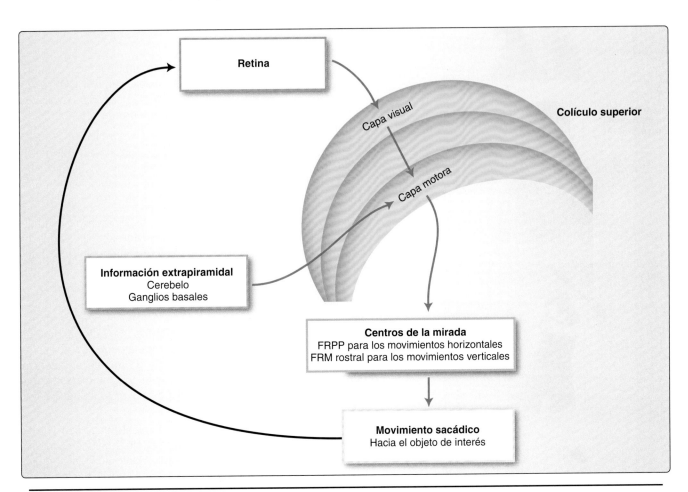

Figura 9.14
Papel del colículo superior en los movimientos sacádicos reflejos. FRPP, formación reticular pontina paramediana; FRM, formación reticular del mesencéfalo o mesencefálica.

(figura 9.14). El colículo superior es una estructura estratificada en la superficie posterior de la región rostral del mesencéfalo. La **capa más superficial** recibe información visual de la retina a través del **núcleo geniculado lateral**. Las **capas más profundas** tienen **neuronas motoras** que emiten proyecciones a la **FRPP** e inician los movimientos sacádicos. La información sensitiva y la información motora saliente están conectadas por sinapsis entre la capa visual superficial y la capa motora profunda, lo que provoca una correlación entre el mapa sensitivo del entorno visual y un mapa motor para el movimiento ocular.

Por ejemplo, un objeto puede detectarse en el campo visual izquierdo. Esto activa el **núcleo geniculado lateral derecho** y el colículo superior derecho. Las neuronas en un área específica del mapa visual en las capas superficiales del colículo superior se activan y, a su vez, activan sus neuronas motoras correspondientes en la capa profunda. De ahí, la información se dirige a la FRPP contralateral (izquierda), que inicia una mirada horizontal a la izquierda, al sitio exacto de donde provino el estímulo visual. Al mismo tiempo que se envía la información a la FRPP, las neuronas en el colículo superior también emiten proyecciones a las neuronas motoras en la médula espinal cervical que inervan los músculos del cuello para facilitar los movimientos de la cabeza hacia el objeto en el campo visual (haz tectoespinal; *véase* el capítulo 8, "Haces motores descendentes").

b. **Movimientos sacádicos volitivos:** son movimientos oculares voluntarios independientes de un estímulo visual. El **COF** envía información a la FRPP para los movimientos sacádicos volitivos. Las funciones cognitivas superiores se integran a nivel cortical y determinan a dónde mover los ojos.

Hay varios tipos de movimientos sacádicos volitivos (figura 9.15). Por ejemplo, para evitar ver un objeto en el campo visual derecho, el observador puede realizar un movimiento sacádico voluntario a la izquierda (lejos del estímulo).

- *Antisacádico*: este proceso de desviar los ojos de un estímulo se llama **antisacádico**. Los movimientos antisacádicos implican tomar la decisión de desviar los ojos y requiere inhibición simultánea del sacádico reflejo que dirigiría los ojos hacia el estímulo.

- *Sacádico de memoria*: un observador también puede dirigir voluntariamente la mirada al sitio donde hubo un objeto o estímulo visual (p. ej., un niño que mira de nuevo hacia la mesa donde hubo un chocolate). Estos **movimientos sacádicos de memoria** dependen de una memoria de trabajo intacta, así como de la orientación espacial. La memoria de trabajo es esencial para recordar que el chocolate estuvo ahí, y la orientación espacial es necesaria para encontrar dicho sitio, el cual puede ya no contener pistas visuales.

- *Sacádico predictivo*: otro tipo de movimiento sacádico volitivo es el **sacádico predictivo**, en el que el ojo se dirige a un sitio donde se espera que esté el objetivo. Contrario a la creencia común, no es posible "mantener el ojo en la bola", debido a que la bola lanzada se mueve demasiado rápido. En su lugar, se predice la trayectoria de la bola y se anticipa dónde se encontrará en cierto momento. Los ojos realizan un movimiento sacádico

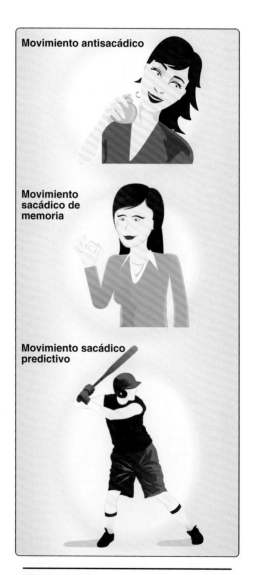

Figura 9.15
Tipos de movimientos sacádicos volitivos.

Movimiento antisacádico

Movimiento sacádico de memoria

Movimiento sacádico predictivo

a este sitio predicho de tal modo que se pueda atrapar la bola o golpearla con un bate. (Las bolas curvas son tan efectivas debido a que tienen una trayectoria diferente a la esperada. Los ojos realizan un movimiento sacádico predictivo volitivo al objetivo anticipado y luego uno sacádico reflejo hacia donde termina la bola en realidad. La bola parece hacer una "curva".)

3. **Búsqueda fluida:** la búsqueda fluida se utiliza al **rastrear un objeto que se mueve con lentitud**. El objetivo es mantener dicho objeto en la fóvea, el área de mayor agudeza visual, en ambos ojos. La búsqueda fluida estabiliza y mantiene la imagen en la retina durante el movimiento del objeto o la persona. Para lograrlo, debe haber integración de la **información cortical** (cortezas visual primaria y de asociación visual, "ver el objeto" y COF, "mover los ojos"), **información cerebelosa** ("¿cómo me muevo en el entorno?") e **información vestibular** ("¿dónde estoy en el entorno?"), así como una interconexión entre el NC VI de un lado y el NC III contralateral (a través del FLM) para lograr los movimientos oculares sinérgicos (figura 9.16).

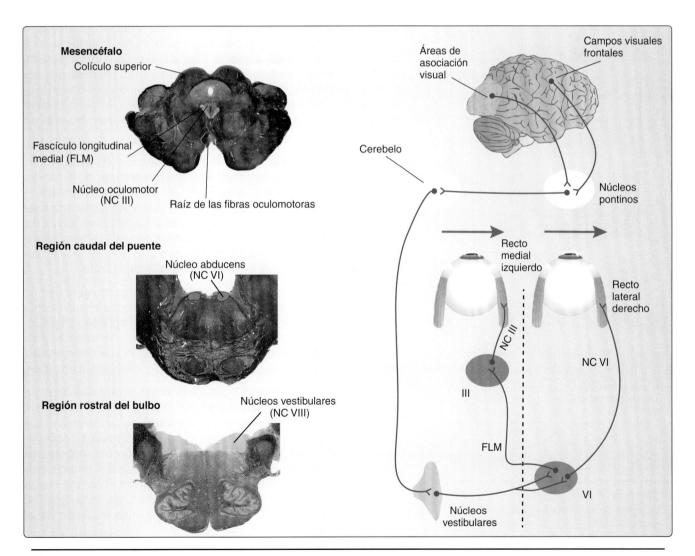

Figura 9.16
Diagrama de los circuitos para la búsqueda fluida. NC, nervio craneal.

Debido a que la búsqueda fluida intenta mantener un objeto en la fóvea de los dos ojos **la corteza**, **de ambos lados** se activa al mismo tiempo. Se explica el circuito en un lado para ilustrar lo que ocurre. Es importante mantener en mente que los movimientos de búsqueda/persecución no orientan los ojos hacia un objetivo (esto se logra a través de los movimientos sacádicos). En su lugar, **mantienen** un objetivo en la fóvea. A diferencia del circuito para los movimientos oculares sacádicos, el circuito para los movimientos de búsqueda fluida es ipsilateral, es decir, el lado izquierdo de la corteza dirige los ojos a la izquierda. Debido a que ambos lados se activan al mismo tiempo, es posible mantener un objeto centrado en la fóvea. La búsqueda solo es posible con objetos que se mueven con lentitud. Cuando se ve algo que se mueve con rapidez dentro del campo visual, se realizan movimientos oculares sacádicos rápidos para mantener la vista sobre el objeto y reposicionarlo en la retina.

Para la búsqueda fluida, la corteza visual primaria y COF emiten proyecciones a los **núcleos pontinos ipsilaterales**. De ahí, las fibras cruzan la línea media y entran al **cerebelo contralateral**. Las fibras del cerebelo emiten proyecciones a los **núcleos vestibulares** en el mismo lado y de ahí cruzan la línea media para inervar el **núcleo abducens**. A partir de ahí, el circuito es el mismo que para los movimientos sacádicos. Como ya se señaló, las fibras originadas de los núcleos motores del NC VI inervan el recto lateral del mismo lado, mientras que las fibras originadas en las interneuronas del núcleo abducens cruzan la línea media y viajan en el FLM al núcleo oculomotor, que inerva el recto medial en el lado contralateral. Ambos ojos ahora pueden moverse en la misma dirección.

4. **Reflejo vestibuloocular:** el **reflejo vestibuloocular (RVO)** ajusta con rapidez los movimientos oculares según los movimientos de la cabeza para que la mirada permanezca fija en un objeto a pesar de que la cabeza esté en movimiento. Así, este reflejo puede **mantener una imagen estable en la retina** pese al movimiento del individuo en el entorno. Sin el RVO, cualquier movimiento de la cabeza causaría la difuminación de las imágenes en la retina. El RVO es mucho más rápido que el rastreo de los movimientos de búsqueda lenta explicados antes.

Los movimientos de la cabeza se detectan por el **órgano vestibular** en el oído interno. Este órgano se especializa en detectar el movimiento en todos los ejes (*véase* el capítulo 11, "Audición y equilibrio"). La aceleración en cualquier plano dado activa los músculos extraoculares para contrarrestar este movimiento. Se explica el RVO respecto a la mirada horizontal, ya que es uno de los que se evalúan con frecuencia en clínica.

Si la cabeza gira a la derecha, por ejemplo, las células sensitivas en el **conducto horizontal** derecho se despolarizan (figura 9.17). Este impulso se releva en los **núcleos vestibulares** del lado derecho. De ahí, las fibras cruzan la línea media al **núcleo abducens contralateral** (en este caso, izquierdo), que inerva el músculo recto lateral izquierdo. El núcleo abducens se conecta al **núcleo oculomotor contralateral** (en este caso, derecho) a través del FLM, que inerva el recto medial derecho. A medida que la cabeza gira a la derecha, ambos ojos se mueven a la izquierda, manteniendo el campo visual estable en la retina.

Otras combinaciones de acciones entre los conductos semicirculares y los músculos extraoculares permiten la compensación ocular de los movimientos cefálicos a lo largo de otros ejes.

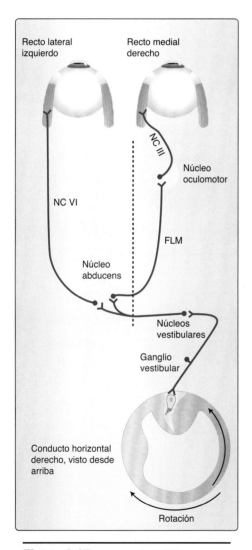

Figura 9.17

Diagrama de los circuitos para el reflejo vestibuloocular (RVO). La rotación a la derecha provoca un movimiento ocular compensatorio a la izquierda. NC, nervio craneal; FLM, fascículo longitudinal medial.

5. **Nistagmo:** los movimientos oculares rítmicos rápidos en vaivén se conocen como **nistagmo**. El nistagmo consiste en un componente rápido ("sacudida" rápida de los ojos) en una dirección y un componente lento (arrastre lento) en la dirección opuesta. Se nombra por el componente rápido. Puede ocurrir en cualquier eje del movimiento ocular. El tipo más común es el **nistagmo horizontal**, que se explica aquí. El nistagmo puede producirse fisiológicamente por la estimulación del sistema vestibular, estímulos visuales o varios procesos patológicos. Aquí, el enfoque se hará en el **nistagmo vestibular** y **nistagmo optocinético**, ambos fisiológicos.

La rotación de la cabeza activa el aparato vestibular en el oído interno, que a su vez activa el RVO. Cuando la rotación de la cabeza es mayor que lo que puede compensarse por el RVO, los ojos se restauran con un movimiento rápido en la misma dirección que la rotación y luego puede ocurrir de nuevo el movimiento compensatorio del RVO. Este reinicio rápido seguido del movimiento lento mediado por el RVO se denomina **nistagmo vestibular** (figura 9.18). De este modo, por ejemplo, el movimiento de la cabeza a la izquierda provoca un movimiento ocular lento a la derecha debido al RVO. Entonces, los ojos se restauran con rapidez a la izquierda, seguido de otro arrastre lento a la derecha, y así una y otra vez. Esto se conoce como **nistagmo batiente izquierdo**.

Un movimiento similar de los ojos puede provocarse por **estímulos visuales.** Un objeto en movimiento rápido dentro del campo visual o un movimiento rápido más allá de un objeto en el campo visual provoca que los ojos sigan el objeto que se mueve en el campo de visión. Entonces el foco se restablece con rapidez al siguiente objeto en el campo visual (p. ej., pasar con rapidez al lado de los postes eléctricos mientras el observador ve a través de la ventana del automóvil). Un componente lento sigue un poste, y luego un componente rápido

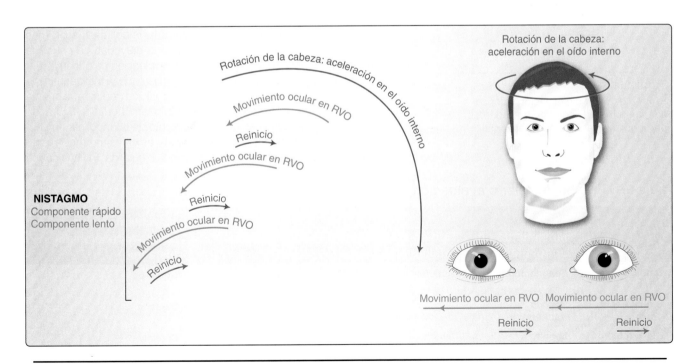

Figura 9.18
Nistagmo vestibular. RVO, reflejo vestibuloocular.

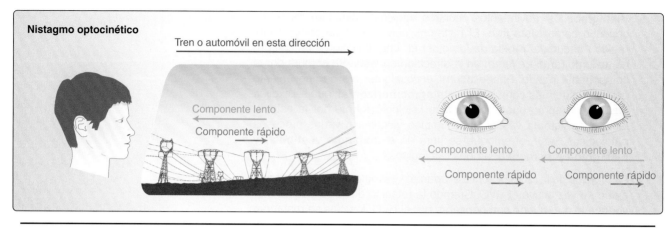

Figura 9.19
Nistagmo optocinético.

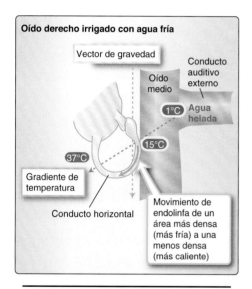

Figura 9.20
Prueba de calor o evaluación calórica
con agua fría. El vector de gravedad es
perpendicular al conducto horizontal.

lo restablece al siguiente. Esto se denomina **nistagmo optocinético** (figura 9.19).

a. **Prueba de calor con agua fría: nistagmo vestibular** causado por la estimulación del órgano vestibular (tabla 9.1; *véase* también el capítulo 11, "Audición y equilibrio"). Esta estimulación se debe a la aceleración o movimiento del líquido, llamado **endolinfa**, dentro del órgano vestibular. El movimiento de endolinfa puede provocarse al irrigar el conducto auditivo externo con agua fría o caliente. La nemotecnia **FOCI** (**f**río, **o**puesto; **c**aliente, **i**gual) describe el resultado de la evaluación calórica. Por ejemplo, irrigar el conducto auditivo externo con agua fría establece un **gradiente de temperatura** en el hueso temporal (figura 9.20). El agua helada enfría la porción más cercana del conducto horizontal al conducto auditivo externo respecto a la porción más alejada del conducto auditivo externo. La densidad de la endolinfa depende de la temperatura: la endolinfa fría es más densa que la endolinfa caliente. Debido a la gravedad, la endolinfa fría bajará hacia la endolinfa caliente. La evaluación calórica se realiza con la persona en posición supina, con la cabeza inclinada hacia delante en un ángulo de 30° respecto a la posición neutra, que orienta el conducto horizontal precisamente en el plano horizontal. El agua fría en el oído derecho causa un movimiento de la endolinfa en sentido horario en el conducto horizontal. Este es el mismo movimiento observado cuando la cabeza se mueve a la izquierda. El RVO causa

Tabla 9.1. Prueba de calor o evaluación calórica

Irrigación	Movimiento de endolinfa	Tipo de movimiento cefálico (simulado)	Movimiento ocular lento (RVO)	Movimiento ocular rápido (dirección del nistagmo)
Oído derecho, frío	Sentido horario	Izquierda	Derecha	Izquierda
Oído derecho, calor	Sentido antihorario	Derecha	Izquierda	Derecha
Oído izquierdo, frío	Sentido antihorario	Derecha	Izquierda	Derecha
Oído izquierdo, calor	Sentido horario	Izquierda	Derecha	Izquierda

RVO, reflejo vestibuloocular.

entonces que los ojos se muevan a la derecha. El nistagmo resultante tendrá un componente lento a la derecha y uno rápido (reinicio) a la izquierda. Por ello, el nistagmo es batiente izquierdo, en la dirección opuesta a donde se aplicó el agua fría (**FO**CI, **f**río **o**puesto).

b. **Prueba de calor con agua caliente:** la irrigación con agua caliente tendrá el efecto opuesto. El gradiente de temperatura en el conducto horizontal se revertirá. El agua caliente en el oído derecho provoca el movimiento antihorario de la endolinfa, que ocurre del mismo modo con el movimiento cefálico a la derecha. Luego, el RVO causa el movimiento ocular a la izquierda. El nistagmo resultante tendrá un componente lento a la izquierda y otro (reinicio) a la derecha. Así, el nistagmo es batiente derecho, en la misma dirección que donde se instiló el agua caliente (**FO**CI, **c**aliente **i**gual).

Debido a que la prueba de calor o evaluación calórica usa los mismos mecanismos que el RVO, es una herramienta excelente para evaluar la función del tallo cerebral en el paciente inconsciente.

B. Mirada vertical

La **mirada vertical** implica el movimiento coordinado de ambos ojos hacia arriba y abajo. La mirada vertical puede ser en forma de movimiento sacádico, un movimiento de rastreo o como parte del RVO. Como en la mirada horizontal, los ojos deben moverse sinérgicamente. El movimiento sinérgico de los músculos extraoculares en el plano vertical está coordinado por el centro de la mirada vertical, una colección de núcleos localizada en la formación reticular del mesencéfalo y el **área pretectal** (justo rostral al colículo superior) (figura 9.21). Se ha sugerido que, con base en los déficits en la mirada que ocurren con la presión sobre el centro de la mirada vertical (p. ej., por un tumor), la porción anterior de esta región media la mirada hacia abajo, mientras que la porción más posterior de esta región media la mirada hacia arriba. Por clínica, el primer déficit común observado es un déficit de la mirada hacia arriba. Aquí se considerará el centro de la mirada vertical como un todo. La influencia en el centro de la mirada vertical es análoga a la de la FRPP o el núcleo abducens (es decir, de los **COF** y de las áreas de asociación visual a través del **colículo superior**). Desde el centro de la mirada vertical en el mesencéfalo, la señal viaja bilateralmente a los núcleos respectivos de los nervios craneales: NC III (oculomotor) para inervar los rectos superior e inferior y el oblicuo inferior; el NC IV (troclear) para inervar el oblicuo superior. Juntos, el recto superior y el oblicuo inferior elevan el ojo, mientras que el recto inferior y el oblicuo superior lo deprimen.

La mirada que implica **movimientos oculares oblicuos** se genera mediante la combinación de la mirada vertical con la horizontal.

C. Mirada desconjugada

Cuando ambos ojos se mueven en direcciones opuestas entre sí, este movimiento se conoce como **mirada desconjugada** (figura 9.22). Esto ocurre fisiológicamente cuando se enfoca algo en un campo visual muy cercano o muy lejano. Cuando se enfoca de cerca, ambos ojos **aducen**, los dos se mueven hacia dentro, hacia la nariz. Esto se denomina **convergencia**, un componente de la **acomodación** (*véase* más adelante). En contraste, cuando se enfoca algo muy lejano, ambos ojos **abducen**, los dos se mueven hacia afuera, lejos de la nariz. Esto se denomina **divergencia**.

La información de un objeto en un campo visual cercano/lejano se transmite a **ambos lóbulos occipitales** a través de los dos **núcleos geniculados**

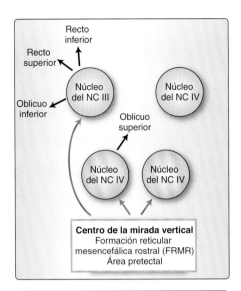

Figura 9.21
Diagrama de los circuitos para la mirada vertical. NC, nervio craneal; FRMR, formación reticular mesencefálica rostral.

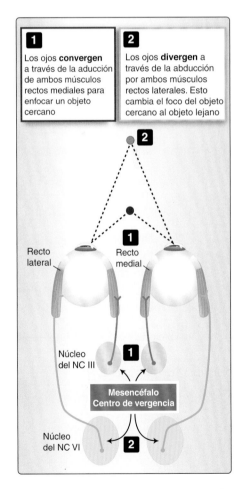

Figura 9.22
Diagrama de los circuitos para la convergencia y divergencia. NC, nervio craneal.

laterales en el tálamo. En los lóbulos occipitales se integra la información de ambos ojos, y se toma la decisión de converger (para objetos cercanos) o divergir (para objetos lejanos). Esta decisión luego se releva a los **centros de vergencia** en la región rostral del mesencéfalo cerca del núcleo motor del NC III. De ahí, el NC III se activa en los dos lados para inervar ambos músculos rectos mediales para la convergencia, o el NC VI se activa en los dos lados para inervar ambos músculos rectos laterales para la divergencia. Cuando el foco se dirige de un objeto cercano a uno lejano, ocurre un cambio discreto entre la convergencia y la divergencia. Para cambiar el foco, los ojos deben divergir de tal modo que el segundo objeto (más lejano) quede enfocado.

La **acomodación** ocurre cuando **se enfoca un objeto cercano**. Para que ocurra la acomodación, y se permita la proyección precisa de una imagen cercana sobre la **fóvea**, deben ocurrir tres cosas:

- Los ojos deben **converger**. Ambos ojos se mueven hacia la línea media (**aducen**) a través de la activación de ambos músculos rectos mediales.

- El **poder refractivo** del cristalino debe aumentar. Esto ocurre al **aumentar la curvatura** del cristalino.

- Las **pupilas deben contraerse**. Esto incrementa la **profundidad de campo**.

Estos tres componentes de la respuesta de acomodación se denominan la **tríada cercana**.

La acomodación se coordina mediante una estructura en la región rostral del mesencéfalo denominada área pretectal, como se muestra en

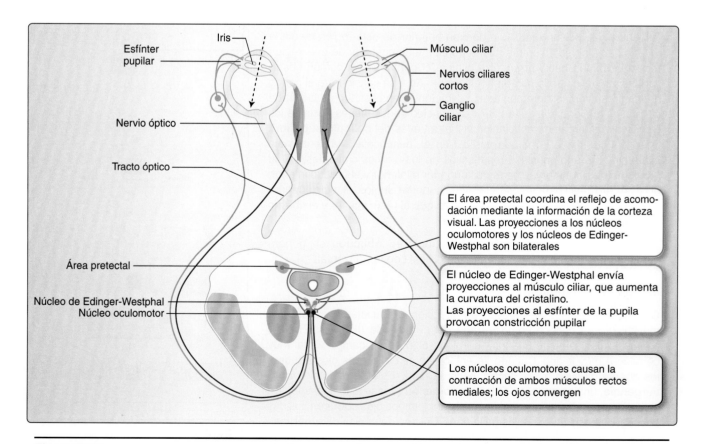

El área pretectal coordina el reflejo de acomodación mediante la información de la corteza visual. Las proyecciones a los núcleos oculomotores y los núcleos de Edinger-Westphal son bilaterales

El núcleo de Edinger-Westphal envía proyecciones al músculo ciliar, que aumenta la curvatura del cristalino.
Las proyecciones al esfínter de la pupila provocan constricción pupilar

Los núcleos oculomotores causan la contracción de ambos músculos rectos mediales; los ojos convergen

Figura 9.23

Panorama conceptual de la acomodación. En este diagrama, la orientación de la sección del mesencéfalo se ha girado en relación con la orientación de los ojos.

la figura 9.23. El área pretectal envía proyecciones bilaterales a las neuronas motoras somáticas del NC III para inervar los músculos rectos mediales. Además, las proyecciones a los núcleos eferentes viscerales o **parasimpáticos de Edinger-Westphal** permiten la constricción pupilar mediante la activación de neuronas que emiten proyecciones a los **músculos constrictores pupilares**. La excitación de los **músculos ciliares** en los ojos provoca la relajación de las fibras de la zónula unidas al cristalino que, a su vez, incrementa la curvatura del cristalino.

La información al área pretectal proviene de la corteza occipital. Ahí, se analizan y comparan los mapas retinotópicos de ambos ojos. Cualquier discrepancia provoca difuminación del campo visual, que se corrige mediante el ajuste en la acomodación. Se piensa que el cerebelo también envía información al área pretectal.

Aplicación clínica 9.1. Prueba H

La manera más común de evaluar el funcionamiento de los músculos extraoculares y los nervios craneales que inervan estos músculos es un estudio simple de movimiento ocular conocida como **prueba H**. En esta prueba, cada ojo se evalúa por separado, como lo indican los distintos colores en la figura. La mayoría de los movimientos oculares implica combinaciones de músculos que funcionan a la par. Sin embargo, es posible aislar las acciones de cada músculo extraocular al enfocarse en movimientos selectos. Aunque la prueba H no valora cada músculo extraocular, sí evalúa todos los nervios craneales que inervan estos músculos. Es común que se utilice en la práctica clínica para buscar alteraciones del movimiento ocular.

Primero, se pide al paciente que mire en dirección lateral, por ejemplo, a la izquierda. El ojo izquierdo abduce por la acción del músculo recto lateral inervado por el nervio craneal (NC) VI. La abducción del ojo alinea el eje del globo ocular con el eje de la órbita y los músculos fijos al anillo tendinoso. Cuando se abduce el ojo, se pide al paciente que mire hacia arriba —esto evalúa el recto superior, inervado por la división superior del NC III—. La acción del recto superior solo puede aislarse cuando el paciente tiene el ojo en abducción. Con el ojo aún abducido, se le pide que mire hacia abajo; esto examina el músculo recto inferior, inervado por la división inferior del NC III. Luego se le solicita que mire a la derecha, aduciendo el ojo izquierdo. Esto valora el músculo recto medial, inervado por la división inferior del NC III. Con el ojo aducido, se le pide que mire hacia abajo. El movimiento descendente aísla la acción del músculo oblicuo superior, evaluando el NC IV. Con el ojo aún en aducción, se solicita que mire hacia arriba. Esto valora el músculo oblicuo inferior, que también está inervado por la división inferior del NC III.

Se repiten los mismos movimientos enfocando la atención en el otro ojo.

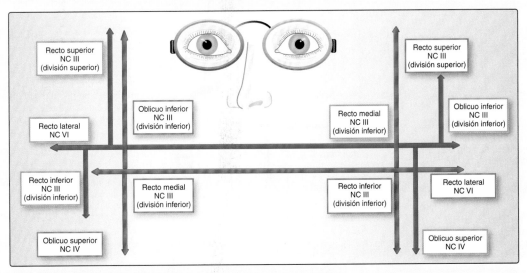

Prueba H, valora los movimientos oculares. NC, nervio craneal.

Aplicación clínica 9.2. Oftalmoplejía internuclear

Una lesión del **fascículo longitudinal medial (FLM)** provoca la disrupción del movimiento sinérgico de los ojos en la mirada horizontal.

Como se señaló, las interneuronas dentro del núcleo abducens envían fibras a través del FLM al núcleo oculomotor contralateral.

Estas fibras cruzan la línea media a su salida inmediata del núcleo abducens y viajan en el FLM contralateral. Una lesión completa unilateral en un FLM (el derecho, por ejemplo) causará un problema con la mirada hacia el lado contralateral (en este caso, la izquierda). El centro de la mirada horizontal (FRPP) proporciona información al núcleo abducens izquierdo, de donde inicia la mirada a la izquierda. El ojo izquierdo **abducirá** por la inervación del recto lateral izquierdo por el nervio abducens izquierdo. No obstante, debido a la comunicación con el núcleo oculomotor derecho por la interrupción del FLM derecho, el ojo derecho no se moverá a la izquierda o **aducirá** como se muestra en la figura. Si la lesión produce una disrupción incompleta o parcial del FLM, entonces el ojo derecho aducirá con lentitud o parcialmente.

Debido a que los dos ojos no están alineados, un movimiento ocular horizontal a la izquierda provocará visión doble (diplopía). Además, es típico encontrar nistagmo con este tipo de lesión. El ojo izquierdo en abducción se inclinará hacia la línea media y, en esencia, se alineará a sí mismo con el ojo derecho, que no está en movimiento. La información del núcleo abducens mueve con rapidez el ojo izquierdo hacia la izquierda. Luego se desplaza a la línea media pero, de nuevo, se mueve con rapidez a la izquierda, una y otra vez. Este es un nistagmo batiente izquierdo. Una hipótesis para el origen del nistagmo es un impulso aumentado al ojo parésico aducido (en un intento por iniciar la aducción). Esto se acompaña por una inervación (NC VI) aumentada al ojo abducido, que provoca un exceso del movimiento sacádico abductor. El ojo en abducción luego se mueve con lentitud de nuevo hacia la línea media como respuesta a dicho exceso. Estos movimientos se presentan como nistagmo.

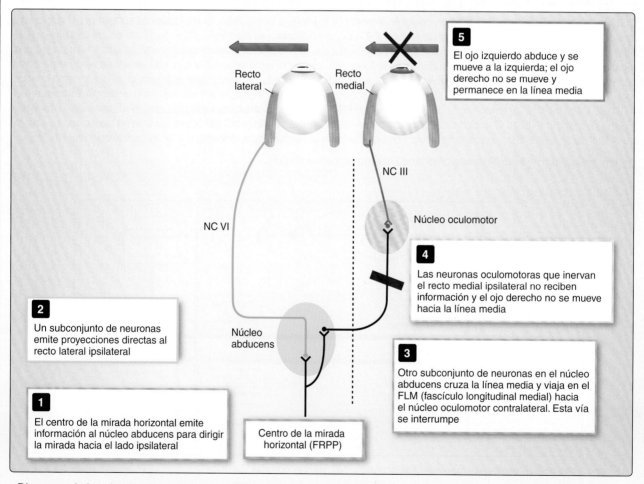

5 El ojo izquierdo abduce y se mueve a la izquierda; el ojo derecho no se mueve y permanece en la línea media

Recto lateral

Recto medial

NC III

Núcleo oculomotor

4 Las neuronas oculomotoras que inervan el recto medial ipsilateral no reciben información y el ojo derecho no se mueve hacia la línea media

NC VI

2 Un subconjunto de neuronas emite proyecciones directas al recto lateral ipsilateral

Núcleo abducens

3 Otro subconjunto de neuronas en el núcleo abducens cruza la línea media y viaja en el FLM (fascículo longitudinal medial) hacia el núcleo oculomotor contralateral. Esta vía se interrumpe

1 El centro de la mirada horizontal emite información al núcleo abducens para dirigir la mirada hacia el lado ipsilateral

Centro de la mirada horizontal (FRPP)

Diagrama de los circuitos que muestra el déficit en la oftalmoplejía internuclear. NC, nervio craneal; FRPP, formación reticular pontina paramediana.

Aplicación clínica 9.2. Oftalmoplejía internuclear (continuación)

Para evaluar si el problema se encuentra en el FLM y no en el núcleo oculomotor o el nervio periférico, se pide al paciente que enfoque la vista en un punto en la línea media. En este caso, el **centro de vergencia** envía información a los dos núcleos oculomotores, y ambos ojos se mueven hacia la línea media, o aducen.

Si un paciente puede aducir el ojo en los movimientos de vergencia, pero no en los movimientos oculares horizontales, es común que la lesión se encuentre en el FLM.

Con frecuencia, este tipo de oftalmoplejía internuclear es el primer signo de una afección desmielinizante, como la **esclerosis múltiple**. El FLM contiene fibras altamente mielinizadas y presenta susceptibilidad particular a la desmielinización.

Casos clínicos

Alteraciones de la mirada

Los siguientes casos son ejemplos de alteraciones de la mirada. Correlacione los síntomas con las lesiones de los nervios craneales, sus núcleos o componentes de las vías de la mirada.

Historias de caso

Caso 1

Una mujer de 35 años de edad tiene diplopía (visión doble) de 3 días de evolución. Se realiza una prueba H para evaluar los movimientos oculares horizontales. Cuando se le pide que mire a la derecha (movimientos oculares sacádicos a la derecha), el ojo izquierdo se mueve con lentitud hacia la línea media (aducción lenta) y el ojo derecho muestra nistagmo batiente derecho. Cuando se le solicita que mire hacia la izquierda, el movimiento sacádico es normal. Se le indica que mire a un punto cercano y la convergencia es normal. Los movimientos extraoculares de búsqueda fluida son completos. El tamaño y reactividad de ambas pupilas es normal (5 mm y reactivas a la luz). La paciente presenta un defecto pupilar aferente relativo (DPAR o pupila de Marcus Gunn) del ojo izquierdo con agudeza visual reducida de 20/100 del ojo izquierdo. Esto es indicativo de una lesión de nervio óptico. La agudeza visual en el ojo derecho es normal, 20/20. No presenta déficits de campos visuales. El resto de la exploración de nervios craneales es normal.

Caso 2

Un hombre de 63 años de edad acude a la clínica por debilidad en el lado izquierdo del rostro y el brazo del mismo lado. Su mirada está dirigida a la derecha. Sus movimientos extraoculares son normales al evaluar la búsqueda fluida. Presenta dificultad del movimiento sacádico volitivo a la izquierda. Los movimientos sacádicos a la derecha son normales. El resto de la exploración neurológica es normal.

Caso 3

Una mujer de 55 años de edad tiene visión doble (diplopía), que describe como una segunda imagen externa difusa. Solo presenta diplopía al mirar a la derecha. Nota que cuando se cubre el ojo derecho, la imagen externa (imagen falsa) desaparece. La diplopía es peor con la visión lejana. Presenta esotropía leve (ojo girado hacia dentro; intorsión) del ojo derecho, que aumenta al mirar a la derecha y es ausente al mirar a la izquierda. Sus pupilas tienen tamaño normal y son reactivas a la luz.

Caso 4

Un hombre de 75 años de edad se presenta a la clínica con visión doble. Describe las imágenes como desplazadas en un ángulo de 45° entre sí —esta descripción indica una separación de las imágenes en los ejes horizontal y vertical, y se conoce como diplopía oblicua—. Nota que, cuando se cubre cualquier ojo, su visión doble desaparece. Sus pupilas presentan tamaño desigual: la derecha es de 5 mm y la izquierda, de 2 mm. El párpado derecho está deprimido (*ptosis*). Cuando se realiza una prueba H, nota que el ojo derecho presenta movimiento limitado hacia la línea media (aducción) y movimientos limitados hacia arriba y hacia abajo (elevación y depresión). Durante la abducción del ojo derecho, el ojo intorsiona. Sus movimientos extraoculares izquierdos son normales.

Caso 5

Un hombre de 25 años de edad se presenta con diplopía oblicua después de traumatismo craneoencefálico. Al examinar sus movimientos oculares, el paciente comenta que la visión doble empeora al mirar hacia abajo y hacia la derecha. Cuando su cabeza está erguida y mira hacia el frente, el ojo izquierdo parece estar más arriba que el derecho (esto se conoce como hipertropía del ojo izquierdo). Cuando mira hacia la derecha, la hipertropía aumenta. Su cabeza está inclinada a la derecha. Sus pupilas son simétricas y reactivas a la luz. No presenta ptosis ni otras anomalías de nervios craneales.

Análisis de los casos

Caso 1

Los déficits de la mirada horizontal son indicativos de una lesión del fascículo longitudinal medial (FLM) ascendente izquierdo. El centro de la mirada horizontal (FRPP) derecho envía información al núcleo abducens derecho para iniciar la mirada a la derecha. El ojo derecho abducirá por la inervación del músculo recto lateral derecho por el nervio abducens. Esta vía está intacta. La FRPP derecha emite información al núcleo oculomotor izquierdo a través del FLM izquierdo. Hay una lesión en el FLM izquierdo que provoca movimiento lento del ojo izquierdo a la derecha. También presenta neuropatía óptica izquierda con agudeza visual alterada y DPAR. Puede detectarse un defecto pupilar aferente con la prueba de luz oscilatoria. En esta prueba, se oscila una luz brillante del ojo sano al ojo afectado. Este último tiene un déficit con la percepción de luz o la transmisión de esa señal a lo largo del nervio óptico. Aún se percibe la luz y la pupila se constriñe en cierto grado, pero no por completo. Mientras ambas pupilas se contraen cuando la luz se muestra al ojo sano (directo y consensual), el déficit de percepción de la luz en el ojo afectado produce un menor grado de constricción pupilar y ambos ojos parecen dilatarse (figura 9.24).

Una IRM del cerebro muestra una lesión desmielinizante en la región rostral medial izquierda del puente. Estos síntomas pueden observarse en pacientes con afecciones desmielinizantes, como la esclerosis múltiple (EM).

Caso 2

Este paciente está recuperándose de un evento vascular cerebral (EVC) de la arteria cerebral media (ACM) derecha. Esto ha afectado su área motora primaria derecha, en especial las áreas para la inervación de la cara y el miembro superior. Los campos oculares frontales derechos son anteriores al área motora primaria y también se han afectado por el EVC. Hay una preferencia de la mirada hacia la derecha, y la causa subyacente para esto podría ser: 1) la excitación del campo visual frontal izquierdo; 2) la inhibición (pérdida de la función) del campo visual frontal derecho; o 3) la inhibición del centro de la mirada horizontal (FRPP) derecho. El campo visual frontal derecho inicia los movimientos sacádicos volitivos a la izquierda a través de la FRPP izquierda (*véase* la figura 9.13); también inicia la búsqueda fluida a la derecha (*véase* la figura 9.16). La búsqueda fluida es normal, por lo que es improbable que sea una lesión que afecte alguna estructura del tallo cerebral implicada en la mirada horizontal (FLM, NC III, IV o VI). La presencia de debilidad en la región izquierda de la cara y el brazo izquierdo ayuda a localizar la lesión para su preferencia de mirada al campo visual frontal derecho. Debido a la lesión del COF derecho, el paciente ya no puede iniciar movimientos sacádicos volitivos a la izquierda. Los campos oculares frontales contralaterales (izquierdos) ahora son predominantes, lo que causa la desviación de la mirada a la derecha en este caso. En un EVC cortical, los ojos "miran hacia la lesión" —se desvían hacia el lado del EVC—.

Caso 3

Esta presentación es indicativa de parálisis del nervio abducens (NC VI) derecho, que causa debilidad del músculo recto lateral (figura 9.25B). La parálisis del nervio abducens derecho causa visión doble a los movimientos oculares horizontales, que empeora al mirar hacia el músculo afectado y desaparece cuando se cubre el ojo afectado. El empeoramiento observado con la visión lejana se debe al hecho de que requiere divergencia de ambos ojos, la cual depende de los músculos rectos laterales. La esotropía (ojo girado hacia dentro; intorsión) se debe a la debilidad del músculo recto lateral, que ya no puede contrarrestar los efectos del oblicuo superior y del recto medial. Es típico que empeore durante la mirada horizontal al lado de la lesión.

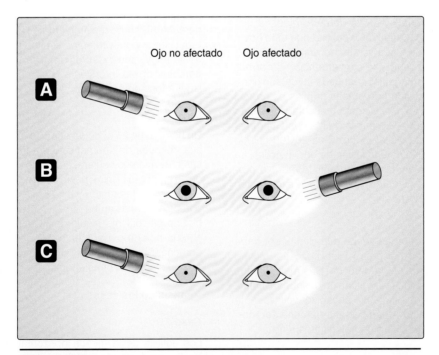

Figura 9.24

Defecto pupilar aferente relativo (pupila de Marcus Gunn). **A**. La luz de una linternilla dirigida al ojo sin afectar causa constricción de ambas pupilas debido a que ocurre constricción directa y consensual. **B**. Cuando la luz se dirige al ojo afectado, que presenta detección de luz reducida, las respuestas directa y consensual están disminuidas y ambas pupilas parecen dilatarse. **C**. Cuando la luz ilumina de nuevo el ojo sin afectar, ambas pupilas se constriñen otra vez. (De Plantz SH, Huecker M. *Step-up to emergency medicine*. Wolters Kluwer Health: Philadelphia, PA; 2015.)

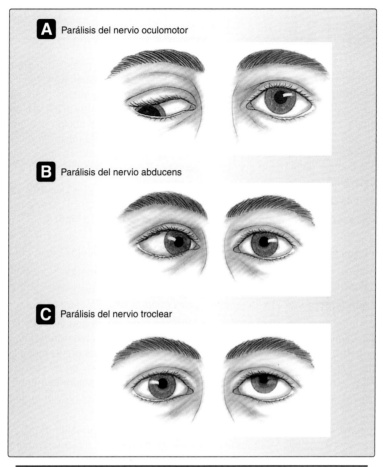

Figura 9.25

Posición de los ojos después de: una lesión de: (A) nervio oculomotor, NC III; (B) nervio abducens, NC VI; y (C) nervio troclear, NC IV —es común que el ojo esté desviado hacia fuera—. (Modificado de Young PA, Young PH, Tolbert DL. *Basic clinical neuroscience*. 3rd ed. Wolters Kluwer Health: Philadelphia, PA; 2015.)

Caso 4

Esta presentación es típica de una lesión del nervio oculomotor (NC III) derecho después de su emergencia del tallo cerebral (figura 9.25A). Un angiograma por TC de las arterias que irrigan el cerebro muestra un aneurisma en la arteria comunicante posterior que comprime el nervio oculomotor derecho. La compresión del nervio oculomotor causa diplopía oblicua o vertical debido a la debilidad de los músculos rectos medial, superior e inferior, así como del oblicuo inferior. Hay ptosis por la debilidad del músculo elevador del párpado. La pupila dilatada poco reactiva a la luz se debe a la alteración de las fibras parasimpáticas originadas en el núcleo motor visceral (Edinger-Westphal) que viaja con el NC III a la órbita, donde inervan el músculo constrictor de la pupila.

Caso 5

Esta presentación es típica de una lesión del nervio troclear izquierdo debida al traumatismo craneoencefálico (figura 9.25C). El nervio troclear es el único nervio que sale del tallo cerebral en la superficie posterior; es delgado y susceptible a las lesiones por cizallamiento. El nervio troclear izquierdo inerva el músculo oblicuo superior izquierdo. Su acción depende de la posición del ojo dentro de la órbita —en el ojo aducido, deprime el globo ocular y, en el ojo abducido, causa su intorsión—. Un músculo oblicuo superior izquierdo débil causaría hipertropía izquierda con diplopía oblicua que empeora con la mirada a la derecha. Una inclinación cefálica a la derecha mejoraría la diplopía, ya que realinearía ambos ojos en el mismo grado.

En el caso 4, una parte importante de la exploración es buscar intorsión del ojo derecho cuando el ojo está en abducción. ¿Cuál es la importancia clínica de este hallazgo?

Al realizar una exploración física para evaluar los movimientos oculares, es importante buscar posibles lesiones de todos los nervios que inervan los músculos extraoculares. Si hay alguna alteración a la intorsión, se sugiere una lesión adicional del nervio troclear. Las causas de lesión de los nervios oculomotor y troclear son diferentes de las lesiones del nervio oculomotor y podrían ser indicativas de un daño neurológico más extenso.

Resumen del capítulo

- Cada ojo se mueve por seis músculos extraoculares inervados por tres nervios craneales distintos. El movimiento del ojo debe estar coordinado de tal modo que ambos ojos enfoquen el mismo campo visual. Este movimiento sinérgico de los ojos está coordinado por los centros de la mirada en el tallo cerebral. El centro de la mirada horizontal está en la formación reticular pontina paramediana y emite proyecciones al núcleo abducens (nervio craneal [NC] VI), donde se inicia la abducción del ojo ipsilateral. Al mismo tiempo, las fibras cruzan la línea media e inervan el núcleo oculomotor (NC III), que inicia la aducción en el ojo contralateral. De este modo, ambos ojos pueden moverse en la misma dirección. De manera similar, un centro de la mirada vertical en la región rostral del mesencéfalo coordina la mirada de ambos ojos hacia arriba y abajo. La información cortical a estos centros de la mirada proviene de los campos oculares frontales y las áreas de asociación visual a través del colículo superior.

- Hay diferentes tipos de movimientos oculares, que incluyen los siguientes:
  - Los **movimientos oculares sacádicos** son movimientos coordinados rápidos de ambos ojos que se usan para orientarnos en el entorno.
    - Los **movimientos sacádicos volitivos** están bajo control cortical y dirigen los ojos hacia objetos o áreas de interés.
    - Los **movimientos sacádicos reflejos** se coordinan a través del colículo superior, donde la información visual se conecta con un mapa motor de movimientos oculares.
  - Los **movimientos de búsqueda/persecución** se emplean para rastrear un objeto, manteniéndolo estable en la fóvea.

- El sistema vestibular tiene un papel clave en los movimientos oculares a través de una vía refleja conocida como **reflejo vestibuloocular (RVO)**. Este reflejo permite que las imágenes permanezcan estables en la fóvea a pesar de los movimientos cefálicos. Cuando la cabeza se mueve, ocurren movimientos compensatorios de los músculos oculares inmediatos para que las imágenes permanezcan enfocadas. Este mecanismo del RVO se usa en clínica en la **prueba de calor** o **evaluación calórica**, en la cual se estimula el sistema vestibular mediante la aplicación de agua fría o caliente en el conducto auditivo y se analizan los movimientos oculares. Esto permite la valoración del funcionamiento del tallo cerebral en el paciente inconsciente.

- La **mirada desconjugada** ocurre cuando los ojos se mueven en direcciones opuestas. Esto sucede fisiológicamente cuando ambos ojos convergen sobre un objeto cercano y aducen o se mueven en dirección medial. Cuando el foco cambia a un objeto lejano, ambos ojos se mueven en dirección lateral, o abducen. Este movimiento ocular desconjugado está coordinado a través de los **centros de vergencia** en la región rostral del mesencéfalo.

- La **vergencia** también es un componente de la **acomodación**, en que los ojos se enfocan en un objeto cercano. Ambos ojos se mueven en dirección medial, el cristalino se torna más redondo y las pupilas se constriñen. Esto se coordina a través del área pretectal en el mesencéfalo.

Preguntas de estudio

Elija SOLAMENTE la mejor respuesta.

9.1 Durante la exploración, el médico pide al paciente que siga su dedo mientras lo mueve de derecha a izquierda. Los movimientos a la izquierda son normales. Cuando el paciente intenta seguir el dedo del médico a la derecha, el ojo derecho se mueve con normalidad, pero el ojo izquierdo permanece en la línea media y no sigue la derecha. La convergencia es deficiente, ya que el ojo izquierdo permanece en la línea media. ¿Dónde podría encontrarse el problema?

A. Una lesión del nervio craneal IV izquierdo.
B. Una lesión del nervio craneal VI derecho.
C. Una lesión del núcleo de Edinger-Westphal izquierdo.
D. Una lesión del nervio craneal III izquierdo.
E. Una lesión del nervio craneal III derecho.

La respuesta correcta es D. El nervio craneal (NC) IV inerva el músculo oblicuo superior, que no está implicado en los movimientos oculares laterales. El NC VI derecho inerva el músculo recto lateral derecho que, en condiciones normales, abduce el ojo. El núcleo de Edinger-Westphal interviene en la inervación parasimpática de los músculos constrictor pupilar y ciliares del cristalino, y no está involucrado en el problema. El NC III izquierdo al músculo recto medial sería necesario para aducir el ojo izquierdo junto con el recto lateral del ojo derecho, permitiendo así al paciente seguir el dedo a la derecha. Una lesión del NC III derecho podría evitar que el recto medial derecho aduzca el ojo derecho en dirección medial.

9.2 Los movimientos sinérgicos o coordinados de ambos ojos y los ajustes de la posición ocular en respuesta a los movimientos cefálicos están mediados por:

- A. Los haces corticobulbares.
- B. El fascículo longitudinal medial.
- C. El aparato coclear.
- D. El haz vestibuloespinal lateral.
- E. El haz corticoespinal.

La respuesta correcta es B. El fascículo longitudinal medial (FLM) conecta los núcleos de los nervios craneales (NC) III, IV y VI con los núcleos vestibulares para permitir los movimientos sinérgicos y coordinados de los ojos y los ajustes de los ojos según los cambios en la posición cefálica. Los haces corticobulbares no influyen en los núcleos de los NC III, IV y VI. Estos núcleos reciben información de los campos oculares frontales y otros centros corticales de la mirada. El aparato coclear está implicado en la audición, no la vista. El haz vestibuloespinal lateral surge de los núcleos vestibulares laterales y es importante para mantener el equilibrio y el tono muscular extensor. El haz corticoespinal envía información motora a las células del asta anterior de la médula espinal.

9.3 En un paciente inconsciente, la función vestibular se examina mediante la prueba de calor o evaluación calórica. Se irriga el conducto auditivo derecho con agua fría. Si el sistema vestibular está intacto, ¿cuál de los siguientes enunciados es correcto?

- A. Debido al movimiento de endolinfa en sentido horario, los ojos se desplazarían con lentitud a la derecha, con una sacudida rápida a la izquierda.
- B. Debido al movimiento de endolinfa en sentido horario, los ojos se desplazarían con lentitud a la izquierda, con una sacudida rápida a la derecha.
- C. Debido al movimiento de endolinfa en sentido antihorario, los ojos se desplazarían con lentitud a la derecha, con una sacudida rápida a la izquierda.
- D. Debido al movimiento de endolinfa en sentido antihorario, los ojos se desplazarían con lentitud a la izquierda, con una sacudida rápida a la derecha.
- E. Debido al movimiento de endolinfa en sentido antihorario, ambos ojos se moverían hacia el lado de la irrigación fría y luego permanecerían ahí.

La respuesta correcta es A. El agua fría en el oído derecho causa movimiento de la endolinfa en sentido horario en el conducto horizontal. Este es el mismo movimiento observado cuando la cabeza se mueve hacia la izquierda. Entonces, el reflejo vestibuloocular provoca el movimiento lento de los ojos hacia la derecha, con un componente rápido (reinicio) a la izquierda. Por ello, el nistagmo es batiente izquierdo, en la dirección opuesta a donde se instiló el agua fría (FOCI, frío opuesto). El agua fría causa un movimiento en sentido horario, no antihorario, de endolinfa. La irrigación del oído derecho con agua caliente establece un movimiento antihorario de endolinfa, que produce un desplazamiento lento de los ojos a la izquierda seguido de una sacudida rápida a la derecha (FOCI, caliente igual).

9.4 Un paciente se presenta con debilidad de la mano y miembro superior izquierdos, aumento de tono y reflejos tendinosos profundos del miembro superior izquierdo, desviación de ambos ojos a la derecha e incapacidad para iniciar la mirada voluntaria a la izquierda. La mirada voluntaria a la derecha y los movimientos de convergencia de los ojos, así como la función sensitiva corporal son normales. Es probable que una lesión que produce estos problemas se encuentre en:

- A. Corteza frontal derecha, en el área del giro frontal medio, incluidas las áreas motoras y el campo ocular o visual frontal.
- B. Corteza frontal izquierda, en el área del giro frontal medio, incluidas las áreas motoras y el campo ocular o visual frontal.
- C. Mitad izquierda del puente, y se extienda desde el núcleo del NC VI hasta la región basal del puente.

La respuesta correcta es A. La corteza frontal derecha, en el giro frontal medio, incluye el área motora primaria y las áreas de asociación motora que inervan la mano y el miembro superior, además de incluir el campo ocular o visual frontal derecho (COF). La lesión de las áreas motoras provoca signos de neurona motora superior (NMS), que incluyen debilidad, hipertonía e hiperreflexia. El COF derecho inicia los movimientos sacádicos voluntarios a la izquierda. Debido a la actividad reducida del COF derecho y la actividad normal del COF izquierdo, los ojos se desvían a la derecha. Una lesión de la corteza frontal izquierda provocaría debilidad y signos de NMS en el lado derecho, así como desviación de los ojos a la izquierda y pérdida de la mirada volitiva a la derecha. Una lesión en la mitad izquierda del puente que incluya el núcleo del nervio craneal VI podría provocar la pérdida de la mirada voluntaria a la izquierda, ya que se afectarían las neuronas motoras para el recto lateral izquierdo y las interneuronas que dan origen al fascículo longitudinal medial derecho al recto medial derecho. Sin embargo, las fibras

D. Mitad izquierda del puente, y afecte principalmente la formación reticular pontina paramediana izquierda y el área basal.
E. La región mesencefálica paramediana derecha, que implica los núcleos oculomotor y de Edinger-Westphal.

corticoespinales descendentes en la región basal izquierda del puente inervan las neuronas motoras inferiores (NMI) de los miembros derechos. Una lesión tan extensa de la mitad izquierda completa del puente afectaría otras estructuras, como el lemnisco medial y el sistema anterolateral izquierdos, con pérdida sensitiva marcada. Una lesión de la formación reticular pontina paramediana izquierda podría provocar los déficits descritos en la mirada, pero los ojos no estarían desviados a la derecha.

9.5 Un paciente se presenta por visión doble y dificultad para leer. La exploración de los ojos revela pupilas responsivas a la luz, pero falla para la constricción a la convergencia. Además, la mirada hacia arriba y los movimientos convergentes están alterados. De modo individual, los ojos muestran movimientos intactos en todas direcciones. El sitio más probable de lesión es:

A. Área posterior de la región caudal del puente.
B. Área posterior de la región rostral del mesencéfalo.
C. Lóbulo frontal derecho.
D. Fascículo longitudinal medial derecho.
E. Tegmento de la región caudal derecha del puente.

La respuesta correcta es B. Una lesión en el área posterior de la región rostral del mesencéfalo puede afectar el centro responsable de la mirada hacia arriba. La presión también puede dañar el área pretectal posterior al núcleo del nervio craneal (NC) III, con déficits en la convergencia. El área posterior de la región caudal del puente es donde se encuentran los núcleos del NC VI. Una lesión ahí provocaría la pérdida de la abducción y la pérdida de la mirada conjugada debido al daño de las interneuronas en el núcleo abducens, de donde se origina el fascículo longitudinal medial (FLM). Una lesión del lóbulo frontal provocaría la pérdida de la mirada voluntaria al lado contralateral y los ojos estarían desviados hacia el lado de la lesión debido a la información para la mirada del campo visual frontal contralateral intacto. También puede ocurrir debilidad o parálisis del lado contralateral del cuerpo. Una lesión en el FLM derecho causa problemas con la mirada conjugada a la izquierda: el ojo izquierdo abduciría, pero el derecho permanecería en la línea media y no aduciría. Una lesión en el tegmento de la región caudal derecha del puente dañaría la formación reticular pontina paramediana (FRPP), con pérdida de la mirada horizontal; los ojos podrían estar desviados lejos de la lesión por la información para la mirada de la FRPP intacta izquierda, desviando la mirada a la izquierda. Nótese el contraste entre las parálisis de la mirada resultado de las lesiones pontinas *vs.* mesencefálicas *vs.* corticales. Una lesión pontina provoca parálisis de la mirada horizontal y los ojos se desvían lejos de la lesión; una lesión mesencefálica provoca parálisis vertical (casi siempre la mirada hacia arriba), y una lesión cortical produce parálisis de la mirada horizontal y los ojos se desvían hacia el lado de la lesión.

Inervación sensitiva y motora de cabeza y cuello

10

I. PANORAMA

La cabeza y las áreas principales del cuello reciben su inervación sensitiva y motora a través de los **nervios craneales V, VII, IX, X, XI y XII** (figura 10.1). Estos son los nervios trigémino, facial, glosofaríngeo, vago, accesorio e hipogloso, respectivamente. La inervación especializada para el control de los movimientos y reflejos oculares se explicó en el capítulo 9, "Control de los movimientos oculares." Los nervios relacionados con los sentidos especiales se estudiarán en los capítulos siguientes dedicados a dichas modalidades.

Las modalidades transmitidas por estos nervios craneales son análogas a aquellas encontradas en los nervios espinales y, al igual que estos, la mayoría de los nervios craneales consiste en nervios mixtos, ya que portan más de una modalidad. Al igual que la sustancia gris en la médula espinal se subdivide en áreas sensitivas (asta posterior) y áreas motoras (asta anterior y lateral), diferentes núcleos del tallo cerebral se relacionan con modalidades sensitivas y motoras. En el capítulo 6, "Panorama y organización del tallo cerebral", se revisó la organización general de los núcleos de los nervios craneales en el tallo cerebral, haciendo notar que los núcleos sensitivos son laterales y los núcleos motores son mediales al surco limitante. Las aferentes y eferentes viscerales son las más cercanas al surco limitante (*véase* la figura 10.1). Esta organización es importante para comprender la inervación de la cabeza y cuello.

Los nervios craneales tienen los mismos cuatro componentes que los nervios espinales y tres adicionales. Las **aferentes viscerales generales ([AVG]** de las vísceras en el tronco), **aferentes somáticas generales ([ASG]**, de los receptores en la piel, músculos y articulaciones), **eferentes somáticas generales ([ESG]** a los músculos esqueléticos), y **eferentes viscerales generales ([EVG]** fibras autonómicas preganglionares al tronco y la periferia) son los componentes encontrados en los nervios espinales. Los componentes localizados solo en los nervios craneales son las **aferentes viscerales especiales ([AVE]** gusto, olfato), **aferentes somáticas especiales ([ASE]** vista, equilibrio, audición) y **eferentes viscerales especiales ([EVE]** a los músculos de la mandíbula, rostro, laringe y faringe; derivados de los arcos faríngeos, no de los somitas) (tabla 10.1).

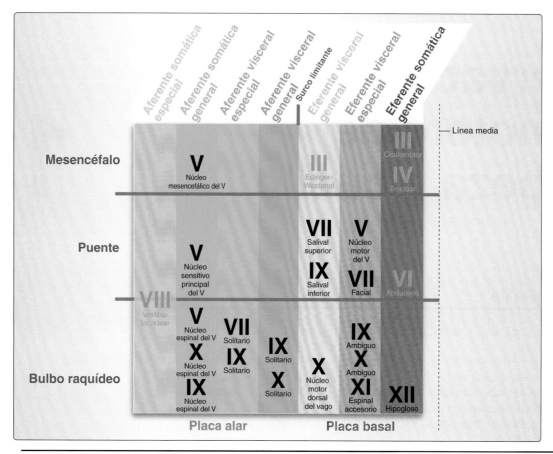

Figura 10.1
Panorama de la localización y componentes funcionales de los nervios craneales. (Movimientos oculares y sentidos especiales excluidos.)

Tabla 10.1. Panorama de los nervios craneales, núcleos relacionados y modalidades

	ASG	AVE	AVG	EVG	EVE	ESG
NC V trigémino	Núcleo mesencefálico Núcleo espinal del V par núcleo sensitivo principal del V par				Núcleo motor del V par	
NC VII facial	Núcleo espinal del V par Núcleo sensitivo principal del V par	Núcleo solitario		Núcleo salival superior	Núcleo facial	
NC IX gloso-faríngeo	Núcleo espinal del V par Núcleo sensitivo principal del V par	Núcleo solitario	Núcleo solitario	Núcleo salival inferior	Núcleo ambiguo	
NC X vago	Núcleo espinal del V par Núcleo sensitivo principal del V par	Núcleo solitario	Núcleo solitario	Núcleo motor dorsal del X par Núcleo ambiguo	Núcleo ambiguo	
NC XI accesorio					Núcleo accesorio espinal	
NC XII hipogloso						Núcleo hipogloso

NC, nervio craneal; ASG, aferentes somáticas generales; AVE, aferentes viscerales especiales; AVG, aferentes viscerales generales; EVG, eferentes viscerales generales; EVE, eferentes viscerales especiales; ESG, eferentes somáticas generales. Esta tabla contiene solo los NC tratados en este capítulo.

Sensitiva:

- **ASG**, información sensitiva de la piel, meninges y mucosa en la cabeza, se transmite por los NC V, VII, IX y X.

- **AVG**, información sensitiva de las vísceras de la cabeza y cuello, se transmite por los NC IX y X.

- **AVE**, porta el gusto, viaja en los NC VII, IX y X. Los detalles sobre la percepción del gusto y su procesamiento se explican en el capítulo 21, "Olfato y gusto."

- **ASE**, información de la audición y el equilibrio, se transmite por el NC VIII (vestibulococlear) y se explica en el capítulo 11, "Audición y equilibrio."

Motora:

- **ESG**, inervación motora a los músculos esqueléticos derivados de los somitas, a través de los NC III, IV y VI (oculomotor, troclear y abducens, respectivamente), que inervan los músculos extraoculares (como se señaló en el capítulo 9, "Control de los movimientos oculares") y el NC XII, que inerva la lengua (*véase* más adelante: *Nervio hipogloso: nervio craneal XII*).

- **EVG**, en este caso la inervación *parasimpática* a las glándulas en la cabeza y cuello a través de los NC VII, IX y X (facial, glosofaríngeo y vago, respectivamente). Como se explicó antes, el NC III porta fibras parasimpáticas al ojo.

- **EVE**, inervación motora a los músculos esqueléticos derivados de los arcos faríngeos a través del NC V, que inerva los músculos de la masticación, y el NC VII a los músculos de la expresión facial, así como NC IX y X a los músculos de la faringe y la laringe, y el NC XI (accesorio) a ciertos músculos del dorso y cuello.

Los nervios craneales son nervios mixtos que pueden portar más de una modalidad; sin embargo, cada *modalidad* tiene por lo menos un núcleo de nervio craneal relacionado. Por ello, cada *nervio craneal* tiene varios núcleos relacionados en el tallo cerebral y cada núcleo del tallo cerebral puede enviar fibras o contener neuronas blanco para más de un nervio craneal. Por ejemplo, la información ASG sobre el tacto y la propiocepción se transmite por varios nervios craneales (V, VII, IX y X). Todas estas fibras hacen sinapsis en el complejo nuclear trigeminal. De modo similar, las fibras AVE que transmiten el gusto viajan en el NC VII y IX, y sus neuronas blanco están en el núcleo solitario.

En este capítulo, se examinan los NC V, VII, IX, X, XI y XII, además de los núcleos relacionados que inervan la cabeza y cuello.

II. NERVIO TRIGÉMINO: NERVIO CRANEAL V

El **nervio trigémino (NC V)** emerge de la región **media del puente**, contiene el **ganglio sensitivo** más grande en el cráneo y consta de **tres divisiones principales** que portan inervación motora y sensitiva a la cabeza (figura 10.2). El ganglio del trigémino se localiza en la **fosa craneal media**.

La **división oftálmica del nervio trigémino (V$_1$)** pasa a través de la fisura orbitaria superior y porta información sensitiva de la región superior de la cara, la órbita y el ojo.

La **división maxilar (V$_2$)** pasa a través del foramen redondo mayor y porta información sensitiva de los dientes superiores y la región media de la cara.

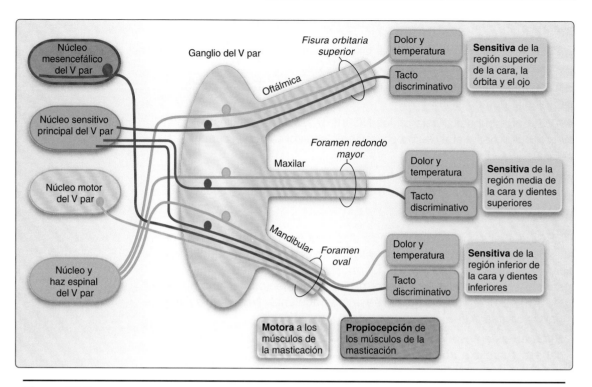

Figura 10.2
Panorama de las modalidades y funciones del nervio trigémino.

La **división mandibular (V₃)** pasa a través del foramen oval; porta información sensitiva de la región inferior de la cara y los dientes inferiores, y proporciona inervación motora a los músculos de la masticación. La información propioceptiva de estos músculos también viaja con este nervio.

El nervio trigémino tiene **cuatro núcleos de nervios craneales** relacionados con él. La información aferente somática general se procesa por el **núcleo sensitivo principal** para tacto, presión y propiocepción consciente y por el **núcleo y haz espinal del V par** para dolor y temperatura. El **núcleo mesencefálico** procesa la información propioceptiva inconsciente. La inervación eferente visceral especial a los músculos de la masticación, derivada del primer arco branquial, proviene del **núcleo motor del V par**.

A. Componente sensitivo del NC V

El nervio trigémino procesa información sensitiva de la cabeza, es especial de la cara, así como de las cavidades oral y nasal. De modo muy parecido a la médula espinal, esta información somatosensorial puede dividirse en tres categorías: **tacto discriminativo**, **vibración** y **propiocepción consciente**; **dolor** y **temperatura**; y **propiocepción inconsciente**. Como en la médula espinal, cada una de estas categorías tiene su propia vía en el sistema trigeminal y hace sinapsis en un núcleo específico. La sustancia gris de la médula espinal y el sistema trigeminal tienen estructura y función similares; también hay una transición gradual entre ellos, como se resume en la tabla 10.2.

Las **fibras ASG** se procesan por tres componentes del complejo nuclear trigeminal. El tacto discriminativo, vibración y propiocepción se procesan por el **núcleo sensitivo principal del V par**, y el dolor y la temperatura se

Tabla 10.2. Comparación de las estructuras de la médula espinal y el complejo nuclear trigeminal

	Médula espinal	Complejo nuclear trigeminal
Tacto discriminativo, vibración y propiocepción		
Cuerpos celulares	Ganglio espinal	Ganglio del trigémino, núcleo mesencefálico
Procesos centrales	Fascículo gracilis y cuneiforme	Fibras trigeminal entrantes
Neuronas de segundo orden	Núcleo gracilis y cuneiforme	Núcleo sensitivo principal del V par
Vías ascendentes	Lemnisco medial, cruzadas	Lemnisco trigeminal, cruzadas
Núcleo talámico	PLV contralateral	PMV contralateral
Dolor y temperatura		
Cuerpos celulares	Ganglio espinal	Ganglio del trigémino
Procesos centrales	Haz de Lissauer	Haz espinal del V par
Neuronas de segundo orden	Asta posterior	Núcleo espinal del V par
Vías ascendentes	Haz espinotalámico, cruzadas	Haz trigeminotalámico, cruzadas
Núcleo talámico	PLV contralateral	PMV contralateral

PLV, núcleo posterolateral ventral; PMV, núcleo posteromedial ventral.

procesan en el **núcleo espinal del trigémino**. La propiocepción se procesa en el **núcleo mesencefálico** del NC V en el mesencéfalo (tabla 10.3).

1. **Núcleo sensitivo principal del NC V:** localizado en la **región media del puente**, el **núcleo sensitivo principal del V par** (figura 10.3) es el homólogo trigeminal de los núcleos de la columna posterior (núcleo gracilis y núcleo cuneiforme) donde hacen sinapsis las fibras aferentes. Los cuerpos celulares de las fibras aferentes primarias se encuentran en el **ganglio trigeminal.**

Desde el núcleo sensitivo principal, dos vías ascendentes emiten proyecciones al tálamo, desde donde las **neuronas de tercer orden** viajan en el brazo posterior de la cápsula interna para terminar en el área de la cara de la corteza somatosensorial primaria (figura 10.4).

Tabla 10.3. El nervio trigémino: nervio craneal V

Modalidad de la fibra nerviosa	Núcleo	Haz relacionado	Función
Aferente somática general (ASG)	Núcleo sensitivo principal del V par	Las neuronas de segundo orden viajan en el lemnisco trigeminal contralateral y terminan en el PMV del tálamo. Las neuronas de segundo orden de las aferentes de la región bucal interna viajan en el haz trigeminotalámico posterior ipsilateral	Tacto discriminativo, vibración, propiocepción consciente
Aferente somática general (ASG)	Núcleo espinal del V par	Las neuronas de segundo orden viajan en el haz trigeminotalámico contralateral; las colaterales a los sistemas moduladores del dolor terminan en el PMV del tálamo	Dolor y temperatura
Aferente somática general (ASG)	Núcleo mesencefálico del V par	Los procesos centrales viajan a la formación reticular, cerebelo y núcleo motor del V par	Propiocepción inconsciente de los músculos de la masticación
Eferente visceral especial (EVE)	Núcleo motor del V par	Aferentes a las neuronas motoras mediante inervación bilateral a través del haz corticobulbar	Motora a los músculos de la masticación, tensor del tímpano

PMV, núcleo posteromedial ventral.

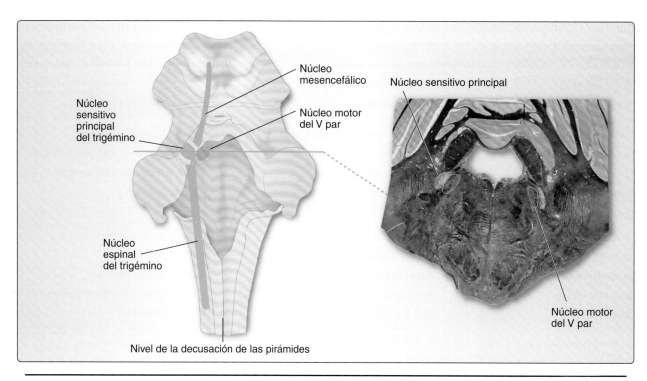

Figura 10.3
Localización del núcleo sensitivo principal del trigémino en la región media del puente.

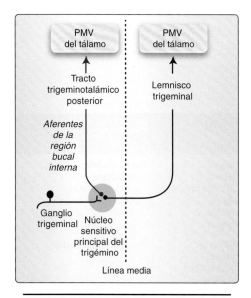

Figura 10.4
Panorama de los haces relacionados
con el núcleo sensitivo principal del
trigémino. NC, nervio craneal; PMV, núcleo
posteromedial ventral.

a. **Lemnisco trigeminal:** un conjunto de **fibras postsinápticas de segundo orden** cruza la línea media y viaja lateral al **lemnisco medial** como el **lemnisco trigeminal**. Este haz termina en el **núcleo posteromedial ventral (PMV) del tálamo**.

b. **Haz trigeminotalámico posterior:** otro conjunto de fibras no cruza y asciende con el lemnisco trigeminal como el **haz trigeminotalámico posterior** al PMV del tálamo. Estas fibras sin cruzar contienen información somatosensorial de la región interna de la boca. Terminan en el tálamo, adyacentes a las fibras del gusto, que tampoco cruzan.

c. **Distribución somatotópica:** las fibras presentan una **distribución somatotópica** dentro de este núcleo (figura 10.5). Las fibras originadas en V_1 (oftálmica) son anteriores, las fibras de V_3 (mandibular) son posteriores y las fibras de V_2 (maxilar) están en medio. En otras palabras, el rostro se representa al revés (*véase* la figura 10.5).

2. **Haz y núcleo espinal del V par:** el **haz y núcleo espinal del V par** se extiende desde el extremo caudal del núcleo sensitivo principal a los niveles cervicales superiores de la médula espinal (a C3). En estos niveles superiores de la médula espinal, el núcleo y haz espinal del trigémino se fusionan estructural y funcionalmente con el asta posterior de la médula espinal, en particular, la **sustancia gelatinosa** y el **haz de Lissauer**. Del mismo modo que el asta posterior de la médula espinal, el haz y núcleo espinal del V par procesan **dolor y temperatura**.

a. **Fibras para dolor y temperatura:** los cuerpos celulares de las fibras (Aδ y C) que portan dolor y temperatura de la periferia se encuentran en el ganglio del trigémino y sus procesos centrales entran al tallo cerebral a través de la raíz sensitiva del V par en la región media del puente. Estas fibras luego descienden en el haz espinal del trigémino y hacen sinapsis en la porción caudal del núcleo trigeminal (figura 10.6). Este es el único caso en que las fibras sensitivas descienden al entrar al tallo cerebral.

Muy parecido a las fibras de dolor y temperatura que viajan en el sistema anterolateral, el sistema trigeminal da una multitud de colaterales a la formación reticular y otras estructuras del tallo cerebral para la modulación descendente del dolor (*véase* el capítulo 22, "Dolor").

b. **Haz trigeminotalámico anterior:** desde el núcleo espinal trigeminal, las neuronas de segundo orden cruzan la línea media y se unen a las fibras del **haz espinotalámico** como el **haz trigeminotalámico anterior** en la región rostral del bulbo. Las fibras terminan en el PMV del tálamo (figura 10.7). Desde ahí, las neuronas de tercer orden ascienden en el brazo posterior de la cápsula interna hacia el área facial de la corteza somatosensorial primaria.

c. **Distribución somatotópica:** las fibras en el núcleo y haz espinal y del **haz trigeminotalámico anterior** tienen una **distribución somatotópica** similar a la encontrada en el núcleo sensitivo principal y sus haces relacionados. Las fibras de V1 (oftálmica) tienen una localización más anterior, las fibras de V_3 (mandibular) son más posteriores y las de V_2 (maxilar) se encuentran entre ambos (figura 10.8).

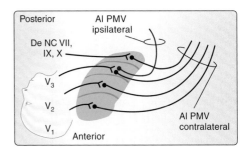

Figura 10.5
Distribución somatotópica de las fibras en el núcleo sensitivo principal del trigémino. NC, nervio craneal; PMV, núcleo posteromedial ventral.

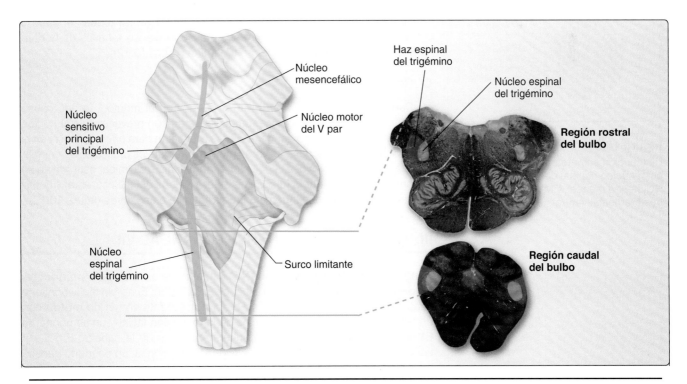

Figura 10.6
Localización del núcleo espinal del trigémino en el tallo cerebral.

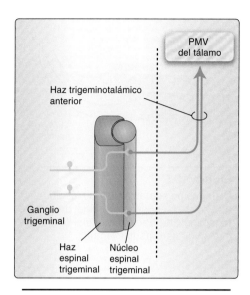

Figura 10.7
Panorama de los haces relacionados
con el núcleo espinal del trigémino.
PMV, núcleo posteromedial ventral.

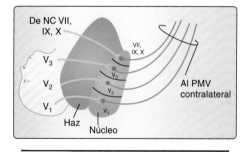

Figura 10.8
Distribución somatotópica de las fibras
en el núcleo espinal del trigémino.
NC, nervio craneal; PMV, núcleo
posteromedial ventral.

3. **Núcleo mesencefálico del V par:** localizado en el mesencéfalo, rostral al núcleo sensitivo principal, el **núcleo mesencefálico del V par** procesa la **propiocepción inconsciente**, recibe aferentes de los husos musculares, ligamentos periodontales y articulación temporomandibular. El núcleo consiste en **células seudounipolares** que derivan de la cresta neural, pero permanecen dentro del tubo neural durante el desarrollo. Este núcleo puede considerarse parte del ganglio del trigémino dentro del tallo cerebral (figura 10.9). Es el único caso en que las neuronas sensitivas primarias residen dentro del sistema nervioso central en vez de encontrarse dentro de un ganglio periférico.

En contraste con las demás neuronas seudounipolares localizadas en los ganglios sensitivos periféricos, en realidad, estas neuronas reciben información sináptica de estructuras del tallo cerebral. Los procesos centrales del núcleo mesencefálico del V par viajan a la **formación reticular** y el **cerebelo** para el procesamiento de la propiocepción inconsciente. Además, las fibras están implicadas en circuitos de retroalimentación sensitiva al núcleo espinal trigeminal y vías de **reflejos motores** al núcleo motor del V par. De manera específica, están implicadas en la mediación del **reflejo mentoniano** (figura 10.10).

B. Componente motor del NC V par

El componente motor del nervio trigémino inerva los **músculos de la masticación**, así como algunos de los músculos en la cabeza, el más notable, el **músculo tensor del tímpano**. El núcleo motor del V par se encuentra en la **región media del puente** a nivel de la salida del nervio trigémino y contiene los cuerpos celulares de las neuronas motoras (figura 10.11). Recibe información de ambos hemisferios cerebrales para mediar los movimientos de la mandíbula implicados en el habla y la masticación voluntaria, así como información de los núcleos sensitivos del V par. Las fibras motoras emergen a través de una **raíz motora**, rodean el ganglio del trigémino y se distribuyen a sus músculos blanco a través de la **división mandibular (V₃)** del nervio trigémino (figura 10.12).

C. Reflejo mentoniano

Para incitar el **reflejo mentoniano**, se golpea el mentón, lo que causa estimulación de los propioceptores. Estos emiten proyecciones al núcleo mesencefálico, desde donde las fibras proyectan para hacer sinapsis en el núcleo motor del V par. Las fibras motoras inervan los músculos de la masticación, lo que provoca la oclusión mandibular. Por clínica, este reflejo se prueba para evaluar la función de estos núcleos del tallo cerebral y la tercera rama del nervio trigémino, que transmite estas fibras (figura 10.13).

III. NERVIO FACIAL: NERVIO CRANEAL VII

El **nervio facial, nervio craneal (NC) VII**, emerge en el **ángulo pontocerebeloso** junto con el nervio vestibulococlear (NC VIII). El nervio facial contiene cuatro componentes (figura 10.14). Es principalmente un **nervio motor**, con un componente **EVE** a los músculos de la expresión facial y un componente **EVG**, o parasimpático, a las glándulas principales de la cabeza. El NC VII tiene un pequeño componente sensitivo (**ASG**) y, con él, un pequeño ganglio

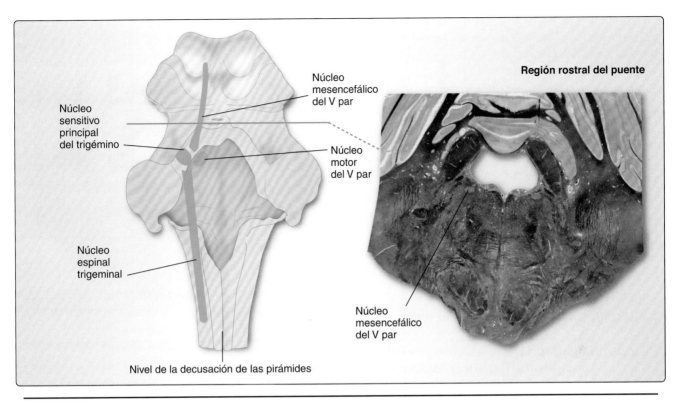

Figura 10.9
Localización del núcleo mesencefálico del trigémino en la región rostral del puente.

sensitivo. El componente **AVE** de este nervio comprende las aferentes del gusto de los dos tercios anteriores de la lengua (tabla 10.4). El gusto se explica con mayor detalle en el capítulo 21, "Olfato y gusto."

A. Componente motor del NC VII

El componente motor del NC VII puede dividirse en EVE a los músculos derivados del segundo arco faríngeo y eferentes parasimpáticas (EVG) a las glándulas principales de la cabeza.

1. **Eferentes viscerales especiales:** estas fibras inervan los músculos del segundo arco faríngeo, los más notables, los **músculos de la expresión facial**, así como algunos otros músculos en la cabeza. Los cuerpos celulares de las neuronas motoras se encuentran en el **núcleo facial** en el tegmento de la región caudal del puente. Los axones se proyectan al lado ipsilateral de la cara a través del conducto facial, donde las fibras se ramifican hacia el músculo estapedio en el oído interno.

   a. **Distribución somatotópica:** el núcleo facial tiene una distribución **somatotópica** con áreas discretas dedicadas a la región superior e inferior de la cara. La información corticobulbar a la región inferior de la cara proviene de la corteza motora contralateral, mientras que la información a las neuronas motoras que inervan la región facial superior procede tanto de la corteza ipsilateral como de la contralateral (figura 10.15). Es interesante señalar que, en fecha reciente, se ha demostrado que la información bilateral a la **región facial superior** se origina en el giro del cíngulo y no en el área motora primaria. El **giro del cíngulo** es parte del sistema límbico y esto es una indicación del vínculo estrecho entre las expresiones faciales y la expresión de las emociones.

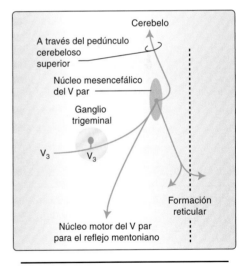

Figura 10.10
Panorama de las conexiones del núcleo mesencefálico del trigémino con otras estructuras del tallo cerebral y el cerebelo.

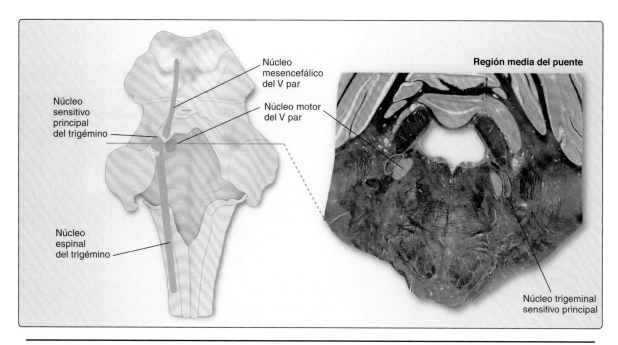

Figura 10.11
Localización del núcleo motor del trigémino en la región media del puente.

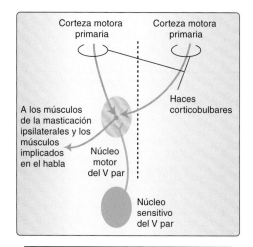

Figura 10.12
Panorama de los haces relacionados
con el núcleo motor del trigémino.

b. **Lesiones:** una lesión de la porción periférica del nervio facial (a la neurona motora inferior [NMI]) compromete la inervación de la región superior e inferior de la cara y causa parálisis de la mitad de la cara en el lado ipsilateral (*véase* la figura 10.15). Este tipo de lesión puede observarse en tumores que comprimen el nervio en el ángulo pontocerebeloso (sobre todo gliomas) o tumores en la glándula parótida, a través de la cual viaja el nervio.

Una lesión central de las fibras corticobulbares compromete solo la región inferior de la cara en el lado contralateral, debido a la inervación bilateral de la región facial superior.

2. **Eferentes viscerales generales:** el otro componente motor en el nervio facial es **EVG**, o **parasimpático**, la información a las glándulas lagrimales, submandibulares y sublinguales, así como a las glándulas de las mucosas oral, nasal y faríngea. Los cuerpos celulares de las fibras están diseminados a lo largo del **tegmento pontino** y se conocen colectivamente como **núcleo salival superior**. Estas fibras preganglionares viajan a los **ganglios periféricos pterigopalatino** y **submandibular**. De ahí, las fibras posganglionares proporcionan inervación motora visceral a sus glándulas respectivas. La información al núcleo salival superior proviene del hipotálamo.

B. Componente sensitivo del VII

El componente sensitivo del NC VII par comprende aferentes somáticas generales y aferentes viscerales especiales.

1. **Aferentes somáticas generales:** este componente sensitivo del nervio facial es relativamente pequeño. Los cuerpos celulares de las fibras se encuentran en el **ganglio geniculado**. Las fibras ASG de la concha del oído externo, meato auditivo externo y superficie externa de la membrana timpánica emiten proyecciones a través del nervio

facial al **complejo nuclear trigeminal** (sensitivo principal trigeminal y espinal trigeminal). Las neuronas de segundo orden emiten proyecciones al PMV contralateral del tálamo.

2. **Aferentes viscerales especiales**: las **fibras AVE** portan el **gusto** de los dos tercios anteriores de la lengua. Como se explica con mayor detalle en el capítulo 21, "Olfato y gusto", estas fibras entran al tallo cerebral, viajan en el **haz solitario** y hacen sinapsis en el **núcleo solitario**, el principal núcleo del tallo cerebral para procesar la información aferente visceral.

Aplicación clínica 10.1. Parálisis de Bell

La **parálisis de Bell** describe la parálisis de la **porción periférica del nervio facial (neuronas motoras inferiores)** en un lado. Su causa se desconoce, es **idiopática**. Es la forma más común de parálisis del nervio facial.

Los pacientes se presentan con parálisis de los **músculos de la expresión facial** tanto en la mitad superior como inferior de un lado de la cara (*véase* la figura), como se esperaría que sucediera en una lesión de nervio periférico. Además, la **producción de lágrimas** de ese lado puede estar alterada debido a la pérdida de eferentes parasimpáticas a la **glándula lagrimal**. Es usual que el decremento de la salivación pase inadvertido, ya que la lesión es unilateral y gran parte de la saliva en la boca proviene de la glándula parótida, que recibe sus eferentes a través del nervio glosofaríngeo.

Por la parálisis de los músculos de la expresión facial, el **reflejo de parpadeo** puede alterarse. Aunque la córnea detecte un estímulo a través del nervio trigémino, la rama eferente del reflejo de parpadeo a través del nervio facial al músculo orbicular del ojo no funcionará. Dado que un ojo no puede cerrarse adecuadamente y hay producción disminuida de lágrimas, es importante lubricar el ojo con lágrimas artificiales y parcharlo durante la noche para prevenir una lesión corneal. A pesar de que el nervio facial recibe información del gusto de los 2/3 anteriores ipsilaterales de la lengua, los pacientes casi nunca informan cambios significativos del gusto. Esto probablemente se deba a que la inervación del otro lado de la lengua está preservada.

La **etiología** de la parálisis de Bell se desconoce, pero la teoría más aceptada es que se debe a una **infección viral,** causante de tumefacción del nervio facial, que provoca compresión del nervio a su paso a través del conducto facial óseo en el cráneo. También hay síntomas de la región central del tallo cerebral, y cerca de 50% de los pacientes informa síntomas atribuibles a otros nervios craneales. El síntoma más común es el **dolor facial**, relacionado con el nervio trigémino. Un porcentaje significativo de pacientes también presenta **hiperacusia** o hipersensibilidad al sonido. Se pensaba que esto era atribuible a una disfunción del músculo estapedio en el oído medio, inervado por una rama del nervio craneal VII. No obstante, estudios recientes no pudieron corroborar esto debido a que es común que los síntomas de hiperacusia sean bilaterales. Ahora se cree que este síntoma es un problema central relacionado con los núcleos cocleares.

El **pronóstico** de la parálisis de Bell es excelente. En la vasta mayoría de los casos, los síntomas se resuelven espontáneamente. El **manejo** de esta afección se limita a la observación, cuidado oftálmico y tratamiento corticosteroide. No se ha demostrado que tenga más beneficios tratar con antivirales que solo con corticosteroides. Aún es común el uso de antivirales, combinados con corticosteroides si hay otros síntomas sugestivos de una infección viral. En algunos casos, puede ser necesaria la descompresión quirúrgica del nervio facial en la base del cráneo, pero esta opción terapéutica aún es controversial debido al daño que puede causar.

Una cohorte muy pequeña de pacientes que se recuperaron de parálisis de Bell desarrolló el llamado **síndrome** de **"lágrimas de cocodrilo"**. Estos

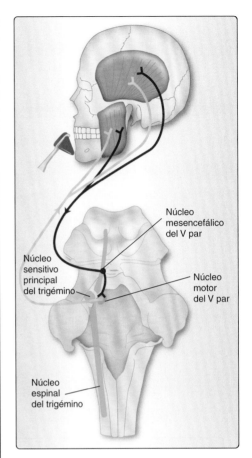

Figura 10.13
Reflejo mentoniano.

Aplicación clínica 10.1. Parálisis de Bell (continuación)

pacientes lloran cuando comen. Es probable que esto se deba a las eferentes que "regeneran equívocamente" del núcleo salival superior. En vez de inervar las glándulas salivales, estas eferentes se dirigen a la glándula lagrimal (que es usual esté inervada por la porción lagrimal de este núcleo). La información del hipotálamo y del tracto olfatorio al núcleo salival superior continúa estimulando durante la ingesta de alimentos, lo que provoca lagrimeo a través de la glándula lagrimal en estos casos.

En climas muy fríos, el nervio facial puede dañarse por congelación de la mejilla, donde viaja el nervio facial a través de la glándula parótida para llegar a su objetivo, los músculos de la expresión facial. Esta es una lesión transitoria que se resuelve cuando el rostro vuelve a calentarse.

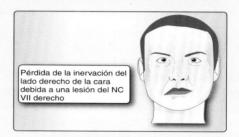

Pérdida de la inervación del lado derecho de la cara debida a una lesión del NC VII derecho

Expresión facial típica de un paciente con parálisis de Bell. NC, nervio craneal.

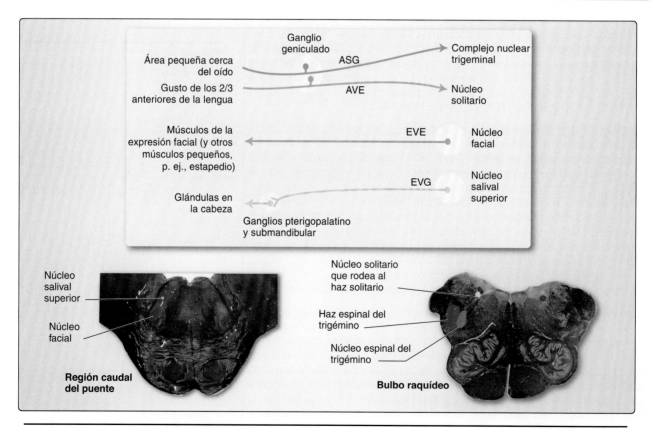

Figura 10.14

Panorama del nervio facial y sus núcleos relacionados. ASG, aferentes somáticas generales; AVE, aferentes viscerales especiales; EVE, eferentes viscerales especiales; EVG, eferentes viscerales generales.

Tabla 10.4. Nervio facial: nervio craneal VII

Modalidad de las fibras nerviosas	Núcleo relacionado	Haz relacionado	Función
Eferentes viscerales especiales (EVE)	Núcleo facial	Eferentes a las neuronas motoras a través de inervación contralateral del área motora primaria de la corteza a través del haz corticobulbar a la región facial inferior Inervación bilateral del giro del cíngulo a través del haz corticobulbar a la región facial superior	Inervación motora a los músculos de la expresión facial
Eferente visceral general (EVG)	Núcleo salival superior	Información proveniente del hipotálamo	Inervación parasimpática a las glándulas lagrimales, submandibulares y sublinguales
Aferente somática general (ASG)	Núcleo sensitivo principal trigeminal Núcleo espinal del trigémino	Las neuronas de segundo orden viajan en el lemnisco trigeminal contralateral y terminan en el PMV del tálamo.	Tacto discriminativo, dolor y temperatura el oído externo
Aferentes viscerales especiales (AVE)	Núcleo del haz solitario	Información hacia la ínsula ipsilateral	Gusto de los 2/3 anteriores de la lengua

PMV, núcleo posteromedial ventral.

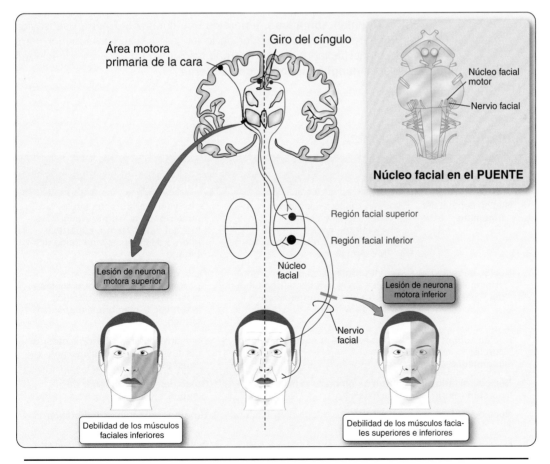

Figura 10.15
Información cortical al núcleo facial y lesiones de las vías centrales o periféricas. Las sombras anaranjadas y púrpuras, y las flechas indican los sitios de lesión.

IV. NERVIO GLOSOFARÍNGEO: NERVIO CRANEAL IX

El **nervio glosofaríngeo** es un nervio complejo que porta diferentes tipos de fibras motoras y sensitivas a ciertas áreas de la cabeza y cuello, como se resume en la tabla 10.5. Transmite **sensación general (ASG)** y **gusto (AVE)** del tercio posterior de la lengua, el paladar blando y la faringe, y **aferentes viscerales (AVG)** del cuerpo carotídeo y el seno carotídeo. Además, inerva un solo músculo, el estilofaríngeo **(EVE)**, y envía información **eferente parasimpática (EVG)** a la glándula parótida, el cuerpo y seno carotídeos.

El nervio craneal (NC) IX emerge del tallo cerebral como una serie de raicillas entre la oliva y el pedúnculo cerebeloso inferior. Deja la fosa craneal posterior a través del foramen yugular junto con el NC X (vago) y el XI (accesorio), como se muestra en la figura 10.16. El NC IX tiene dos ganglios relacionados, los **ganglios glosofaríngeos superior** e **inferior**, que contienen los cuerpos celulares de las aferentes sensitivas.

A. Componente sensitivo del NC IX

Las aferentes somáticas en el nervio glosofaríngeo incluyen información **ASG** de la región posterior de la cavidad oral y la orofaringe, información **AVG** del cuerpo carotídeo y la orofaringe e información **AVE** sobre gusto del tercio posterior de la lengua.

1. **Aferentes somáticas generales:** las fibras **ASG** portan sensación general del tercio posterior de la lengua y la región superior de la faringe (tabla 10.5). Los cuerpos celulares de las fibras se localizan en el **ganglio glosofaríngeo superior**.

Tabla 10.5. Nervio glosofaríngeo: nervio craneal IX

Modalidad de las fibras nerviosas	Núcleo relacionado	Haz relacionado	Función
Aferente somática general (ASG)	Núcleo espinal del trigémino	Las neuronas de segundo orden viajan en el haz trigeminotalámico anterior contralateral y terminan en el PMV del tálamo	Dolor y temperatura del tercio posterior de la lengua, amígdalas, piel del oído externo, superficie interna de la membrana timpánica, faringe
	Núcleo sensitivo principal del V par	Las neuronas de segundo orden viajan en el lemnisco trigeminal contralateral y terminan en el PMV del tálamo	Tacto discriminativo del tercio posterior de la lengua, amígdalas, piel del oído externo, superficie interna de la membrana timpánica, faringe
Aferente visceral general (AVG)	Núcleo solitario, porción intermedia	Arcos reflejos al núcleo ambiguo	Quimiorreceptores y barorreceptores del cuerpo carotídeo, sensación nauseosa
Aferente visceral especial (AVE)	Núcleo solitario, porción rostral	Información hacia la ínsula ipsilateral	Gusto del tercio posterior de la lengua
Eferente visceral especial (EVE)	Núcleo ambiguo	Información corticobulbar bilateral	Motora al músculo estilofaríngeo
Eferente visceral general (EVG)	Núcleo salival inferior	Información del hipotálamo y el sistema olfatorio	Estimulación de la glándula parótida
	Núcleo ambiguo	Información del núcleo solitario, para reflejo	Cuerpo y seno carotídeos: vasodilatación

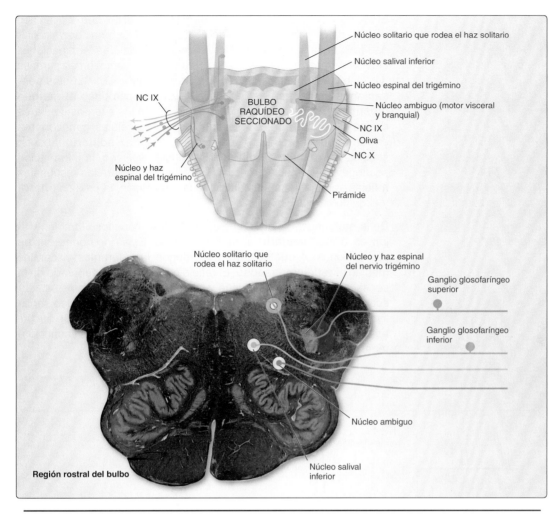

Figura 10.16
Panorama del nervio glosofaríngeo y sus núcleos relacionados. NC, nervio craneal. (Modificada de Wilson-Pauwels L, et al. *Cranial nerves: function and dysfunction*. 3rd ed. Shelton, CT: PMPH; 2010.)

Los axones que transmiten el dolor entran al bulbo raquídeo y descienden en el **haz espinal del V par** para hacer sinapsis en la porción caudal del **núcleo espinal del V par**. De ahí, las neuronas de segundo orden cruzan al lado contralateral del bulbo y emiten proyecciones principalmente al **PMV del tálamo** (*véase* la figura 10.7). Desde allí, las fibras viajan a través del brazo posterior de la cápsula interna a la corteza somatosensorial primaria.

Los axones que transmiten el tacto discriminativo entran al bulbo raquídeo y hacen sinapsis en el **núcleo sensitivo principal** del nervio trigémino. Como es de esperarse, las neuronas de segundo orden cruzan la línea media para hacer sinapsis en el PMV y, de ahí, emiten proyecciones a la corteza somatosensorial primaria.

2. **Aferentes viscerales generales:** las **fibras AVG** también viajan con el nervio glosofaríngeo, portando aferentes del **cuerpo carotídeo**, así como de la orofaringe, donde influyen en el **reflejo nauseoso** (*véase Reflejo nauseoso*, más adelante). Los cuerpos celulares de las fibras se encuentran en el **ganglio glosofaríngeo inferior** (*véase* la figura 10.16).

El cuerpo carotídeo contiene **quimiorreceptores** que vigilan los valores de oxígeno (O_2), dióxido de carbono (CO_2) y acidez/alcalinidad (pH) en la sangre circulante. De modo similar, las terminaciones nerviosas **barorreceptoras** (receptores de estiramiento) en las paredes del seno carotídeo miden la presión arterial (figura 10.17). Estas **sensaciones viscerales** ascienden en el nervio carotídeo al **ganglio glosofaríngeo inferior**, donde se encuentran los cuerpos celulares de las fibras. Los procesos centrales de las células ganglionares entran al bulbo raquídeo, descienden en el **haz solitario** y hacen sinapsis en el **núcleo solitario**. Del núcleo solitario, la información se dirige a la formación reticular y el hipotálamo para las respuestas reflejas apropiadas en el control de la respiración, la presión arterial y el gasto cardiaco.

De la orofaringe, las aferentes para el reflejo nauseoso también viajan en el **haz solitario** al núcleo solitario. Estas neuronas emiten proyecciones al **núcleo ambiguo**, donde las eferentes viscerales median el **reflejo nauseoso**. El reflejo nauseoso está separado de la sensación general en la faringe y las fibras implicadas en estas sensaciones tienen núcleos separados en el tallo cerebral (núcleo sensitivo principal del V par y núcleo solitario, respectivamente). De hecho, es una cualidad diferente de sensación *sentir* un bolo alimenticio o tener *arcadas* por un bolo alimenticio en la orofaringe.

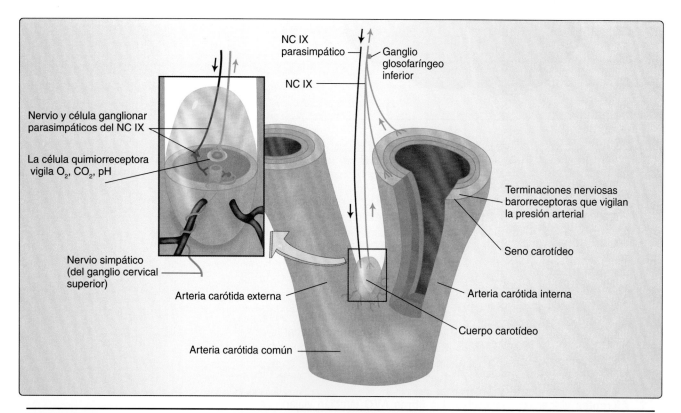

Figura 10.17

Inervación del seno y cuerpo carotídeos. NC, nervio craneal. (Modificada de Wilson-Pauwels L, et al. *Cranial nerves: function and dysfunction.* 3rd ed. Shelton, CT: PMPH; 2010.)

3. **Aferentes viscerales especiales:** el núcleo solitario procesa información **AVE** respecto al **gusto** del tercio posterior de la lengua. Los cuerpos celulares de las fibras también se encuentran en el **ganglio glosofaríngeo inferior**.

   Los procesos centrales del ganglio pasan a través del foramen yugular, entran al bulbo raquídeo y ascienden para hacer sinapsis en el núcleo solitario. Los axones de las células en el **núcleo solitario** ascienden para alcanzar el **PMV ipsilateral**. Del tálamo, las fibras toman la ruta habitual a través del brazo posterior de la cápsula interna para alcanzar la corteza somatosensorial primaria en el tercio inferior del giro poscentral y la superficie adyacente de la ínsula, donde se percibe el gusto.

B. Componente motor del NC IX

El componente motor del nervio glosofaríngeo es relativamente pequeño: la información **EVE**, o **eferente branquial**, se proyecta hacia el músculo estilofaríngeo y la información **EVG**, o **parasimpática**, inerva la glándula parótida.

1. **Eferentes viscerales especiales:** del **núcleo ambiguo**, las fibras EVE viajan con el nervio glosofaríngeo para inervar el músculo estilofaríngeo, derivado del **tercer arco branquial**. Estas neuronas EVE en el núcleo ambiguo reciben inervación **bilateral** del **haz corticobulbar**.

2. **Eferentes viscerales generales:** el componente **motor parasimpático (EVG)** del NC IX surge de dos núcleos y tiene dos funciones principales. El **núcleo ambiguo** envía fibras al cuerpo y seno carotídeos, y el **núcleo salival inferior** proporciona inervación secretomotora a la glándula parótida. Las neuronas EVG en ambos núcleos reciben influencia del **hipotálamo** y la **formación reticular**.

   Los axones del **núcleo ambiguo** viajan con la rama carotídea del NC IX para llegar al **cuerpo y seno carotídeos**, donde los axones preganglionares hacen sinapsis en los ganglios parasimpáticos dentro del cuerpo carotídeo y en las paredes del seno carotídeo. Su función es la **vasodilatación** de los vasos sanguíneos dentro del cuerpo carotídeo (*véase* la figura 10.17). Este es el único caso en que un vaso sanguíneo recibe inervación parasimpática —los demás vasos sanguíneos reciben solo inervación simpática—.

   Los axones del **núcleo salival inferior** viajan con el NC IX al **ganglio ótico**. De ahí, las neuronas posganglionares proporcionan **influencia secretomotora** a la **glándula parótida**. Los estímulos del hipotálamo y la información del sistema olfatorio actúan sobre el núcleo salival inferior para provocar, por ejemplo, salivación en respuesta al aroma de los alimentos.

C. El reflejo nauseoso

Cuando un objeto encontrado en la orofaringe se interpreta como una sensación desagradable, esto se transmite a las fibras la del **núcleo solitario** del nervio glosofaríngeo (NC IX), como se muestra en la figura 10.18. Desde el núcleo solitario, las fibras hacen sinapsis

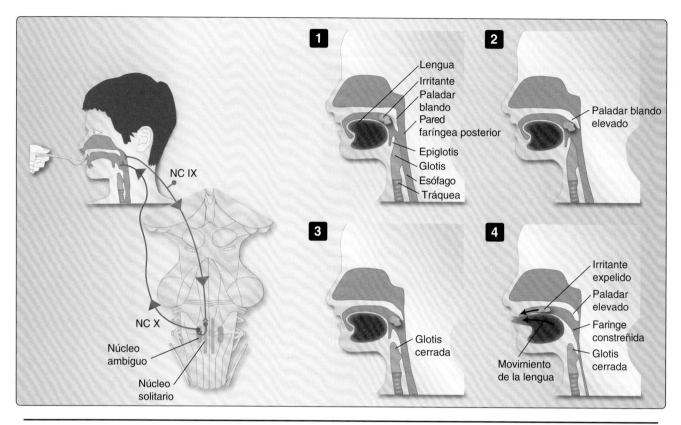

Figura 10.18
El reflejo nauseoso. NC, nervio craneal. (Modificado de Wilson-Pauwels L, et al. *Cranial nerves: function and dysfunction.* 3rd ed. Shelton, CT: PMPH; 2010.)

con eferentes en el **núcleo ambiguo**, que viajan con el nervio vago (NC X) a la faringe. Esto causa la elevación del paladar blando y el cierre de las vías respiratorias superiores, la glotis se cierra para proteger las vías respiratorias inferiores y las paredes faríngeas se constriñen para expeler el objeto que causó la sensación nauseosa.

V. NERVIO VAGO: NERVIO CRANEAL X

El nombre del **nervio craneal (NC) X, vago,** proviene del latín *vacuus*, "ocioso, errante", justo lo que hace. Emerge del bulbo raquídeo en el tallo cerebral y termina cerca de la flexura cólica izquierda del intestino grueso, ofrece numerosas ramas a lo largo de su trayecto. El vago es *el* nervio parasimpático de las vísceras torácicas y abdominales, e inerva estructuras en la faringe y laringe. También es el nervio sensitivo visceral más grande.

El NC X emerge del **bulbo raquídeo** como 8 a 10 raicillas justo **posterior a la oliva** y **anterior al pedúnculo cerebeloso inferior**. Las raicillas son caudales a las raicillas del NC IX. Las raicillas convergen en un solo nervio que sale del cráneo a través del **foramen yugular** junto con los NC IX y XI. El vago tiene dos ganglios: el **ganglio vagal superior (yugular)** localizado en el nervio dentro de la fosa yugular y el **ganglio vagal inferior (nodoso)**, localizado en el nervio vago debajo del foramen yugular.

El NC X porta modalidades sensitivas y motoras. Sus fibras están conectadas a cuatro núcleos del tallo cerebral: el **núcleo espinal del V par (ASG)**, el **núcleo solitario (AVG)**, el **núcleo ambiguo (EVE y EVG)** y el **núcleo motor dorsal del vago (EVG)**. Estos se resumen en la figura 10.19 y la tabla 10.6.

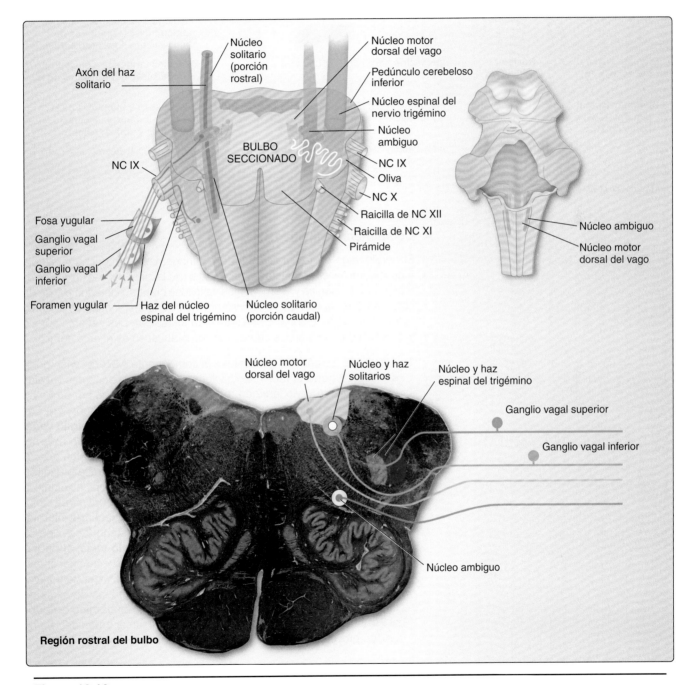

Figura 10.19

El nervio vago y sus núcleos relacionados. NC, nervio craneal. (Modificada de Wilson-Pauwels L, et al. *Cranial nerves: function and dysfunction*. 3rd ed. Shelton, CT: PMPH; 2010.)

Tabla 10.6. Nervio vago: nervio craneal X

Modalidad de las fibras nerviosas	Núcleo relacionado	Haz relacionado	Función
Aferente somática general (ASG)	Núcleo espinal del trigémino	Las neuronas de segundo orden viajan en el haz trigeminotalámico anterior contralateral y terminan en el PMV del tálamo	Sensitiva de las meninges posteriores, la concha, faringe y laringe
Aferente visceral general (AVG)	Núcleo solitario	A la formación reticular y el hipotálamo	De la laringe, tráquea, esófago, vísceras torácicas y abdominales; receptores de estiramiento en el arco aórtico
Eferente visceral especial (EVE)	Núcleo ambiguo	Inervación corticobulbar bilateral	Músculos faríngeos y músculos cricotiroideo e intrínsecos de la laringe
Eferente visceral general (EVG) o parasimpática	Núcleo motor dorsal del vago	Información del hipotálamo, sistema olfatorio y formación reticular	Músculo liso y glándulas de la faringe, laringe, y vísceras torácicas y abdominales
	Núcleo ambiguo	Información del hipotálamo y la formación reticular	Al músculo cardiaco

PMV, núcleo posteromedial ventral.

A. Componente sensitivo del NC X

El nervio vago porta fibras **ASG** de la faringe, laringe, concha y piel del oído externo y el conducto auditivo externo, la superficie externa de la membrana timpánica y las meninges de la fosa craneal posterior. Transmite fibras **AVG** de la laringe, región inferior de la tráquea y vísceras abdominales, y de los receptores de estiramiento en las paredes del arco aórtico y quimiorreceptores en los cuerpos aórticos adyacentes al arco aórtico.

1. **Aferentes somáticas generales:** el componente **ASG** del vago porta **sensación general** (dolor, tacto y temperatura) de las cuerdas vocales y la subglotis (nervio laríngeo recurrente) y de la laringe por arriba de las cuerdas vocales (rama laríngea del nervio laríngeo superior). Los cuerpos celulares de estos nervios se encuentran en el **ganglio vagal inferior**. La sensación general de la oreja y la piel del oído externo, el conducto auditivo y la membrana timpánica viaja en la rama auricular del vago. La estimulación del nervio auricular en el meato auditivo externo puede provocar tos refleja, vómito e incluso síncope mediante la activación del núcleo motor dorsal del X par (*véase Componente motor del NC X* más adelante). La rama meníngea del vago transmite información sensitiva de las meninges de la fosa craneal posterior. Los cuerpos celulares de estas fibras se encuentran en el **ganglio vagal superior**. Los procesos centrales de los ganglios vagales inferior y superior entran al bulbo raquídeo y descienden en el **haz espinal del V par** para hacer sinapsis en el **núcleo espinal del V par.** Las neuronas de segundo orden dejan el núcleo y viajan en el **haz trigeminotalámico anterior** al **PMV del tálamo** contralateral; los axones de tercer orden del tálamo emiten proyecciones a la corteza somatosensorial primaria.

2. **Aferentes viscerales generales:** la sensación visceral no se aprecia a nivel consciente, sino como una vaga sensación de "bienestar" o "malestar". Las fibras sensitivas viscerales surgen de los plexos alrededor de las vísceras del abdomen y tórax, para reunirse en los nervios vagos derecho e izquierdo. Conviene señalar que las AVG del arco aórtico portan información de los barorreceptores y

quimiorreceptores ubicados ahí y son parte integral del circuito reflejo que mantiene la presión arterial.

Los cuerpos celulares se ubican en el **ganglio vagal inferior**; las proyecciones centrales entran al bulbo raquídeo para bajar en el **haz solitario** y hacer sinapsis en la porción caudal del **núcleo solitario**. Del núcleo solitario, hay conexiones bilaterales con la **formación reticular** y el **hipotálamo**. Para los reflejos viscerales, las proyecciones se dirigen al núcleo motor dorsal del vago, el núcleo ambiguo y la región rostral del bulbo. Estas conexiones son importantes para el control reflejo de la función cardiovascular, respiratoria y gastrointestinal. *Véase* el capítulo 4, "Panorama del sistema nervioso visceral".

B. Componente motor del NC X

El vago tiene un componente **motor branquial (EVE)** que inerva los músculos de la faringe y laringe derivados del 4° o 6° **arcos faríngeos**. También hay fibras **parasimpáticas (EVG)** en el vago a los músculos liso y cardiaco, a las glándulas de la faringe y laringe, así como a las vísceras abdominales.

1. **Eferentes viscerales especiales:** los axones de las áreas corticales premotoras, motoras y otras envían fibras bilaterales a través del brazo posterior de la cápsula interna para hacer sinapsis en las neuronas motoras del **núcleo ambiguo**, que se encuentra justo posterior al núcleo olivar inferior en el bulbo raquídeo. Estas fibras EVE inervan los músculos de la faringe y la laringe. El núcleo ambiguo también recibe información sensitiva de los núcleos del tallo cerebral, principalmente del núcleo espinal del trigémino y el núcleo solitario, que inicia las respuestas reflejas (p. ej., tos, vómito).

2. **Eferentes viscerales generales:** juntos, el **núcleo motor dorsal del vago** y la porción medial del **núcleo ambiguo** contienen los cuerpos celulares del componente parasimpático del nervio vago. El **núcleo motor dorsal del vago** es bastante grande, se extiende desde el piso del cuarto ventrículo a la sustancia gris central del bulbo raquídeo cerrado. El núcleo ambiguo es un conjunto vagamente definido en el tegmento de la región rostral del bulbo.

   Las neuronas preganglionares del núcleo motor dorsal hacen sinapsis en el plexo visceral torácico para inervar los pulmones y el plexo prevertebral en el abdomen para inervar el intestino y sus derivados (hígado, vesícula biliar, páncreas). Las fibras EVG preganglionares del núcleo ambiguo hacen sinapsis en el plexo cardiaco e inervan el corazón. La información del hipotálamo, sistema olfatorio, formación reticular y el núcleo solitario influyen en estas neuronas.

   En los pulmones, las fibras posganglionares causan broncoconstricción. Por todo el intestino, las fibras del nervio vago hacen sinapsis en los ganglios en el plexo mientérico y plexo submucoso. Ahí, promueven la peristalsis y la absorción de líquido, además de inervar las glándulas digestivas.

   Los axones que inervan el **corazón** surgen de la porción medial del **núcleo ambiguo**. Su papel es desacelerar el ciclo cardiaco.

   Así, las fibras parasimpáticas del nervio vago tienen dos funciones: acelerar la motilidad intestinal y desacelerar la frecuencia cardiaca. Las eferentes al intestino y el corazón surgen de dos núcleos separados debido a que tienen efectos opuestos.

VI. NERVIO ACCESORIO: NERVIO CRANEAL XI

El **nervio accesorio** o **espinal** es un nervio motor puro (EVE). Inerva dos músculos derivados de los arcos faríngeos: el trapecio y el esternocleidomastoideo. Algunos describen que tiene una raíz craneal y otra medular. Sin embargo, la raíz craneal se considera parte del nervio vago, ya que el componente craneal está separado del vago solo por una corta distancia antes de unirse a él.

El nervio craneal (NC) XI emerge de una columna de células llamada **núcleo accesorio espinal** que se extiende del 1° al 6° segmentos de la médula espinal (C1–C6) en la porción posterolateral del asta anterior. El nervio emerge de la médula como una serie de raicillas posteriores al ligamento denticulado y asciende en el espacio subaracnoideo a través del foramen magno del cráneo. De ahí, gira y corre anterolateral hacia el **foramen yugular**, donde se une al NC IX y el X par para salir del cráneo (figura 10.20).

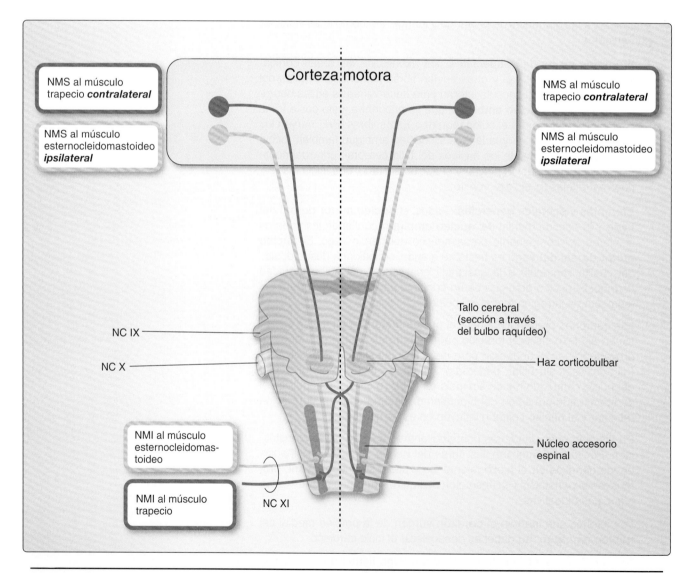

Figura 10.20

Panorama del nervio accesorio. NC, nervio craneal; NMI, neurona motora inferior. (Modificado de Wilson-Pauwels L, et al. *Cranial nerves: function and dysfunction.* 3rd ed. Shelton, CT: PMPH; 2010.)

Tabla 10.7. Nervio accesorio: nervio craneal XI

Modalidad de las fibras nerviosas	Núcleo relacionado	Haz relacionado	Función
Eferente visceral especial (EVE)	Núcleo accesorio espinal	Haz corticobulbar ipsilateral a las neuronas que inervan el esterno-cleidomastoideo; contralateral a las neuronas que inervan el trapecio	Inervación motora de los músculos esternocleido-mastoideo y trapecio

La información de la neurona motora superior (NMS) al núcleo accesorio desciende en el haz **corticobulbar** (aunque estas fibras se extienden hacia la médula espinal, los axones al núcleo accesorio se clasifican como cortico-bulbares) a través del brazo posterior de la cápsula interna. La información para el **músculo esternocleidomastoideo desciende ipsilateral** hacia el núcleo accesorio espinal. Los axones designados para inervar el **músculo trapecio cruzan la línea media** en la decusación de las pirámides para hacer sinapsis en el contralateral núcleo accesorio espinal contralateral. Esta distribución de la información NMS ipsilateral para el esternoclei-domastoideo y contralateral para el trapecio permite sostener algo en la mano izquierda gracias a que el trapecio izquierdo actúa sobre el hombro izquierdo mientras el esternocleidomastoideo derecho contrae la punta de la cabeza hacia arriba y a la izquierda para que se pueda observar el objeto sostenido. Esta cooperación muscular es importante para la **coordinación ojo–mano** (tabla 10.7).

VII. NERVIO HIPOGLOSO: NERVIO CRANEAL XII

El **nervio hipogloso** es el nervio motor de la lengua. Sus fibras emergen del **núcleo hipogloso**, una columna celular longitudinal en el área para-mediana del **bulbo raquídeo** profundo al trígono hipogloso en el piso del cuarto ventrículo (figura 10.21). El núcleo se extiende desde la región cau-dal del bulbo hasta la unión pontobulbar. Las raicillas del nervio hipogloso emergen del bulbo en el **surco anterolateral**, entre la pirámide y la oliva. Las raicillas convergen para formar el nervio hipogloso, que deja el cráneo a través del **foramen del hipogloso**. El nervio hipogloso inerva todos los músculos intrínsecos de la lengua y todos menos uno de los músculos extrínsecos de la lengua (tabla 10.8).

El control supranuclear de la lengua está mediado por **fibras corticobul-bares** originadas principalmente dentro de la porción inferior del giro pre-central. Las fibras corticobulbares que controlan el **músculo geniogloso** están **cruzadas**, mientras que los demás músculos de la lengua reciben información bilateral. Una lesión por arriba del núcleo hipogloso (lesión de NMS) puede provocar debilidad o parálisis de la lengua. No obstante, debido a que la lengua (excepto por el geniogloso) tiene control bilate-ral, una lesión por arriba de la decusación al núcleo hipogloso (lesión de NMS) podría provocar la desviación de la lengua lejos del lado de la lesión (hacia el lado de la debilidad) por la incapacidad del geniogloso paralizado para oponerse a la acción del geniogloso intacto (figura 10.22,

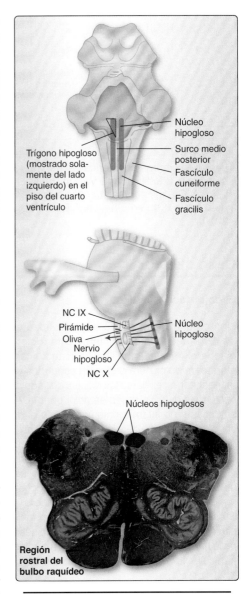

Núcleo hipogloso

Surco medio posterior

Fascículo cuneiforme

Fascículo gracilis

Trígono hipogloso (mostrado sola-mente del lado izquierdo) en el piso del cuarto ventrículo

NC IX
Pirámide
Oliva
Nervio hipogloso
NC X

Núcleo hipogloso

Núcleos hipoglosos

Región rostral del bulbo raquídeo

Figura 10.21
Panorama del nervio hipogloso. NC, nervio craneal.

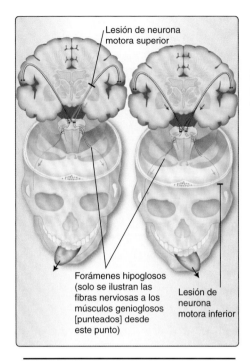

Lesión de neurona motora superior

Forámenes hipoglosos (solo se ilustran las fibras nerviosas a los músculos genioglosos [punteados] desde este punto)

Lesión de neurona motora inferior

Figura 10.22
Lesiones central y periférica del nervio hipogloso. (Modificada de Wilson-Pauwels L, et al. *Cranial nerves: function and dysfunction*. 3rd ed. Shelton, CT: PMPH; 2010.)

Tabla 10.8. Nervio hipogloso: nervio craneal XII

Modalidad de las fibras nerviosas	Núcleo relacionado	Haz relacionado	Función
Eferente somática general (ESG)	Núcleo hipogloso	Inervación bilateral a través del haz corticobulbar a todos los músculos, excepto el geniogloso La inervación al geniogloso es contralateral	Inervación de los músculos de la lengua

derecha). En una lesión en cualquier sitio entre el núcleo hipogloso y la lengua (lesión de NMI), habría parálisis flácida del lado ipsilateral de la lengua con fasciculación y atrofia de los músculos de la lengua. En este caso, el músculo geniogloso ipsilateral estaría paralizado y la lengua se desviaría hacia el mismo lado que la lesión (figura 10.22, *izquierda*).

Caso clínico

El dolor facial de Ling

Ling es una mujer de 63 años de edad con antecedentes de dolor agudo intenso intermitente (dolor paroxístico) irradiado del oído a la mejilla y la mandíbula izquierdos. Cada ataque de dolor dura de 5 a 30 segundos y se desencadena al masticar o cepillarse los dientes del lado izquierdo. Ling presenta más de 20 ataques de dolor por día. No manifiesta más síntomas y no informa entumecimiento ni debilidad facial. No tiene dolor del lado derecho de la cara ni en la frente, tampoco dolor de cuello ni oído. Su habla y deglución son normales. Durante los ataques de dolor, no presenta ptosis (párpado caído), miosis (pupila pequeña), lagrimeo, edema facial/palpebral ni enrojecimiento ocular (inyección conjuntival). Acudió a un dentista hace 2 semanas y su evaluación dental fue normal. Su salud está dentro de parámetros normales. Recibió antiinflamatorios no esteroideos (AINE) y opioides para el dolor, pero no le han funcionado. Su exploración neurológica es normal. En particular, la sensación y fuerza faciales son normales.

Análisis del caso

Esta es la presentación típica de la neuralgia del trigémino. La neuralgia del trigémino es un dolor facial caracterizado por dolor punzante agudo recurrente unilateral parecido a choques eléctricos desencadenado por estímulos inocuos, como masticar, cepillarse los dientes o el toque leve de la cara. El dolor es breve (es típico que sea < 2 min), de inicio y término abruptos y se localiza en una o más divisiones del nervio trigémino (figura 10.23).

Los diagnósticos diferenciales incluyen cefalalgia trigeminal autonómica (CTA), un grupo de cefaleas relacionadas con rasgos autonómicos craneales, que implica la inervación autonómica de los ojos, glándulas y membranas mucosas. Los síntomas incluyen ptosis, miosis, inyección conjuntival, lagrimeo, congestión nasal y edema facial/palpebral. La paciente no presenta estos síntomas. De manera típica, en CTA se afecta V_1 (primera rama del nervio trigémino), mientras que los síntomas de Ling se encuentran en V_3.

Las migrañas también pueden causar dolor facial, pero es típico que el dolor dure más de 4 horas en adultos. El dolor migrañoso es unilateral y palpitante, tiene intensidad de moderada a grave y empeora con la actividad. Por otra parte, el dolor de Ling dura segundos y es muy intenso.

Es común que la neuralgia del trigémino afecte las ramas V_2 y V_3 del nervio trigémino. La zona de entrada de la raíz es el área donde el nervio trigémino se une al puente. Se piensa que la fisiopatología de la neuralgia del trigémino incluye la

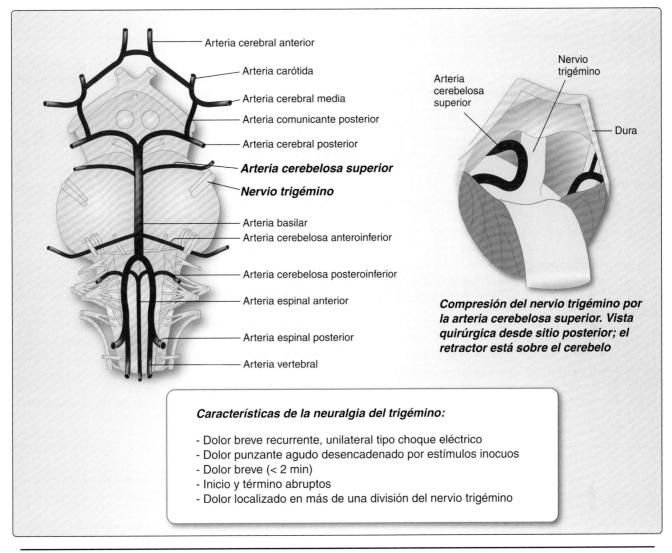

Arteria cerebral anterior

Arteria carótida

Arteria cerebral media

Arteria comunicante posterior

Arteria cerebral posterior

Arteria cerebelosa superior

Nervio trigémino

Arteria basilar
Arteria cerebelosa anteroinferior

Arteria cerebelosa posteroinferior

Arteria espinal anterior

Arteria espinal posterior

Arteria vertebral

Arteria cerebelosa superior

Nervio trigémino

Dura

Compresión del nervio trigémino por la arteria cerebelosa superior. Vista quirúrgica desde sitio posterior; el retractor está sobre el cerebelo

Características de la neuralgia del trigémino:

- Dolor breve recurrente, unilateral tipo choque eléctrico
- Dolor punzante agudo desencadenado por estímulos inocuos
- Dolor breve (< 2 min)
- Inicio y término abruptos
- Dolor localizado en más de una división del nervio trigémino

Figura 10.23
Compresión del nervio trigémino por la arteria cerebelosa superior como causa de la neuralgia del trigémino.

desmielinización de las fibras sensitivas trigeminales, que causa la expansión de la excitación entre las fibras adyacentes. Esta transmisión efáptica de la excitación se previene por la vaina de mielina alrededor de las neuronas. La desmielinización por esclerosis múltiple y la compresión de la raíz por el vaso por arriba de ella son dos de las causas más comunes de neuralgia del trigémino.

El tratamiento de la neuralgia del trigémino incluye farmacoterapia y cirugía. Entre las opciones quirúrgicas está la descompresión de la raíz mediante la resección del vaso suprayacente.

¿Cuáles son las opciones de tratamiento farmacológico para la neuralgia del trigémino?

La carbamacepina se considera el tratamiento de primera elección para la neuralgia del trigémino. Es un anticonvulsivo que puede ser eficaz para ciertos tipos de dolor paroxístico.

Los bloqueadores de los canales de sodio como la oxcarbacepina y lamotrigina bloquean la diseminación de los potenciales de acción y pueden usarse para tratar la neuralgia del trigémino. El baclofeno es un agonista del receptor GABA$_B$; la estimulación del receptor GABA$_B$ provoca el influjo de Cl$^-$, que ocasiona que las neuronas se alejen del umbral y bloquea aún más la generación de los potenciales de acción.

Conclusión

Se prescribió carbamacepina a Ling, lo que dio paso a la resolución del dolor. Sin embargo, 3 años después, el dolor regresó y ya no respondía a carbamacepina. Un rastreo por IRM del cerebro mostró que su arteria cerebelosa superior izquierda comprimía el nervio trigémino en la zona de entrada de la raíz. Un neurocirujano realizó la descompresión microvascular del nervio trigémino izquierdo, de modo que Ling ha permanecido sin dolor desde hace 7 años.

Resumen del capítulo

- Los **nervios craneales (NC) V, VII, IX, X, XI** y **XII** inervan la cabeza y el cuello, portando **modalidades motora y sensitiva**. Cada modalidad tiene núcleos del tallo cerebral relacionados. Un núcleo del tallo cerebral puede relacionarse con más de un nervio craneal y un solo nervio craneal puede asociarse con más de un núcleo del tallo cerebral.

- El **nervio trigémino (NC V)** es el nervio **aferente somático general** principal de la cabeza. El **complejo nuclear trigeminal** procesa esta información sensitiva. El **núcleo sensitivo principal del trigémino** se relaciona con tacto discriminativo, vibración y propiocepción consciente, el **núcleo espinal del trigémino** se vincula con dolor y temperatura, mientras el **núcleo mesencefálico** se asocia con la propiocepción inconsciente. El componente motor (eferente somático general) del NC V inerva los músculos de la masticación. Los cuerpos celulares de las neuronas se encuentran en el **núcleo motor del V par**, medial al núcleo sensitivo principal del trigémino.

- El **nervio facial (NC VII)** proporciona inervación **motora** (eferentes viscerales especiales) a los músculos de la expresión facial. Los cuerpos celulares de estas neuronas se encuentran en el **núcleo facial**. Además, el NC VII tiene un componente **parasimpático** (eferente visceral general) originado en el **núcleo salival superior** y porta fibras aferentes viscerales especiales, el **gusto** de los dos tercios anteriores de la lengua al **núcleo solitario**.

- El **nervio glosofaríngeo (NC IX)** porta varias modalidades sensitivas y motoras para la cabeza y el cuello. Un componente **aferente sensitivo general** de la lengua y la faringe emite proyecciones al **complejo nuclear trigeminal**. Las aferentes viscerales generales del **cuerpo carotídeo** y el **reflejo nauseoso** de la orofaringe emiten proyecciones al **núcleo solitario** a través del NC IX. Las aferentes viscerales especiales del **gusto** también emiten proyecciones al **núcleo solitario**. La **inervación motora** eferente somática general al músculo estilofaríngeo proviene del **núcleo ambiguo** a través del NC IX. La inervación **secretomotora** eferente visceral general (EVG) a la **glándula parótida** proviene del **núcleo salival inferior**. La EVG al **cuerpo carotídeo** que provoca vasodilatación se origina en el **núcleo ambiguo** a través de ramas del NC IX.

- El **nervio vago (NC X)** es el principal **nervio parasimpático** en el cuerpo. Sus fibras eferentes viscerales generales surgen del **núcleo motor dorsal del vago**, que inerva el músculo liso y glándulas de la faringe, laringe y vísceras torácicas y abdominales (hasta la flexura cólica izquierda). La inervación al **músculo cardiaco** surge del **núcleo ambiguo** y también se transmite por el NC X. Además, este nervio tiene un pequeño componente aferente somático general, que emite proyecciones al **complejo nuclear trigeminal**, mientras que las aferentes viscerales generales emiten proyecciones al **núcleo solitario**. Un pequeño componente eferente visceral especial a los músculos de la faringe y laringe proviene del **núcleo ambiguo**.

- El **nervio accesorio (NC XI)** es un **nervio motor** puro **(eferentes viscerales especiales)**, inerva los músculos trapecio y esternocleidomastoideo en el cuello. Los cuerpos celulares se encuentran en los niveles cervicales superiores de la médula espinal en el **núcleo accesorio espinal**.

- El **nervio hipogloso (NC XII)** es un **nervio motor somático (eferente somático general)** e inerva los músculos de la lengua. Los cuerpos celulares se localizan en el **núcleo hipogloso**.

Preguntas de estudio

Elija SOLAMENTE la mejor respuesta.

10.1 Un paciente acude a la clínica por tos crónica y dificultad para deglutir. Presenta disfonía y, a la exploración física, pérdida del gusto en el tercio posterior de la lengua y debilidad leve del músculo trapecio izquierdo. ¿Cuál es el sitio probable de la lesión?

    A. Rodilla de la cápsula interna del lado izquierdo.
    B. Región medial izquierda del mesencéfalo.
    C. Fosa craneal media derecha.
    D. Foramen yugular izquierdo.
    E. Conducto carotídeo derecho.

La respuesta correcta es D. La disfonía progresiva, tos y dificultad para la deglución se producen por el daño del nervio vago. La pérdida del gusto en el tercio posterior de la lengua en el lado izquierdo se debe a una lesión del nervio glosofaríngeo izquierdo. La debilidad del trapecio izquierdo tiene su causa en una lesión del nervio accesorio izquierdo. El único sitio donde estos nervios pueden lesionarse juntos es en su punto de salida del cráneo, el foramen yugular izquierdo.

10.2 Un paciente se presenta con parálisis de la porción inferior derecha de la cara. La región facial superior aún muestra movimientos musculares simétricos. ¿Cuál es la patología subyacente?

A. Lesión de la porción periférica del nervio facial derecho.

B. Lesión de la cápsula interna izquierda.

C. Lesión de la corteza motora primaria derecha.

D. Lesión del núcleo facial derecho.

E. Lesión del núcleo facial izquierdo.

La respuesta correcta es B. El núcleo facial en el puente recibe información cortical a través del haz corticobulbar. Las neuronas motoras que inervan la región inferior de la cara reciben información de la corteza motora primaria contralateral, en este caso, de la corteza motora primaria izquierda. Las fibras descienden en la cápsula interna y cruzan al lado contralateral en el tallo cerebral. Una lesión de la cápsula interna izquierda provocaría parálisis de la región facial inferior derecha. Las neuronas motoras que inervan la región facial superior reciben información del giro del cíngulo de ambos lados del cerebro. Cuando se lesiona un lado, la inervación del lado contralateral compensa esta pérdida. Una lesión del nervio periférico (como en A, D y E) siempre tendría como resultado la pérdida de inervación de las porciones superior e inferior de la cara. Aunque el control central de estas neuronas está intacto, una lesión del nervio periférico provocará que se pierda la función del lado completo.

10.3 ¿Qué enunciado describe al nervio glosofaríngeo?

A. Sale del cráneo a través del foramen estilomastoideo.

B. Transmite fibras secretomotoras a la glándula submandibular.

C. Transmite el gusto de los dos tercios anteriores de la lengua.

D. Transmite aferentes del interior de la boca y los labios.

E. Transmite aferentes viscerales generales del cuerpo carotídeo.

La respuesta correcta es E. Las fibras aferentes viscerales generales del cuerpo carotídeo se transmiten en el nervio craneal (NC) IX. El NC IX sale del cráneo a través del foramen yugular. La glándula submandibular está inervada por fibras secretomotoras del NC VII. El NC IX porta el gusto del tercio posterior de la lengua, y el NC VII porta las aferentes del gusto de los dos tercios anteriores de la lengua. Las fibras aferentes sensitivas generales del interior de la boca y los labios se transmite por el NC V.

10.4 ¿Cuál enunciado es correcto sobre el nervio trigémino?

A. El núcleo sensitivo principal del V par se encuentra en la región caudal del bulbo.

B. El núcleo mesencefálico vigila la propiocepción consciente.

C. El ganglio del trigémino contiene neuronas seudounipolares.

D. El núcleo motor del V par proporciona inervación motora somática a los músculos de la masticación.

E. El núcleo espinal del trigémino es análogo al asta posterior de la médula espinal.

La respuesta correcta es E. El núcleo espinal del trigémino se extiende desde el puente hasta los niveles cervicales superiores y procesa dolor y temperatura. Continúa con el asta posterior de la médula espinal y es análogo a ella. Ahí es donde las fibras de dolor hacen sinapsis y puede ocurrir la modulación del dolor. El núcleo motor del V par está en la región media del puente y contiene los cuerpos celulares de las neuronas motoras inferiores a los músculos de la masticación. El núcleo mesencefálico procesa la propiocepción inconsciente a los músculos de la masticación. El núcleo sensitivo principal del V par está en la región media del puente. El nervio craneal V par inerva los músculos derivados de los arcos faríngeos y, por ello, las neuronas portan eferentes viscerales especiales.

11 Audición y equilibrio

I. PANORAMA

Tanto la audición como el equilibrio son sentidos especiales transmitidos por fibras **aferentes somáticas especiales** que forman el **nervio vestibulococlear (nervio craneal [NC] VIII).**

Los órganos sensitivos y ganglios periféricos relacionados con el NC VIII se encuentran en la porción petrosa del hueso temporal en la base del cráneo (figura 11.1). Las estructuras relacionadas con la función vestibular están especializadas en traducir la posición y el movimiento de la cabeza en información sobre el equilibrio. Las aferentes de estas estructuras que portan esta información sobre el equilibrio se reúnen para formar la división vestibular del NC VIII. Las estructuras relacionadas con la función auditiva se especializan en traducir las ondas sonoras en señales neurales. Las aferentes que portan información sobre el sonido (audición) se unen para formar la división coclear del NC VIII. Ambas divisiones forman el nervio vestibulococlear, que viaja desde los órganos receptores en el hueso temporal a través del **conducto auditivo** hacia la cavidad craneal a través del **meato auditivo interno**. Las aferentes entran al tallo cerebral en la unión pontobulbar (figura 11.2) y la información se transmite a los centros corticales superiores, donde se interpreta.

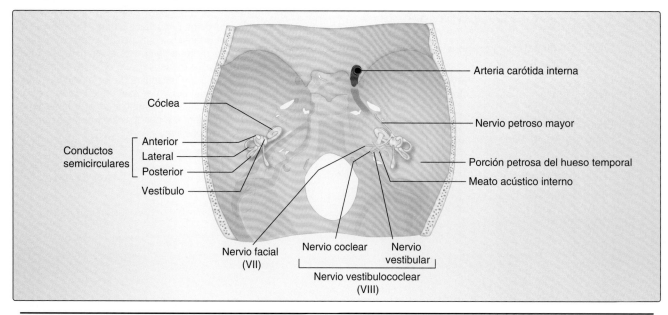

Figura 11.1
Posición del oído interno en el hueso temporal del cráneo.

La audición y el equilibrio son dos tipos muy diferentes de sentidos. Tanto la división coclear (audición) como la vestibular (equilibrio) del NC VIII reciben estímulos de órganos especializados que contienen mecanorreceptores, llamados **células ciliadas** o **"pilosas"**, por su apariencia. Las células ciliadas en estas dos divisiones del NC VIII responden a la estimulación mecánica que se produce por la abertura de los canales iónicos. La organización anatómica de estos órganos sensitivos les permite responder a diferentes estímulos específicos: las células ciliadas en la división coclear responden a la estimulación mecánica causada por las ondas sonoras, mientras que las células ciliadas en la división vestibular responden a la estimulación mecánica resultado de la posición y movimiento de la cabeza respecto a la gravedad.

II. AUDICIÓN

Para la **audición**, las ondas sonoras se interpretan en términos de su tono, volumen y localización de origen. El oído humano tiene la asombrosa capacidad para distinguir una gama amplia de sonidos cuyo tono puede estar muy cercano entre sí (hasta un cuarto de nota) o muy lejano (desde el sonido de un órgano de iglesia hasta las notas más altas del flautín).

La audición es un componente integral de la comunicación. Los sonidos del lenguaje se perciben, procesan y transmiten a los centros superiores, donde se reensamblan para dar sentido a las palabras y las frases.

A. Estructuras implicadas en la audición

Las estructuras implicadas en la audición son parte del oído externo, medio e interno. Se especializan en empaquetar, amplificar y afinar los sonidos que se encuentran alrededor para que sea posible darles sentido.

El oído externo recolecta y enfoca las ondas sonoras hacia el tímpano, o membrana timpánica. El oído medio es un espacio lleno de aire, que contiene tres pequeños huesecillos que amplifican la energía sonora de la membrana timpánica al oído interno lleno de líquido. El oído interno contiene la cóclea, que contiene el órgano sensitivo de la audición, el órgano de Corti.

1. **Oído externo:** el oído externo es la porción visible del oído en la región lateral de la cabeza. Está compuesto por el **pabellón auricular** y el **meato auditivo externo**, o conducto auditivo externo. Estas estructuras reúnen las ondas sonoras y las enfocan en la **membrana timpánica**, en el extremo medial del conducto auditivo externo. La membrana timpánica separa el oído externo del oído medio (figura 11.3).

   Es interesante señalar que el oído externo también refleja el sonido, haciendo que llegue a la membrana timpánica de modo retardado. Esto tiene un papel en la localización del sonido, como se explica más adelante.

   El meato auditivo externo también desempeña una función en el modo en que las ondas sonoras se transmiten al oído medio. La presión del sonido a frecuencias cercanas a 3 kHz (la frecuencia a la cual el oído humano es más sensible) se refuerza en el meato auditivo externo mediante efectos de resonancia pasiva (eco).

2. **Oído medio:** el oído medio se localiza entre la membrana timpánica y el oído interno. Es una cámara llena de aire que contiene tres huesecillos, los **osículos**, que transfieren la energía sonora de la membrana timpánica al oído interno lleno de líquido. El oído medio continúa con la nasofaringe a través de la trompa faringotimpánica (de Eustaquio) (*véase* la figura 11.3). Esta conexión es importante para asegurar que

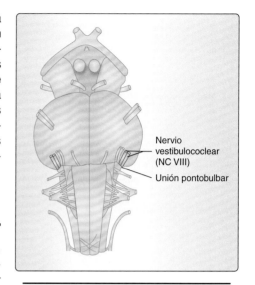

Figura 11.2
Nervio vestibulococlear en la unión pontobulbar del tallo cerebral. NC, nervio craneal.

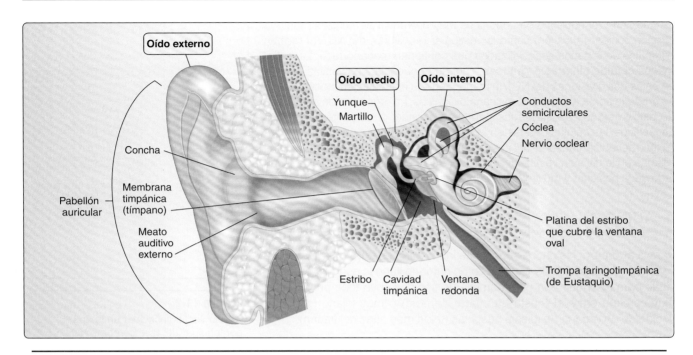

Figura 11.3
Panorama de las estructuras del oído externo, medio e interno.

la presión en el oído medio corresponda a la que se encuentra alrededor. La trompa faringotimpánica está cerrada la mayor parte del tiempo, pero se abre para permitir la entrada de aire al oído medio y equilibrar la presión (p. ej., durante un aterrizaje de avión cuando los oídos suenan "pop"). Las actividades como bostezar, deglutir y masticar abren la trompa faringotimpánica y pueden realizarse a propósito para permitir que la presión del aire se equilibre cuando sea necesario.

a. **Huesos en el oído medio:** los osículos en el oído medio son el martillo, el yunque y el estribo. El **martillo** está unido directamente a la **membrana timpánica**. Se articula con el **yunque**, que está conectado al **estribo**. El estribo está conectado a la **ventana oval** del oído interno (*véase* la figura 11.3). La función de estos osículos articulados es amplificar la energía sonora de la membrana timpánica al oído interno. Esta amplificación es necesaria para que las ondas sonoras que viajan a través del aire puedan transferirse con eficiencia al espacio lleno de líquido del oído interno. Sin esta amplificación, la energía sonora se perdería por reflexión una vez que las ondas sonoras chocaran contra el líquido. La amplificación se logra mediante la acción de polea de los osículos, así como por la compresión de las ondas sonoras de la membrana timpánica, de diámetro grande, a la ventana oval, de diámetro pequeño.

b. **Músculos en el oído medio:** el oído medio también contiene dos músculos: el **tensor del tímpano**, unido al martillo e inervado por el NC V y el **músculo estapedio**, unido al estribo e inervado por el NC VII. La contracción del músculo estapedio puede reducir la transmisión de la vibración hacia el oído interno, en especial para los sonidos de baja frecuencia, quizás para filtrar de modo selectivo los ruidos de fondo de baja frecuencia. Estos dos músculos también amortiguan los movimientos de los osículos en respuesta a ruidos fuertes, lo cual funciona como un mecanismo protector para el nervio auditivo.

3. **Oído interno:** el oído interno consta de un **laberinto óseo**, que es un tubo de hueso asentado dentro de la porción petrosa del hueso temporal. Contiene los **tres conductos semicirculares** y el **vestíbulo**, especializados en la función vestibular o equilibrio, y la **cóclea**, dedicada a la audición. El laberinto óseo contiene un líquido llamado perilinfa. Un **laberinto membranoso** está suspendido dentro del laberinto óseo y, en general, sigue su contorno. El laberinto membranoso está lleno de un líquido denominado endolinfa. Los receptores sensitivos, las células ciliadas, se encuentran en áreas especializadas del laberinto membranoso.

a. **Cóclea:** la cóclea es un tubo óseo que forma una espiral de 2¼ vueltas en la forma de la concha de un caracol (*cóclea* significa "caracol" en latín), desde una base relativamente amplia hasta un ápex estrecho. Se asienta en la porción petrosa del hueso temporal, con su base en dirección posteromedial. Dentro de la cóclea ósea, el **laberinto membranoso** recibe el nombre de conducto coclear. Contiene el **órgano de Corti**, el órgano sensitivo que media la transducción de las ondas sonoras en energía eléctrica de un impulso nervioso (figura 11.4).

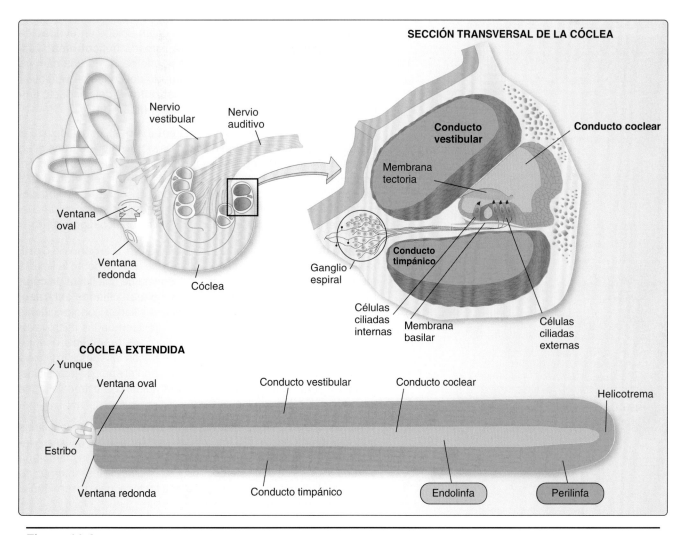

Figura 11.4
Estructuras del oído interno: la cóclea.

b. Tres cámaras: vistos en sección transversal, los espacios entre el laberinto óseo y el conducto coclear forman tres cámaras (o conductos) a lo largo de la mayor parte de su longitud (*véase* la figura 11.4). El conducto coclear tiene una forma triangular al corte transversal; forma la cámara intermedia. La cámara por arriba del conducto coclear es el **conducto vestibular** y continúa con el vestíbulo (*véase* más adelante). La cámara por debajo del conducto coclear se denomina **conducto timpánico** debido a que termina en la **ventana redonda** o membrana timpánica secundaria. Tanto el laberinto óseo como el laberinto membranoso están llenos de líquido. El líquido en el laberinto óseo (conducto vestibular y timpánico) se llama **perilinfa**, cuya composición es similar a la del líquido cefalorraquídeo (al igual que el líquido extracelular). La perilinfa tiene poco contenido de K^+ y es rica en Na^+. El líquido en el laberinto membranoso (conducto coclear) se denomina **endolinfa**, su composición es similar a la del líquido intracelular y es rica en K^+ y tiene poco Na^+. La endolinfa se produce por la **estría vascular**, una capa de células en la superficie lateral del conducto coclear (figura 11.5). La gran concentración de K^+ de la endolinfa tiene un papel crítico en la transducción de señales, como se explica más adelante.

El conducto vestibular y el timpánico están unidos en el ápex de la cóclea por una pequeña abertura llamada **helicotrema** (*véase* la figura 11.4), donde la perilinfa puede pasar de una cámara a otra. El conducto coclear está separado del conducto vestibular por la **membrana de Reissner** (o **vestibular**) y del conducto timpánico por la **membrana basilar** flexible (figura 11.5).

La energía sonora se transmite a la **ventana oval**, que desplaza el líquido hacia el conducto vestibular. Las vibraciones se transmiten de ahí a lo largo de la cóclea para terminar donde se une con el conducto timpánico. Esto provoca que la **ventana redonda** al final del conducto timpánico se abulte. La energía sonora o las vibraciones también provocan la vibración de la membrana basilar, la cual separa el conducto coclear del conducto timpánico (figura 11.6).

c. Órgano de Corti: el órgano sensitivo auditivo, u **órgano de Corti**, se localiza dentro del conducto coclear y se asienta sobre la flexible membrana basilar. El órgano de Corti consta de una hilera de **células ciliadas internas** y tres hileras de **células ciliadas externas**, junto con células de soporte. Las células ciliadas son las células transductoras de señales. Su nombre proviene de las microvellosidades parecidas a vellos, conocidas como **estereocilios**, acomodados simétricamente y de altura gradual (con las más altas hacia un lado de la célula ciliada) en forma de V en el ápex de las células. La **membrana tectoria**, una estructura gelatinosa extracelular, se extiende sobre las células ciliadas.

Tanto las células ciliadas internas como las externas están ancladas a la membrana basilar. Es importante señalar que las células ciliadas externas también están embebidas o acopladas a la membrana tectoria a través de sus estereocilios. Las células ciliadas internas no tienen contacto directo con la membrana tectoria, pero responden al movimiento de líquido en el conducto coclear (figura 11.7).

El ganglio espiral, que contiene los cuerpos celulares nerviosos de las aferentes auditivas primarias, se encuentra dentro de las curvas

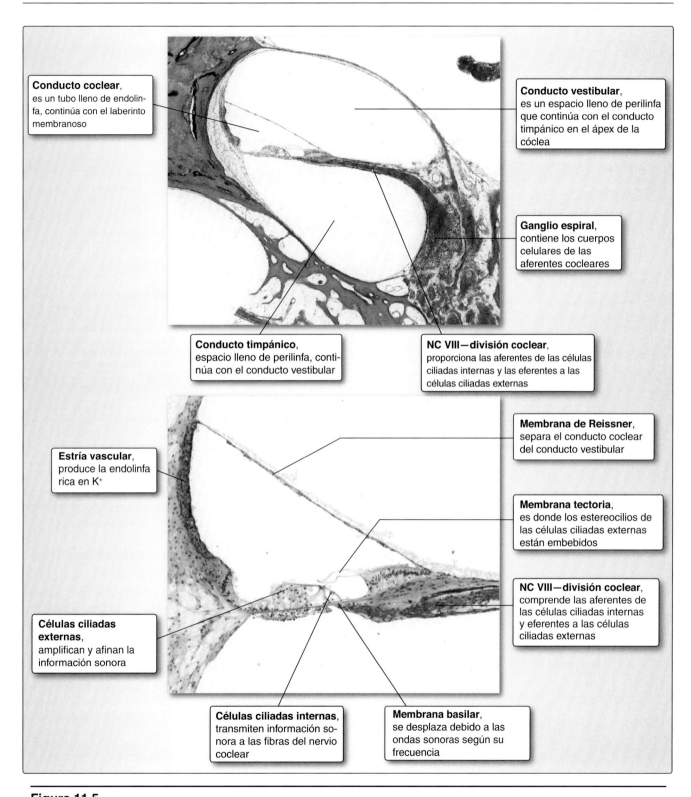

Conducto coclear, es un tubo lleno de endolinfa, continúa con el laberinto membranoso

Conducto vestibular, es un espacio lleno de perilinfa que continúa con el conducto timpánico en el ápex de la cóclea

Ganglio espiral, contiene los cuerpos celulares de las aferentes cocleares

Conducto timpánico, espacio lleno de perilinfa, continúa con el conducto vestibular

NC VIII—división coclear, proporciona las aferentes de las células ciliadas internas y las eferentes a las células ciliadas externas

Membrana de Reissner, separa el conducto coclear del conducto vestibular

Estría vascular, produce la endolinfa rica en K$^+$

Membrana tectoria, es donde los estereocilios de las células ciliadas externas están embebidos

NC VIII—división coclear, comprende las aferentes de las células ciliadas internas y eferentes a las células ciliadas externas

Células ciliadas externas, amplifican y afinan la información sonora

Células ciliadas internas, transmiten información sonora a las fibras del nervio coclear

Membrana basilar, se desplaza debido a las ondas sonoras según su frecuencia

Figura 11.5
Histología de la cóclea. NC, nervio craneal.

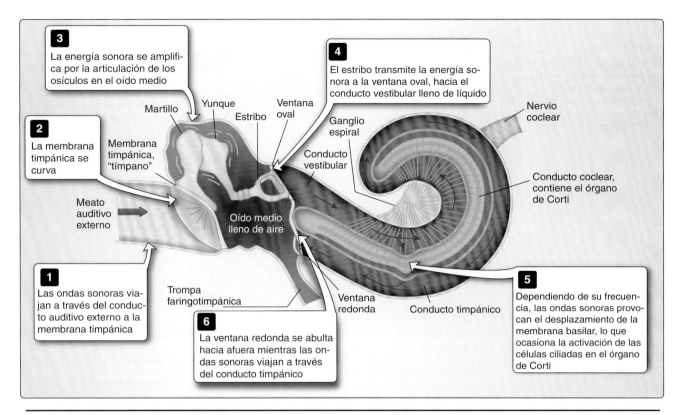

Figura 11.6
Transducción del sonido en el oído.

de la cóclea, cerca del órgano de Corti (*véase* la figura 11.5). Los procesos periféricos se hallan en el interior del conducto coclear, donde reciben información de las células receptoras.

B. Fisiología de la percepción del sonido en el oído interno

El **sonido** es una onda de presión que viaja a través del aire. Luego se amplifica en el oído externo y medio antes de llegar al oído interno lleno de líquido, donde se asienta el órgano sensitivo de Corti. El órgano de Corti transduce esta onda de presión en una señal neuronal. Las ondas sonoras tienen diferentes formas y tamaños. La **amplitud** de una onda sonora determina su **volumen** y se mide en **decibeles (dB)**. La **frecuencia** de una onda sonora define su **tono** y se mide en **Hertz (Hz)** (figura 11.8). El oído humano puede escuchar frecuencias entre 20 y 20 000 Hz. La nota más baja en un órgano de iglesia es de 20 Hz y la más alta en un piano es de 4 200 Hz (figura 11.9). La voz humana varía entre los 300 y los 3 000 Hz.

1. **Membrana basilar:** cuando una onda sonora alcanza el oído interno, activa una onda en la **membrana basilar** a la misma frecuencia que el sonido. Esta onda se propaga de la base al ápex hasta que alcanza un **punto de desplazamiento máximo** de la membrana basilar. Se llega a este punto debido a la geometría y flexibilidad de la membrana basilar. La base de la membrana basilar es estrecha y rígida, y es donde inicia la propagación de cada onda sonora. Los sonidos de alta frecuencia producen su desplazamiento máximo en la base.

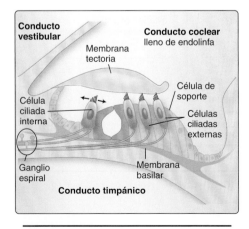

Figura 11.7
Órgano de Corti.

El ápex de la membrana basilar, por otra parte, es más ancho y más flexible, y es donde se perciben los sonidos de baja frecuencia (figura 11.10). Estas propiedades mecánicas causan la **tonotopía** del oído interno, que distingue la ubicación al interpretar frecuencias discretas. La tonotopía (análoga a la somatotopía del sistema sensitivo) se transmite a través de la vía auditiva.

La mayoría de los sonidos que se escuchan es una combinación de frecuencias diferentes. A medida que las ondas sonoras viajan al oído interno, se desintegran en sus componentes. Cada componente alcanza de modo individual su punto de desplazamiento máximo en la membrana basilar.

2. **Células ciliadas externas e internas:** las vibraciones de la membrana basilar crean una fuerza de cizallamiento contra la membrana tectoria estacionaria y provocan el desplazamiento de las células ciliadas externas en dicho plano (figura 11.11). Las células ciliadas internas no tienen contacto directo con la membrana tectoria y se activan mediante el movimiento del líquido en el conducto coclear. Los estereocilios están distribuidos de modo simétrico por altura. El desplazamiento hacia el estereocilio más alto causa **despolarización** de la célula, mientras que el desplazamiento hacia el estereocilio más corto provoca **hiperpolarización** de la célula (figura 11.12).

La despolarización de la célula ocurre cuando los canales catiónicos se abren en el ápex de los estereocilios. Los estereocilios están conectados entre sí por uniones en la punta denominadas **unión de punta**, que transmiten la fuerza a un resorte elástico regulador que, a su vez, abre el canal catiónico (*véase* la figura 11.12). Estos canales catiónicos son ejemplos de **canales mecanotransductores**, con la ventaja de conferir efectos inmediatos. De hecho, las células ciliadas pueden responder a un estímulo en menos de 50 μs. Dicha respuesta rápida no sería posible con un proceso transductor de señales químicas lento. Otra ventaja de los canales mecanotransductores es que no requieren potenciales receptores, por lo que incrementan la **sensibilidad** de la respuesta (*véase* el capítulo 1, "Introducción al sistema nervioso y neurofisiología básica"). La sensibilidad de la abertura del canal iónico es notable: incluso las vibraciones pequeñas de 0.3 nm (el tamaño de un átomo) pueden causar la abertura del canal.

Debido a que los estereocilios están bañados por la endolinfa rica en K⁺ del conducto coclear, la abertura de los canales catiónicos causa un influjo rápido de K^+ hacia la célula (la fuerza impulsora de la captación de K^+ es cercana a 150 mV). Las células ciliadas se despolarizan, lo que causa la abertura de los canales de Ca^{2+} en la base de las células. El influjo de calcio ocasiona la fusión de las vesículas llenas de neurotransmisor con la membrana basilar y la liberación del neurotransmisor glutamato hacia la hendidura sináptica. Las fibras aferentes del nervio coclear se estimulan y transmiten esta señal al sistema nervioso central (SNC).

Las células ciliadas internas son responsables de la audición. Alrededor de 90% de las fibras del nervio coclear proviene de las células ciliadas internas. Las células ciliadas externas amplifican las señales que luego se procesan por las internas.

3. **Selectividad de frecuencia:** la **selectividad de frecuencia**, o afinación, de la membrana basilar se debe y está limitada por sus propiedades mecánicas. Las ondas sonoras que viajan a lo largo de la membrana

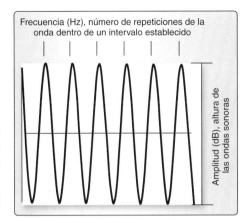

Figura 11.8
La física de la frecuencia y amplitud.

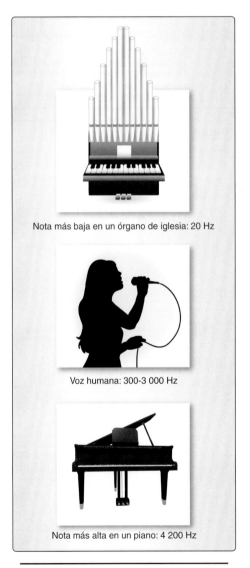

Nota más baja en un órgano de iglesia: 20 Hz

Voz humana: 300-3 000 Hz

Nota más alta en un piano: 4 200 Hz

Figura 11.9
Ejemplos de frecuencias distintas.

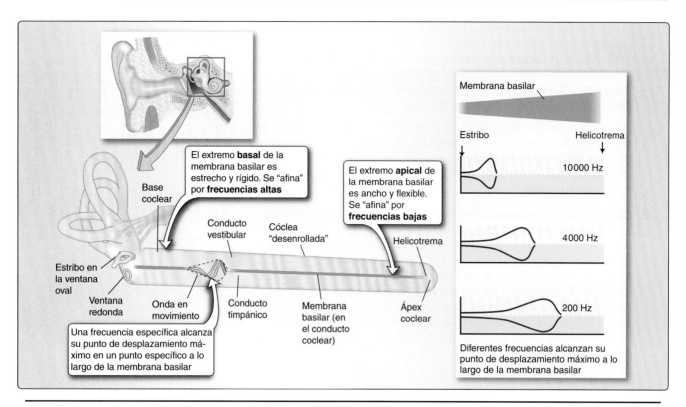

Figura 11.10
Afinación en la membrana basilar.

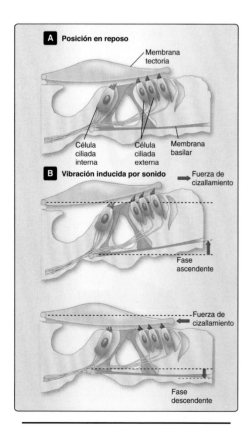

Figura 11.11
El órgano de Corti durante el
desplazamiento por las ondas sonoras.

basilar y su punto relacionado de desplazamiento máximo no pueden ser tan selectivos en la afinación de frecuencia como lo es la propia audición, lo que sugiere la intervención de un mecanismo adicional de amplificación y afinación sonoras. Este mecanismo adicional proviene del movimiento de las células ciliadas externas en respuesta a frecuencias específicas. Cuando las células ciliadas externas se despolarizan, sus cuerpos celulares se contraen activamente. Cuando están hiperpolarizadas, sus cuerpos celulares se elongan de manera activa. Las frecuencias altas causan contracción de las células ciliadas externas en la base y las bajas causan contracción en el ápex de la membrana basilar. Este mecanismo influye en el movimiento de la membrana basilar en dicho segmento particular, aumentando el desplazamiento de líquido alrededor de las células ciliadas internas. Esto amplifica la magnitud del influjo de K^+ hacia las células ciliadas internas, lo que aumenta la señal al nervio coclear. Debido a esta afinación y amplificación de las ondas sonoras a través de las células ciliadas externas, se pueden discriminar tonos de las frecuencias vecinas con sorprendente precisión y detectar sonidos de bajo nivel. Es interesante señalar que las células ciliadas externas también están inervadas por **eferentes** originadas en la vía auditiva (figura 11.13). Esta información hiperpolariza, o inhibe, las células ciliadas externas, reduciendo su respuesta al desplazamiento de la membrana basilar por el sonido y permitiendo que la vía auditiva central influya en la amplificación sonora en el oído interno. Una posible función de este mecanismo es ayudar a enfocar el oído interno en sonidos relevantes mientras filtra el ruido de fondo.

4. **Emisiones otoacústicas:** otra característica interesante de la fisiología auditiva se conoce como emisiones otoacústicas. Debido a que

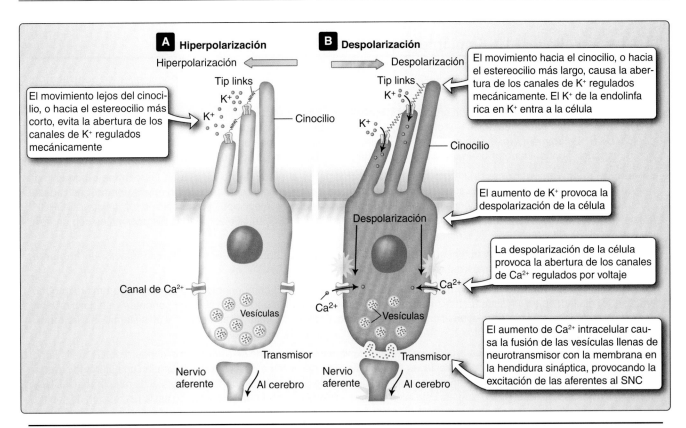

Figura 11.12
Hiperpolarización y despolarización de las células ciliadas en el oído interno. SNC, sistema nervioso central.

la motilidad de las células ciliadas externas puede causar el movimiento de la membrana basilar, es concebible que este movimiento sea retrógrado, o hacia atrás, hacia la ventana oval y a través del oído medio, y que los osículos causen el desplazamiento de la membrana timpánica. Este proceso provocaría que el oído mismo produjese sonido. De hecho, esto es lo que sucede en realidad. Estos sonidos pueden medirse en el meato auditivo externo como **emisiones otoacústicas**. Dichas mediciones se realizan de modo rutinario en lactantes para valorar la función del oído medio e interno.

C. Vías auditivas centrales

Las vías auditivas centrales transmiten señales de la cóclea al SNC. El sistema auditivo analiza diferentes aspectos del sonido, que incluyen la **frecuencia** (tono), la **amplitud** (volumen) y la **localización** del sonido en el espacio.

El tono y volumen del sonido viajan a nivel central en una vía relativamente directa. Sin embargo, la localización del sonido es más complicada y las vías difieren según si se analiza un sonido de alta o de baja frecuencia.

1. **Vía central para el tono y el volumen:** las frecuencias de un sonido se separan en la cóclea y luego se relevan a las fibras del nervio coclear que inervan las células ciliadas en diferentes sitios a lo largo de la membrana basilar. Cada fibra del nervio coclear solamente transmite información de un espectro de frecuencia específico. Los cuerpos celulares

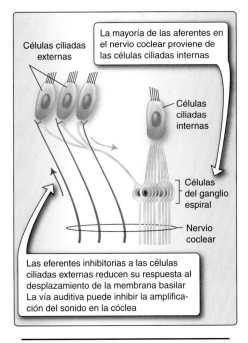

Figura 11.13
Aferentes a las células ciliadas en la cóclea y eferentes de estas.

Aplicación clínica 11.1. Implantes cocleares

La **pérdida auditiva** puede tener varias causas subyacentes y se divide en dos categorías principales: de **conducción** y **sensorineural**.

La **pérdida auditiva de conducción** se produce por la obstrucción de la conducción de la energía sonora del oído externo al oído interno. Esto puede ocurrir en el oído externo (por la acumulación de cerumen o la rotura de la membrana timpánica) o en el oído medio (p. ej., acumulación de líquido o artritis de los osículos). Un auxiliar auditivo, que amplifica la energía sonora, puede aminorar de manera significativa la pérdida auditiva de conducción.

La **pérdida auditiva sensorineural** se produce por un problema en el oído interno, ya sea en las **células ciliadas** o el **nervio coclear** propio. Las células ciliadas son muy susceptibles a lesionarse y no se regeneran en el humano. Las causas comunes de la pérdida auditiva congénita incluyen las de origen genético e infecciones prenatales por organismos TORCH (toxoplasmosis, otros [sífilis], rubeola, citomegalovirus y herpes), que provocan células ciliadas disfuncionales con un nervio craneal (NC) VIII intacto.

Para estos últimos pacientes, en quienes las células ciliadas están dañadas pero el NC VIII está intacto, un **implante coclear** puede mejorar la percepción del sonido, o la audición.

Un implante coclear consiste en un componente externo y uno interno. El componente externo incluye un micrófono, un procesador del lenguaje y un sistema transmisor. La información sonora se separa en sus componentes y se convierte en señales eléctricas, que luego se relevan al componente interno. Este último incluye un receptor y un sistema de electrodos. El receptor decodifica la señal y entrega señales eléctricas al sistema de electrodos.

El sistema de electrodos se inserta en la cóclea a través de la ventana oval, donde se asienta en el conducto coclear a lo largo de las aferentes del NC VIII. Las señales eléctricas en cualquier sitio del sistema de electrodos estimulan una aferente particular del nervio coclear a lo largo de la membrana basilar. El sistema de electrodos simula la tonotopía de la membrana basilar y estimula los nervios a frecuencias discretas. Esta información se releva a nivel central, provocando así la percepción de sonido.

La inserción de un implante coclear no produce automáticamente la "audición". Esta implica la interpretación de los sonidos escuchados y es un proceso central que requiere nuevas conexiones neuronales, es decir, debe aprenderse a comprender el lenguaje.

Para pacientes con daño del NC VIII, está en proceso el desarrollo de dispositivos que transmiten directamente la información sonora de las células ciliadas a los núcleos auditivos del tallo cerebral.

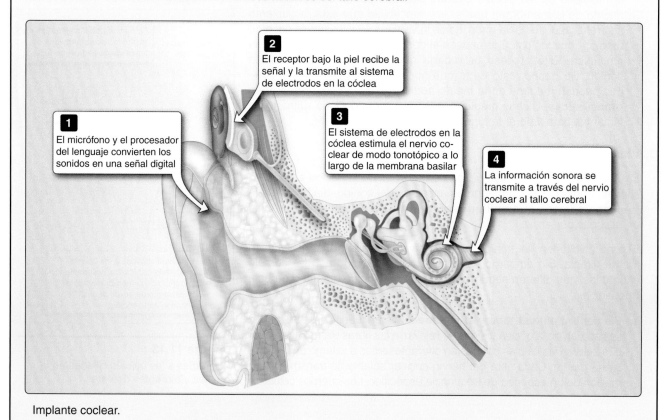

2 El receptor bajo la piel recibe la señal y la transmite al sistema de electrodos en la cóclea

1 El micrófono y el procesador del lenguaje convierten los sonidos en una señal digital

3 El sistema de electrodos en la cóclea estimula el nervio coclear de modo tonotópico a lo largo de la membrana basilar

4 La información sonora se transmite a través del nervio coclear al tallo cerebral

Implante coclear.

de estas aferentes cocleares se encuentran en el **ganglio espiral**. Las proyecciones centrales de estas neuronas de primer orden hacen sinapsis en los **núcleos cocleares**. Los núcleos cocleares comprenden columnas de células adyacentes al pedúnculo cerebeloso inferior y pueden dividirse en un **núcleo posterior** y uno **anterior**. Desde los núcleos cocleares, la mayor parte de las fibras de segundo orden cruza la línea media y viaja en el **lemnisco lateral** contralateral al **colículo inferior** en la región caudal del mesencéfalo, un centro importante de integración en la vía auditiva. De ahí, las fibras de tercer orden viajan al **núcleo geniculado medial (NGM)** del tálamo a través del **brazo inferior**. Desde el tálamo, las fibras viajan a través de la cápsula interna a la **corteza auditiva primaria**, localizada en la superficie superior del giro temporal superior en el lóbulo temporal (figura 11.14).

2. **Vía central para la localización del sonido:** se vive en un espacio tridimensional y los sonidos se perciben como provenientes de este. El sistema auditivo de hecho puede mapear los sonidos, aunque el espacio no se representa directamente en el sistema auditivo. Se pueden mapear los sonidos tanto en un **plano vertical** (si provienen de arriba o abajo) como en un **plano horizontal** (si proceden de izquierda o derecha, adelante o atrás del individuo). El análisis vertical puede

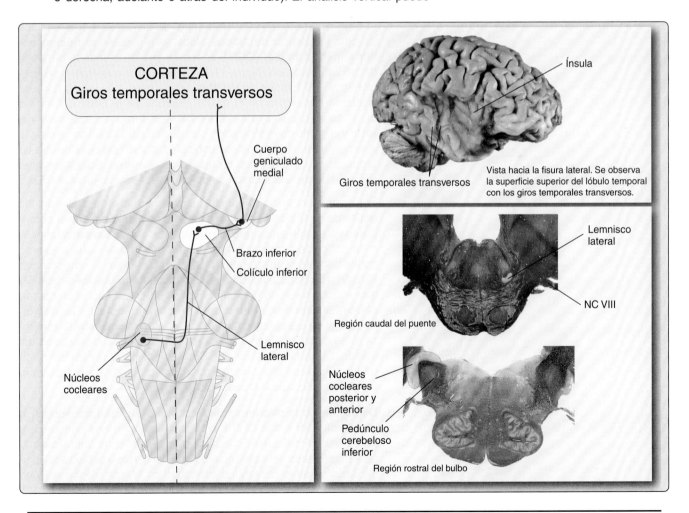

Figura 11.14
Vía central del tono y volumen. NC, nervio craneal.

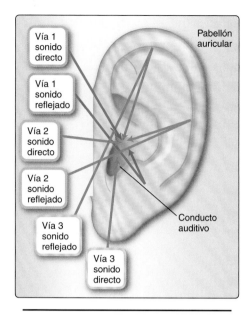

Figura 11.15

Mapeo sonoro vertical mediante la reflexión del sonido en el oído externo.

hacerse con un solo oído, mientras el horizontal se basa en la información de ambos oídos.

El **mapeo sonoro vertical** ocurre en el oído externo. los sonidos llegan a la membrana timpánica **directamente** y mediante **reflexión** en el oído externo. El cerebro puede localizar sonidos en el plano vertical mediante el análisis de diferencias en la información sonora directa como reflejada. Los mecanismos neuronales de esto no se han comprendido del todo (figura 11.15).

Para lograr el **mapeo espacial horizontal**, la información a ambos oídos se compara en los núcleos del tallo cerebral. Para los sonidos de baja frecuencia, las ondas sonoras llegan al oído más cercano a la fuente sonora antes de llegar al oído más lejano a la misma, y se detecta y analiza una diferencia de tiempo. Para los sonidos de alta frecuencia, las ondas sonoras son más cercanas entre sí y la cabeza forma una barrera para estas ondas en su viaje al oído más lejano al estímulo sonoro. El oído lejano escuchará el sonido con una menor intensidad que el oído cercano debido a la "sombra sonora" creada por la cabeza.

a. **Detección de la diferencia de tiempo a bajas frecuencias:** para los sonidos de baja frecuencia (por debajo de 3 kHz), el oído más cercano a la fuente sonora percibirá las ondas sonoras antes que el oído que se encuentra más lejos de la fuente. Estos sonidos de baja frecuencia de ambos oídos se proyectan al **núcleo olivar superior medial (OSM)**, donde se analiza el retraso temporal del sonido percibido (figura 11.16). Los axones que emiten proyecciones al OSM varían en longitud. Los axones más largos del lado izquierdo convergen en la misma neurona en el OSM del mismo modo que los axones más cortos del lado derecho. El diámetro del axón y el grado de mielinización son iguales para todas las neuronas que provienen de los núcleos cocleares, por lo que la velocidad de propagación del potencial de acción es la misma. Solo la longitud del axón determina cuánto tiempo tarda en llegar la señal al OSM.

Por ejemplo, cuando un sonido llega primero al oído izquierdo, las neuronas en el núcleo coclear izquierdo comienzan a enviar potenciales de acción antes que las neuronas del lado derecho. La neurona del núcleo coclear con el axón más largo del lado izquierdo convergerá en la misma neurona en el OSM que la neurona con el axón más corto del lado derecho. Los potenciales de acción llegan a dicha neurona particular al mismo tiempo. Las neuronas en el OSM actúan como **detectores de coincidencia**. La **sumación temporal** de las señales izquierdas y derechas del retraso temporal y las distintas longitudes axonales permiten la localización del sonido. Cada neurona en el OSM es sensible a un sonido originado en un área particular, lo que produce un mapa sonoro para las señales de baja frecuencia.

b. **Detección de la diferencia de intensidad a altas frecuencias:** a frecuencias por arriba de 3 kHz, la cabeza forma una barrera para la transmisión del sonido. Un sonido originado en el lado izquierdo será más intenso del lado izquierdo que del derecho debido a la sombra acústica de la cabeza. La intensidad de la estimulación del lado izquierdo será mayor que la intensidad del lado derecho (figura 11.17).

La intensidad de la estimulación se transmite a los **núcleos cocleares**, y de ahí al **núcleo olivar superior lateral (OSL)**. Al mismo tiempo, una señal codificada a la misma intensidad se envía al

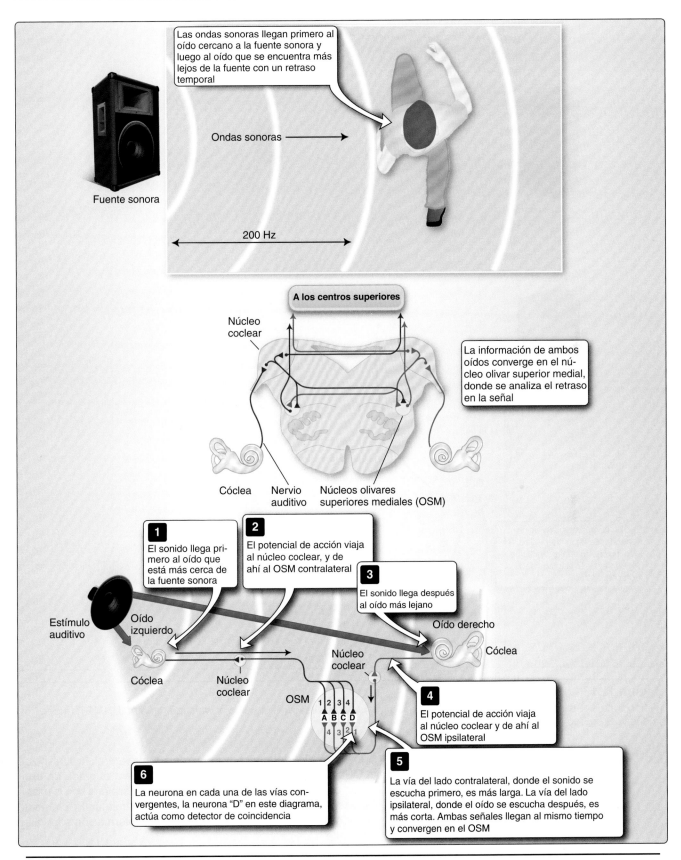

Figura 11.16
Detección de la diferencia de tiempo a frecuencias bajas.

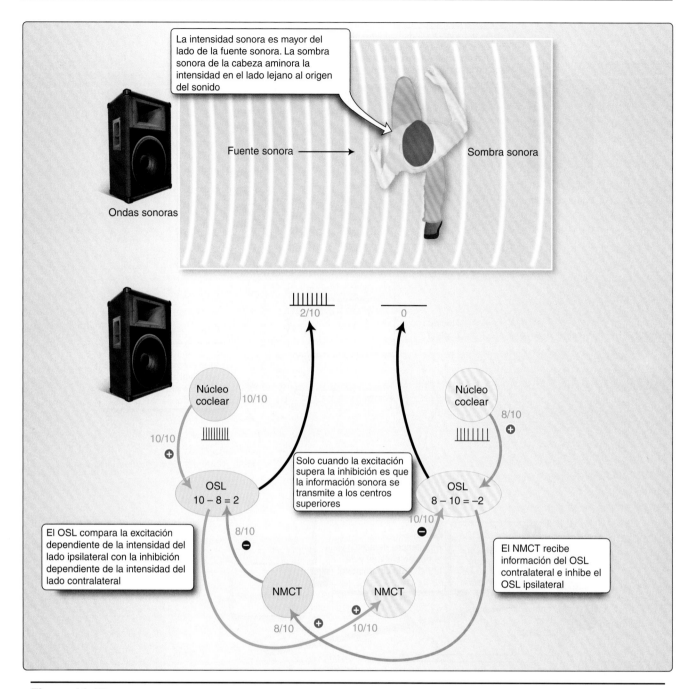

Figura 11.17
Detección de la diferencia de intensidad del sonido a frecuencias altas. OSL, núcleo olivar superior lateral; NMCT, núcleo medial del cuerpo trapezoide.

núcleo medial del cuerpo trapezoide contralateral, lo cual inhibe el OSL de ese lado. Entonces, el OSL compara el grado de excitación dependiente de la intensidad del lado ipsilateral con la inhibición dependiente de la intensidad del lado contralateral. Solamente cuando la excitación supera la inhibición, la información sonora se transmite a los centros superiores.

Cada OSL solo puede transmitir información del lado ipsilateral del paisaje sonoro. Para obtener una apreciación completa del espacio lleno de sonido, ambos núcleos olivares superiores laterales deben funcionar.

c. **Convergencia de las vías:** la vía del grado de intensidad y la localización del sonido codificada por diferencia temporal convergen en el **colículo inferior**. De modo similar al mapa visual en el colículo superior, el colículo inferior contiene un mapa espacial auditivo. Aquí se integran los análisis vertical y horizontal del sonido, lo cual brinda una localización precisa del sonido. El colículo inferior también analiza los patrones temporales del sonido. Desde el colículo inferior, la información se transmite al NGM del tálamo. Ahí, el componente analizado por frecuencia y el componente temporal del sonido convergen en una vía mapeada de modo tonotópico (figura 11.18).

Luego, la señal se transmite a la **corteza auditiva primaria**, que también tiene una organización tonotópica y puede interpretar sonidos y patrones de distribución espacial. Las áreas auditivas secundarias o áreas de asociación auditiva de la corteza se localizan alrededor del área primaria y procesan los sonidos complejos necesarios para la comunicación. En el cerebro humano, el área cortical de la comprensión del lenguaje (**área de Wernicke**) se extiende desde la región inferior del lóbulo parietal hacia el lóbulo temporal. Tiene una relación estrecha y se superpone al área primaria y las áreas de asociación auditivas. *Véase* el capítulo 13, "Corteza cerebral", para más información.

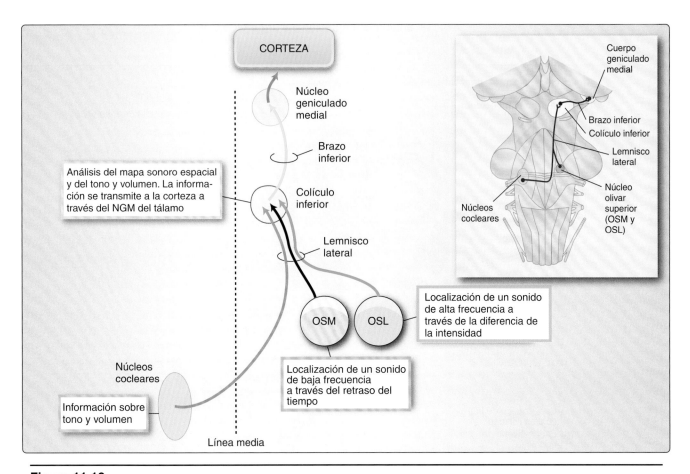

Figura 11.18
Convergencia de las vías en el sistema auditivo. NGM, núcleo geniculado medial; OSM, núcleo olivar superior medial; OSL, núcleo olivar superior lateral.

III. EQUILIBRIO

Aunque no se tiene una apreciación consciente del equilibrio, es un sentido clave que interactúa con numerosos sistemas para asegurar una postura estable y movimientos coordinados.

Transmitido en el componente vestibular del nervio vestibulococlear (NC VIII), el sentido del equilibrio permite la percepción del cuerpo en movimiento, posición de la cabeza y orientación de esta última en relación con la gravedad.

A. Estructuras implicadas en el equilibrio

Las estructuras vestibulares tienen una relación embrionaria y estructural con las auditivas. La parte del **laberinto óseo** relacionada con el equilibrio es adyacente y continua con la cóclea en el hueso temporal. Consta de **tres conductos semicirculares**, que son casi ortogonales (a 90°) entre sí y unidos al **vestíbulo** central. Como la cóclea, estas estructuras óseas contienen un **laberinto membranoso**, que está compuesto por el utrículo y sáculo en el vestíbulo y los conductos semicirculares en sus conductos, y continúan con el conducto coclear de la cóclea. El laberinto membranoso contiene **endolinfa rica en K⁺**, mientras que el espacio entre el laberinto membranoso y el óseo está lleno de perilinfa, que tiene una concentración baja de K^+ (figura 11.19). Dentro del laberinto membranoso hay células receptoras, que son células ciliadas análogas a aquellas del órgano de Corti.

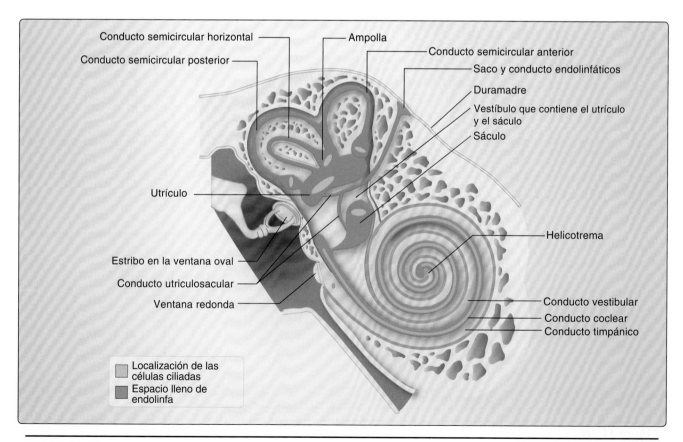

Figura 11.19
Laberinto membranoso y localización de las células ciliadas en el oído interno.

1. **Conductos semicirculares:** los conductos semicirculares óseos contienen los **conductos semicirculares membranosos**. En la base de cada conducto hay un área abultada denominada **ampolla**, que contiene las células ciliadas receptoras. Estas células ciliadas se asientan en una estructura llamada **cresta** (cresta ampular), son análogas a las células ciliadas del conducto coclear y están embebidas en una masa gelatinosa, cuya localización es la **cúpula** (figura 11.20).

2. **Vestíbulo**: el vestíbulo contiene dos sacos o abultamientos llenos de endolinfa del laberinto membranoso, el **utrículo** y el **sáculo**. Los tres conductos semicirculares y sus ampollas continúan con el utrículo, que está conectado con el sáculo a través del conducto utriculosacular. El utrículo y el sáculo contienen el **órgano otolítico**. Cada uno contiene una **mácula**, donde se encuentran las células ciliadas receptoras. La mácula utricular está en el piso del utrículo, en un plano horizontal. La mácula sacular está en la pared medial del sáculo, en un plano vertical. Las células ciliadas de las máculas están embebidas en una masa gelatinosa, que tiene una capa externa cubierta por cristales de carbonato de calcio (**otoconia u otolitos**). Esta da su nombre a la estructura gelatinosa, la **membrana otolítica** (figura 11.21).

B. Fisiología del equilibrio

Los individuos pueden mover el cuerpo y la cabeza en los tres ejes de su espacio tridimensional. Pueden moverse en un modo lineal, en cualquiera de estos ejes (**aceleración lineal**), o rotar alrededor de cualquiera de estos ejes (**aceleración rotacional o angular**). Con frecuencia, sus movimientos son una combinación de la aceleración lineal y rotacional; las células ciliadas dentro del laberinto membranoso (conductos semicirculares y órgano otolítico) del oído interno detectan los distintos componentes de sus movimientos y los transmiten con fidelidad a los núcleos centrales.

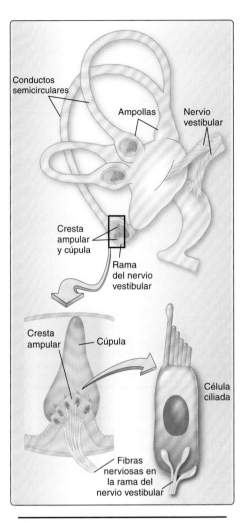

Figura 11.20
Conductos semicirculares con las ampollas, que contienen la cresta y la cúpula.

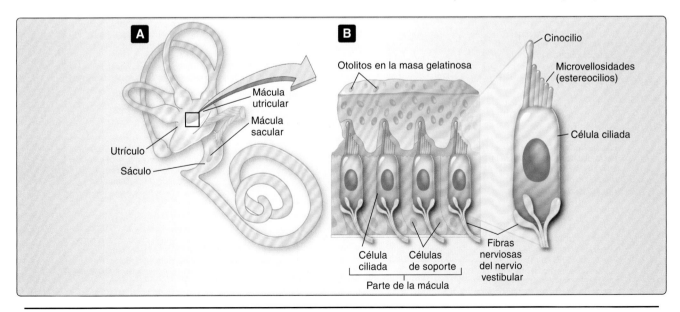

Figura 11.21
Los órganos otolíticos: utrículo y sáculo.

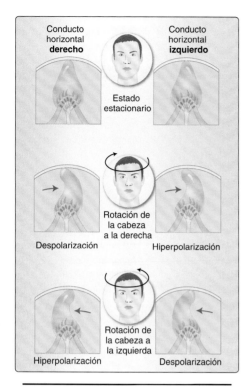

Figura 11.22
Aceleración rotacional y desviación de la cúpula en el conducto semicircular horizontal.

El sistema está mejor equipado para detectar *cambios* en el movimiento. Las aferentes vestibulares detonan más al inicio y al final de una aceleración.

1. **Aceleración rotacional:** la aceleración rotacional (angular) se detecta en los **tres conductos semicirculares**, donde las células ciliadas de orientación idéntica se asientan sobre las crestas. Cada célula ciliada tiene un **cinocilio** largo y varias microvellosidades llamadas **estereocilios** acomodados por altura gradual, como en la cóclea.

Durante la aceleración rotacional, la endolinfa se pone en movimiento. El movimiento de la endolinfa causa la deformación de la cúpula (figura 11.22). Esta deformación provoca la desviación de los estereocilios de las células ciliadas. El movimiento hacia el cinocilio causa la abertura de los canales iónicos regulados mecánicamente, lo que ocasiona la despolarización de la célula y una mayor transducción de señales en el nervio vestibular (figura 11.23). El movimiento lejos del cinocilio causa el cierre de los canales catiónicos, por lo que hiperpolariza la célula, con un decremento de la transducción de señales en el nervio vestibular. Todas las células ciliadas en la ampolla de cada lado tienen la misma orientación y responden de modo similar a la deformación de la cúpula.

Los conductos semicirculares de un lado de la cabeza son una imagen en espejo de los conductos semicirculares del otro lado. Los dos conductos horizontales están en el mismo plano, el conducto posterior izquierdo y el anterior derecho están emparejados y en el mismo plano, del mismo modo que el conducto anterior izquierdo y el posterior derecho (figura 11.24). La aceleración rotacional se detecta en

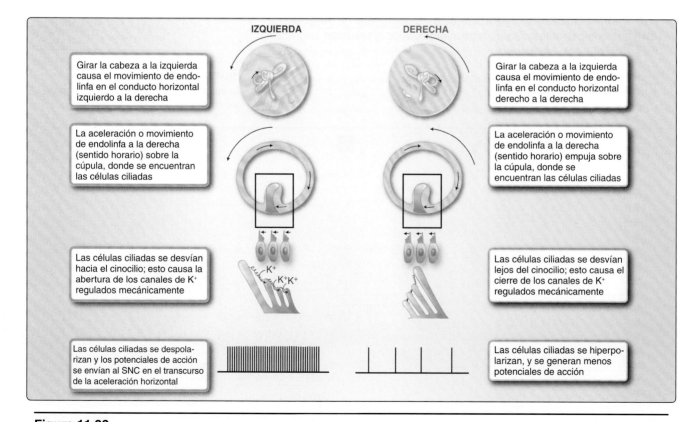

Figura 11.23
Forma en que la aceleración rotacional provoca la transducción de señales. SNC, sistema nervioso central.

ambos lados y pone en movimiento a la endolinfa en la misma dirección en ambos lados, pero con efectos diferentes. El movimiento de endolinfa causa hiperpolarización de las células ciliadas de un lado y despolarización en el otro, dependiendo de si los estereocilios se desvían lejos del cinocilio o hacia este, respectivamente (*véase* la figura 11.23).

Por ejemplo, si se rota la cabeza a la izquierda (o en sentido antihorario), la endolinfa en ambos conductos horizontales rotará a la derecha (o en sentido horario). Esto provocará el desplazamiento de la cúpula en ambos lados. En el lado izquierdo, las células ciliadas se desplazan hacia los cinocilios, lo que provoca la abertura de los canales catiónicos y una mayor transducción de señales. En el lado derecho, las células ciliadas se desplazan lejos de los cinocilios, lo que causa el cierre de los canales catiónicos y una menor transducción de señales.

Este sistema de hiperpolarización en un conducto y la despolarización en los conductos pareados funciona en todos los pares de conductos. Siempre ocurrirá una mayor transducción de señales en el conducto hacia el cual se rota la cabeza.

2. **Aceleración lineal:** la aceleración lineal se detecta por el **órgano otolítico**. Las otoconias provocan que la membrana otolítica sea más pesada que la endolinfa circundante. Durante los movimientos de inclinación cefálica, la gravedad tira de la membrana otolítica, lo que causa un desplazamiento relativo hacia la mácula subyacente y las células ciliadas ancladas a ella. Este movimiento de cizallamiento causa el desplazamiento de las células ciliadas y, con él, la abertura o cierre de los canales catiónicos, dependiendo de la dirección del cambio. De manera similar, cuando la cabeza se mueve hacia adelante sin inclinarse (aceleración lineal pura), ocurre el mismo movimiento de cizallamiento entre la membrana otolítica y la mácula. Debido al peso de la otoconia, la inercia de la membrana otolítica es mayor que la de la mácula y la membrana otolítica presentará un retraso al movimiento de la mácula, lo que provocará la deflexión de las células ciliadas. Cuando la aceleración lineal pura termina, o hay desaceleración, la membrana otolítica se rezaga de nuevo. La inercia de la membrana otolítica provoca su movimiento anterógrado continuo (figura 11.25). Las células ciliadas están dispuestas en relación con su estriola; algunas hiperpolarizarán y algunas otras despolarizarán. El patrón resultante se interpreta como la dirección de la aceleración.

La localización de la mácula y la orientación de las células ciliadas determina el tipo de aceleración lineal que puede detectarse. Las máculas sacular y utricular en un lado de la cabeza son imágenes en espejo de aquellas del otro lado. Esto ocasiona efectos opuestos en las células ciliadas correspondientes de ambas máculas, de modo similar a aquellos de las células ciliadas de los pares de conductos semicirculares.

a. **Utrículo:** en el utrículo, la mácula se encuentra en el fondo del saco. Las células ciliadas pueden dividirse en dos grupos con orientación diferente, separadas por la **estriola**, una depresión en la membrana otolítica. En el utrículo, los cinocilios están orientados hacia la estriola. Esto permite al utrículo detectar el movimiento lineal en un plano horizontal en dos direcciones, ya sea

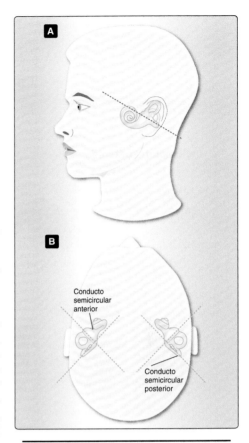

Figura 11.24
Los conductos semicirculares emparejados y su orientación respectiva en la cabeza (el tamaño del oído interno se exageró con propósitos diagramáticos).

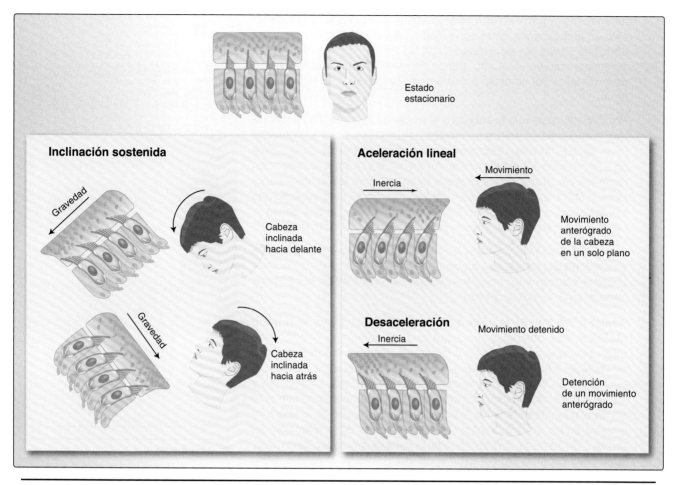

Figura 11.25
Aceleración lineal y deflexión de la mácula en el sáculo y el utrículo. Nótese que el diagrama solo muestra una población de células ciliadas para demostrar el movimiento de la membrana otolítica.

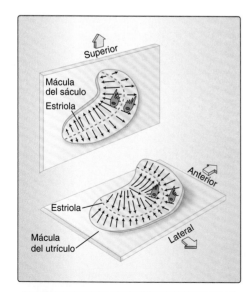

Figura 11.26
Orientación del sáculo y el utrículo en el oído interno y orientación de las células ciliadas en las máculas.

inclinar la cabeza a la derecha o izquierda o los desplazamientos laterales rápidos (figura 11.26).

b. **Sáculo:** en el sáculo, la mácula se encuentra en la pared medial del saco. De nuevo, la estriola divide las células ciliadas en dos grupos con orientaciones distintas. En el sáculo, los cinocilios están orientados en dirección opuesta a la estriola. El sáculo detecta los movimientos de la cabeza en un plano vertical, como los movimientos hacia arriba o abajo o la inclinación frontal o dorsal (*véase* la figura 11.26).

C. Vías vestibulares centrales

Los cuerpos celulares de las aferentes del laberinto se encuentran en el **ganglio vestibular** (o de **Scarpa**), localizado cerca del ganglio espiral. Las proyecciones centrales entran al tallo cerebral como la porción vestibular del nervio **vestibulococlear** en la unión pontobulbar y emiten proyecciones al complejo nuclear vestibular. Los núcleos vestibulares se encuentran en la porción posterior del **tegmento**, en la unión entre el puente y el bulbo raquídeo, adyacentes al pedúnculo cerebeloso inferior y los núcleos cocleares. Los núcleos vestibulares pueden subdividirse en dos grupos funcionalmente distintos: **grupo nuclear vestibular lateral** y **grupo nuclear vestibular medial** (figura 11.27).

Los núcleos vestibulares participan en tres vías reflejas principales. El **reflejo vestibuloocular (RVO)** ajusta los movimientos oculares según los movimientos de la cabeza y estabiliza las imágenes en la retina (*véase* el capítulo 9, "Control de los movimientos oculares"). El **reflejo vestibulocervical** es importante para los ajustes posturales de la cabeza y el **reflejo vestibuloespinal** es importante para la estabilidad postural del cuerpo. Las vías vestibuloespinales también contribuyen al tono muscular.

Los núcleos vestibulares son centros de integración que reciben no solo aferentes del oído interno, sino circuitos de retroalimentación del cerebelo, así como de información visual y somatosensorial. Como resultado, la información eferente de los núcleos vestibulares incorpora más que solo información del oído interno.

1. **El reflejo vestibulocervical:** los ajustes posturales de la cabeza son relevantes en respuesta a los **movimientos rotacionales**, que se detectan en los conductos semicirculares.

   Las aferentes de los conductos semicirculares emiten proyecciones a los núcleos vestibulares mediales. De ahí, las fibras viajan en el **fascículo longitudinal medial descendente** (o **haz vestibuloespinal medial**) a los niveles cervicales superiores de la médula espinal. En ese sitio realizan los ajustes posturales de los músculos de la cabeza y el cuello en respuesta a los movimientos cefálicos (figura 11.28).

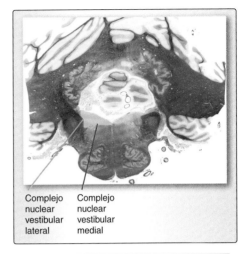

Complejo nuclear vestibular lateral

Complejo nuclear vestibular medial

Figura 11.27
Núcleos vestibulares lateral y medial en la región rostral del bulbo.

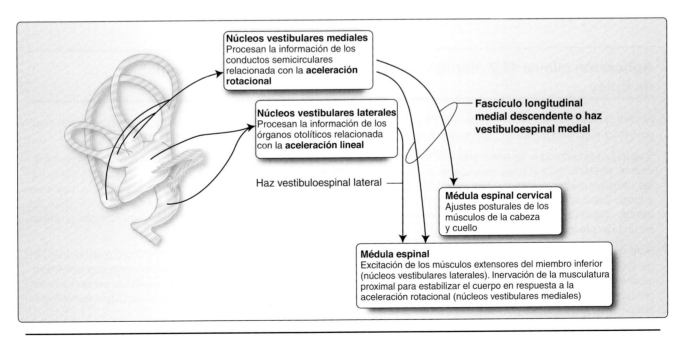

Figura 11.28
Panorama de las vías vestibulares centrales.

2. **El reflejo vestibuloespinal:** los ajustes posturales del cuerpo ocurren en respuesta a la aceleración lineal y rotacional. La aceleración lineal se detecta por el órgano otolítico y las aferentes emiten proyecciones principalmente a los núcleos vestibulares laterales. La aceleración rotacional se detecta por las células ciliadas en los conductos semicirculares y las aferentes emiten proyecciones principalmente a los núcleos vestibulares mediales.

Las proyecciones de los núcleos vestibulares laterales y mediales viajan a través del **fascículo longitudinal medial descendente** (o **haz vestibuloespinal medial**) y el **haz vestibuloespinal lateral**, respectivamente, a la médula espinal. En el asta anterior de la médula espinal, el haz vestibuloespinal lateral proporciona información excitatoria a los músculos extensores de las piernas, que son músculos clave al mediar el equilibrio y la estabilidad postural en la marcha erecta. También influyen en la musculatura de la región proximal del tronco, en particular en respuesta a la aceleración rotacional.

El reflejo vestibuloespinal es un modulador directo de la función de las neuronas motoras inferiores para permitir los ajustes posturales rápidos en respuesta a un cambio de equilibrio (*véase* la figura 11.28).

3. **Proyecciones corticales:** pese a no haber una apreciación consciente del equilibrio, hay proyecciones de los núcleos vestibulares a la corteza a través del tálamo. Los objetivos corticales están en las **áreas somatosensoriales primarias y secundarias**, que reciben información visual y propioceptiva adicional. Se piensa que estas áreas corticales son importantes para la apreciación consciente de la posición del cuerpo en el espacio, así como para la percepción del espacio extrapersonal.

Aplicación clínica 11.2. Vértigo postural paroxístico benigno y maniobra de Epley

El vértigo postural paroxístico benigno (VPPB) es el padecimiento vestibular periférico más común. Los pacientes informan presentar episodios breves de vértigo que tienen relación directa con los movimientos de la cabeza.

Según su fisiopatología, es típico que el VPPB se produzca por sensibilidad alterada a la gravedad en el conducto semicircular posterior debido a la presencia de otolitos flotantes en el conducto. Sin embargo, en ocasiones pueden afectarse los otros conductos (anterior y horizontal). Se piensa que estos otolitos se han desprendido del utrículo en el vestíbulo y luego flotan hacia el conducto semicircular posterior. Ahí, "chocan" con la cúpula en la cresta ampular y estimulan las células ciliadas en respuesta a ciertos movimientos cefálicos. Esta estimulación aislada del conducto semicircular posterior en un lado provoca vértigo.

Para evaluar el lado donde se origina el VPPB (o en qué oído interno flotan los otolitos en el conducto semicircular), el paciente se coloca en posición supina y la cabeza se rota hacia un lado y luego hacia el otro. Durante este procedimiento, se observan los ojos con cuidado. En el lado afectado, los otolitos estimularán la cúpula en el conducto semicircular en respuesta a la rotación cefálica, lo que provoca nistagmo vertical y torsional, así como vértigo si el conducto semicircular posterior es el que causa el VPPB.

El tratamiento de VPPB busca eliminar los detritos del conducto semicircular y devolverlos al vestíbulo mediante una secuencia de maniobras cefálicas. Esta secuencia se conoce como maniobra de Epley y se resume en la figura.

Aplicación clínica 11.2. Vértigo postural paroxístico benigno y maniobra de Epley (continuación)

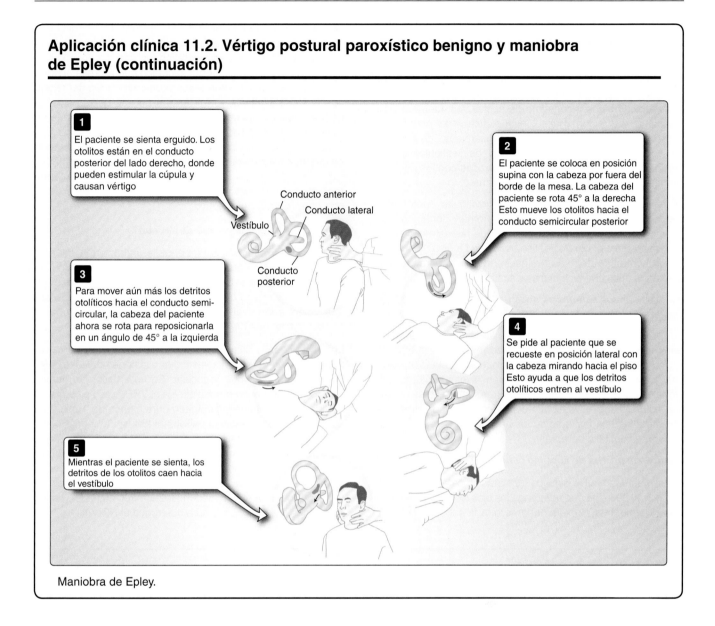

1 El paciente se sienta erguido. Los otolitos están en el conducto posterior del lado derecho, donde pueden estimular la cúpula y causan vértigo

2 El paciente se coloca en posición supina con la cabeza por fuera del borde de la mesa. La cabeza del paciente se rota 45° a la derecha Esto mueve los otolitos hacia el conducto semicircular posterior

3 Para mover aún más los detritos otolíticos hacia el conducto semi-circular, la cabeza del paciente ahora se rota para reposicionarla en un ángulo de 45° a la izquierda

4 Se pide al paciente que se recueste en posición lateral con la cabeza mirando hacia el piso Esto ayuda a que los detritos otolíticos entren al vestíbulo

5 Mientras el paciente se sienta, los detritos de los otolitos caen hacia el vestíbulo

Conducto anterior
Conducto lateral
Vestíbulo
Conducto posterior

Maniobra de Epley.

Caso clínico

El mareo de Jacobo

Jacobo es un hombre de 42 años de edad con mareo persistente de dos días de evolución. Describe el mareo como una sensación de girar que empeora con el movimiento de la cabeza. Manifiesta náuseas, aunque no ha vomitado. Hace 2 semanas, presentó fiebre con tos y escurrimiento nasal (rinorrea). No se ha percatado de otros síntomas, excepto una inclinación leve a la izquierda al caminar. Cuenta con antecedentes de hipertensión y toma un diurético. A la exploración, su presión arterial es de 125/80 con respuestas ortostáticas normales. Sus ruidos cardiacos son normales y no presenta soplos. Su rango de movimientos extraoculares son normales. Hay nistagmo batiente horizontal derecho que aumenta en amplitud con la mirada a la derecha y amplitud reducida con la mirada a la izquierda. Al impulsar la cabeza a la izquierda, presenta movimientos sacádicos correctivos, pero no al girar a la derecha. Presenta audición disminuida del oído izquierdo. El resto de la exploración de nervios craneales es normal. Su valoración sensitiva, motora y de la marcha son normales, excepto por una inclinación leve a la izquierda.

Análisis del caso

Cuando se obtiene una historia de una persona con mareo, es importante distinguir el mareo vertiginoso del no vertiginoso. Este último, el mareo no vertiginoso, incluye el desfallecimiento e inestabilidad. El mareo vertiginoso o vértigo es la sensación de movimiento de uno mismo (movimiento cefálico/corporal) cuando se está inmóvil o la sensación de automovimiento distorsionado durante un movimiento cefálico de otro modo normal.

El mareo no vertiginoso se manifiesta con desmayo (presíncope/síncope); puede ser un efecto colateral de algunos medicamentos y consumo de sustancias. La alteración visual, la disfunción musculoesquelética y la neuropatía periférica pueden provocar un procesamiento defectuoso del sentido del equilibrio en los núcleos vestibulares y el cerebelo (que posee conexiones recíprocas con los núcleos vestibulares), lo que puede provocar mareo.

El vértigo se clasifica en disfunción vestibular periférica y disfunción vestibular central. Los síntomas periféricos se relacionan con una lesión o infección de las estructuras en el oído medio o el nervio vestibulococlear. La disfunción vestibular central se debe a una lesión en el tallo cerebral que afecta los núcleos vestibulares y sus haces o el cerebelo.

¿Cuáles son los síntomas/signos de la disfunción vestibular periférica?

La náusea y el vómito, los síntomas auditivos como pérdida auditiva y tinitus (zumbido en los oídos) y el nistagmo unidireccional son características relacionadas con la disfunción vestibular periférica. Los síntomas sensitivos y motores adicionales que afectan la cara y las extremidades no se observan en la disfunción vestibular periférica; estos son síntomas relacionados con lesiones de los haces ascendentes y descendentes del tallo cerebral.

¿Qué es la prueba de impulso cefálico?

La prueba de impulso cefálico (aceleración cefálica) consiste en pedir al paciente que mantenga los ojos fijos en un objetivo distante mientras el examinador le gira la cabeza con rapidez de la línea media a unos 15° de un lado. En condiciones normales, los ojos permanecen en el objetivo; sin embargo, si lo pierden durante el giro cefálico (en una dirección), y en seguida hacen un movimiento sacádico que regresa al objetivo después del giro, esto sugiere una alteración del reflejo vestibuloocular (RVO) en el lado al que se giró la cabeza (lesión vestibular periférica de dicho lado). Jacobo presenta movimientos sacádicos correctivos al impulso cefálico a la izquierda (anormal), pero no a la derecha (normal). Cuando se gira la cabeza a la izquierda, los ojos pierden el objetivo (se mueven con la cabeza a la izquierda) y, por lo tanto, requieren de un movimiento sacádico correctivo a la derecha para regresar al objetivo.

¿Cuál es la causa del mareo de Jacobo?

Su mareo es resultado de laberintitis (inflamación del nervio vestibular). El vértigo de Jacobo tiene una duración de horas a días y se relaciona con pérdida auditiva, pero sin ningún otro síntoma o signo neurológico. Fue precedido por una enfermedad viral; por ello, el diagnóstico más probable es laberintitis, que afecta el oído interno izquierdo.

Los diagnósticos diferenciales incluyen vértigo postural paroxístico benigno, neuritis vestibular y lesiones del tallo cerebral, núcleos vestibular y coclear. En este caso, las demás alternativas son poco probables. En el VPPB, es típico que el vértigo rotacional desencadenado dure menos de 1 min y no se relaciona con cambios auditivos ni tinitus. La neuritis vestibular puede presentarse con algunos síntomas vestibulares, pero no se relaciona con pérdida auditiva. En general, las lesiones de los núcleos vestibular y coclear del tallo cerebral por un tumor o evento vascular cerebral incluyen otros síntomas de tallo cerebral, y también pueden afectar otros núcleos y haces de nervios craneales en el área que rodea al NC VIII.

Resumen del capítulo

- El oído interno contiene los órganos de la **audición** y el **equilibrio**. Los órganos están conectados por el **laberinto membranoso**, el espacio lleno de **endolinfa** en el oído interno. Cada órgano utiliza el mismo tipo de célula receptora, la célula ciliada. Las **células ciliadas** son mecanorreceptores que abren los canales iónicos en respuesta al movimiento de la endolinfa.

- En la cóclea, el movimiento de endolinfa ocurre como consecuencia del desplazamiento de la **membrana basilar** por las ondas sonoras en la cóclea. La membrana basilar está organizada en una manera **tonotópica** y las frecuencias específicas causan el desplazamiento de la membrana basilar en áreas discretas. Esto se afina por el movimiento de las **células ciliadas externas**, que también amplifican la señal. La localización del sonido requiere información de ambos oídos. Para las **frecuencias bajas**, se analiza la diferencia de tiempo de las ondas sonoras que llegan a cada oído. Para las **frecuencias altas**, la cabeza forma una "sombra sonora", y se analiza la intensidad del sonido entre los dos oídos. Los núcleos del tallo cerebral analizan el tono, volumen y patrón temporal del sonido y las regiones corticales asignan significado a los sonidos como el lenguaje, la música, los ruidos de tráfico, etc.

- El **equilibrio** se analiza según los movimientos de la cabeza. Estos movimientos pueden ser **rotacionales (angulares)** o **lineales**. Los **movimientos rotacionales** se detectan por la deflexión de la **cúpula** en los **conductos semicirculares**. Cada conducto semicircular está acoplado a un conducto en el mismo plano del otro lado de la cabeza. La información de ambos lados se transmite a los núcleos vestibulares. La **aceleración lineal** se detecta en los **órganos otolíticos**, que son sensibles a la gravedad debido a las otoconias (otolitos o "piedras en el oído") que se asientan en el órgano sensitivo. La gravedad tira de las otoconias y causa un movimiento de la membrana otolítica que, a su vez, desplaza las células ciliadas y las depolariza o las hiperpolariza según su orientación sobre la mácula. No hay una apreciación consciente del equilibrio. En su lugar, los núcleos vestibulares interactúan con los sistemas motores para asegurar una postura estable y los ajustes del movimiento.

Preguntas de estudio

Elija SOLAMENTE la mejor respuesta.

11.1 Un paciente acude al consultorio por síntomas de vértigo y dificultad para escuchar. También informa cefalea constante que empeora en el transcurso del día. Durante la exploración neurológica, el médico nota debilidad de los músculos de la expresión facial del lado derecho. Un rastreo por tomografía computada muestra un tumor que empuja los nervios craneales VII y VIII. ¿Cuál es la localización más probable del tumor?

A. Región media del puente.

B. Mesencéfalo.

C. Región caudal del bulbo.

D. Unión pontobulbar.

E. Región rostral del bulbo.

La respuesta correcta es D. Tanto el nervio facial (nervio craneal [NC] VII) como el vestibulococlear (NC VIII) emergen del tallo cerebral en la unión pontobulbar. Una lesión de los nervios propios en vez de sus núcleos relacionados es el sitio más probable del tumor debido a que los núcleos del tallo cerebral relacionados con estos nervios se encuentran a lo largo del tallo cerebral. Una lesión grande que afecta todos estos núcleos también provocaría otros síntomas (déficits motores o sensitivos). La cefalea se debe al aumento de la presión intracraneal y la irritación de la duramadre por el crecimiento del tumor.

11.2 Un niño es traído al consultorio con otitis media, una infección que afecta el oído medio. ¿Cuál enunciado es correcto sobre el oído medio?

A. El oído medio es una cavidad llena de líquido.

B. El oído medio contiene tres osículos: el martillo, el yunque y el estribo.

C. El oído medio amortigua el sonido del oído externo.

D. El oído medio está conectado con la orofaringe.

E. El oído medio se encuentra en el hueso frontal.

La respuesta correcta es B. Los tres huesos del oído medio son el martillo, el yunque y el estribo. La cavidad del oído medio está llena de aire. La energía sonora se amplifica en la cavidad del oído medio, en gran parte por la acción de polea de los osículos. El oído medio conecta con la nasofaringe por la trompa faringotimpánica (de Eustaquio). La cavidad del oído medio se encuentra dentro de la porción petrosa del hueso temporal. Es común que una infección del oído medio se acompañe de acumulación de líquido, que es dolorosa y reduce la energía sonora transferida, lo que dificulta la audición en ese oído.

11.3 Un hombre joven pierde la audición en un oído y ahora debe aprender cómo localizar el sonido de manera eficaz. ¿Cuál enunciado es correcto sobre el mapeo sonoro vertical?

A. El mapeo sonoro vertical se basa en la información de ambos oídos.

B. El mapeo sonoro vertical ocurre en el oído interno.

C. El mapeo sonoro vertical mide si los sonidos provienen de abajo o de arriba.

D. El mapeo sonoro vertical analiza el sonido direccional.

E. El mapeo sonoro vertical depende de las diferencias entre los sonidos de alta y baja frecuencias.

La respuesta correcta es C. El cerebro puede localizar sonidos en el plano vertical mediante el análisis de diferencias en la información sonora directa y refleja. El mapeo sonoro vertical se basa en la información de un solo oído, no de los dos. El mapeo sonoro vertical ocurre solo en el oído externo. El sonido direccional se mide por el mapeo sonoro horizontal. Las diferencias entre los sonidos de frecuencia alta y baja se detectan por el mapeo sonoro horizontal.

11.4 El vértigo paroxístico benigno se debe a los otolitos flotantes en el órgano vestibular, lo que provoca la estimulación del sistema vestibular sin movimientos cefálicos. ¿De los siguientes elementos, ¿cuál(es) es (son) componente(s) del órgano otolítico?

A. Cúpula.

B. Utrículo y sáculo.

C. Otolitos.

D. Ampolla.

E. Conductos semicirculares.

La respuesta correcta es B. El utrículo y el sáculo comprenden el órgano otolítico. La cúpula es una masa gelatinosa en la cual están embebidas las células ciliadas. Los otolitos son cristales de carbonato de calcio que cubren la masa gelatinosa que contiene las células ciliadas. La ampolla es el abultamiento en la base de cada conducto semicircular que contiene las células receptoras. Los conductos semicirculares son parte del laberinto membranoso.

12 Sistemas del tallo cerebral y repaso

I. PANORAMA

En los capítulos previos, se explicaron las vías ascendentes y descendentes que viajan a través del tallo cerebral, así como el riego sanguíneo al tallo cerebral y los núcleos de los nervios craneales (NC) con sus conexiones dentro del tallo cerebral.

En este capítulo, se explican los sistemas intrínsecos del tallo cerebral, que están interconectados virtualmente con todas las partes del sistema nervioso central (SNC). El más importante de estos sistemas intrínsecos es la **formación reticular** (figura 12.1). La formación reticular consiste en una red difusa de células que incluye y modifica los sistemas sensitivo y motor y tienen un papel importante en la **conciencia**. Se explican varios grupos o cúmulos de neuronas dentro de esta red. Uno de estos racimos genera patrones de movimiento (**generadores de patrones centrales [GPC]**). Estos coordinan programas motores complejos incluidos aspectos de la marcha, deglución, tos, bostezo, vómito y respiración. La información sensitiva o retroalimentación pueden modificar la fuerza o frecuencia del programa central, pero el patrón motor esencial continúa siendo el mismo. En este capítulo, el enfoque se centra en los grupos neuronales implicados en la coordinación de la respiración como un ejemplo importante de un programa motor complejo iniciado por GCP. Los mismos grupos neuronales que coordinan la respiración activan los músculos de la respiración durante la tos, el hipo y el vómito. También se explican estos patrones motores relacionados. La formación reticular también contiene grupos discretos de núcleos que usan neurotransmisores específicos y emiten proyecciones a áreas diseminadas del SNC. Se explican varios de estos sistemas neuro-transmisores clave y su influencia en la conciencia, sueño y vigilia, motiva-ción, emociones, recompensa, adicción y procesamiento del dolor. Al final de este capítulo se encuentra un repaso sobre la función del tallo cerebral orientada a la clínica. La comprensión del riego sanguíneo es importante para entender los síntomas clínicos debidos a la disrupción de la circulación normal. En el capítulo 6, "Panorama y organización del tallo cerebral", se explicó a detalle el riego sanguíneo del tallo cerebral; en el presente se evalúan los efectos de las lesiones de arterias específicas de estructu-ras del tallo cerebral y los síntomas clínicos resultantes. Las preguntas de estudio también reflejan un repaso general de la función del tallo cerebral. Este panorama reúne el material abarcado en los capítulos previos (de modo específico, los capítulos 3, 6, 7, 8, 9, 10 y 11).

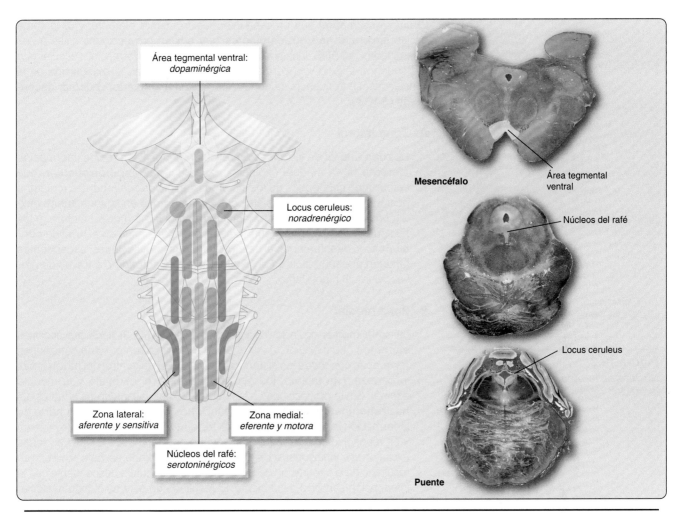

Figura 12.1
Panorama conceptual de la formación reticular en el tallo cerebral. Secciones transversales a través del tallo cerebral donde se muestra la localización del área tegmental ventral, los núcleos del rafé en el mesencéfalo y el locus ceruleus en el puente.

II. FORMACIÓN RETICULAR

La **formación reticular** consiste en una red de neuronas profunda en el **tegmento** del tallo cerebral que se extiende a lo largo del tallo cerebral (*véase* la figura 12.1), así como la porción central de la médula espinal completa. Los distintos núcleos son virtualmente imposibles de identificar, aunque las unidades funcionales pueden aislarse por su fisiología. La vasta mayoría de las neuronas en esta red son **interneuronas** con múltiples proyecciones eferentes, que dan como resultado trillones de contactos sinápticos. Cualquier neurona dada en la formación reticular puede procesar información tanto del lado ipsilateral como del contralateral (información cruzada y sin cruzar). Además, las proyecciones de cualquier neurona única pueden ser tanto ascendentes como descendentes. Todos los sistemas en la formación reticular están influidos por proyecciones de otras áreas cerebrales y pueden, a su vez, influir en la función de estas otras áreas cerebrales y entre sí. De este modo, la formación reticular es el integrador verdadero del SNC.

La formación reticular puede subdividirse en tres componentes funcionales: 1) una **zona lateral** que procesa información sensitiva aferente;

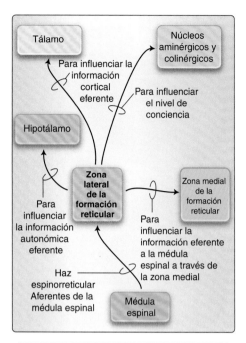

Figura 12.2
Núcleos de la zona lateral de la
formación reticular.

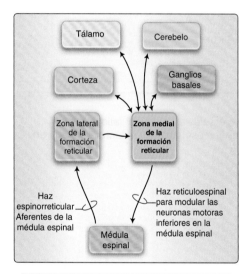

Figura 12.3
Núcleos de la zona medial de la
formación reticular.

2) una **zona medial** que procesa información motora eferente; y 3) la suma de los **sistemas neurotransmisores** que emiten proyecciones a las áreas diseminadas del SNC. Inclusive, las proyecciones de la formación reticular que ascienden al tálamo y la corteza, y tienen un papel en la modulación de la conciencia con frecuencia se denominan **sistema activador reticular ascendente (SARA).**

A. Zona lateral

La **zona lateral** de la formación reticular (figura 12.2) recibe información **aferente** de la médula espinal a través del **haz espinorreticular**, que comprende colaterales de los sistemas sensitivos ascendentes (columna posterior y haces espinotalámicos). Las neuronas en la zona lateral emiten proyecciones a la zona medial para modular la función motora, a los núcleos de los sistemas neurotransmisores para influir en el nivel de **conciencia** y directamente al tálamo. Algunas proyecciones ascendentes también pueden influir en el sistema nervioso autónomo a través de proyecciones al hipotálamo.

B. Zona medial

La **zona medial** de la formación reticular (figura 12.3) tiene proyecciones **eferentes** que modulan la información motora eferente. Tiene conexiones recíprocas con todos los sistemas implicados en el control del movimiento: la corteza y el tálamo, los ganglios basales, el cerebelo y la médula espinal. Emite proyecciones a las neuronas motoras inferiores a través del **haz reticuloespinal**. Una de las funciones principales de esta parte de la formación reticular es mantener el **tono muscular** durante el movimiento y en reposo, lo cual se logra mediante un equilibrio entre las proyecciones excitatorias e inhibitorias a las neuronas motoras inferiores. Este equilibrio es resultado de la integración de toda la información motora descendente con la información sensitiva ascendente. El resultado de esto es el tono muscular que refleja el grado de excitabilidad, estrés y estado mental general.

C. Sistemas neurotransmisores

Una serie de redes paralelas de **sistemas neurotransmisores** que emiten proyecciones a áreas diseminadas del SNC influye en el grado de conciencia, así como la vigilia y el sueño, y tiene un papel en el procesamiento del dolor, la motivación, las emociones, la recompensa y la adicción. Los sistemas neurotransmisores más importantes incluyen aquellos que utilizan dopamina (DA), noradrenalina (NE) y serotonina (5-HT). Estos tres **sistemas aminérgicos** son el tema a tratar en este capítulo debido a su inmensa importancia clínica. Otros sistemas se explican de manera breve, incluidos aquellos que utilizan acetilcolina e histamina.

1. **Sistemas dopaminérgicos:** las neuronas dopaminérgicas en el tallo cerebral se encuentran en dos áreas anatómicas y funcionales distintas: la **sustancia nigra** y el **área tegmental ventral (ATV)**. La sustancia nigra se encuentra en la región rostral del mesencéfalo. Los cuerpos celulares dopaminérgicos en la sustancia nigra emiten proyecciones al núcleo caudado y el putamen (**sistema nigroestriado**) y tienen un papel importante en el control del movimiento. (El sistema nigroestriado se explica en el capítulos 16, "Ganglios basales", y en el 18, "Integración del control motor.") El **ATV**, también encontrado en la región rostral del mesencéfalo, tiene proyecciones diseminadas a varias áreas del SNC y tiene un papel fundamental en los circuitos implicados en la recompensa,

la motivación y las emociones (figura 12.4). Tanto las recompensas naturales como las drogas adictivas liberan DA en estructuras que incluyen el núcleo accumbens, la corteza prefrontal y otras regiones del prosencéfalo. De este modo, las drogas adictivas pueden simular los efectos de las recompensas naturales, pueden aumentar con eficacia la magnitud de las señales dopaminérgicas y pueden moldear el comportamiento. Además, el circuito neural dopaminérgico se ha implicado en los trastornos de depresión y ansiedad, y en algunas funciones cognitivas que incluyen la función ejecutora (la habilidad para organizar una secuencia de acciones hacia un objetivo, que requiere la memoria de trabajo y la toma de decisiones).

a. **Recompensa:** el ATV es medial a la sustancia nigra y anterior al núcleo rojo. Las neuronas del ATV intervienen en las vías de procesamiento de la recompensa y de las emociones en el cerebro e influyen en una variedad de comportamientos. Emiten proyecciones a zonas cerebrales críticas para el procesamiento emocional, como el núcleo accumbens y la región ventral del estriado, con proyecciones adicionales a la corteza prefrontal y áreas del sistema límbico, como la amígdala, hipocampo, hipotálamo y tubérculo olfatorio. El ATV recibe influencia de la actividad en estas estructuras mientras las influye al mismo tiempo. La mayoría de las células en el ATV son dopaminérgicas; por ello, este sistema se conoce como **sistema mesocorticolímbico dopaminérgico.**

Desde hace bastante tiempo, se sabe que la vía ATV–núcleo accumbens es un aspecto clave del circuito de recompensa. Los estímulos y conductas de recompensa pueden dividirse en dos

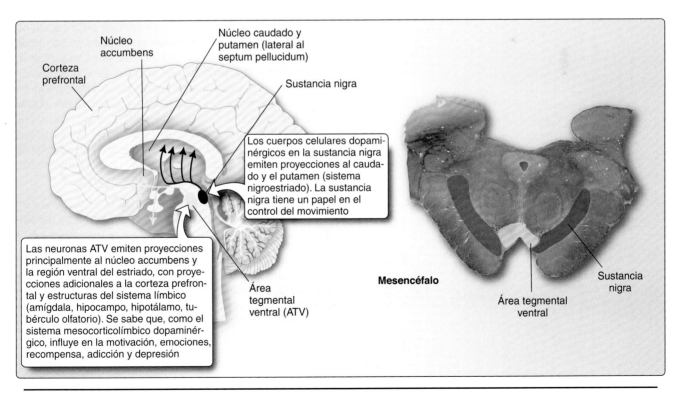

Figura 12.4
Proyecciones dopaminérgicas desde el área tegmental ventral y la sustancia nigra.

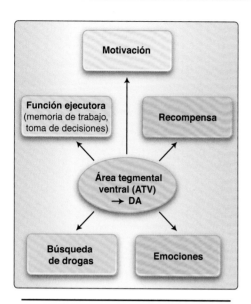

Figura 12.5
Panorama de la función de dopamina
(DA).

componentes: el "deseo" del estímulo, o la motivación apetitiva, y el "gusto" del estímulo, o motivación consumatoria. Se ha sugerido que la transmisión de DA en el núcleo accumbens media la asignación de "incentivo prominente" a la recompensa y la inducción de recompensa, de tal modo que los estímulos pueden desencadenar de modo subsecuente un estado de "deseo." El aspecto del "deseo" de una recompensa es la clave para que el estímulo sea gratificante. La señalización de DA parece ser más importante para la motivación apetitiva que para la motivación consumatoria. A alguien puede gustarle algo en ausencia de DA, pero no puede usar esta información para motivar las conductas necesarias para obtenerlo. No obstante, el "deseo" y el "gusto" son difíciles de separar debido a que cuando se tiene gusto por algo, se tiende a desear más. Este reforzamiento positivo también está mediado por la señalización de DA en el ATV.

Al parecer, todas las drogas de abuso principales, incluida la nicotina, los opiáceos, canabinoides y etanol (alcohol), activan el circuito ATV–núcleo accumbens. El ATV parece ser clave en la **conducta de búsqueda de drogas**, un rasgo distintivo de la adicción (figura 12.5).

b. **Aprendizaje emocional y memoria:** la señalización de DA desde el ATV también se ha implicado en el procesamiento del aprendizaje y memoria emocionales. Cualquier estímulo en el entorno debe clasificarse y priorizarse según su importancia emocional para nosotros. Adjudicar un valor emocional (ya sea positivo o negativo) a los estímulos, situaciones y eventos permite responder de un modo emocionalmente adecuado al encontrar estímulos, situaciones o eventos similares. Este etiquetado está mediado por la señalización de DA en el circuito ATV–núcleo accumbens. Cuando esta señalización no es funcional, las respuestas emocionales apropiadas no son posibles. Esto se observa con frecuencia en pacientes con esquizofrenia, en quienes las respuestas emocionales pueden estar potenciadas o mitigadas en gran medida. Una alteración de la señalización de ATV, de manera específica una sensibilidad aumentada a DA, puede estar implicada en esta emotividad inadecuada. Los medicamentos que influyen en la señalización de DA, como los antipsicóticos (p. ej., clorpromazina) que antagonizan DA al unirse al receptor de DA D_2, pueden ser eficaces como tratamiento de la esquizofrenia, en particular en las fases tempranas de la enfermedad.

Están disponibles más detalles sobre el papel de la dopamina en la recompensa y la adicción en el capítulo 20, "Panorama del sistema límbico."

2. **Sistemas noradrenérgicos (noradrenalina, NE):** las neuronas que utilizan **NE** como su neurotransmisor principal están acumuladas en el puente junto al cuarto ventrículo en el **locus ceruleus ([LC]**, que en latín significa "zona azul", nombrada así por su apariencia azulada en las secciones cerebrales). Otras neuronas noradrenérgicas adicionales están diseminadas a través del tegmento lateral del tallo cerebral.

Las neuronas noradrenérgicas emiten proyecciones a diversas áreas del SNC, ascendentes a estructuras el prosencéfalo y descendentes a las neuronas de la médula espinal (figura 12.6). La actividad de estas neuronas noradrenérgicas puede ser **tónica**, a un grado continuo y constante; o **fásica**, la velocidad de detonación aumenta por periodicidad y temporalidad.

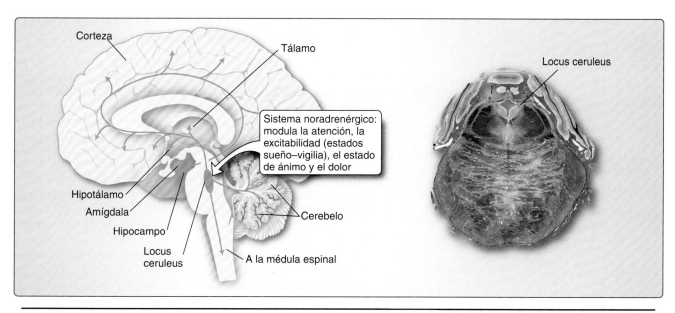

Figura 12.6
Proyecciones noradrenérgicas desde el locus ceruleus.

La función principal de estas neuronas es modular la atención, la excitabilidad (estados sueño–vigilia), el estado de ánimo y el dolor. Funcionan en conjunto con otros sistemas neurotransmisores del tallo cerebral, como los sistemas serotoninérgicos y dopaminérgicos.

Para navegar eficazmente en un mundo lleno de estímulos, es necesario detectar y filtrar estos estímulos para poder dirigir la atención a los estímulos más relevantes. La detonación tónica de las neuronas LC determina el grado general de excitabilidad y atención a través de proyecciones al SNC que modulan la actividad sináptica. La NE ayuda a que las sinapsis funcionen con mayor eficacia. Un incremento fásico de la detonación de la neurona LC ocurre cuando la atención debe dirigirse a un estímulo específico. Esta detonación fásica ayuda a enfocar la atención en una tarea específica mientras suprime los estímulos distractores (aquí, la NE tiene funciones tanto neuromoduladoras estimuladoras como inhibidoras). Si un estímulo se considera relevante o "interesante" depende de factores externos, de la homeostasis corporal y experiencia. Por ejemplo, el estímulo de alimento se tornará relevante cuando se está hambriento y la experiencia ayudará a dirigir la atención en fuentes confiables de alimento (figura 12.7).

a. **Vigilia:** la velocidad de detonación tónica de las neuronas LC puede aumentar o disminuir y, con ello, puede variar el grado de vigilia (p. ej., se puede estar hipervigilante o somnoliento). Un incremento fásico moderado de la actividad de LC ayuda a dirigir la atención en una tarea específica cuando es necesario. Sin embargo, una activación excesiva de las neuronas LC disminuye la capacidad para enfocarse en una sola tarea. La información de las neuronas LC que determina su grado de actividad surge de áreas diseminadas, aunque los detalles aún no se han comprendido por completo. No obstante, la influencia del estrés a través de las **catecolaminas** y las **hormonas glucocorticoides** (las hormonas del estrés como adrenalina de la médula suprarrenal y el cortisol de la corteza suprarrenal, respectivamente), está bien establecida.

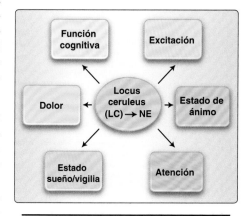

Figura 12.7
Panorama de la función de noradrenalina (NE).

En este caso, un grado leve de estrés (que hace estar alerta) es bueno, pero demasiado estrés altera la atención.

La NE es uno de los factores determinantes de la vigilia. La mediación de esta ocurre mediante proyecciones al tálamo, que se silencia durante el sueño, de tal modo que los estímulos no despierten. Es interesante señalar que la distención vesical provoca la activación de las neuronas LC, que a su vez incrementan la excitabilidad, es decir, despierta, para poder vaciar la vejiga.

b. **Trastornos de atención:** la señalización noradrenérgica se ha implicado en numerosas alteraciones relacionadas con la atención, la excitabilidad y el estado de ánimo. Estas incluyen el trastorno de hiperactividad y déficit de atención (THDA), trastornos del sueño, de pánico y de estrés postraumático (TEPT). Se ha demostrado que los medicamentos que influyen en el sistema noradrenérgico, como los antidepresivos que inhiben de modo selectivo la recaptura de NE son eficaces en el tratamiento de THDA y TEPT. De manera similar, la **hipótesis monoaminérgica** ha dominado en el campo de la depresión durante muchos años. Esta hipótesis estipula que una deficiencia en la transmisión noradrenérgica o serotoninérgica es la causante de los síntomas de depresión (recuadro

---

Aplicación clínica 12.1. Monoaminas y depresión

Se sabe que las monoaminas, incluidas serotonina y noradrenalina, están implicadas en el estado de ánimo, en especial en los trastornos de depresión y ansiedad. La mayoría de los antidepresivos actuales está dirigida a estos sistemas monoaminérgicos, de manera específica, ya sea individuales o combinados. Aunque las vías serotoninérgica y noradrenérgica son clave en la patología de los trastornos afectivos, al parecer es necesario ir más allá de las monoaminas para comprender la neurobiología de la depresión. Hasta 50% de las personas con depresión no responde a los antidepresivos actuales, como los inhibidores selectivos de la recaptura de serotonina. Inclusive, no siempre se observan déficits de la actividad de las monoaminas en pacientes con depresión clínica, y la facilitación de la neurotransmisión de monoaminas es solo un componente de la actividad antidepresiva. Además, a pesar de inducir una elevación bastante rápida de las cifras sinápticas de monoaminas, es típico que los fármacos monoaminérgicos presenten una latencia prolongada para obtener un efecto clínico, lo que sugiere que la depresión puede implicar sistemas neurobiológicos distintos a las monoaminas.

El conocimiento creciente sobre las áreas cerebrales y circuitos neurales implicados en los trastornos de ansiedad y depresión ha proporcionado la base para una nueva visión sobre la neurobiología de la depresión, así como nuevas estrategias para el desarrollo farmacológico. El enfoque en las alteraciones de la regulación hipotalámica de la función neuroendocrina está entre las más aceptadas de estas nuevas estrategias. En particular, algunos estudios han demostrado que la alteración de la actividad y regulación del eje hipotálamo–hipófisis–suprarrenales (HPA) (*véase* el capítulo 19, "Hipotálamo") es una de las anomalías biológicas descritas con mayor consistencia en la depresión mayor. Por lo común este se normaliza con la terapia antidepresiva exitosa y, a la inversa, las alteraciones continuas del HPA se relacionan con mayor riesgo de recaída. Los medicamentos dirigidos al eje HPA y otras anomalías neuroendocrinas, incluidas aquellas de la hormona de crecimiento y de la hormona tiroidea, se encuentran en desarrollo. Es probable que se utilicen en conjunto con medicamentos dirigidos a los sistemas monoaminérgicos.

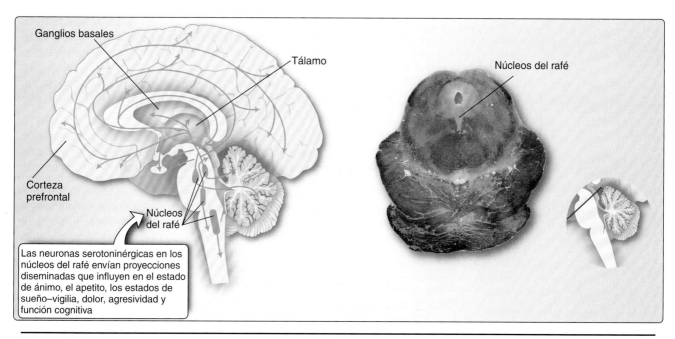

Ganglios basales

Tálamo

Núcleos del rafé

Corteza
prefrontal

Núcleos
del rafé

Las neuronas serotoninérgicas en los
núcleos del rafé envían proyecciones
diseminadas que influyen en el estado
de ánimo, el apetito, los estados de
sueño–vigilia, dolor, agresividad y
función cognitiva

Figura 12.8
Proyecciones serotoninérgicas de los núcleos del rafé.

de aplicación clínica 12.1). De hecho, numerosos antidepresivos actúan al aumentar la disponibilidad de una o ambas aminas al disminuir su degradación o inhibir su recaptura hacia las terminaciones presinápticas.

c. **Enfermedad de Alzheimer:** en la **enfermedad de Alzheimer (EA),** las neuronas LC son muy susceptibles a la neurodegeneración, y la pérdida de estas neuronas afecta la señalización de NE en el SNC completo. Es notable que la NE suprima la neuroinflamación y su señalización pueda activar la **microglía** (*véase* el capítulo 1, "Introducción al sistema nervioso y neurofisiología básica"). La activación microglial es clave para la depuración de los ovillos neurofibrilares y los depósitos de Aβ, y se piensa que la neuroinflamación es uno de los mecanismos patológicos en la enfermedad de Alzheimer. Inclusive, la pérdida de las neuronas noradrenérgicas del LC en este padecimiento exacerba la neuroinflamación y dificulta la depuración de detritos por la microglía.

3. **Sistemas serotoninérgicos:** las neuronas serotoninérgicas en el tallo cerebral se encuentran en los **núcleos del rafé,** una acumulación de neuronas en la línea media a lo largo del tallo cerebral y la médula espinal. Estas neuronas emiten proyecciones a varias áreas del prosencéfalo, que incluyen estructuras límbicas prosencefálicas, como la **corteza prefrontal,** así como al **tálamo,** los **ganglios basales** y los **núcleos de nervios craneales** (figura 12.8). Además, emiten proyecciones e interactúan con otros sistemas neurotransmisores de la formación reticular, el más notable, el sistema noradrenérgico (explicado antes). La serotonina es un **factor neurotrófico** importante en el desarrollo, y la señalización serotoninérgica parece estar implicada en una amplia gama de funciones. Estas incluyen la regulación del estado de ánimo, el apetito y sueño, así como la modulación del dolor, estado de vigilia, agresividad y algunas funciones cognitivas, que incluyen la memoria y el aprendizaje (figura 12.9). La modulación de serotonina

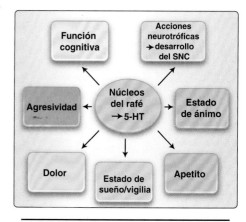

Figura 12.9
Panorama de la función de serotonina (5-HT). SNC, sistema nervioso central.

en las sinapsis es una actividad principal de varias clases farmacológicas de antidepresivos. Estas incluyen los inhibidores selectivos de la recaptura de serotonina (ISRS). Los ISRS incrementan las cifras extracelulares de serotonina al inhibir su recaptura por la célula presináptica y, con ello, aumentar los valores de serotonina disponible para unirse al receptor postsináptico. En la actualidad, los ISRS están entre los antidepresivos más prescritos.

Un incremento de la señalización serotoninérgica a las áreas diseminadas del prosencéfalo se relaciona con un estado de vigilia "silenciosa", con ingesta disminuida de alimentos e impulso sexual reducido.

En general, la señalización serotoninérgica refuerza el estado de ánimo y disminuye la ansiedad y la agresividad. Es interesante señalar que las neuronas serotoninérgicas también son **termosensibles**. Participan en los procesos de enfriamiento cuando el cuerpo está sobrecalentado. A la inversa, su señalización relacionada con el calor se ha relacionado con la sensación de bienestar en ambientes cálidos, como en un sauna o un baño de tina caliente.

a. **Dolor:** como ya se mencionó, la señalización serotoninérgica está establecida en la modulación central del dolor. Las fibras descendentes de los núcleos del rafé modulan directamente la transmisión en el asta posterior de la médula espinal. Las proyecciones a la médula espinal también influyen en las neuronas de circuitos locales en el asta anterior, donde regulan la actividad motora y tienen un papel en la respuesta motora al dolor.

b. **Síndrome de muerte súbita infantil**: en fecha reciente, la señalización serotoninérgica ha estado bajo escrutinio por su implicación en el **síndrome de muerte súbita infantil (SMSI)**. Las neuronas serotoninérgicas en el bulbo raquídeo actúan como **quimiorreceptores** y pueden **estimular la respiración**. Por ello, se piensa que una disrupción de este y otros sistemas serotoninérgicos del tallo cerebral son un factor en el SMSI. Hasta ahora, no se ha establecido un paradigma diagnóstico ni intervenciones terapéuticas.

4. **Otros sistemas neurotransmisores:** además de los sistemas **aminérgicos** (DA, NE, 5-HT), hay numerosos sistemas que emplean diferentes tipos de neurotransmisores que interactúan entre sí y emiten proyecciones a diversas áreas del SNC, de tal modo que influyen en la excitabilidad general y funcionamiento del SNC.

a. **Neuronas colinérgicas:** las **neuronas colinérgicas**, que utilizan **acetilcolina** como neurotransmisor, se encuentran en el tegmento del puente (figura 12.10) y tienen una función neuromoduladora al reforzar el funcionamiento de las sinapsis. Las proyecciones colinérgicas al tálamo parecen reforzar la información excitatoria del tálamo a la corteza y, así, juegan un papel importante en la excitabilidad y la función motora.

b. **Neuronas histaminérgicas:** las neuronas histaminérgicas pueden encontrarse en el tegmento del mesencéfalo (*véase* la figura 12.10). Tienen una relación funcional con el grupo de neuronas histaminérgicas en la región posterior del hipotálamo. Las proyecciones de las neuronas histaminérgicas parecen tener un papel en la excitabilidad general y el estado de alerta. De hecho, los antihistamínicos que pueden cruzar la barrera hematoencefálica y bloquear la liberación central de histamina causan somnolencia.

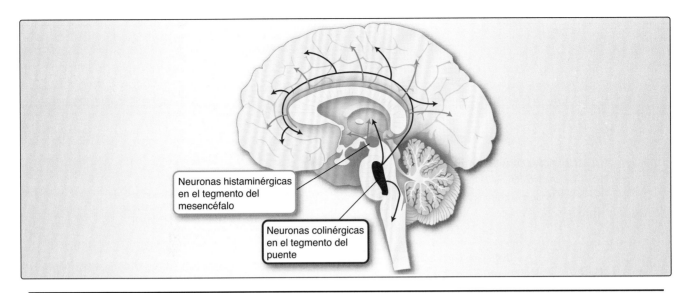

Figura 12.10
Proyecciones colinérgicas e histaminérgicas del tegmento del tallo cerebral.

III. CENTRO DE LA RESPIRACIÓN

Los grupos neuronales responsables de la coordinación de la respiración se encuentran en el bulbo raquídeo y el puente. Estas neuronas son responsables de establecer un ritmo automático de la respiración y deben ser capaces de ajustar el ritmo en respuesta a cambios metabólicos, posturales y ambientales. Influyen en los músculos de la inspiración y la espiración, así como en los músculos válvula que controlan el flujo de aire.

A. Generador central de patrones

El grupo de neuronas que genera el ritmo respiratorio en reposo se encuentra en el bulbo raquídeo y es bilateral, se denomina **generador central de patrones (GCP)**. La localización exacta de este GCP se desconoce, pero parece que múltiples sitios en el tallo cerebral se combinan en una red que coordina la respiración.

Las neuronas respiratorias pueden agruparse en un grupo anterior y uno posterior. El **grupo respiratorio posterior** se encuentra alrededor del núcleo solitario bilateral (figura 12.11). La función principal de estas neuronas es modular los patrones respiratorios; reciben información sensitiva (aferentes) de los quimiorreceptores periféricos y receptores de estiramiento en los pulmones. La información motora (eferentes) del grupo posterior coordina la inervación de los músculos de la inspiración (diafragma e intercostales externos). El nervio vago inerva las vías respiratorias superiores.

El **grupo respiratorio anterior** es anterior al grupo posterior en el bulbo raquídeo (*véase* la figura 12.11). Coordina la inervación de los músculos tanto inspiratorios como espiratorios. En reposo, la espiración es un proceso pasivo, mientras que la espiración forzada requiere el uso de los músculos abdominales y los intercostales internos.

Las neuronas respiratorias están bajo la influencia del GCP y tienen un vínculo estrecho con otros sistemas en la formación reticular. Los cambios en los patrones respiratorios pueden indicar daño del tallo cerebral, y la compresión del bulbo raquídeo puede provocar compresión de estas neuronas

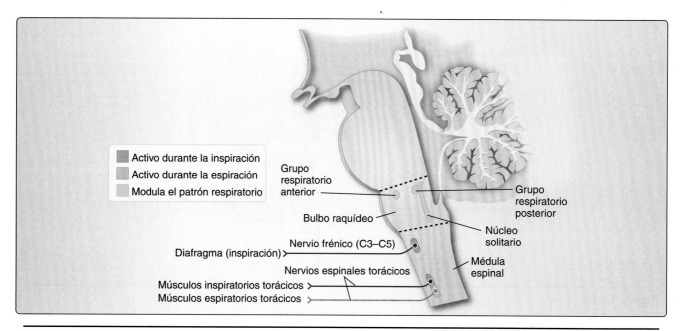

Figura 12.11
Control neural de la respiración.

respiratorias ("centro de la respiración"), que produce depresión respiratoria y muerte. Esto puede ocurrir, por ejemplo, durante la **herniación de las amígdalas cerebelosas**. Una masa subtentorial, mientras se expande, puede causar herniación de las amígdalas cerebelosas a través del foramen magno (*véase* el capítulo 17, "Cerebelo"). La presión sobre el tallo cerebral provoca irregularidades respiratorias y, por último, paro respiratorio, así como depresión del estado de alerta por compresión del SARA.

Varios medicamentos tienen efectos en las neuronas respiratorias. Los más notables son los opioides, como codeína, que pueden deprimir el impulso respiratorio, un mecanismo utilizado en los supresores de la tos.[1]

B. Funciones no respiratorias de las neuronas respiratorias

Los mismos sistemas neuronales que coordinan la respiración activan los músculos respiratorios durante la tos, el hipo y el vómito. Estos sistemas son relevantes aquí debido a que, con mucha frecuencia, se manifiestan como los primeros síntomas en las alteraciones del tallo cerebral, como tumores o eventos vasculares.

1. **Control neuronal de la emesis:** el vómito (emesis) es un mecanismo protector importante que permite la expulsión de sustancias con potencial lesivo captadas por el sistema digestivo. No hay un centro único del vómito en el tallo cerebral. Sin embargo, el impulso para vomitar y los diferentes grupos musculares implicados en la emesis deben estar coordinados. Esta coordinación parece ocurrir mediante la activación de una red de neuronas en la región posterior del bulbo raquídeo, adyacente al núcleo solitario.

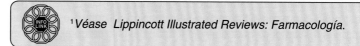

[1] *Véase Lippincott Illustrated Reviews: Farmacología.*

El impulso por vomitar puede desencadenarse por cognición (memorias, expectativas); emociones (repugnancia); alteraciones vestibulares (mareo); aferentes vagales (del sistema GI); o activación del **área postrema** (en el bulbo raquídeo en el borde inferior del cuarto ventrículo) a través de influencias externas, como drogas o toxinas (figura 12.12). La barrera hematoencefálica que, en condiciones normales, separa el ambiente neuronal de la sangre está fenestrada en el área postrema, lo que permite que las sustancias tóxicas en la sangre activen estas neuronas, lo cual inicia la emesis. El vómito requiere la abertura del esfínter esofágico y la reversión de la peristalsis normal, así como un esfuerzo coordinado para prevenir la aspiración de partículas hacia los pulmones. Los mismos grupos musculares activos durante la respiración, coordinados por el GCP, funcionan distinto aquí para contraer los músculos abdominales (arcadas) mientras se relaja el diafragma y se abre el esófago para permitir el vómito. Al mismo tiempo, los músculos "válvula" de las vías respiratorias superiores se contraen para prevenir la aspiración. Se piensa que este proceso ocurre mediante la activación de las neuronas del GCP de un modo distinto al que ocurre durante la respiración normal (figura 12.13).

2. **Hipo y tos:** estos procesos implican la estimulación de partes periféricas del sistema respiratorio (diafragma para hipo y vía aérea superior para tos), pero los patrones motores que se producen son diferentes de aquellos que suceden en la respiración normal. En cierto sentido el hipo y la tos representan patrones respiratorios anormales.

El hipo puede tener numerosas causas, desde problemas gastrointestinales hasta irritación diafragmática, e incluso infarto miocárdico (ataque al corazón). El hipo se produce por la disrupción de la coordinación normal del ciclo respiratorio, de tal modo que la actividad de los músculos inspiratorios y espiratorios, así como el cierre sincronizado de las válvulas de las vías respiratorias superiores ya no están coordinados (*véase* la figura 12.13). Es importante señalar que una lesión en el bulbo raquídeo, donde se encuentra el GCP para la respiración, puede provocar hipo como primer síntoma.

La tos también es un patrón respiratorio anormal causado por la irritación de las vías respiratorias. Como en el hipo, la tos también puede desencadenarse por una patología del tallo cerebral relacionada con los centros respiratorios.

IV. REVISIÓN SOBRE EL TALLO CEREBRAL ORIENTADA A LA CLÍNICA

Debido a que el tallo cerebral es tan complejo, no puede explicarse en un solo capítulo. Se presentó una introducción sobre el tallo cerebral en el capítulo 2, "Panorama del sistema nervioso central", se explicó con mayor detalle en el capítulo 6, "Panorama y organización del tallo cerebral", y en los capítulos 7 a 11 se explicaron los principales haces ascendentes y descendentes que viajan a través del tallo cerebral, así como la localización, función e interconexiones de los núcleos de NC principales. Aquí, se proporciona una revisión sobre el tallo cerebral orientada a la clínica. La

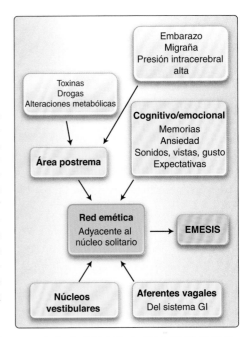

Figura 12.12
Control neural de la emesis.
GI, gastrointestinal.

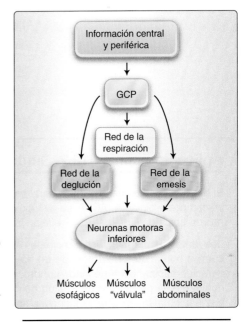

Figura 12.13
Funciones no respiratorias de las neuronas respiratorias. GCP, generador central de patrones.

comprensión del riego sanguíneo es importante para entender los síntomas clínicos debidos a la disrupción de la circulación normal. El riego sanguíneo del tallo cerebral se explicó con detalle en el capítulo 6. Este panorama del tallo cerebral brinda una oportunidad para reunir e integrar el material cubierto en los capítulos previos.

Como se describió en el capítulo 6, el riego sanguíneo del cerebro proviene tanto del sistema anterior (carótida interna), que surge de las arterias carótidas internas, como del sistema posterior (vertebrobasilar), originado de las arterias vertebrales (*véase* la figura 6.21). El polígono de Willis interconecta el sistema anterior con el posterior. El sistema anterior y el polígono de Willis se explican con mayor detalle en el capítulo 13, "Corteza cerebral." El tallo cerebral está irrigado por el sistema posterior. Nótese que considerando el riego sanguíneo, en una sección transversal, el tallo cerebral puede dividirse en un área paramediana, una lateral y una posterolateral o posterior (*véase* la figura 6.22). El bulbo raquídeo recibe su riego sanguíneo de las arterias espinal anterior (áreas paramedianas) y espinal posterior (áreas posterolaterales), así como de las arterias vertebrales (áreas laterales). La arteria cerebelosa posteroinferior (ACPI) proporciona riego adicional a las áreas posterolaterales de la región rostral del bulbo, incluido el pedúnculo cerebeloso inferior. La cara anterior de la región rostral del bulbo y la región basal del puente están irrigadas por ramas de la arteria basilar. La arteria basilar (ramas circunferenciales largas), así como la arteria cerebelosa anteroinferior (ACAI) y la cerebelosa superior irrigan tegmento y las áreas posteriores del puente. Las arterias cerebelosas superiores (pedúnculo cerebeloso superior) y las ACAI (pedúnculo cerebeloso medio) irrigan los pedúnculos cerebelosos. Algunas ramas de las arterias cerebrales posteriores, con contribución variable de las arterias basilares y cerebelosas superiores, irrigan la mayoría de las caras restantes del mesencéfalo.

En el recuadro de aplicación clínica 12.2 se encuentra un ejemplo de los déficits resultantes de la oclusión de la ACPI.

Los recuadros de aplicación clínica 12.3 y 12.4 describen los déficits encontrados por la oclusión de ramas de la arteria cerebral posterior.

Aplicación clínica 12.2. Síndrome bulbar lateral (síndrome de Wallenberg)

El riego sanguíneo de la región lateral y posterolateral del bulbo raquídeo proviene de la arteria vertebral y la arteria cerebelosa posteroinferior (ACPI). La disrupción de este riego sanguíneo debida a traumatismo o apoplejía provoca una combinación típica de síntomas, que reflejan lesiones de las estructuras afectadas.

Los síntomas diagnósticos principales son la pérdida de la sensación de dolor y temperatura del rostro ipsilateral y del cuerpo contralateral. La pérdida de dolor y temperatura en el rostro del lado ipsilateral se debe a una lesión del haz y núcleo espinal del trigémino, que procesan el dolor y la temperatura de la región ipsilateral del rostro. De manera concomitante, la pérdida de sensación de dolor y temperatura en el lado contralateral del cuerpo se debe a una lesión del haz espinotalámico, que contiene las fibras cruzadas para dolor y temperatura. La disrupción de la ACPI también causa una lesión del haz espinocerebeloso ipsilateral en su trayecto a través de la región lateral del bulbo raquídeo o a su entrada a través del pedúnculo cerebeloso inferior, lo cual provoca marcha atáxica. La pérdida concurrente de las fibras simpáticas descendentes que viajan en la región lateral del tegmento del tallo cerebral causa ptosis, miosis y anhidrosis ipsilaterales (conocidas en conjunto como síndrome de Horner). La **ptosis**, o párpado caído, se debe a la pérdida de inervación simpática del músculo tarsal superior. La pupila pequeña, o **miosis**, se produce por la pérdida de inervación

Aplicación clínica 12.2. Síndrome bulbar lateral (síndrome de Wallenberg) (continuación)

simpática del músculo dilatador de la pupila en el ojo. La pérdida de sudoración (**anhidrosis**) se debe a la pérdida de inervación simpática de las glándulas sudoríparas. También puede ocurrir una lesión de los núcleos vestibulares, localizados en el área posterior del bulbo raquídeo, con vértigo, náuseas y nistagmo. El paciente también puede presentarse con alteraciones del lenguaje (**disartria**) y de la deglución (**disfagia**) debidas a una lesión del núcleo ambiguo (*véanse* los capítulos 6 a 11 para más información).

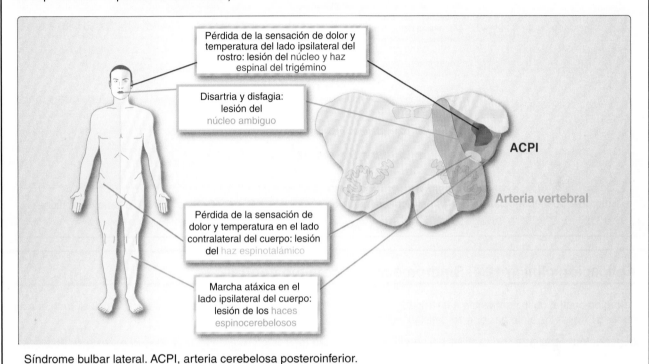

Pérdida de la sensación de dolor y temperatura del lado ipsilateral del rostro: lesión del núcleo y haz espinal del trigémino

Disartria y disfagia: lesión del núcleo ambiguo

ACPI

Arteria vertebral

Pérdida de la sensación de dolor y temperatura en el lado contralateral del cuerpo: lesión del haz espinotalámico

Marcha atáxica en el lado ipsilateral del cuerpo: lesión de los haces espinocerebelosos

Síndrome bulbar lateral. ACPI, arteria cerebelosa posteroinferior.

Aplicación clínica 12.3. Síndrome pontino medial

El riego sanguíneo de la región medial del puente proviene de ramas de la arteria basilar, en particular, ramas paramedianas. Las áreas posterior y posterolateral de la región rostral del puente también están irrigadas por la arteria basilar (ramas circunferenciales largas) con contribuciones de la arteria cerebelosa superior. La arteria basilar también da ramas más pequeñas que irrigan las estructuras profundas. La oclusión de las ramas paramedianas de la arteria basilar en un lado de la región medial del puente debido a hipoperfusión o émbolos más pequeños provoca la siguiente constelación de síntomas.

Los pacientes se presentan con **hemiparesias** contralaterales debido al involucramiento del haz corticoespinal, rostral a la decusación de las pirámides. Una lesión de los núcleos pontinos y fibras transversas en la región basal del puente originadas de los núcleos pontinos y que cruzan para entrar al cerebelo contralateral provoca síntomas cerebelosos, como **ataxia** (pérdida de la coordinación muscular), en el lado contralateral, aunque también pueden encontrarse signos cerebelosos ipsilaterales. Los pacientes también presentan pérdida del tacto discriminativo, vibración y propiocepción consciente en el lado contralateral debido a una lesión del lemnisco medial, que transmite las fibras cruzadas de la vía columna posterior–lemnisco medial. Si la lesión se extiende un tanto lateralmente, puede afectar el haz espinotalámico, con pérdida de dolor y temperatura contralaterales. Debido a la afección de la formación reticular pontina paramediana, el fascículo longitudinal medial y el nervio abducens (nervio craneal [NC] VI), se producen varias parálisis de la mirada, como parálisis de la mirada horizontal y esodesviación del ojo afectado (desviación hacia la nariz). Además, según el nivel de la lesión, puede afectar las fibras del nervio facial, NC VII, lo que provoca debilidad facial en el lado ipsilateral (*véanse* los capítulos 6, 7, 8 y 9 para más información).

Aplicación clínica 12.3. Síndrome pontino medial (continuación)

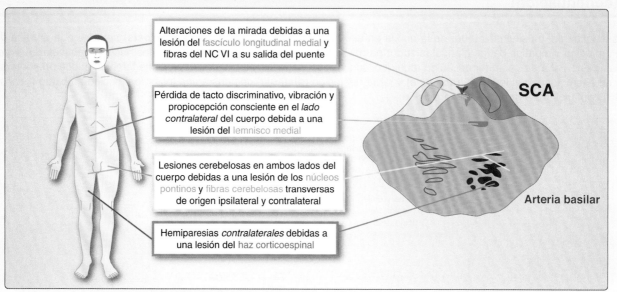

Síndrome pontino medial; afecta las estructuras mediales señaladas. NC, nervio craneal; SCA, arteria cerebelosa superior.

Aplicación clínica 12.4. Síndrome mesencefálico central

La región central del mesencéfalo está irrigada por ramas centrales de la arteria cerebral posterior, la oclusión de la cual puede provocar los síntomas que se detallan a continuación.

El paciente se presenta con parálisis del nervio craneal (NC) III (oculomotor) del lado ipsilateral. El ojo está en abducción y rotación inferior, ya que solo los músculos recto lateral (a través del NC VI [abducens]) y oblicuo superior (a través del NC IV [troclear]) están inervados (los demás músculos extraoculares están inervados por el nervio oculomotor). El componente parasimpático del NC III del núcleo de Edinger-Westphal también está comprometido, con pérdida de la constricción pupilar; por ello, la pupila del ojo ipsilateral está dilatada. También ocurre ptosis completa (párpados cerrados) debido a la pérdida de función del músculo elevador del párpado superior, inervado por el NC III. La afección del núcleo rojo (y en menor grado de la sustancia nigra) se manifiestan como temblor de intención contralateral, corea o atetosis.

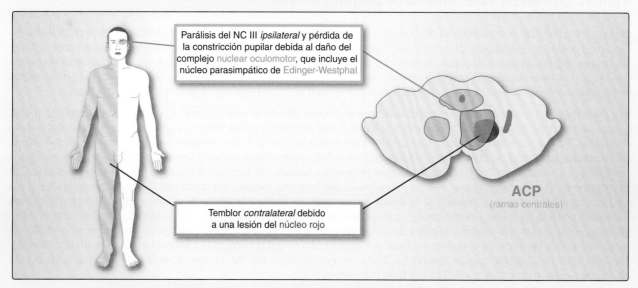

Síndrome mesencefálico central. NC, nervio craneal; ACP, arteria cerebral posterior.

Caso clínico

Enfermedad de Parkinson

Un hombre de 62 años de edad se presentó con antecedentes de temblor de la mano derecha con bradicinesia (movimiento lento) y rigidez del brazo derecho de 4 años de evolución. También tiene antecedentes de sueño deficiente, bajo estado de ánimo y disminución del apetito. Se le diagnosticó enfermedad de Parkinson y depresión. Se le prescribió levodopa, un precursor de dopamina, para la enfermedad de Parkinson y un inhibidor selectivo de la recaptura de serotonina (ISRS) para la depresión.

Análisis del caso

¿Cuáles son las dos áreas dopaminérgicas principales del tallo cerebral que se afectarán con la levodopa?

La levodopa afectará las neuronas dopaminérgicas en la sustancia nigra (SN) y el área tegmental ventral, ambas localizadas en la región rostral del mesencéfalo.

¿Cuál de estas áreas dopaminérgicas media los síntomas motores observados en la enfermedad de Parkinson?

Las neuronas dopaminérgicas en la sustancia nigra son responsables principalmente de los síntomas motores observados.

Las neuronas dopaminérgicas en el área tegmental ventral son parte principal del sistema dopaminérgico mesocorticolímbico. El sistema dopaminérgico mesocorticolímbico consiste en proyecciones del área tegmental ventral (ATV) al núcleo accumbens, la región ventral del estriado, la corteza prefrontal y estructuras límbicas como la amígdala, el hipocampo, el hipotálamo y el tubérculo olfatorio.

¿Cuál es el papel funcional principal del sistema dopaminérgico mesocorticolímbico?

El área tegmental ventral emite proyecciones a áreas implicadas en la búsqueda de drogas, la recompensa, motivación, emociones y función ejecutora (memoria de trabajo y toma de decisiones).

¿Por qué un inhibidor selectivo de la recaptura de serotonina (ISRS) ayudaría a este paciente?

Alrededor de 50% de los pacientes con enfermedad de Parkinson presenta depresión. Esto es parte de la enfermedad, no una reacción a esta. La enfermedad de Parkinson afecta las células dopaminérgicas, pero también provoca un desequilibrio de los neurotransmisores, incluidas serotonina y noradrenalina, todos los cuales pueden desempeñar un papel en la depresión. La serotonina regula el estado de ánimo (depresión y ansiedad), sueño, apetito, dolor, agresividad y las funciones cognitivas como la memoria y el aprendizaje. También es un factor neurotrófico importante para el desarrollo del SNC. También puede ocurrir un desequilibrio entre dopamina y noradrenalina en la enfermedad de Parkinson. De hecho, el tratamiento de la enfermedad de Parkinson puede incluir medicamentos que alteran tanto los valores de dopamina como los de noradrenalina.

Resumen del capítulo

- El tallo cerebral contiene sistemas intrínsecos críticos para el funcionamiento normal del sistema nervioso central (SNC). La formación reticular integra información de todas las áreas del SNC y coordina el funcionamiento normal de los sistemas complejos. La zona lateral de la formación reticular recibe información aferente a través del haz espinorreticular que comprende colaterales de los haces sensitivos ascendentes, mientras que la zona medial envía proyecciones eferentes a través del haz reticuloespinal. Juntos, estos sistemas funcionan para mantener el tono muscular y la estabilidad postural.

- Los sistemas neurotransmisores en el tallo cerebral son una parte integral del funcionamiento normal del cerebro. Estos sistemas tienen proyecciones diseminadas e influyen virtualmente en todo aspecto de la función del sistema nervioso central.

- Las proyecciones dopaminérgicas del área tegmental ventral dan un tinte emocional a los eventos o estímulos. Estos circuitos son una parte crítica de la recompensa, motivación, conducta de búsqueda de drogas, aprendizaje emocional y algunas funciones cognitivas. Las proyecciones noradrenérgicas del locus ceruleus son críticas para la vigilia y dirigir la atención a un estímulo de interés.

- Las proyecciones serotoninérgicas de los núcleos del rafé refuerzan el estado de ánimo y disminuyen la ansiedad. También son un componente críticos en la modulación central del dolor. Las proyecciones serotoninérgicas a los centros respiratorios del tallo cerebral se han asociado con el **síndrome de muerte súbita infantil**. Las proyecciones colinérgicas e histaminérgicas tienen un papel crítico en la excitabilidad y el estado de alerta.

- La respiración requiere la coordinación de las neuronas que controlan los grupos musculares inspiratorios y espiratorios. Un **generador central de patrones** coordina el ritmo de la respiración, pero la localización exacta de este grupo de neuronas aún no se conoce. Estas neuronas están activas en un modo asincrónico durante el hipo y la tos, que pueden ser síntomas de irritaciones periféricas o patologías en el tallo cerebral. Durante la emesis, las neuronas que coordinan la respiración pueden activarse para contraer los músculos abdominales en las arcadas y cerrar las vías respiratorias superiores para prevenir la aspiración. Los detonantes para el vómito pueden ser estímulos internos o la activación del área postrema a través de estímulos externos.

Preguntas de estudio

Elija SOLAMENTE la mejor respuesta.

12.1 ¿Cuál de los siguientes enunciados es verdadero acerca de la formación reticular?

A. El locus ceruleus contiene neuronas dopaminérgicas.

B. La zona lateral de la formación reticular recibe aferentes a través del haz espinorreticular.

C. Los núcleos del rafé se encuentran exclusivamente en la formación reticular en el mesencéfalo.

D. La zona medial de la formación reticular emite proyecciones principalmente a la corteza cerebral.

La respuesta correcta es B. El locus ceruleus contiene neuronas noradrenérgicas, mientras que el área tegmental ventral es dopaminérgica. Los núcleos del rafé se extienden a lo largo del tallo cerebral y médula espinal completos, y contienen neuronas serotoninérgicas. La zona lateral de la formación reticular recibe aferentes de la médula espinal a través del haz espinorreticular y la zona medial emite proyecciones a las neuronas de la médula espinal a través del haz reticuloespinal.

12.2 El efecto terapéutico que aumenta de modo selectivo la cantidad de noradrenalina y serotonina en las sinapsis puede describirse mejor como un:

A. Decremento de la conducta de búsqueda de drogas.

B. Decremento de la vigilia.

C. Refuerzo del estado de ánimo.

D. Refuerzo de la ansiedad.

E. Refuerzo del impulso sexual.

La respuesta correcta es C. Varios antidepresivos alteran de modo significativo las cifras sinápticas de noradrenalina y serotonina. La conducta de búsqueda de drogas se relaciona con la señalización dopaminérgica. La noradrenalina incrementa la vigilia. La serotonina refuerza el estado de ánimo y disminuye la ansiedad; está relacionada con un decremento de la ingesta de alimentos y del impulso sexual.

12.3 Un paciente inconsciente es llevado a la sala de urgencias luego de haber colapsado en el trabajo. Después de recobrar la conciencia, la exploración revela lo siguiente: debilidad del brazo y la pierna derechos, aumento del tono muscular y de los reflejos tendinosos profundos del lado derecho, sensación de vibración y posición disminuidas del mismo lado, disartria (habilidad disminuida para articular mientras habla), y desviación de la lengua a la izquierda a la protrusión. ¿Cuál es el sitio más probable de lesión que produciría estos déficits?

A. Área lateral izquierda de la región caudal del puente.

B. Área paramediana izquierda de la región caudal del bulbo.

C. Área paramediana izquierda de la región rostral del bulbo.

D. Área lateral derecha de la región caudal del mesencéfalo.

E. Área lateral derecha de la región rostral del mesencéfalo.

La respuesta correcta es C. La debilidad, el aumento del tono muscular y de los reflejos del brazo y pierna derechos se deben a una lesión de las fibras corticoespinales descendentes (una lesión de neurona motora superior) en la pirámide izquierda. Estas fibras cruzan en la decusación de las pirámides en la región caudal del bulbo e inervan las neuronas motoras inferiores en el lado derecho del cuerpo. La reducción de la sensación de vibración y postura en el lado derecho se debe a una lesión del lemnisco medial en el lado izquierdo, que transmite información sobre el tacto discriminativo, vibración y postura del lado derecho del cuerpo. La disartria y la desviación de la lengua a la izquierda se producen por una lesión del nervio hipogloso (nervio craneal [NC] XII). El núcleo del NC XII se encuentra en la línea media, en el área posterior de la región rostral del bulbo y las fibras nerviosas salen en dirección anterior, cerca de la línea media, justo lateral a la pirámide. El NC XII inerva todos los músculos de la lengua, excepto por el palatogloso, ipsilateralmente. Una lesión del NC XII provoca debilidad ipsilateral de la lengua, por lo que esta se desvía hacia el lado de la lesión al protruirla. La debilidad de la lengua puede interferir con la articulación del lenguaje. El hecho de que el paciente haya colapsado en el trabajo sugiere un problema vascular o hemorragia, muy probablemente de una rama de la arteria espinal anterior izquierda, o quizás de la arteria vertebral izquierda, según la distribución de los vasos sanguíneos en esta persona. Esta lesión se conoce como **síndrome bulbar medial** y es un ejemplo de una "hemiplejia alternante", con debilidad en un lado del cuerpo y debilidad de un nervio craneal en el lado opuesto. La hemiplejia alternante también puede observarse en una lesión medial del puente (p. ej., parálisis del lado derecho y una lesión del NC VI izquierdo) o del mesencéfalo (p. ej., parálisis del lado derecho y una lesión del NC III izquierdo).

12.4 Un paciente de 65 años de edad se presenta al servicio de urgencias con los síntomas siguientes:

- Náuseas, vómito y nistagmo
- Dificultad para la deglución (disfagia) y disfonía
- Ataxia del lado izquierdo

Durante la exploración neurológica, el médico nota los siguientes síntomas adicionales:

- Decremento de la sensación de dolor y temperatura en el lado izquierdo de la cara
- Decremento de la sensación de dolor y temperatura en el lado derecho del cuerpo
- Párpado caído y pupila pequeña izquierdos

En caso de infarto, ¿cuál de estos vasos es la causa más probable de estos síntomas?

A. Una rama de la arteria espinal anterior derecha.
B. Una rama de la arteria espinal posterior izquierda.
C. Una rama de la arteria vertebral izquierda.
D. Una rama de la arteria basilar derecha.
E. Una rama de la arteria cerebelosa posteroinferior derecha.

La respuesta correcta es C. La arteria vertebral irriga la región lateral del bulbo raquídeo. En este caso, está afectada una rama de la arteria vertebral izquierda. Las náuseas, vómito y nistagmo se deben a la afección de los núcleos vestibulares; la disfonía y la disfagia, a la afección del núcleo ambiguo. La disrupción de las conexiones al cerebelo del lado izquierdo provoca la ataxia izquierda. La afección del núcleo y haz espinal trigeminal causa el decremento de la sensación de dolor y temperatura del lado ipsilateral (izquierdo) de la cara. Las sensaciones disminuidas de dolor y temperatura del lado contralateral del cuerpo se deben a la afección del haz espinotalámico, cuyas fibras cruzan en la médula espinal. El párpado caído y la miosis (pupila pequeña) son parte del síndrome de Horner, causado por una disrupción de las fibras simpáticas descendentes que viajan en el tegmento de la región lateral del bulbo raquídeo.

Corteza cerebral

13

I. PANORAMA

En capítulos previos se proporcionó un panorama anatómico del sistema nervioso central (SNC). Se definieron los límites de los lóbulos corticales y se presentó una visión superficial de la función cortical. En este capítulo se proporciona información más detallada sobre las características anatómicas de los lóbulos corticales y se explora la anatomía funcional de la corteza cerebral a mayor profundidad.

En la figura 13.1 se encuentra una descripción en detalle de los giros principales que comprenden los cinco lóbulos de cada hemisferio cerebral. Una explicación de la anatomía de los hemisferios cerebrales, incluidos la histología cortical y los haces de fibras subcorticales, va seguida de una descripción de las áreas funcionales primarias de la corteza y sus áreas de asociación relacionadas. Se explica la representación de las funciones bilaterales, así como la lateralización de las funciones con relevancia clínica, en particular el lenguaje, la atención y la orientación espacial. Se explora el concepto relativamente nuevo del sistema de neuronas en espejo y su relevancia para la interacción social. Por último, se ofrece una revisión detallada del riego sanguíneo de la corteza y se explican los déficits funcionales observados en los infartos vasculares comunes.

II. ANATOMÍA DE LOS HEMISFERIOS CEREBRALES

La corteza cerebral cubre la superficie completa del cerebro. La corteza y los núcleos profundos comprenden la sustancia gris del prosencéfalo. Aquí es donde se encuentran los cuerpos celulares de las neuronas. Por histología, la corteza es una estructura estratificada y la citoarquitectura cortical, o arreglo de las células, es un reflejo de las diversas áreas funcionales de la corteza.

Para alojar la vasta cantidad de neuronas en la corteza humana, el área de superficie cortical debe incrementarse. Por ello, la corteza está muy plegada, formando giros y surcos. Si el manto cortical se expandiera, formaría una lámina cercana a 1 m^2 (aproximadamente 3 pies cuadrados).

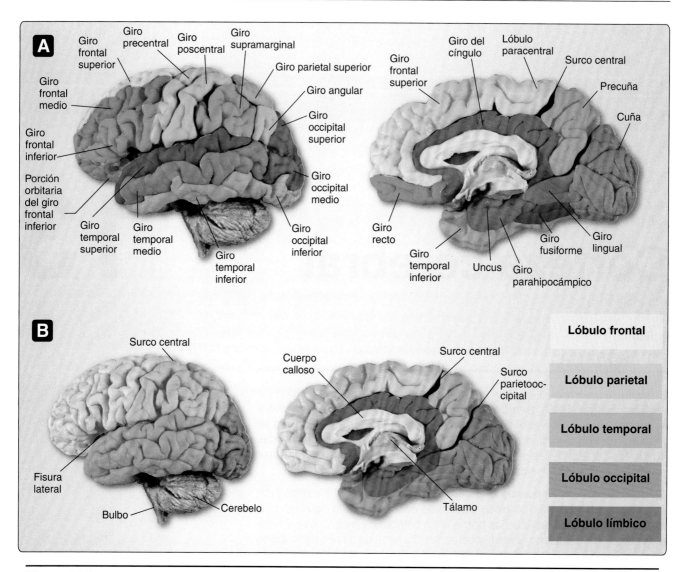

Figura 13.1
Giros principales del prosencéfalo.

Cada hemisferio cerebral puede dividirse en cinco lóbulos: frontal, parietal, temporal, occipital y límbico. Estos lóbulos y los giros y surcos principales dentro de los mismos se ilustran en la figura 13.1. Son rasgos superficiales importantes para la localización anatómica de las áreas funcionales. En el capítulo 2, "Panorama del sistema nervioso central", se encuentra una introducción sobre los lóbulos.

Las áreas de la corteza están conectadas entre sí por los haces de fibras subcorticales. Estas incluyen las fibras de asociación que pasan entre áreas dentro de un hemisferio, fibras comisurales que conectan un área funcional en un hemisferio con el área funcional comparable en el otro hemisferio, y las fibras de proyección ascendentes y descendentes que viajan hacia o desde la corteza para interconectarla con áreas más caudales del SNC.

A. Organización histológica de la corteza

Las células de la corteza están organizadas de modo estratificado, en las cuales predominan tipos celulares diferentes. La mayor parte de la corteza en humanos es la **neocorteza**, que tiene seis capas (I–VI). Las áreas más antiguas de la corteza poseen únicamente tres capas y se denomina **paleocorteza,** como en el bulbo olfatorio, y **arquicorteza,** como en el hipocampo. El cerebro humano tiene los tres tipos de corteza, pero la neocorteza, que evolucionó después de las otras, es la responsable de la función cortical superior.

1. **Neuronas piramidales y granulares:** hay dos tipos principales de células neuronales en la corteza: 1) **neuronas piramidales**, encontradas en las capas III y V, y 2) **neuronas granulares**, localizadas en las capas II y IV. La capa I es la capa molecular y contiene principalmente proyecciones neuronales. La capa VI es la capa multiforme y contiene neuronas eferentes de diversos tamaños y formas.

   Las neuronas piramidales tienen una estructura triangular característica, típicamente con una dendrita apical y abundantes árboles dendríticos provenientes del cuerpo celular. Los axones de las células piramidales emiten proyecciones de la corteza a otras regiones del SNC, lo que las hace las principales células eferentes de la corteza.

   Las neuronas granulares, o neuronas estrelladas, tienen axones más cortos y árboles dendríticos más pequeños, y permanecen dentro de la corteza. Son las **interneuronas** principales.

   No todas las áreas de la corteza tienen la misma distribución celular en todas las capas. La corteza motora, por ejemplo, contiene una gran cantidad de neuronas piramidales que emiten proyecciones a las neuronas motoras inferiores a través de los haces corticoespinal y corticobulbar. No hay muchas neuronas granulares en esta área de la corteza y con frecuencia se denomina **corteza agranular**. Por otra parte, la corteza sensorial contiene pocas células piramidales pero una gran cantidad de neuronas granulares que procesan la información sensitiva. Se conoce como **corteza granular**.

2. **Citoarquitectura:** la corteza está organizada en unidades funcionales o columnas corticales que se especializan en procesar información entrante y saliente específica. La citoarquitectura de las columnas difiere según su función, ya sean columnas aferentes o eferentes (indicadas por las *flechas* en la figura 13.2). La distribución típica de las células en las seis capas de la neocorteza se resume en la figura 13.2.

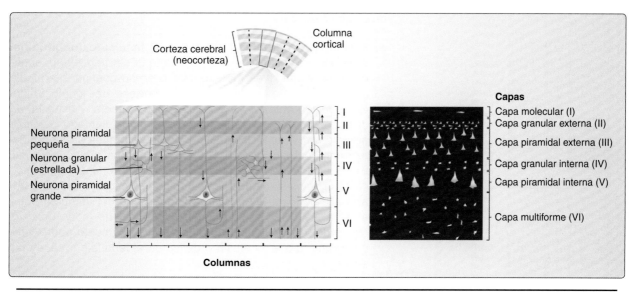

Figura 13.2
Organización histológica de la neocorteza.

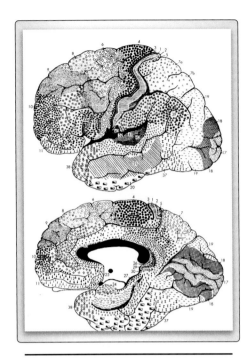

Figura 13.3
Mapa histológico de la corteza cerebral
realizado por K. Brodmann en 1909.

Estas diferencias en la citoarquitectura de la corteza dieron paso al primer mapa del manto cortical por Korbinian Brodmann en 1909. Asignó un sistema de numeración a cada área cortical según su organización histológica (figura 13.3). Fue solo después de varios estudios en el siglo XX que Wilder Penfield encontró que estas áreas histológicamente distintas se correlacionan con diferentes áreas funcionales. Este es un gran ejemplo de cómo la estructura a nivel celular tiene una correlación estrecha con la función. En este libro se centrará la atención en las áreas funcionales de la corteza, sin mencionar la numeración histórica de Brodmann.

En 2016, M. Glasser y su equipo describieron un nuevo mapa cerebral que delinea 360 (180 por hemisferio) distintas áreas corticales. Este mapa se construyó utilizando una combinación de técnicas de mapeo cerebral que elucidan las funciones de diferentes áreas cerebrales, la densidad relativa de mielina, indicativa de la arquitectura cortical y la información sobre la conectividad neural dentro y entre diferentes regiones. Este mapa actualizado será un recurso impresionante en la investigación para comprender las variaciones individuales en la organización y conectividad cerebrales, tanto en la salud como en la enfermedad.

En este capítulo, se presenta información basada en los hallazgos más recientes utilizando los mapas cerebrales actuales.

B. Haces de fibras subcorticales

Los haces de fibras subcorticales transmiten información hacia y desde áreas específicas del cerebro, dependiendo de su clasificación como fibras de asociación, comisurales o de proyección.

1. **Fibras de asociación:** las fibras de asociación interconectan áreas de la corteza dentro de un hemisferio. Las fibras de asociación cortas conectan áreas en los giros adyacentes, mientras que las largas (incluidos los fascículos longitudinal superior y frontooccipital, y el cíngulo, entre otros) conectan aquellas áreas más distantes entre sí. Por ejemplo, el fascículo longitudinal superior proporciona una comunicación sensitiva importante entre los lóbulos frontal, parietal, occipital y temporal. Las fibras de asociación cortas facilitan la actividad a través de un giro o un surco.

   a. **Fascículo longitudinal superior:** el **fascículo longitudinal superior** se encuentra en el área lateral del hemisferio, superior a la ínsula, y es más compacto en su porción intermedia (figura 13.4). Se extiende hacia la corteza del lóbulo frontal en dirección anterior y hacia los lóbulos parietal y occipital en dirección posterior. Un subconjunto de fibras, llamado fascículo arcuato (arqueado) debido a su forma, se arquea alrededor del extremo posterior de la fisura lateral y entra al lóbulo temporal. Es importante señalar que, en el hemisferio dominante, definido como el hemisferio donde se encuentra el lenguaje, el **fascículo arcuato** conecta las dos áreas principales del lenguaje entre sí. Una lesión en el hemisferio dominante (de modo típico el izquierdo) en cualquier punto del fascículo arcuato podría provocar una forma de afasia o déficit en el lenguaje (*véase* más adelante).

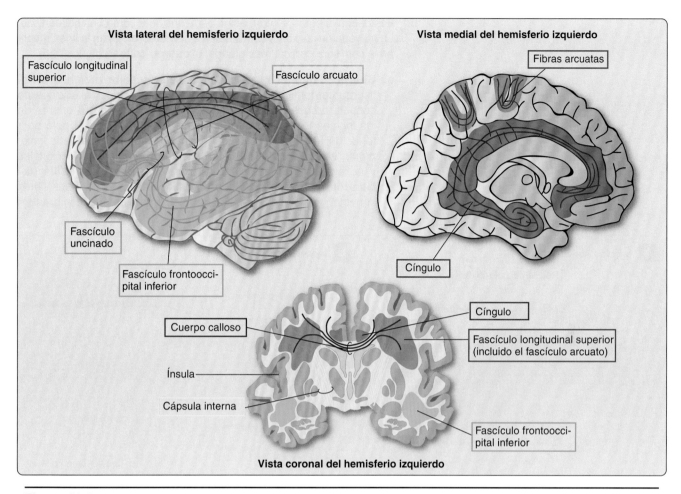

Figura 13.4
Fibras de asociación en el prosencéfalo.

b. **Fascículo frontooccipital inferior:** el **fascículo frontooccipital inferior** se localiza debajo de la ínsula (*véase* la figura 13.4). Se dirige desde el lóbulo frontal a través del lóbulo temporal hacia el lóbulo occipital e interconecta la corteza suprayacente en estas áreas. Las fibras que enganchan el borde de la fisura lateral para conectar el lóbulo frontal con el lóbulo temporal se denominan **fascículo uncinado** (*uncus*, "gancho"). En el cerebro humano, este es un haz muy grande que interconecta los lóbulos frontal y temporal expandidos con áreas corticales más distantes.

c. **Cíngulo:** este haz de fibras se localiza profundo dentro de los **giros del cíngulo** y **parahipocámpico**, conocidos como el **lóbulo límbico**. Conecta las áreas corticales que cubren las estructuras del sistema límbico entre sí (*véase* la figura 13.4; *véase* el capítulo 20, "Sistema límbico", para más información).

2. **Fibras comisurales:** las **fibras comisurales** conectan las áreas funcionales de la corteza en un hemisferio con las mismas áreas en el hemisferio opuesto, lo que permite la coordinación de la actividad cortical entre los hemisferios. Las áreas funcionales del cerebro pueden estar lateralizadas o ser bilaterales: en cualquier caso, los dos hemisfe-

rios deben integrar la información para funcionar como una sola unidad. La mayoría de las fibras comisurales en el cerebro cruzan la línea media en la comisura cortical más grande, el **cuerpo calloso** (figura 13.5).

a. **Cuerpo calloso:** esta estructura se encuentra profunda en la fisura interhemisférica y es el haz comisural principal. Su cuerpo conecta ambos lóbulos parietales y las porciones posteriores de los lóbulos frontales entre sí (*véase* la figura 13.5). El polo posterior del cuerpo calloso, denominado **esplenio** (del latín *splenium*, "venda enrollada"), interconecta ambos lóbulos occipitales y la región posterior de los lóbulos temporales. La **rodilla** (del latín rótula, "rodilla") del cuerpo calloso es anterior y sus fibras conectan los lóbulos frontales entre sí. A medida que las fibras del

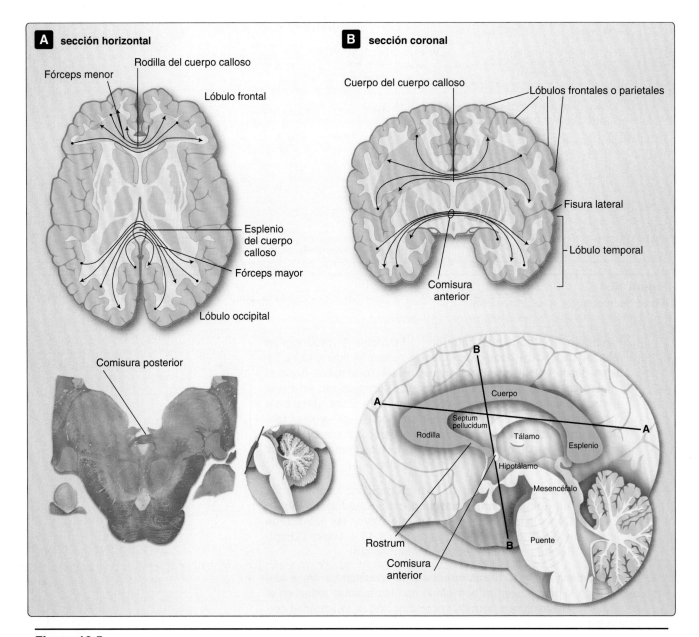

Figura 13.5
Fibras comisurales en el prosencéfalo.

cuerpo calloso entran a los hemisferios, se dispersan para alcanzar todas las partes de la corteza. En el extremo anterior, estas radiaciones se llaman **fórceps menor** y en el extremo posterior, **fórceps mayor**. La mayoría de las fibras en el cuerpo calloso son inhibitorias; esto asegura que los hemisferios no compitan entre sí y que la información eferente cortical esté coordinada.

b. **Comisuras anterior y posterior**: la **comisura anterior** es un haz pequeño de fibras que conecta la región anterior de los lóbulos temporales y los bulbos olfatorios entre sí. La **comisura posterior** se localiza en el mesencéfalo y conecta ambos núcleos pretectales (*véase* la figura 13.5).

3. **Fibras de proyección**: las **fibras de proyección** viajan hacia o desde la corteza. Estas fibras viajan entre el tálamo y la corteza o descienden desde la corteza a los ganglios basales, el tallo cerebral o la médula espinal. Las fibras de proyección provienen o emiten proyecciones a todas las partes de la corteza en lo que se denomina **corona radiada**. Profundas en el prosencéfalo, entre los ganglios basales y el tálamo, estas fibras convergen para formar un haz compacto llamado **cápsula interna** (figura 13.6).

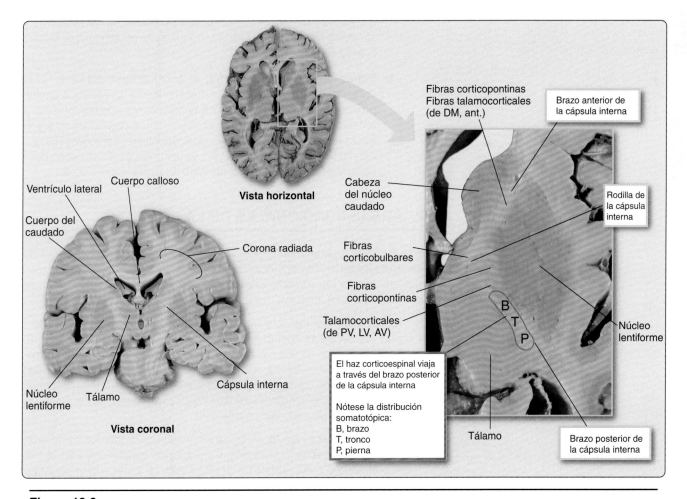

Figura 13.6

Fibras de proyección en el prosencéfalo (cápsula interna). DM, núcleo dorsomedial del tálamo; ant, núcleo anterior del tálamo; PV, núcleo posterior ventral del tálamo; LV, núcleo lateral ventral del tálamo; PV, núcleo anterior ventral del tálamo.

Tabla 13.1. Fibras en la cápsula interna y su riego sanguíneo

	Fibras	Riego sanguíneo
Brazo anterior	Fibras corticopontinas Fibras talamocorticales (de los núcleos dorsomedial y anterior)	Arterias lenticuloestriadas (ramas profundas de la ACM y la ACA)
Rodilla	Fibras corticobulbares	Arterias lenticuloestriadas (ramas profundas de la ACM) Arterias coroideas anteriores
Brazo posterior	Fibras corticopontinas Fibras talamocorticales (de PV, LV y AV) Fibras corticoespinales	Arterias lenticuloestriadas (ramas profundas de la ACM) ACP, arterias coroideas anteriores

PV, núcleos posteriores ventrales; LV, núcleos laterales ventrales; AV, núcleos anteriores ventrales; ACA, arteria cerebral anterior; ACM, arteria cerebral media; ACP, arteria cerebral posterior.

a. **Anatomía de la cápsula interna:** la **cápsula interna** tiene forma de V en la sección horizontal y puede dividirse en un **brazo anterior**, que se encuentra entre el núcleo caudado y el lentiforme (putamen y globo pálido); un **brazo posterior**, entre el tálamo y el núcleo lentiforme; y la rodilla, donde se conectan ambos brazos (*véase* la figura 13.6).

b. **Fibras de la cápsula interna:** el brazo anterior contiene fibras corticopontinas y fibras talamocorticales descendentes que emiten proyecciones a la corteza frontal desde los núcleos dorsomedial y anterior del tálamo. La rodilla contiene fibras corticobulbares y el brazo posterior contiene fibras corticopontinas, corticoespinales y talamocorticales. En la tabla 13.1 se resumen las fibras dentro de la cápsula interna y el riego sanguíneo a los diferentes brazos.

III. ÁREAS FUNCIONALES DE LA CORTEZA

Pese a que la anatomía de superficie de la corteza proporciona puntos de referencia importantes para localizar los lóbulos y áreas funcionales, lo más relevante para comprender la función cortical y valorar las consecuencias de una lesión es la importancia funcional de las tantas áreas corticales.

De manera sorprendente, solo una pequeña porción del manto cortical está ocupada por las **áreas corticales primarias** (figura 13.7). Estas áreas primarias consisten en el área motora primaria, la sensitiva primaria (somatosensorial) y las áreas primarias relacionadas con los sentidos especiales de la vista, audición, gusto y olfato. Las áreas corticales primarias tienen una función bastante simétrica, aunque hay cierta lateralización en áreas específicas, como se explica más adelante.

Es importante señalar que la vasta mayoría de la corteza está compuesta por **áreas de asociación**. Hay áreas de asociación específicas adyacentes y relacionadas con cada una de las áreas primarias. Estas son importantes para el procesamiento de orden superior, la integración e interpretación de la información sensitiva y la planeación, la integración e inicio de la actividad motora. Las áreas grandes adicionales de la corteza tienen funciones asociativas de una naturaleza más amplia. Estas se relacionan con las funciones

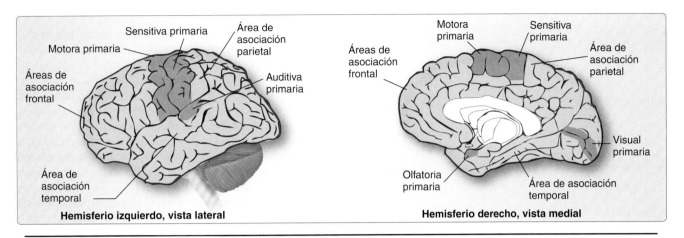

Figura 13.7
Panorama de las áreas primarias (gris oscuro) y de asociación (gris claro) del prosencéfalo.

que definen el intelecto y personalidad, median las funciones del lenguaje complejo y modulan las emociones, juicio y el sentido de ser uno mismo en relación con la sociedad. Estas áreas hacen a las personas quienes son.

Las áreas primarias tienen una interconexión estrecha con sus áreas de asociación relevantes. Debido a las diferencias de función, los efectos de las lesiones en las áreas primarias y de asociación también difieren. Mientras que una lesión en un área primaria provoca déficits definidos con claridad, como un decremento de la percepción de estímulos o debilidad y parálisis, las lesiones en las áreas de asociación pueden ser mucho más complejas debido a su papel en el procesamiento de orden superior y en la integración e interpretación de la información. Las lesiones en estos sitios pueden provocar cambios de las habilidades cognitivas superiores, la emotividad y la personalidad.

Del mismo modo, la simetría de los hemisferios se preserva en términos generales para las áreas de asociación, pero algunas de las tareas complejas llevadas a cabo por cada región varían para el lado derecho y el izquierdo. En general, el hemisferio izquierdo se relaciona con la atención enfocada al detalle y la clasificación concreta del mundo físico que se encuentra alrededor. El hemisferio derecho se relaciona con la vigilancia abierta y el estado de alerta, así como con la comprensión amplia del contexto y la metáfora. Además, se han descrito diferencias de sexo en relación con las funciones de los hemisferios izquierdo y derecho.

A. Áreas primarias y sus áreas de asociación unimodal

Las áreas primarias de la corteza son aquellas que reciben información de los receptores periféricos a través de los núcleos talámicos apropiados, con poca interpretación del significado de dicha información. Incluyen tanto áreas motoras como sensitivas con relaciones precisas con áreas específicas del cuerpo. Una lesión en un área primaria provoca un déficit completo o parcial de la modalidad correspondiente (*véase* más adelante). Cada área primaria tiene un área de asociación específica para la modalidad del área primaria. Estas son las áreas de asociación unimodal, en contraste con las áreas de asociación heteromodal, que integran información de más de una modalidad.

1. **Motora:** el **área motora primaria** de la corteza se localiza en el **giro precentral** del lóbulo frontal. El giro precentral del hemisferio izquierdo envía información motora al lado derecho del cuerpo, y

el giro precentral derecho la manda al lado izquierdo. El eflujo de la corteza motora primaria es parte de los **haces corticoespinal** y **corticobulbar**. Las neuronas en la corteza motora primaria están agrupadas en áreas funcionales que representan los diversos grupos musculares en los que influyen. Esta **somatotopía** se transmite como una distribución somatotópica de las fibras en el haz corticoespinal y, por último, a la distribución de las neuronas motoras inferiores en el asta anterior de la médula espinal. Una representación gráfica de esta somatotopía en la corteza produce un **homúnculo motor** (*homunculus* en latín, "hombre pequeño"). El tamaño de las partes del cuerpo del homúnculo representa el tamaño del grupo neuronal que inerva la musculatura de esa parte corporal (figura 13.8). Por ejemplo, los movimientos precisos de la mano requieren la inervación separada de numerosos músculos pequeños, mientras que la inervación del tronco necesita una regulación menos precisa. Por lo tanto, la representación cortical del tronco es significativamente menor que la de la mano.

a. **Lesión del área motora primaria:** una lesión de la corteza motora primaria provoca signos de neurona motora superior similares a aquellos encontrados en una lesión en cualquier punto del trayecto del haz corticoespinal lateral, que incluyen debilidad o parálisis, junto con hipertonía, hiperreflexia y otros signos típicos de una lesión de neurona motora superior (*véase* el capítulo 8, "Haces motores descendentes", y el capítulo 18, "Integración del control motor").

b. **Complejo motor suplementario**: un **complejo motor suplementario** es un área de asociación que abarca el área de corteza anterior al área motora primaria, desde la fisura lateral, extendiéndose hacia la superficie medial del hemisferio (*véase* la figura 13.8). Incluye las áreas motoras suplementarias y el área premotora, que se encuentran unas con otras, así como los campos visuales

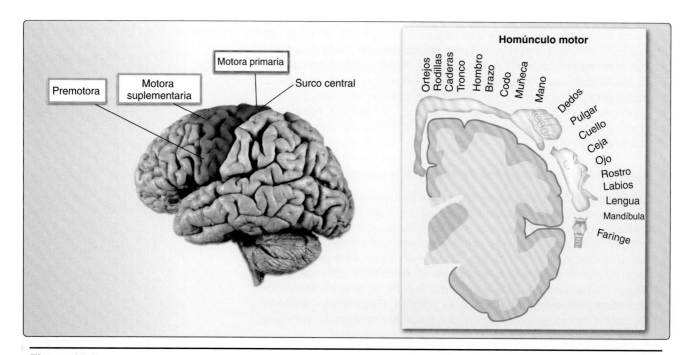

Figura 13.8

La corteza motora primaria del hemisferio cerebral izquierdo, anterior al surco central y el complejo motor suplementario (área motora suplementaria, premotora y campos oculares frontales).

frontales. Este complejo contiene mapas motores para postura y movimiento coordinado de las extremidades.

Los mapas motores para las posturas envían eferentes que terminan por lo general bilateralmente. Las eferentes viajan a través del haz corticoespinal lateral para inervar los miembros y a través del haz corticoespinal anterior para inervar la musculatura proximal para la estabilización postural. Los mapas motores para el movimiento coordinados de las extremidades envían sus eferentes a las neuronas motoras inferiores contralaterales.

Como un área de asociación, el complejo motor suplementario también es importante para el procesamiento de orden superior y para integrar e interpretar la información motora y la actividad. También parece tener un papel en la anticipación o "planeación" de los movimientos voluntarios. El respaldo de esta idea proviene de estudios que sugieren que durante el movimiento voluntario, esta área se "enciende" antes de la activación del área motora primaria.

Para información sobre los campos oculares frontales, *véase* el capítulo 9, "Control de los movimientos oculares."

Las neuronas motoras tanto en el área motora primaria como en el complejo motor suplementario reciben información de numerosas áreas de asociación, de la corteza sensitiva primaria y estructuras subcorticales, y, más importante aún, de los ganglios basales y el cerebelo. La suma de estas aferentes a la corteza motora primaria determina el patrón de detonación de las neuronas motoras primarias.

c. **Lesión del complejo motor suplementario:** una lesión en el complejo motor suplementario provoca un déficit de la actividad motora especializada aprendida en ausencia de parálisis. Esto se conoce como **apraxia**. Algunos tipos de esta son la apraxia de las extremidades (p. ej., cepillar los dientes, cepillar el cabello, clavar un clavo, abrochar botones) y apraxia bucofacial (p. ej., silbar, soplar para apagar un cerillo, beber con pajilla).

2. **Sensitiva:** la **corteza somatosensorial primaria** está compuesta por el **giro poscentral** del lóbulo parietal. Las aferentes sensitivas de los receptores periféricos contralaterales viajan a través del **sistema columna posterior–lemnisco medial**, el **haz espinotalámico** y el **lemnisco trigeminal/haz trigeminotalámico** a los núcleos sensitivos del tálamo (posterolateral ventral [PLV] y posteromedial ventral [PMV], respectivamente) y luego a través del **brazo posterior de la cápsula interna** hacia el giro poscentral. Es interesante señalar que diferentes tipos de receptores periféricos (receptores musculares, receptores cutáneos de adaptación rápida y lenta y receptores articulares) (figura 13.9) emiten proyecciones a distintas áreas del giro poscentral. Estas proyecciones aferentes al giro poscentral preservan la **organización somatotópica** encontrada a todo lo largo de los haces, lo que se traduce en un mapa sensitivo del cuerpo en la corteza, o un **homúnculo sensitivo** (*véase* la figura 13.9). El tamaño de la representación cortical se correlaciona con la agudeza táctil, o la habilidad para discriminar diferentes estímulos sensitivos, en dicha parte del cuerpo. De modo similar al área motora, la mano tiene una gran agudeza táctil. Cada receptor tiene un pequeño campo receptivo y el área de la corteza que representa la mano es grande. A la inversa, la agudeza táctil del dorso es muy baja, los campos receptivos de los

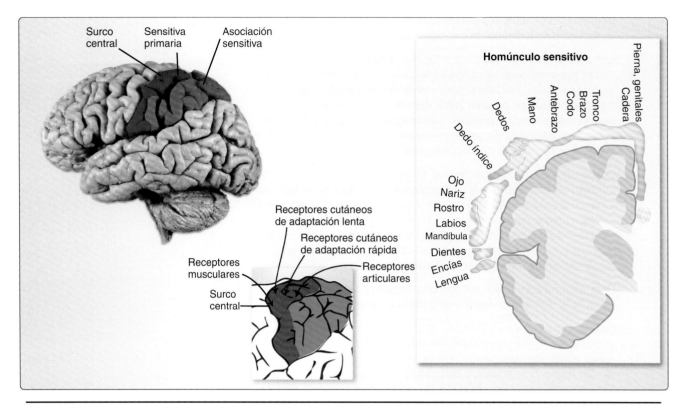

Figura 13.9
Áreas primaria y de asociación sensitivas de la corteza del hemisferio cerebral izquierdo.

receptores cutáneos son grandes y la representación en la corteza es pequeña.

a. **Plasticidad cortical:** la representación cortical del cuerpo es bastante plástica. El área de la corteza que representa cualquier área corporal particular puede cambiar con el tiempo en respuesta a la información o ausencia de esta de un área particular del cuerpo. Cuando se amputa un miembro, por ejemplo, la representación cortical de dicho miembro disminuye y otras áreas corporales adyacentes relevan dicha parte de la corteza. Por otra parte, cuando la agudeza táctil de una parte corporal particular se entrena y practica, el área del cuerpo obtiene una mayor representación cortical. Esto se ha demostrado, por ejemplo, en individuos que leen Braille con el índice y en músicos que tocan instrumentos de cuerdas.

b. **Inhibición lateral**: como se explicó en el capítulo 7, "Haces sensitivos ascendentes", el procesamiento de la información sensitiva ocurre en cada paso de las vías sensitivas, con el objetivo de aumentar la agudeza táctil. Esto también ocurre a nivel cortical. Un área que recibe información sensitiva envía proyecciones inhibitorias a áreas adyacentes, lo que incrementa el contraste entre el área que recibe la información y aquella que no la recibe. Esta **inhibición lateral** aumenta la agudeza táctil a nivel cortical. La corteza sensorial primaria envía proyecciones a la corteza motora primaria, donde influye en el eflujo motor a través de las vías motoras descendentes.

c. **Lesión de la corteza somatosensorial primaria:** de manera típica, una lesión de la corteza somatosensorial primaria no produce la pérdida completa de la percepción sensitiva, sino un déficit de la conciencia de la información sensitiva y localización deficiente de los estímulos sensoriales.

d. **Área de asociación somatosensorial:** inmediatamente adyacente al área sensitiva primaria en el lóbulo parietal se encuentra el área de asociación sensitiva (*véase* "Áreas de asociación parietales", más adelante). El área de asociación somatosensorial es crítica para permitir interpretar el significado de la información sensitiva. Una lesión en el área de asociación somatosensorial provoca **agnosia táctil**, un déficit de la capacidad para combinar el tacto, la presión y la información propioceptiva para interpretar el significado de la información sensitiva. Otro déficit que puede producirse por dicha lesión se conoce como **astereognosia** o la incapacidad para reconocer un objeto colocado en la mano (utilizando nada más la información táctil).

3. **Visual:** un panorama integral del sistema visual se presenta en el capítulo 15, "Sistema visual." La representación cortical de la vista se explica aquí.

a. **Corteza visual primaria:** la **corteza visual primaria** consta del área de corteza a cada lado de la **cisura calcarina**, en el lado medial del **lóbulo occipital** (figura 13.10). Las fibras de la retina emiten proyecciones al **núcleo geniculado lateral** del tálamo que, a su vez, envía fibras conocidas como **radiaciones ópticas** a la corteza visual primaria.

El lado derecho de la corteza recibe información del campo visual izquierdo y viceversa. La organización de las neuronas en la corteza está mapeada según la distribución de las neuronas en la retina, una **organización retinotópica**.

b. **Lesión de la corteza visual primaria:** una lesión en la corteza visual primaria provoca un déficit visual en el campo visual opuesto. La naturaleza específica del déficit depende del sitio exacto de la corteza visual primaria en que ocurre la lesión (*véase* el capítulo 15, "Sistema visual", para más detalles).

c. **Área de asociación visual:** la zona de la corteza que rodea al área visual primaria en la superficie medial y se extiende a la superficie lateral del lóbulo occipital es el **área de asociación visual**, que da significado e interpretación a lo que el individuo ve. Una lesión en el área de asociación visual provoca un déficit de la habilidad para reconocer objetos en el campo visual opuesto a pesar de una vista intacta. Esto se conoce como **agnosia visual**. Además, dicha lesión puede provocar un déficit de la persecución o rastreo de un objeto ipsilateral (*véase* el capítulo 15, "Sistema visual").

4. **Auditiva:** la **corteza auditiva primaria** se encuentra profunda al surco lateral, en la superficie superior del **giro temporal superior** del lóbulo temporal (*véase* la figura 13.10). Los dos giros temporales transversos, o **giros de Heschl**, comprenden el área para la representación primaria de la información auditiva de la cóclea (órgano de Corti). La información de la cóclea se proyecta

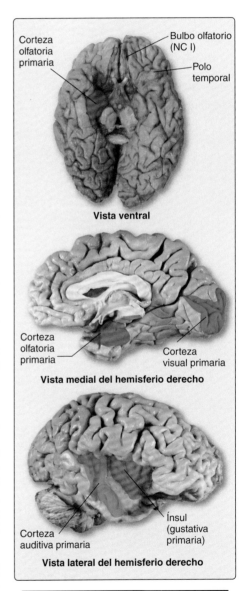

Vista ventral

Corteza olfatoria primaria

Bulbo olfatorio (NC I)

Polo temporal

Corteza olfatoria primaria

Corteza visual primaria

Vista medial del hemisferio derecho

Ínsul (gustativa primaria)

Corteza auditiva primaria

Vista lateral del hemisferio derecho

Figura 13.10
Áreas visual primaria, auditiva primaria, gustativa primaria y olfativa primaria de la corteza. NC, nervio craneal.

al **núcleo geniculado medial** del tálamo que, a su vez, emite proyecciones a la corteza auditiva primaria. La información ascendente de la cóclea es tanto ipsilateral como contralateral, de tal modo que cada oído se representa bilateralmente en la corteza auditiva. Las neuronas en la corteza auditiva primaria están organizadas en una **distribución tonotópica**, similar a la tonotopía del cóclea.

a. **Lesión del área auditiva primaria:** aunque la representación del sonido en la corteza es bilateral (*véanse* más detalles en el capítulo 11, "Audición y equilibrio"), predomina la información de la cóclea contralateral. Por ello, una lesión en el área auditiva primaria provoca la percepción disminuida del sonido, principalmente en el oído contralateral, en vez de la pérdida de audición limitada a un lado o al otro, como ocurriría en una lesión de las células ciliadas o del nervio auditivo de un lado.

b. **Área de asociación auditiva:** adyacente al área auditiva primaria en la superficie lateral del giro temporal superior, se encuentra el área de asociación auditiva, que permite interpretar y dar significado a los sonidos que se escuchan. Una lesión en el área de asociación auditiva puede provocar sordera a las palabras, o **agnosia verbal acústica**, en la cual la habilidad para interpretar lo que se escucha está comprometida, a pesar de una audición intacta. Extendiéndose más posterior en el giro temporal superior, y formando un asa alrededor del surco lateral para incluir los giros supramarginal y angular, se encuentra el **área de Wernicke**, crítica para la comprensión del lenguaje (*véanse* los detalles más adelante).

5. **Otras áreas sensitivas primarias:** la sensación del **gusto** tiene representación cortical en la **ínsula**, un área de la corteza profunda al surco lateral. La información llega a la ínsula desde los receptores del gusto a través del PMV del tálamo.

El **sistema olfatorio** también tiene representación cortical en la superficie inferior y medial del cerebro, en la **corteza entorrinal**, así como en las porciones inferiores del **lóbulo temporal** (*véase* la figura 13.10).

Los sistemas olfatorio y gustativo se explican con mayor detalle en el capítulo 21, "Olfato y gusto."

B. Áreas de asociación heteromodal de la corteza

Las áreas de asociación heteromodal están implicadas en el procesamiento de orden superior y la integración e interpretación de la información de más de una modalidad. Hay áreas importantes para la atención y la conciencia (**áreas de asociación parietales**), para la planeación y adaptación de la conducta en el contexto social (**áreas de asociación frontales**) y para el reconocimiento de cosas y situaciones que se encuentran alrededor (**áreas de asociación temporales**). Las características que se describen como profundamente humanas, como aquellas que determinan la personalidad, guían la toma de decisiones y se relacionan con los recuerdos y conocimientos, están mediadas por las áreas de asociación.

El conocimiento de la función de estas áreas de asociación proviene de observaciones en personas que han tenido lesiones en estas zonas y, en fecha reciente, de estudios de imagen por resonancia magnética funcional en los cuales se mide la actividad en las regiones cerebrales durante tareas cognitivas específicas. La comprensión sobre las áreas de asociación para la cognición y la conducta aún está en desarrollo. Las secciones siguientes proporcionan un panorama de lo que se conoce hasta ahora.

1. **Áreas de asociación frontales:** estas ocupan los lóbulos frontales, anteriores al complejo motor suplementario y se conocen como **corteza prefrontal**. Esta área de la corteza presenta interconexiones extensas a otras estructuras cerebrales y puede dividirse en dos regiones principales con diferentes conexiones y funciones. Las **porciones superior y lateral** de la corteza prefrontal están conectadas con la corteza motora y sensitiva, así como con los ganglios basales y el cerebelo. Estas regulan **la atención y las respuestas motoras a los estímulos**. Las **porciones inferior y medial** de la corteza prefrontal están interconectadas con la amígdala, el hipotálamo y el núcleo accumbens, así como con los núcleos del tallo cerebral implicados en la excitabilidad (noradrenérgica y colinérgica) y son responsables de la regulación de las emociones. La corteza prefrontal envía información al complejo motor suplementario y los ganglios basales; estas proyecciones codifican la expresión de las emociones y el comportamiento.

   a. **Tamaño:** el lóbulo frontal es particularmente grande en primates, en especial en simios y humanos. Se piensa que la presión evolutiva para desarrollar lóbulos frontales tan grandes proviene de la necesidad de los animales de hacer una transición de resolver problemas como individuo a resolverlos como sociedad. Los grupos sociales pueden defenderse de los depredadores y buscar comida juntos, lo que es más eficaz y da ventaja a los animales sociales sobre aquellos que utilizan estrategias individuales. Un grupo social se define por las relaciones entre los miembros que lo componen; el lóbulo frontal parece modular estas relaciones y, con ello, la vida dentro del grupo.

   b. **Función:** las funciones del lóbulo frontal son la base de la "personalidad" y permiten ajustar la conducta propia a normas morales y sociales. El lóbulo frontal parece tener un papel en la planeación y resolución de problemas, la inhibición conductual y la memoria de trabajo, así como la dirección y mantenimiento de la atención en una situación o tarea particular (figura 13.11). Estas últimas funciones contribuyen a la flexibilidad cognitiva y en ocasiones se agrupan bajo el término *función ejecutora*.

   A través de la corteza prefrontal es que puede dirigirse la atención a un estímulo o tarea específicos en el entorno, incluso si dicho estímulo o tarea no es predominante o más peculiar que otro. La corteza prefrontal media la habilidad para decidir la relevancia del estímulo y dirige la atención a él mientras suprime las distracciones. Por ejemplo, podría elegir estudiar neurociencias en vez de medios sociales. La corteza prefrontal también tiene un papel crítico en la **memoria de trabajo**. En esta área de la corteza es donde puede retenerse información durante el tiempo suficiente para planear y ejecutar la respuesta conductual a un estímulo. La corteza prefrontal posibilita tomar decisiones deliberadas sobre la conducta propia y adaptarla a situaciones específicas. Permite imaginar el futuro y planear la conducta dirigida a un objetivo o

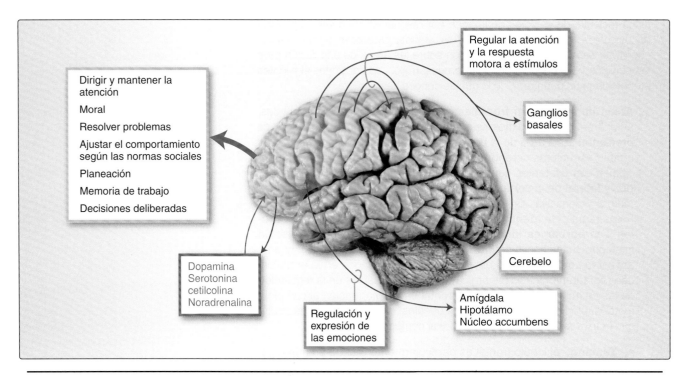

Figura 13.11
Panorama de las áreas de asociación frontales en el hemisferio cerebral izquierdo.

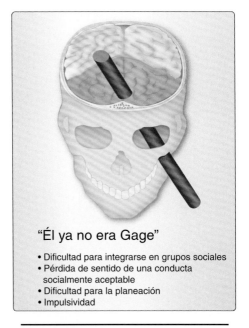

Figura 13.12
Phineas Gage: daño de las áreas de asociación frontales.

resultado a largo plazo. Investigaciones recientes sugieren que la corteza prefrontal también tiene un papel como salvaguarda de la **moral**, la sensación innata del bien y del mal, independiente de las normas sociales y antecedentes culturales.

c. **Inervación:** el lóbulo frontal recibe inervación extensa de los **sistemas monoaminérgicos** del tallo cerebral, y pueden encontrarse altas densidades de **receptores de dopamina, noradrenalina y serotonina**. La actividad de estas proyecciones es crítica para el funcionamiento normal de la corteza prefrontal. Los trastornos psiquiátricos relacionados con estos sistemas, como la esquizofrenia y la depresión, tienen síntomas que pueden relacionarse con alteraciones de la función de los circuitos de la corteza prefrontal y sus neurotransmisores (*véase* el capítulo 12, "Sistemas del tallo cerebral y repaso", para más información).

d. **Lesiones:** la lesión del lóbulo frontal provoca cambios de personalidad y pérdida de la habilidad para demostrar una conducta apropiada sin, necesariamente, una pérdida de la capacidad intelectual. El caso más famoso de daño del lóbulo frontal pertenece al siglo XIX, el de **Phineas Gage**. Una explosión que ocurrió mientras Gage trabajaba en las vías del tren hizo volar una plancha de hierro a través de su órbita izquierda y las partes frontales de su cráneo y cerebro (figura 13.12). Gage se recuperó de la lesión y el médico local, J. M. Harlow, documentó el caso.

Aunque antes del accidente Gage parecía estar bien adaptado y, según los testigos, era capaz de tomar decisiones y planear para el futuro, su personalidad cambió después del accidente: "Él ya no era Gage." Muchos de los atributos de las funciones del lóbulo frontal desaparecieron o presentaron una reducción grave. Parecía tener problemas para integrarse en los grupos sociales, había perdido el sentido de conductas socialmente aceptables, tenía problemas para planear a largo plazo y para reconciliar sus impulsos con las necesidades de otras personas.

Un estudio que empleó una estrategia "conectómica" moderna brindó nueva información sobre el daño que le ocurrió al cerebro del señor Gage. Encontró que 4% de la sustancia gris cortical y 11% de la sustancia blanca total estaban dañados. Los haces lesionados incluyeron el fascículo uncinado, el cíngulo, el fascículo longitudinal superior y el fascículo frontooccipital inferior (*véase* la sección IIB, "Haces de fibras subcorticales"). Estos hallazgos son los primeros en sugerir que el daño tanto de la sustancia blanca como de la gris tuvieron un papel en los problemas conductuales y funcionales del señor Gage.

2. **Áreas de asociación parietales:** las áreas de asociación del **lóbulo parietal** son posteriores a las áreas sensitivas primarias en los giros poscentrales. Las áreas de asociación parietales se conocen como **corteza parietal posterior**. Esta es un área donde se integran las sensaciones somáticas y visuales, que producen una interpretación de orden superior de los estímulos.

   a. **Función:** la corteza parietal posterior es crítica para la atención y en la conciencia de uno mismo y del espacio extrapersonal. Mientras que las cortezas visuales del lóbulo occipital median el análisis, reconocimiento e interpretación de la información visual, las áreas de asociación parietales procesan la información sobre la posición y movimiento de los objetos, personas y uno mismo en el espacio. La corteza parietal posterior derecha orienta la atención en el espacio, mientras que la izquierda la orienta en el tiempo. Estas áreas de la corteza están interconectadas con la corteza prefrontal, que decide en cuál estímulo enfocarse y filtra otras distracciones (figura 13.13).

   b. **Lesiones:** una lesión de corteza parietal posterior en el **hemisferio no dominante** (típicamente el derecho) puede provocar **síndrome de negligencia contralateral**. Los estímulos en el entorno en el lado opuesto a la lesión, de manera típica el izquierdo, se ignoran o "descuidan". Aunque los receptores y vías sensitivos para percibir dichos estímulos están intactos, no hay conciencia o interpretación de estos estímulos y la atención no se dirige a ellos.

   La negligencia incluye tanto la falta de conciencia del espacio extrapersonal y de uno mismo en el lado opuesto a la lesión (típicamente el izquierdo). De este modo, los pacientes ignorarán a las personas, voces, objetos y sonidos en el lado izquierdo y pueden ignorar el lado izquierdo de sus propios cuerpos, por lo que no pueden rasurarse, lavarse o vestirse del lado izquierdo. De modo similar, cuando se les pide copiar o dibujar un objeto de memoria, omiten el lado izquierdo de dicho objeto (figura 13.14). El hecho de omitir el lado izquierdo de los objetos en un dibujo ilustra que la negligencia no está limitada necesariamente al campo visual izquierdo, sino que puede expandirse al *sesgo izquierdo* general.

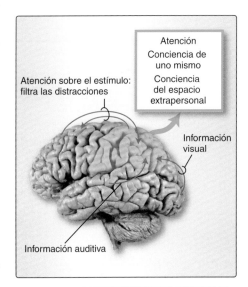

Figura 13.13
Panorama de las áreas de asociación parietales del hemisferio cerebral izquierdo.

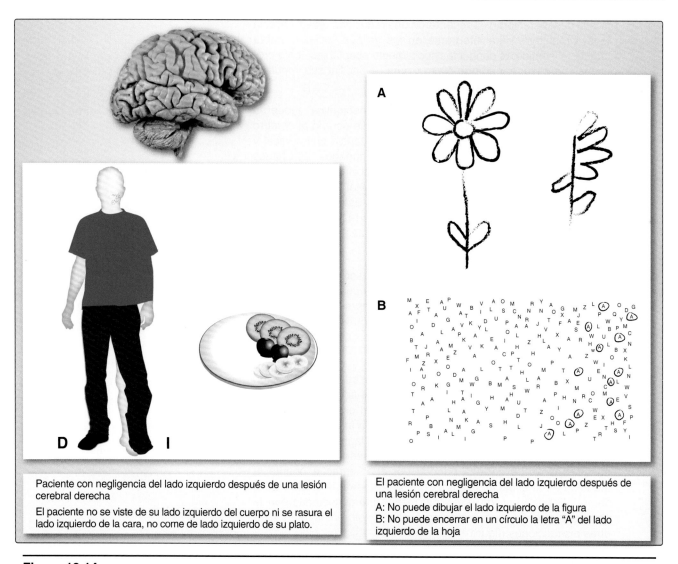

Paciente con negligencia del lado izquierdo después de una lesión cerebral derecha

El paciente no se viste de su lado izquierdo del cuerpo ni se rasura el lado izquierdo de la cara, no come de lado izquierdo de su plato.

El paciente con negligencia del lado izquierdo después de una lesión cerebral derecha
A: No puede dibujar el lado izquierdo de la figura
B: No puede encerrar en un círculo la letra "A" del lado izquierdo de la hoja

Figura 13.14
Negligencia contralateral.

Es interesante señalar que, mientras la atención al lado izquierdo del espacio extrapersonal y de uno mismo está controlada de manera predominante por la región posterior del lóbulo parietal no dominante (en general el derecho), la atención al lado derecho está mediada por ambos lóbulos parietales posteriores. De este modo, una lesión en un lado podría compensarse mediante la información del otro lado. Esto puede explicar por qué es típico que una lesión en el hemisferios dominante provoque principalmente agnosia táctil, mientras que una lesión en el lado no dominante puede tener el resultado más grave de negligencia sensitiva contralateral.

3. **Áreas de asociación temporales:** estas áreas del **lóbulo temporal** están implicadas en la tarea de reconocer estímulos o patrones. La superficie medial del lóbulo temporal, de manera específica el **giro fusiforme**, es donde los estímulos visuales de una cara o un objeto se vinculan para reconocer su significado o identidad. La superficie lateral del lóbulo temporal parece estar implicada en el reconocimiento de patrones relacionados con el lenguaje (figura 13.15).

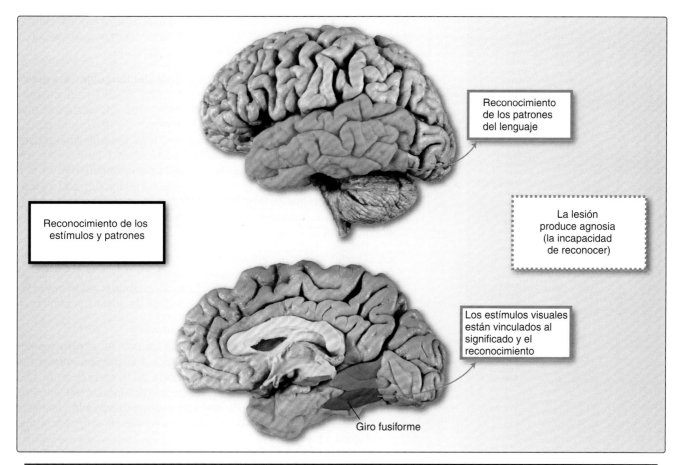

Figura 13.15
Área de asociación temporal de la región lateral del hemisferio izquierdo y medial del hemisferio derecho.

El daño de las áreas de asociación del lóbulo temporal puede provocar incapacidad para reconocer o identificar objetos o personas. Estos déficits se encuentran en la categoría de **agnosia**. La agnosia es distinta a la negligencia debido a que una persona con agnosia puede admitir la presencia y describir un estímulo tanto en el lado izquierdo como el derecho, pero es incapaz de reconocerlo y nombrarlo.

Las áreas de asociación temporales comprenden otra de las áreas corticales donde ocurre lateralización. La habilidad para reconocer rostros parece localizarse de modo predominante en el lado derecho de la corteza temporal inferior. Una lesión en esta área de la corteza provoca **prosopagnosia** o la incapacidad para reconocer rostros.

C. Lenguaje

La comprensión y producción del lenguaje son tareas complejas que implican numerosas áreas del cerebro en ambos hemisferios. La primera evidencia de la existencia de centros discretos del lenguaje proviene de mediados del siglo XIX, gracias al trabajo de los neurobiólogos **Broca** y **Wernicke**. Su modelo clásico de la neuroanatomía del lenguaje ha predominado durante los últimos 150 años y ha sido un marco de referencia útil para el diagnóstico clínico. Aquí se explica este modelo clásico y se expresan conceptos más modernos y evidencia más reciente sobre cómo el cerebro afronta la compleja tarea del lenguaje.

1. **Conceptos clásicos de la neurobiología del lenguaje:** las áreas del cerebro dedicadas al lenguaje pueden dividirse en diferentes categorías y su distribución está altamente lateralizada. En la mayoría de las personas diestras (alrededor de 98%) y la mayor parte de las personas zurdas (cerca de 70%), los principales centros del lenguaje están en el hemisferio izquierdo. La localización de las áreas del lenguaje define el hemisferio dominante: el uso predominante de una mano puede o no correlacionar con el lenguaje. Se cree que el hemisferio derecho (o no dominante) contribuye más a la melodía (**prosodia**), ritmo, expresión emocional y acento en el lenguaje.

   En el hemisferio dominante, hay dos centros principales del lenguaje: uno para la expresión del lenguaje, el área de Broca, y uno para su comprensión, el área de Wernicke. Estos dos centros están conectados entre sí por medio de un haz subcortical de sustancia blanca, el **fascículo arcuato**.

   a. **Área de Broca:** el **área de Broca** se localiza en el **giro frontal inferior** del lóbulo frontal, justo anterior a la porción inferior del giro precentral (figura 13.16). Esta parte de la corteza es el sitio que vincula varias áreas corticales para la producción del lenguaje (*véase* la figura 13.18). El lenguaje incluye el hablado, escrito y de señas, así como símbolos (signos o palabras) para conceptos, objetos, ideas, etc.

   b. **Área de Wernicke:** el **área de Wernicke** se localiza en el giro temporal superior y se extiende alrededor del extremo posterior del surco lateral hacia la región parietal (*véase* la figura 13.16). Esta área de la corteza está dedicada a la comprensión del lenguaje de señas y hablado; permite interpretar y asignar un significado a los símbolos.

   c. **Fascículo arcuato:** el **fascículo arcuato**, situado en la parte inferior del fascículo longitudinal superior, conecta estas dos áreas de la corteza (*véase* la figura 13.16). Contar con esa conexión es lógico, ya que se quiere producir lenguaje (Broca) que tenga sentido (Wernicke), comprenderlo y responder de modo apropiado. Se piensa que el fascículo arcuato es una conexión que vigila el habla y facilita la repetición de las palabras.

   d. **Lesiones:** una lesión en estas áreas primarias del lenguaje provoca la incapacidad para comunicarse con eficacia, conocida como **afasia**. El tipo de afasia depende del área dañada de la corteza. Es importante recordar que las afasias se refieren al lenguaje en todas sus formas, ya sea hablado, escrito o de señas. Las afasias son distintas de las **disartrias**, ya que el contenido está intacto (las palabras tienen sentido), pero la producción del lenguaje está alterada por una lesión de los músculos de la faringe, laringe, lengua o los nervios que inervan dichas estructuras.

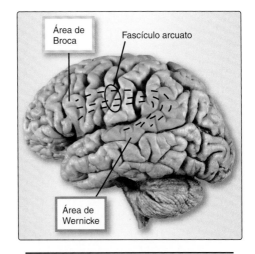

Figura 13.16
Modelo clásico del procesamiento del lenguaje.

- *Afasia de Broca:* la lesión del área de Broca y su conexión provoca **afasia expresiva** o **productiva** (afasia de Broca). Los pacientes con **afasia de Broca** presentan lenguaje escaso y titubeante, dificultad para la sintaxis y gramática, repetición de palabras/frases y estructura irregular de las palabras. La comprensión del habla está intacta y, con frecuencia, estos pacientes están muy frustrados por su incapacidad para expresarse (figura 13.17).

- *Afasia de Wernicke:* la lesión del área de Wernicke provoca **afasia receptiva** o **sensorial** (afasia de Wernicke). Los pacientes con **afasia de Wernicke** no presentan dificultad con la sintaxis, gramática ni la estructura de las palabras, y su habla parece ser fluida y retener melodía y ritmo (*véase* la figura 13.17). Sin embargo, debido a que estos pacientes no pueden comprender el lenguaje que escuchan (o ven), el contenido de su habla presenta fallas marcadas. Podrían utilizar la palabra equivocada para describir algo, crear nuevas palabras (neologismos), o aparentar hablar "tonterías", casi como si hablaran un idioma desconocido. La repetición puede estar alterada. Con frecuencia, estos pacientes no están conscientes de su discapacidad.

- *Afasia de conducción:* la lesión del fascículo arcuato provoca afasia de conducción, en la cual se pierde la conexión entre las áreas de Wernicke (comprensión del lenguaje) y de Broca (producción del lenguaje). El rasgo característico de la **afasia de conducción** es la incapacidad para repetir palabras (*véase* la figura 13.17). La comprensión y expresión del lenguaje están intactas, pero los pacientes no pueden transferir la palabra comprendida para que el área de Broca la exprese. Cuando se pide que repita la palabra "leche", por ejemplo, el paciente puede no ser capaz de responder o hacerlo y decir "la cosa blanca". No obstante, los estudios modernos han arrojado cierta duda sobre la importancia del fascículo arcuato en la afasia de conducción. Una lesión selectiva del fascículo arcuato se observa únicamente en muy raras ocasiones y es usual que las áreas de la corteza estén afectadas cuando se realiza el diagnóstico de afasia de conducción. No obstante, si se trata de la modalidad *pura,* el pronóstico es bueno. De manera habitual, los síntomas se resuelven con el tiempo, quizás debido a que otras fibras de asociación toman estas funciones.

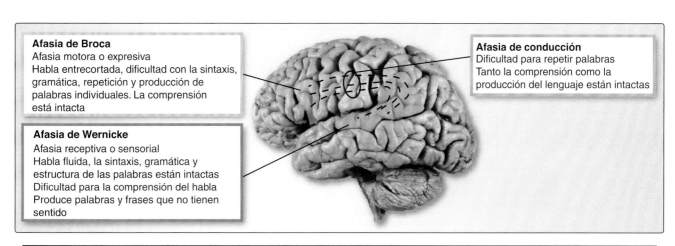

Afasia de Broca
Afasia motora o expresiva
Habla entrecortada, dificultad con la sintaxis, gramática, repetición y producción de palabras individuales. La comprensión está intacta

Afasia de Wernicke
Afasia receptiva o sensorial
Habla fluida, la sintaxis, gramática y estructura de las palabras están intactas
Dificultad para la comprensión del habla
Produce palabras y frases que no tienen sentido

Afasia de conducción
Dificultad para repetir palabras
Tanto la comprensión como la producción del lenguaje están intactas

Figura 13.17
Afasias de Broca, de Wernicke y de conducción.

2. **Conceptos modernos sobre la neurobiología del lenguaje:** a pesar de que los conceptos clásicos mencionados han tenido validez durante los últimos 150 años y se ha probado que son buenas herramientas en el diagnóstico clínico, es claro que no todas las patologías pueden explicarse mediante este sistema. En particular, la lateralización del lenguaje no es tan estricta como lo sugiere el modelo clásico. Aquí se revisa un punto de vista más moderno, que es importante al considerar la capacidad del cerebro para compensar la pérdida de un área del lenguaje y para comprender la inmensa variedad de alteraciones encontradas en clínica que no se ajustan a la clasificación de "Broca" o "Wernicke".

Cuando se escucha un sonido, se registra bilateralmente en el área auditiva primaria (giros de Heschl), en la superficie superior del giro temporal superior, profunda a la fisura lateral. Cuando se reconoce que el sonido en verdad es habla o lenguaje, se activa el giro temporal superior. El significado de las palabras (**procesamiento semántico**) se analiza en la corteza de los giros temporales medio e inferior, con una distribución de los significados a lo largo de la corteza temporal inferior, desde las *personas* en la porción anterior, hasta las *herramientas* en la porción posterior. Todas estas áreas de corteza reciben información de otras partes del cerebro. Las regiones parietooccipitales y las áreas en el lóbulo frontal anteriores al área de Broca analizan si el significado asignado a la palabra es apropiado para el contexto en que se presentan, así como la estructura gramatical del lenguaje y el significado de esta estructura. Por lo tanto, la comprensión del lenguaje se extiende más allá de la pequeña área de corteza inicialmente descrita por Wernicke (figura 13.18).

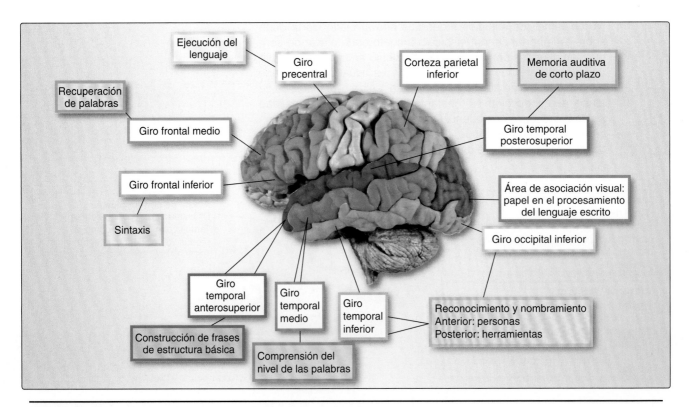

Figura 13.18
Comprensión moderna del procesamiento del lenguaje en el hemisferio cerebral izquierdo (por lo común el dominante).

La producción del lenguaje requiere el uso de numerosas áreas corticales para asegurar que el significado de las palabras sea apropiado, que estas se pronuncien adecuadamente y se coloquen de manera correcta en la estructura de la oración. De hecho, las áreas del cerebro activas durante la producción del lenguaje muestran superposición considerable con las áreas de la comprensión del lenguaje. Ahora se piensa que el área de Broca es la parte central que manipula y reenvía la información a través de las redes corticales responsables de la producción del lenguaje. También tiene un papel coordinador para organizar la estructura de la oración y contar con una sintaxis intacta. Se ha demostrado que el giro frontal medio izquierdo está activo durante la recuperación de las palabras y la región anterior de la ínsula izquierda parece estar implicada en la planeación de la articulación del lenguaje. Así, el inicio y ejecución del lenguaje están relacionados con los ganglios basales (putamen izquierdo y caudado bilateral) y la región anterior del giro del cíngulo, así como las áreas premotora y motora, y el cerebelo. La lesión específica del área de Broca sin daño de sus conexiones sí produce afasia de Broca, pero provoca mutismo transitorio con buen pronóstico.

El papel del fascículo arcuato ha disminuido conforme se amplía la comprensión de las áreas cerebrales implicadas en la percepción y producción del lenguaje. Aún se piensa que el fascículo arcuato tiene un papel en la repetición, la cual puede compensarse por otras fibras de asociación.

Aunque muchas de las áreas relacionadas con el lenguaje son bilaterales, un hemisferio dominante (en general el izquierdo) tiene un papel principal, quizá debido a que otros procesos de orden superior están lateralizados a la izquierda e influyen de modo preferencial en los sistemas relacionados con el lenguaje.

En resumen, el entendimiento moderno del lenguaje asigna la comprensión de este a áreas diseminadas de los lóbulos temporales, occipitales y parietales, y la producción del lenguaje la adjudica a una red de estructuras con el área de Broca como fundamental.

D. El sistema de neuronas en espejo

La transición a los grupos sociales tuvo una influencia significativa en la evolución del cerebro, como ya se mencionó. Otro sistema que evolucionó para permitir a los seres humanos vivir en armonía con otras personas, comprender sus acciones y emociones, y aprender de ellas es el **sistema de neuronas en espejo** (neuronas especulares).

1. **Función:** el papel del sistema de neuronas en espejo es brindar una manera simple, directa y rápida para comprender las acciones y emociones de las demás personas. El sistema de neuronas especulares es una red de neuronas en las cortezas frontal, parietal, temporal, cingular e insular. Esta red está activa cuando se realiza una acción particular; es interesante notar que también se activa cuando se observa a otra persona llevar a cabo esa misma acción. La actividad de estas neuronas permite comprender la acción efectuada por la otra persona y predecir la consecuencia de dicha acción con base en la propia experiencia. Se podrían sentir escalofríos o estremecerse cuando se ve a otro hacer algo que asusta o lastima (p. ej., ver un trapecista en acción a gran altura). Diversas áreas están activas dependiendo de las acciones motoras que se observan, ya sea si son independientes (intransitivas), relacionadas con alguien o algo más (transitivas), o implican el uso de herramientas.

a. **Aprendizaje motor:** el sistema de neuronas en espejo también es un factor importante en el aprendizaje motor. Se pueden imitar las acciones de otros gracias a este sistema. La actividad del sistema de neuronas en espejo influye en los mapas motores y modifica y afina las acciones. De hecho, los bailarines que observan a otros modifican sus movimientos para imitar lo que miran.

b. **Empatía:** el sistema de neuronas en espejo se extiende a la comprensión emocional de otros. La actividad de las neuronas especulares en la corteza anterior del cíngulo y de la ínsula ayuda a comprender y dar sentido a las emociones de las personas. Esto puede observarse como una correlación neuroanatómica para la empatía.

2. **Significado clínico:** se ha encontrado evidencia que sugiere que la actividad, circuitos y control del sistema de neuronas en espejo puede estar implicado en algunos de los cambios conductuales observados en personas con trastornos del espectro autista. Sin embargo, se requiere mayor investigación para corroborar estos hallazgos y sus implicaciones clínicas en relación con la comprensión de las acciones y emociones de otras personas.

E. Diferencias sexuales en la corteza cerebral

Se han identificado numerosas diferencias sexuales neuroanatómicas tanto en animales como en humanos. Estas diferencias pueden formar, por lo menos, parte de la base neural de conductas específicas del género, tanto reproductivas como no reproductivas, y quizás de la identidad de género. Uno de los primeros estudios identificó un dimorfismo sexual en el núcleo del área preóptica del hipotálamo. Tiene una forma elongada en mujeres y una forma más esférica en hombres. Tiene un tamaño mayor del doble en hombres que en mujeres y contiene casi el doble de células.

1. **Haces de sustancia blanca:** los haces de sustancia blanca también pueden mostrar dimorfismos sexuales. El cuerpo calloso, el principal haz de fibras que conecta los hemisferios cerebrales, presenta una diferencia sexual en su tamaño, en particular en el esplenio, que es más grande en mujeres que en hombres, a pesar de un mayor tamaño cerebral general en hombres.

2. **Corteza:** las diferencias sexuales en la asimetría cortical están bien descritas en estudios tanto en animales como en humanos. Sin embargo, las diferencias estructurales cerebrales no reflejan necesariamente distinciones a nivel conductual o de habilidades, y no se conocen diferencias en la capacidad intelectual entre los sexos. Se han informado ejemplos interesantes de asimetrías funcionales, pero demuestran que, aunque el cerebro masculino y el femenino procesan la información de modo distinto, los resultados son los mismos. Un ejemplo interesante se relaciona con las diferencias sexuales en la lateralidad del lenguaje y el procesamiento visoespacial de la corteza. Durante las tareas fonológicas, que implican detectar y discriminar diferencias en los sonidos del habla, la activación cerebral en hombres se lateralizó al giro frontal inferior izquierdo, mientras que en mujeres, el patrón de activación implicó los giros frontales inferiores derecho e izquierdo. Un estudio subsecuente encontró que los hombres presentaron mayor lateralización izquierda durante las tareas fonológicas y mayor actividad bilateral durante la tarea visoespacial, mientras que las mujeres mostraron mayor actividad

bilateral durante la tarea fonológica y manifestaron mayor lateraliza-ción derecha durante la tarea visoespacial.

El mecanismo para estas diferencias sexuales no se ha comprendido del todo, pero es probable que implique efectos organizacionales y activacionales de las hormonas sexuales, estrógenos y testosterona. Los efectos organizacionales de las hormonas ocurren durante el desarrollo fetal y actúan tanto para influir en el desarrollo de los órga-nos sexuales como para masculinizar o feminizar el cerebro de un modo relativamente permanente, incluidas diferencias en el creci-miento, objetivos y conexiones axonales y, en las mujeres, el sus-trato para la ciclicidad hormonal. Los efectos activacionales de las hormonas ocurren durante la pubertad y en etapas ulteriores de la vida, y dependen de la actividad de los estrógenos y la testosterona sobre el cerebro masculinizado o feminizado. La secreción de andró-genos y estrógenos es importante en el desarrollo de las característi-cas sexuales secundarias, así como en patrones dimórficos sexuales del comportamiento y la emergencia de ciclicidad hormonal en la mujer, regulados por el hipotálamo.

IV. RIEGO SANGUÍNEO DE LA CORTEZA

El riego sanguíneo de la corteza proviene del polígono arterial cerebral (**de Willis**), revisado en el capítulo 2, "Panorama del sistema nervioso central". Las **arterias carótidas internas** y el **sistema vertebrobasilar** forman una **anastomosis** poligonal en la base del cerebro. De este polígono parten las ramificaciones de las **arterias cerebrales anteriores**, las **arterias cerebra-les medias** y las **arterias cerebrales posteriores** (figura 13.19). Estas tres arterias principales y sus ramas más pequeñas irrigan el prosencéfalo.

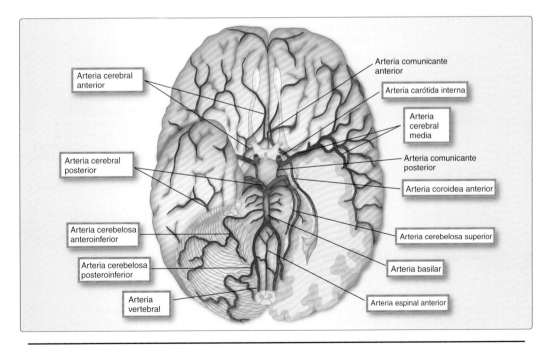

Figura 13.19
Polígono de Willis en la superficie ventral del cerebro (se diseccionó el lóbulo temporal para demostrar el trayectos de la arteria coroidea anterior).

Todos los vasos que irrigan el prosencéfalo son **arterias terminales** que no tienen conexiones con otras arterias y muestran poca o nula superposición en sus territorios. El área donde se unen dos áreas perfusionales se denomina **área limítrofe**. Esta es más vulnerable cuando la presión arterial cae o hay sangrado en un vaso central, ya que no hay suficiente presión de perfusión para irrigar el territorio completo de dicho vaso.

La sección siguiente brinda un panorama de los territorios perfusionales de estos vasos. En la tabla 13.2 se encuentra un resumen de los síntomas principales encontrados durante la oclusión de tales vasos.

Tabla 13.2. Déficits funcionales encontrados en los infartos vasculares más comunes

Arteria	Ramas	Estructuras irrigadas	Función	Déficits clínicos/síndromes
Arteria cerebral anterior	Superficial	Corteza motora (miembro inferior)	Controla el movimiento del miembro inferior contralateral	Debilidad tipo neurona motora superior, miembro inferior contralateral
		Corteza sensorial (miembro inferior)	Recibe información sensitiva del miembro inferior contralateral	Déficits sensitivos, miembro inferior contralateral
		Complejo motor suplementario (hemisferio dominante)	Planeación de la actividad motora	Déficits motores leves, contralaterales
		Corteza prefrontal	Voluntad, motivación, planeación y organización de la conducta compleja	Anomalías conductuales en el lóbulo frontal
	Arteria lenticulostriada y recurrente de Heubner	Cápsula interna (brazo anterior)	Fibras corticopontinas y talamocorticales (de los núcleos anterior y DM)	Posibles cambios en la conducta emocional (talamocortical); cambios motores leves relacionados con la función cerebelosa (corticopontina)
Arteria cerebral media	Superficial izquierda	Área de Broca	Área del lenguaje expresivo; se integra con otras áreas del lenguaje	Afasia no fluente (de Broca)
		Área de Wernicke	Área del lenguaje receptivo; se integra con otras áreas del lenguaje	Afasia fluente (de Wernicke)
	Superficial izquierda y derecha	Corteza motora, complejo motor suplementario	Movimiento de cabeza, cuello, brazo y tronco contralaterales	Debilidad tipo neurona motora superior, cara, cuello, brazo y tronco contralaterales. Posible heminegligencia izquierda si la lesión está en el lado no dominante (por lo general el derecho) (variable)
		Corteza sensorial	Sensación del lado izquierdo de cabeza, cuello y tronco, y brazo izquierdo	Déficits sensitivos de la cabeza, cuello, brazo, tronco contralaterales
	Profunda (lentículos triada)	Estriado (caudado y putamen)	Recibe información cortical relevada a los ganglios basales; inicio y control del movimiento	Alteraciones del movimiento
		Globo pálido	Sitio de origen de la información de los ganglios basales a la sustancia nigra y el tálamo; inicio y control del movimiento	Alteraciones del movimiento
		Cápsula interna (brazo anterior)	Fibras corticopontinas y talamocorticales	Posibles cambios en el comportamiento emocional (talamocortical); cambios motores leves relacionados con la función cerebelosa (corticopontina)
		Cápsula interna (rodilla)	Fibras descendentes del haz corticobulbar	Signos de neurona motora superior y de nervios craneales

Tabla 13.2. Déficits funcionales encontrados en los infartos vasculares más comunes (*continuación*)

Arteria	Ramas	Estructuras irrigadas	Función	Déficits clínicos/síndromes
Arteria carótida interna	Coroidea anterior	Cápsula interna (brazo posterior, parte inferior), globo pálido, tracto óptico, lóbulo temporal, hipocampo y amígdala	Fibras corticoespinales descendentes; fibras talamocorticales (información sensitiva); vía visual; estructuras límbicas relacionadas con la memoria, el miedo y las emociones	Hemiparesias contralaterales tipo neurona motora superior; anomalías sensitivas; hemianopsia homónima contralateral; cambios de memoria, emociones
Arteria cerebral posterior	Superficial	Lóbulo occipital	Áreas visuales primaria y secundaria; recepción e interpretación de la información visual	Hemianopsia homónima contralateral, alexia sin agrafia
		Esplenio del cuerpo calloso	Porta fibras comisurales que conectan las cortezas de asociación visual derecha e izquierda	Posibles déficits al interpretar imágenes visuales, alexia sin agrafia
		Partes inferior y medial del lóbulo temporal	Reconocimiento e interpretación de rostros	Déficit del reconocimiento e interpretación de rostros (prosopagnosia)
		Hipocampo, amígdala		Problemas límbicos relacionados con la memoria, el miedo y las emociones
	Profunda	Tálamo	Centro de relevo para la información ascendente y descendente; integración de la corteza cerebral y el resto del SNC	Las lesiones talámicas pueden simular lesiones corticales
		Cápsula interna (brazo posterior)	Fibras descendentes de los haces corticoespinales lateral y anterior	Hemiparesias contralaterales tipo neurona motora superior

SNC, sistema nervioso central.

A. Arteria cerebral anterior

La **arteria cerebral anterior (ACA)** es una rama del polígono de Willis y viaja hacia la **fisura interhemisférica**, a lo largo de la superficie superior del cuerpo calloso (figuras 13.19 y 13.20). La ACA irriga la superficie medial del lóbulo frontal y del lóbulo parietal, así como de 1 a 2 cm de la superficie lateral de dichos lóbulos, a medida que las ramas terminales llegan al lado lateral del cerebro. Las ramas profundas de la ACA contribuyen para formar las arterias lenticuloestriadas e irrigan la cabeza del núcleo caudado y el brazo anterior de la cápsula interna.

B. Arteria cerebral media

La **arteria cerebral media (ACM)** es la rama directa de la arteria carótida interna y la arteria más grande que irriga los hemisferios cerebrales. La ACM viaja a través de la fisura lateral hacia la región lateral del hemisferio, donde se divide en sus ramas terminales que irrigan la mayor parte de la superficie lateral completa de la corteza (figuras 13.21 y 13.22). Las ramas profundas de la ACM, junto con algunas ramas profundas de la ACA, reciben el nombre de **arterias lenticuloestriadas**, que irrigan los ganglios basales, así como los brazos anterior y posterior de la cápsula interna (tabla 13.1 y figura 13.23). Estos son vasos pequeños provenientes de la ACM y la ACA grandes. Son muy vulnerables al aumento de

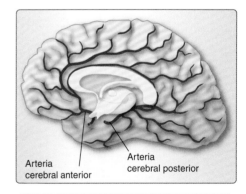

Arteria cerebral anterior

Arteria cerebral posterior

Figura 13.20
Arterias cerebrales anterior y posterior en la superficie medial del hemisferio cerebral derecho.

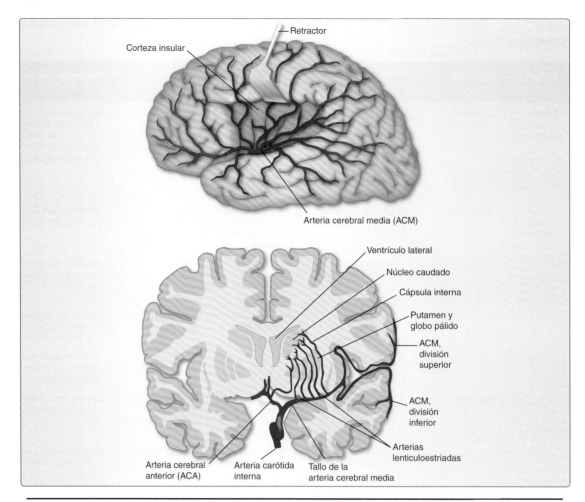

Figura 13.21
La arteria cerebral media se ramifica en la división superior e inferior en la fisura lateral para irrigar la región lateral de los lóbulos frontal/parietal y el lóbulo temporal, respectivamente.

la presión arterial, debido a que sus paredes arteriales más débiles pueden no soportar una presión muy elevada. Esto puede provocar un evento vascular cerebral hemorrágico en la cápsula interna y los ganglios basales.

C. Arteria coroidea anterior

La **arteria coroidea anterior** se origina de la arteria carótida interna (*véase* la figura 13.19). Viaja al plexo coroideo en el ventrículo lateral e irriga las estructuras profundas de los lóbulos temporal y occipital, incluyendo el **hipocampo**, la parte inferior del brazo posterior de la **cápsula interna**, el **globo pálido**, el **tracto óptico** y la **cola del núcleo caudado** (*véase* la figura 13.23). Es una arteria larga y delgada que proviene de la arteria carótida interna sometida a presiones elevadas. Del mismo modo que las arterias lenticuloestriadas, es muy vulnerable al aumento de la presión arterial, ya que su pared arterial más delgada puede no ser capaz de soportar presiones altas, lo que puede provocar un evento vascular cerebral hemorrágico. Es importante comprender esto, ya que este vaso irriga haces de fibras de importancia crítica en la porción inferior del brazo posterior de la cápsula interna.

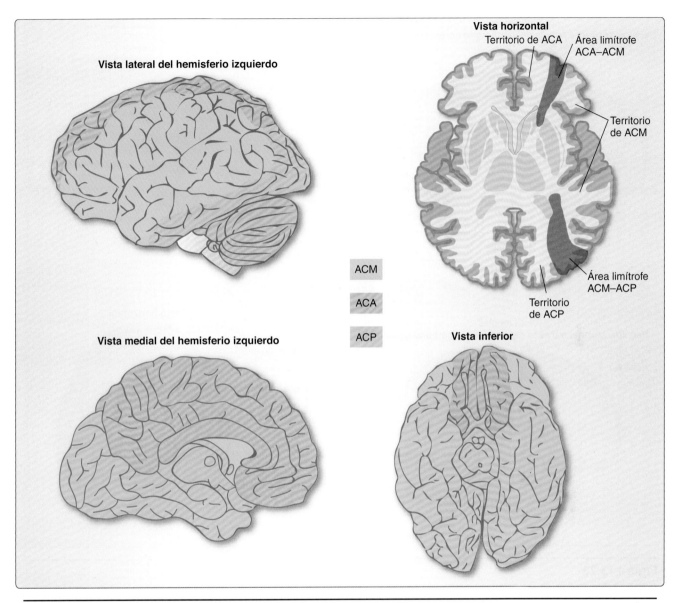

Figura 13.22
Áreas perfusionales de la arteria cerebral media (ACM), la arteria cerebral anterior (ACA) y la arteria cerebral posterior (ACP) en la superficie de los hemisferios cerebrales.

D. Arteria cerebral posterior

La arteria basilar, parte del sistema vertebrobasilar, da dos ramas en su extremo rostral: las dos **arterias cerebrales posteriores** (ACP) (*véase* la figura 13.19). Estas están conectadas al sistema de la carótida interna mediante las **arterias comunicantes posteriores**. La ACP rodea el mesencéfalo e irriga la superficie medial del lóbulo occipital y las porciones inferior y medial del lóbulo temporal, así como el esplenio del cuerpo calloso (*véanse* las figuras 13.20 y 13.22). Las ramas profundas de la ACP también irrigan el tálamo, partes del mesencéfalo y parte del brazo posterior de la cápsula interna (*véase* la figura 13.23).

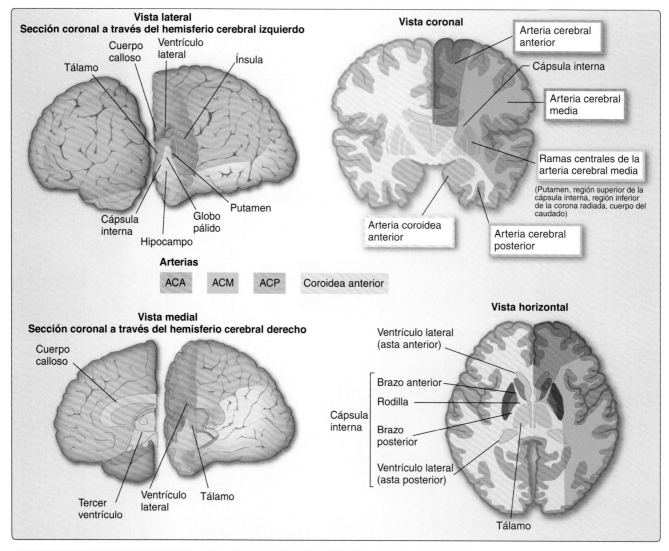

Figura 13.23
Áreas perfusionales de las arterias cerebrales medias, anteriores y posteriores, así como de la arteria coroidea anterior profunda en el prosencéfalo, en sección coronal y horizontal.

Casos clínicos. En la clínica de apoplejías

Infarto de arteria cerebral anterior

Una mujer de 52 años de edad se presentó a la clínica por alteración de la destreza de la mano izquierda y dificultades para la marcha de inicio súbito. Presenta dificultad para cepillarse el cabello y los dientes con la mano izquierda, además de problemas para ponerse los pantalones. Cuenta con antecedentes de hipertensión y fibrilación auricular. A la exploración física, su función de nervios craneales es normal. Presenta movimiento digital fino lento de la mano izquierda, su fuerza es normal en ambas manos y en la pierna derecha. La fuerza de su pierna izquierda está ligera-

mente reducida (4/5). Su tono está aumentado en la pierna izquierda, pero es normal en la derecha y en ambos brazos. Sus reflejos de rodilla y tobillo son más intensos del lado izquierdo que del derecho. Los reflejos en ambos brazos son normales. Los ortejos están en flexión plantar en ambos pies. La sensación y fuerza faciales son normales. La sensación general en las extremidades es normal. El habla y el lenguaje son normales. Presenta dificultad para iniciar la marcha, pero los demás aspectos de la marcha son normales. Una IRM cerebral mostró un evento vascular cerebral (EVC) en el territorio de la arteria cerebral anterior (ACA).

¿Cuáles son las características clínicas relacionadas con el infarto del tejido cerebral irrigado por las ramas superficiales (distales a las arterias lenticuloestriadas) de la arteria cerebral anterior (ACA)?

En un EVC de la ACA se produce más debilidad de las piernas que de la cara o el brazo debido a que el homúnculo motor para la pierna es medial y está irrigado por la ACA. La corteza motora para la cabeza, el cuello, el rostro y el brazo está irrigada por la ACM. La ACA también irriga las áreas de asociación frontales inferior y medial conectadas a la amígdala, hipotálamo y núcleo accumbens. Una lesión de esta región causa apatía y desinhibición.

¿Cuál es el nombre de la condición que causa alteración de las tareas motoras especializadas aprendidas, como vestirse y cepillarse los dientes?

Este tipo de condición se conoce como **apraxia**. La apraxia es la incapacidad para realizar las tareas motoras especializadas aprendidas en ausencia de parálisis. Algunos ejemplos incluyen apraxia de las extremidades (p. ej., cepillarse el cabello, cepillarse los dientes, saludar) y apraxia bucofacial (p. ej., silbar, soplar las velas).

Las lesiones de las áreas de asociación de la corteza provocan numerosos déficits clínicos

Anomia es la incapacidad para nombrar. La anomia puede ocurrir con o sin afasias. Las afasias de Wernicke, de Broca y global presentan anomia.

Alexia es la incapacidad para leer. La alexia puede ocurrir con o sin agrafia. La alexia sin agrafia puede deberse a una lesión del área occipital/parietal medial y el esplenio. La alexia sin agrafia es un síndrome de desconexión que implica la alteración de las fibras de asociación.

Agrafia es la incapacidad para escribir. La agrafia sin alexia puede ocurrir por lesiones del giro angular. La lesión del giro angular también puede causar agnosia de los dedos, confusión derecha/izquierda y acalculia.

Afasia es la alteración del lenguaje o la incapacidad para comunicarse con eficacia.

CASOS DE AFASIA

Hay diferentes tipos de afasias: global, de Wernicke, de Broca, de conducción, sensitiva transcortical y motora transcortical. Cada una de las afasias se distingue con base en la presencia o ausencia del nombramiento, repetición, fluencia y comprensión. Las afasias transcorticales presentan repetición normal (figura 13.24).

Relacione las presentaciones siguientes con cada uno de los tipos siguientes de afasia: afasia de Broca, afasia de Wernicke, afasia de conducción y afasia global.

Presentaciones

A. El paciente presenta afasia con IRM cerebral que muestra un tumor en el giro frontal inferior.

B. El paciente tiene habla fluida y crea nuevas palabras. Puede nombrar "reloj" y "anteojos" pero no "nudillo", "dial", o "lentes". Puede repetir "excelente" y "arándano", pero no repetir "no", "sí", "y" ni "peros". Puede cerrar los ojos si se le ordena y sacar la lengua, pero no puede señalar la lámpara en la sala si se le pide.

C. Un paciente diestro presenta un EVC grande de la arteria cerebral media (ACM) izquierda que afecta tanto la división superior como la inferior.

D. Un paciente se presenta con repetición y nombramiento alterados. Su habla es fluida y su comprensión está intacta.

Respuestas

A—Afasia de Broca: el paciente tiene afasia con un IRM cerebral que muestra un tumor en el giro frontal inferior. El área de Broca se localiza en el giro frontal inferior y las lesiones en el área de Broca causan afasia expresiva (afasia de Broca) con lenguaje escaso, dificultad para la gramática y la sintaxis, además de repetición alterada pero comprensión normal.

B—Afasia de Wernicke: el paciente tiene lenguaje fluido y crea nuevas palabras (*neologismos*). Puede nombrar "reloj" y "anteojos" pero no "nudillo", "dial", o "lentes" (*anomia parcial*). Puede repetir "excelente" y "arándano" (*palabras simples*), pero no repetir "no", "sí", "y" ni "peros" (*repetición alterada de frases más complejas o largas*). Puede cerrar los ojos y sacar la lengua si se le pide, pero es incapaz de señalar la lámpara en la sala, lo que indica *comprensión alterada de tareas complejas*. La IRM indica una lesión de la región superior del lóbulo temporal izquierdo.

C—Afasia global: este paciente diestro tiene un EVC grande de la arteria cerebral media (ACM) izquierda que afecta tanto la división superior como la inferior. El hemisferio dominante, donde se localiza el lenguaje, por lo común es el hemisferio izquierdo. La ACM irriga tanto el área de Broca como la de Wernicke. Un EVC grande de la ACM puede causar afasia global con alteración de las funciones expresiva (Broca) y receptiva (Wernicke) del lenguaje.

D—Afasia de conducción: este paciente tiene una lesión que afecta el fascículo arcuato, el cual es una rama del fascículo longitudinal superior que conecta el área de Broca y la de Wernicke. El daño del fascículo arcuato causa la repetición y nombramiento alterados con fluidez y comprensión normales. Es probable que las áreas corticales relacionadas estén afectadas.

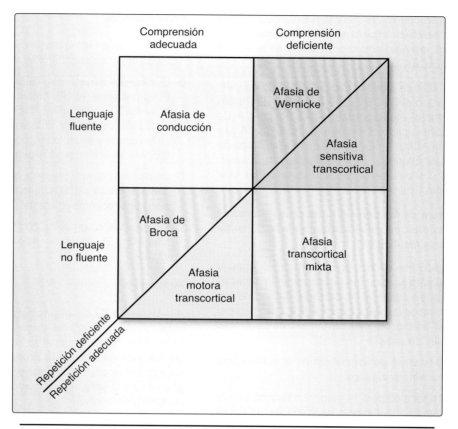

Figura 13.24
Cuadro de afasia utilizado para diferenciar las seis afasias comunes. Las afasias de Broca, de conducción y de Wernicke se caracterizan por repetición deficiente.

Resumen del capítulo

- Los dos hemisferios cerebrales están compuestos por la corteza cerebral, haces de fibras subcorticales y los núcleos profundos. En este capítulo, el enfoque se centra en la anatomía funcional de la corteza cerebral.

- Por histología, la corteza es una estructura estratificada con dos tipos principales de neuronas: **células piramidales** y **células granulares**. La vasta mayoría de la corteza cerebral es la **neocorteza** de seis capas.

- Los haces de fibras subcorticales conectan las áreas de la corteza entre sí y con otras áreas cerebrales. Las **fibras de asociación** conectan las áreas corticales dentro de un hemisferio. Las **fibras comisurales** cruzan la línea media y conectan áreas corticales en los dos hemisferios. **Fibras de proyección** conectan la corteza con estructuras subcorticales, así como del tallo cerebral y la médula espinal.

- La corteza está compuesta por áreas primarias y de asociación, localizadas en ambos hemisferio. Los hemisferios son casi simétricos, en especial las áreas primarias. Sin embargo, hay grandes diferencias entre ambos hemisferios en áreas que median el lenguaje y en la función de varias áreas de asociación. En la mayoría de las personas diestras y zurdas, el hemisferio izquierdo es dominante; la dominancia está determinada por la localización de las áreas del lenguaje.

- El **área motora primaria** contiene las neuronas que dan origen al haz corticoespinal, que emite proyecciones a las neuronas motoras inferiores contralaterales. La **corteza sensitiva primaria** recibe información a través del sistema lemnisco medial–columna posterior y el sistema anterolateral del lado contralateral del cuerpo. Las áreas primarias para la vista, la audición, el olfato y el gusto son los objetivos primarios para el procesamiento de estos sentidos especiales.

- Las **áreas de asociación** conforman la mayor parte de la corteza. Estas están implicadas en numerosos procesos de orden superior e interpretan, integran y modulan la información que recibe el cerebro y las acciones motoras que produce.

Resumen del capítulo (continuación)

- Las **áreas de asociación frontales** son importantes en la expresión de la propia personalidad, para vivir en grupos sociales y adaptar la conducta a situaciones específicas. Una lesión de las áreas de asociación frontales provoca un cambio de personalidad, y estos pacientes tienen dificultad para integrarse en situaciones sociales y actuar de modo apropiado.

- Las **áreas de asociación parietales** son críticas en la conciencia de uno mismo, así como del entorno. Una lesión de las áreas de asociación parietales no dominantes provoca **negligencia** del lado contralateral.

- Las **áreas de asociación temporales** son importantes para reconocer objetos, personas y lenguaje. Una lesión del área de asociación temporal provoca **agnosia** o la incapacidad para reconocer objetos, personas y palabras.

- El lenguaje es un proceso complejo que requiere numerosas áreas corticales. El **área de Broca** en el lóbulo frontal es el centro crítico para la producción del lenguaje. Una lesión en esta área provoca dificultad para producirlo, lo que se denomina **afasia de Broca** o afasia motora expresiva.

- El **área de Wernicke** en la unión entre el lóbulo parietal y el temporal es el centro principal de la comprensión del lenguaje. Una lesión en este sitio provoca dificultad para comprender el lenguaje, conocida como **afasia de Wernicke** o afasia sensorial receptiva.

- Estas dos áreas están conectadas por el **fascículo arcuato**. Una lesión de estas fibras subcorticales provoca **afasia de conducción**, cuya característica principal es la incapacidad para repetir palabras.

- La comprensión moderna del lenguaje ha aclarado que áreas más grandes de los lóbulos frontales, parietales y temporales están implicadas en la recepción y expresión del lenguaje. El concepto clásico de las áreas de Broca y Wernicke aún es relevante para el diagnóstico clínico.

- El **sistema de neuronas en espejo** es una red neuronal a través de las áreas primarias y de asociación que se activa cuando se observan la actividad motora y las emociones en otros. Este sistema permite comprender y relacionarse con las acciones de otras personas sin llevar a cabo el complejo procesamiento de orden superior.

- El riego sanguíneo del prosencéfalo proviene de las **carótidas internas** y del **sistema vertebrobasilar**. Estos dos sistemas se unen para formar el **polígono de Willis** en la superficie inferior del cerebro. La **arteria cerebral anterior** irriga la región medial de los lóbulos frontal y parietal, la **arteria cerebral media** irriga la mayor parte de la superficie lateral del cerebro y la **arteria cerebral posterior** irriga los lóbulos occipitales y la región inferior de los temporales. La **arteria coroidea anterior** es una rama directa de la arteria carótida interna e irriga estructuras profundas, como la cápsula interna y los ganglios basales, junto con las **arterias lenticuloestriadas**, que son ramas profundas de las arterias cerebrales media y anterior.

Preguntas de estudio

Elija SOLAMENTE la mejor respuesta.

13.1 Un hombre de 65 años de edad presenta un EVC que afecta la mayor parte de su corteza motora primaria en el hemisferio izquierdo. ¿Cuál de los enunciados siguientes describe mejor las consecuencias de esta lesión?

A. El haz corticoespinal completo está afectado.

B. El EVC afecta el giro poscentral, donde se localiza la corteza motora primaria.

C. El asta posterior de la médula espinal ha perdido su inervación.

D. Las aferentes de la corteza sensitiva primaria a la corteza motora primaria han perdido su objetivo.

E. Los déficits motores estarán en el lado izquierdo del cuerpo.

La respuesta correcta es D. La corteza sensitiva primaria envía fibras de asociación a la corteza motora primaria. La mayoría de las fibras en el haz corticoespinal proviene de la corteza motora primaria, pero tanto la corteza suplementaria como la premotora también contribuyen para formar estas fibras. La corteza motora primaria se encuentra en el giro precentral del lóbulo frontal. El haz corticoespinal emite proyecciones al asta anterior de la médula espinal. Los déficits por una lesión de la corteza motora primaria izquierda se encontrarán en el lado derecho del cuerpo, ya que el haz corticoespinal cruza la línea media en la región caudal del bulbo.

13.2 Un paciente es llevado al servicio de urgencias después de un EVC isquémico en el territorio perfusional de la arteria cerebral media derecha. ¿Cuál de los siguientes síndromes describe mejor un resultado posible de esta lesión?

A. Afasia de Broca.
B. Parálisis de la pierna izquierda.
C. Negligencia del lado izquierdo.
D. Cambios de personalidad.
E. Incapacidad para reconocer rostros.

La respuesta correcta es C. La arteria cerebral media irriga la corteza de asociación parietal, que es importante para la conciencia de uno mismo y del entorno. Una lesión de la corteza de asociación parietal derecha (hemisferio no dominante) provoca negligencia del lado izquierdo. La afasia de Broca es resultado de una lesión en el hemisferio dominante, que en la mayoría de las personas es el hemisferio izquierdo. La arteria cerebral anterior irriga la zona medial del cerebro y una banda de 2 cm de ancho de la superficie lateral. La superficie medial del hemisferio es donde se localiza la representación motora de la pierna. Sin embargo, las fibras cruzan al lado contralateral en el haz corticoespinal, lo que produce parálisis de la pierna derecha. En su mayoría, la personalidad está definida por áreas de los lóbulos frontales, irrigadas por las arterias cerebrales anterior y media. Un infarto de la arteria cerebral posterior afecta los lóbulos temporales y occipitales, con alteración de la vista y el procesamiento visual.

13.3 Un paciente se presenta con incapacidad súbita para comprender el habla y usa palabras y oraciones sin sentido. El médico sospecha de inmediato la presencia de un infarto en una rama de la arteria siguiente:

A. Arteria comunicante anterior.
B. Arteria basilar.
C. Arteria cerebral posterior.
D. Arteria cerebral media.
E. Arteria coroidea anterior.

La respuesta correcta es D. La arteria cerebral media irriga la superficie lateral del cerebro donde se encuentra el área de Wernicke. Un infarto súbito por una rama de la arteria cerebral media en esta área provocaría estos síntomas. La arteria comunicante anterior conecta ambas arterias cerebrales anteriores, la arteria basilar se encuentra en la superficie anterior del puente, la arteria cerebral posterior irriga la corteza visual primaria y la de asociación visual; la arteria coroidea anterior irriga la cápsula interna.

13.4 En una imagen por resonancia magnética, un radiólogo nota un sangrado discreto en la rodilla de la cápsula interna. ¿Cuál de las siguientes fibras se afecta por esta lesión?

A. Corticobulbares.
B. Talamocorticales.
C. Corticoespinales.
D. Corticopontinas.
E. Reticuloespinales.

La respuesta correcta es A. Las fibras corticobulbares están concentradas en la rodilla de la cápsula interna. Las fibras talamocorticales corren en los brazos anterior y posterior de la cápsula interna, las fibras corticoespinales y corticopontinas están en el brazo posterior de la cápsula interna y las fibras reticuloespinales inician debajo de la cápsula interna.

13.5 Un paciente recibe el diagnóstico de demencia que afecta principalmente el lóbulo frontal. La imagen por resonancia magnética muestra cambios degenerativos en los lóbulos frontales de ambos lados. ¿Cuál de las siguientes opciones describe los déficits encontrados en este paciente?

A. Pérdida de la audición.
B. Cambios en la comprensión del lenguaje.
C. Incapacidad para planear para el futuro.
D. Pérdida de los recuerdos visuales.
E. Pérdida de los recuerdos a corto plazo.

La respuesta correcta es C. El lóbulo frontal define la personalidad y la capacidad para vivir en un contexto social. El lóbulo frontal parece tener un papel en la planeación y la resolución de problemas, así como en la dirección y mantenimiento de la atención en una situación o tarea particulares ("función ejecutora"). El área auditiva primaria se localiza en la región superior del lóbulo temporal y la comprensión del lenguaje se extiende a numerosas áreas cerebrales, pero se concentra en los lóbulos temporal y parietal. Los recuerdos visuales están mediados por las áreas de asociación occipitales y temporales. Los recuerdos a corto plazo dependen principalmente del hipocampo (parte del sistema límbico).

Tálamo

14

I. PANORAMA

Es imposible hablar sobre el funcionamiento del cerebro y las vías que permiten la percepción sensitiva o el eflujo motor sin mencionar al tálamo (figura 14.1). De hecho, el tálamo se menciona en casi todos los capítulos de este libro. Es el objetivo de toda la información sensitiva (excepto el olfato) en su camino a la corteza y estructuras subcorticales que emiten proyecciones a la corteza a través del tálamo para influir en las neuronas motoras superiores para el eflujo motor. Además, el tálamo conecta las áreas corticales entre sí e integra, modula y regula el flujo de información de

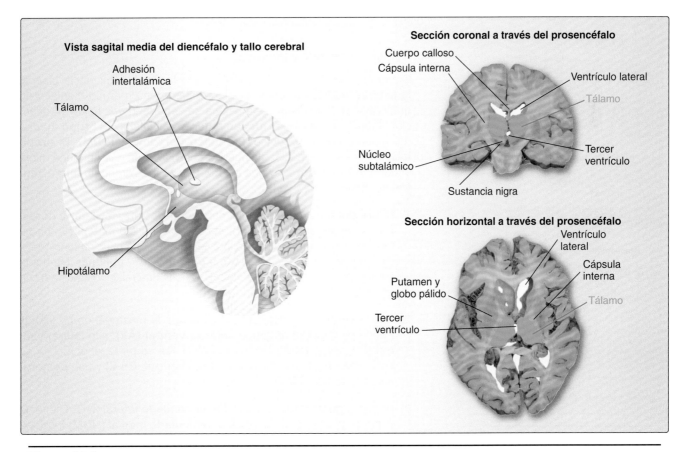

Figura 14.1
El tálamo en secciones sagital, coronal y horizontal.

una parte de la corteza a otra. El tálamo puede describirse como un "guardián" o "integrador" debido a que regula el flujo de información que llegará a la corteza. La comunicación bidireccional entre la corteza y los núcleos del tálamo ofrece una capa adicional de procesamiento de la información.

En este capítulo se estudia la anatomía funcional del tálamo, describiendo los diversos núcleos y sus proyecciones. La fisiología de las neuronas talámicas también se explica, proporcionando luz a algunos de los mecanismos a través de los cuales se regula el flujo de la información a la corteza. También se analiza el papel crítico que tiene el tálamo en enfocar la atención, la excitabilidad y la conciencia.

A lo largo de este capítulo, se comentan las implicaciones clínicas de las lesiones talámicas. Una lesión en el tálamo puede provocar síntomas o déficits parecidos a los que ocurrirían por una lesión de la corteza. Incluso las lesiones pequeñas tienen secuelas funcionales extensas. Numerosos informes clínicos demuestran el impacto adverso de las lesiones talámicas específicas.

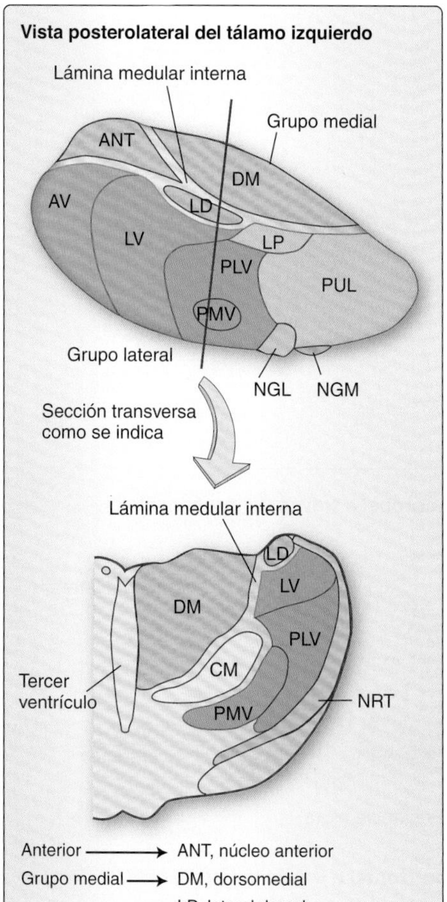

II. ANATOMÍA

El **tálamo** es una estructura par localizada a ambos lados del tercer ventrículo. En la mayoría de las personas, el tálamo del lado izquierdo está conectado con el tálamo en el lado derecho a través de la **adhesión intertalámica** (*véase* la figura 14.1), aunque la importancia funcional de esta conexión quizás es mínima en humanos.

A. Núcleos mediales y laterales

Como se muestra en la figura 14.2, una lámina de sustancia blanca, la **lámina medular interna**, divide el tálamo en un grupo medial y un grupo lateral de núcleos. Esta lámina se separa en dos hojas en dirección anterior y contiene el **núcleo anterior** del tálamo. El **grupo medial** únicamente tiene un núcleo: el **núcleo dorsomedial (DM)**. El **grupo lateral** tiene varios núcleos y puede subdividirse en una pequeña hilera superior o **hilera dorsal** y una inferior mucho más grande o **hilera ventral** de núcleos.

1. **Hilera dorsal:** la hilera dorsal comprende los núcleos **lateral dorsal (LD)** y **lateral posterior (LP)**, así como el núcleo más posterior del tálamo, el **pulvinar**. El LP y el pulvinar tienen una relación funcional y con frecuencia se resumen como **complejo LP–pulvinar**. De modo similar, puede considerarse que el LD tiene una relación funcional con el núcleo anterior.

2. **Hilera ventral**: la hilera ventral conforma la masa del grupo lateral. Puede dividirse en un grupo **anterior ventral (AV)**, uno **lateral ventral (LV)** y uno **posterior ventral (PV)**. Por su parte, el grupo PV se subdivide en un grupo **posterolateral ventral (PLV)** y uno **posteromedial ventral (PMV)**.

3. **Núcleos geniculados:** el **núcleo geniculado lateral (NGL)** tiene un papel en la vía visual y el **núcleo geniculado medial (NGM)** funciona en la vía auditiva. Ambos están localizados en el polo posterior del tálamo, inferior al núcleo pulvinar.

Vista posterolateral del tálamo izquierdo

Lámina medular interna

Grupo medial

ANT
AV
DM
LD
LV
LP
PLV
PUL
PMV

Grupo lateral

NGL   NGM

Sección transversa como se indica

Lámina medular interna

LD
LV
DM
PLV
CM
Tercer ventrículo
PMV
NRT

Anterior ⟶ ANT, núcleo anterior
Grupo medial ⟶ DM, dorsomedial
LD, lateral dorsal
Hilera dorsal — LP, lateral posterior
PUL, pulvinar
Grupo lateral
AV, anterior ventral
Hilera ventral — LV, lateral ventral
PV, posterior ventral
(PLV, posterolateral ventral y PMV, posteromedial ventral)
NGL, núcleo geniculado lateral
NGM, núcleo geniculado medial
Intralaminar ⟶ CM, centromediano
PF, parafascicular (no mostrado)
Reticular ⟶ NRT, núcleo reticular talámico

Figura 14.2
Panorama de los núcleos talámicos.

B. Núcleos intralaminares

Los **núcleos intralaminares** son acumulaciones de neuronas dentro de la lámina medular interna. Incluyen los núcleos **centromediano (CM)** y **parafascicular (PF)**, que intervienen en la excitabilidad y la conducta orientada a resultados.

C. Núcleos circundantes

El tálamo está rodeado por una lámina de neuronas, que forma el **núcleo reticular talámico** (NRT). Este nombre deriva de su apariencia de red. Es importante para modular las proyecciones entre el tálamo y la corteza.

III. FUNCIONES DE LOS NÚCLEOS TALÁMICOS

Los núcleos talámicos tienen funciones discretas en la regulación del acceso de la información a la corteza. Se clasifican como núcleos de relevo, núcleos de asociación u "otros" núcleos. Los **núcleos de relevo** (motor, sensitivo y límbico) reciben información de sus sistemas respectivos y luego procesan y transmiten dicha información a la corteza.

Los **núcleos de asociación** conectan las áreas de la corteza entre sí. La categoría "otros" incluye los **núcleos intralaminares**, que están interconectados con las funciones de los ganglios basales y el sistema límbico y el **núcleo reticular (NRT)**, que tiene un papel crítico al permitir la apreciación consciente de los estímulos y eventos al sincronizar la actividad en el tálamo con la actividad cortical. Todos los núcleos talámicos tienen comunicación bidireccional con la corteza.

La mayoría de las neuronas en el tálamo son **neuronas de proyección** (más de 75%) y el resto son **interneuronas** inhibitorias.

A. Información a los núcleos talámicos

La información al tálamo puede dividirse en dos categorías: **estímulos específicos (conductores/controladores)** y **estímulos reguladores (moduladores)**, como se muestra en la figura 14.3. Los estímulos específicos son aquellos que contienen información que debe remitirse a la corteza. Estos constan principalmente de aportes glutamatérgicos excitatorios. Los estímulos reguladores son aquellos que modulan la información y regulan si remitirla o no la corteza. Estos impulsos reguladores se originan en áreas corticales y el NRT, así como de sistemas de proyección del tallo cerebral, incluidos los aportes colinérgico, noradrenérgico y serotoninérgico. Un panorama de los estímulos entrantes y salientes de los núcleos talámicos se encuentra en la tabla 14.1.

Los estímulos reguladores son mucho más abundantes que los aportes específicos, lo que señala el importante papel del tálamo en la regulación, priorización y modulación de la información en vez de ser únicamente otro paso en el reenvío de información.

B. Patrones de detonación

Las neuronas talámicas tienen dos patrones de detonación. La **detonación tónica** es adecuada para la transferencia lineal de información a la corteza y la **detonación en ráfaga**, idónea para detectar estímulos nuevos o cambiantes (figura 14.4). Si una neurona detona de modo tónico o en ráfaga depende de su potencial de membrana (grados sostenidos de

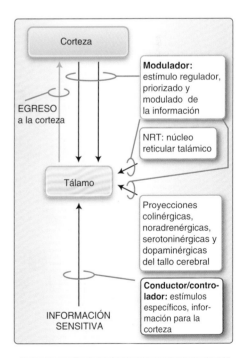

Figura 14.3
Panorama conceptual de los estímulos al tálamo.

Tabla 14.1. Impulsos entrantes y salientes principales de los núcleos talámicos

Núcleo			Impulso entrante	Impulso saliente
Relevo	Sensitivo	PLV	Cuerpo: columna dorsal–lemnisco medial, sistema anterolateral	Corteza somatosensorial
		PMV	Rostro: lemnisco trigeminal, haz trigeminotalámico anterior	Corteza somatosensorial
		NGM	Auditivo: colículo inferior	Corteza auditiva
		NGL	Visual: tracto óptico	Corteza visual (a través de las radiaciones ópticas)
	Motor	AV	Ganglios basales, cerebelo	Corteza motora primaria, corteza premotora
		LV		
	Límbico	ANT	Cuerpos mamilares ipsilaterales (a través del haz mamilotalámico)	Corteza del cíngulo, corteza prefrontal, corteza parietal
		LD	Corteza entorrinal	Corteza del cíngulo, corteza parietal
Asociación	Pulvinar–LP		Retina; cortezas de asociación visual; cortezas de asociación auditiva (giro temporal superior); áreas de asociación parietal, temporal, frontal y occipital	Cortezas de asociación visual; cortezas de asociación auditiva (giro temporal superior); áreas de asociación parietal, temporal, frontal y occipital
	DM		Corteza prefrontal, corteza entorrinal, ganglios basales, sistema límbico	Corteza prefrontal, corteza entorrinal, ganglios basales, sistema límbico
Intralaminar	CM/PF		Impulsos colinérgicos y dopaminérgicos del tallo cerebral	Estriado, corteza (difusa e inespecífica)
Núcleo reticular	NRT		Colaterales de las proyecciones corticotalámicas y talamocorticales	Tálamo entero

PLV, núcleo posterolateral ventral; PMV, núcleo posteromedial ventral; NGM, núcleo geniculado medial; NGL, núcleo geniculado lateral; AV, núcleo anterior ventral: LV, núcleo lateral ventral; ANT, núcleo anterior; DM, núcleo dorsomedial; LP, núcleo lateral posterior; CM, núcleo centromediano; PF, núcleo parafascicular; NRT, núcleo reticular talámico; LD, lateral dorsal.

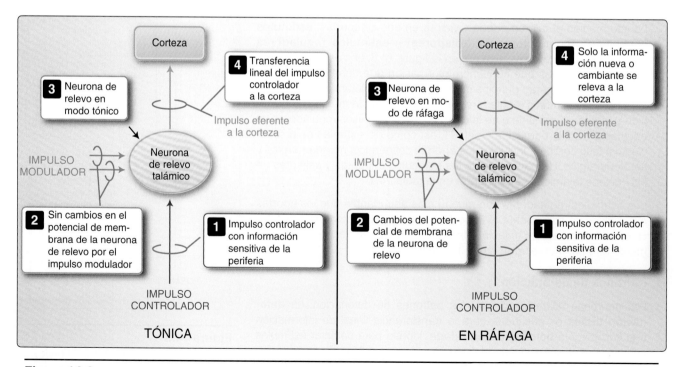

Figura 14.4
Panorama conceptual de los patrones de detonación encontrados en las neuronas talámicas de relevo.

despolarización o hiperpolarización). Estos potenciales de membrana están determinados por la actividad de los impulsos moduladores que actúan sobre los receptores metabotrópicos para neurotransmisores. La activación de los receptores metabotrópicos provoca la despolarización sostenida y más prolongada de la membrana en comparación con la despolarización transitoria más breve que ocurre con la activación de los receptores ionotrópicos (*véase* el capítulo 1, "Introducción al sistema nervioso y neurofisiología básica"). De este modo, una manera en que los impulsos moduladores determinan la transferencia de datos a la corteza es permitiendo un flujo estable de información detallada (detonación tónica) o enfocándose únicamente en los estímulos nuevos o cambiantes (detonación en ráfaga).

La detonación en ráfaga se observa durante el sueño. Este patrón de actividad bloquea con eficacia la transferencia lineal de la información mediante la detonación tónica y, con ello, reduce la cantidad de información relevada a la corteza. Sin embargo, no es exclusiva de los ciclos del sueño y también puede observarse durante la vigilia, cuando funciona para reducir la cantidad de información detallada que fluye a la corteza para permitir la detección de estímulos nuevos y cambiantes.

C. Núcleos de relevo

Los núcleos de relevo reciben **impulsos específicos (controladores)** particulares del área cortical a la cual se conectan, así como **impulsos inespecíficos (moduladores)** de otras partes del cerebro. Juntos, estos impulsos ayudan al tálamo a decidir cuál información transmitir a la corteza cerebral.

Los núcleos de relevo se dividen en tres grupos funcionales: 1) **núcleos de relevo sensitivo**, que reciben información de los receptores periféricos sensitivos a través de sus vías sensitivas respectivas y emiten proyecciones a las áreas sensitivas de la corteza; 2) **núcleos de relevo motor**, que interconectan con las estructuras motoras y emiten proyecciones a las áreas motoras de la corteza; y 3) **núcleos límbicos**, que interconectan con las diferentes estructuras del sistema límbico.

1. **Núcleos de relevo sensitivo:** estos núcleos reciben su información de las principales vías sensitivas.

   a. **Núcleo posterior ventral:** la información sensitiva del **cuerpo** viaja a través de los sistemas columna posterior–lemnisco medial y anterolateral, que emiten proyecciones al núcleo **PLV** del tálamo. De ahí, la información se transmite a las cortezas somatosensorial y de asociación sensitiva. La información sensitiva del rostro viaja con el lemnisco trigeminal y el haz trigeminotalámico anterior al núcleo **PMV** del tálamo, y de ahí a las cortezas somatosensorial y de asociación sensitiva (figura 14.5) (*véanse* los capítulos 7, "Haces sensitivos ascendentes", y 10, "Inervación sensitiva y motora de cabeza y cuello", para más información). La información de los núcleos de relevo sensitivo del tálamo alcanza la corteza a través del brazo posterior de la cápsula interna.

   b. **Núcleo geniculado medial:** la vía auditiva tiene un núcleo específico en el tálamo, el **NGM**. La información auditiva asciende para hacer sinapsis en el colículo inferior y de ahí emite proyecciones al NGM a través del brazo inferior. A su vez, el NGM releva dicha información a las cortezas auditiva primaria y de asociación auditiva (figura 14.6) (*véase* el capítulo 11, "Audición y equilibrio", para más información).

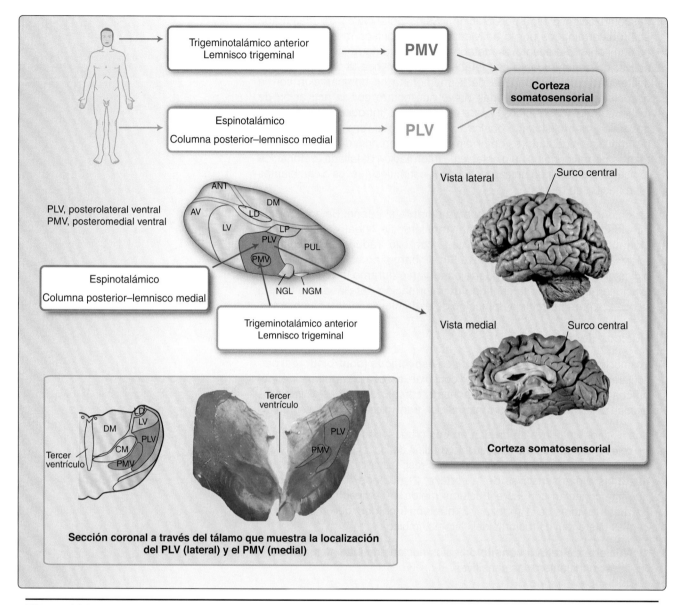

Figura 14.5
Núcleos posteromedial ventral (PMV) y posterolateral ventral (PLV) del tálamo y sus conexiones.

c. **Núcleo geniculado lateral**: la vía visual también tiene un núcleo talámico relacionado, el **NGL**. La información transmitida en el tracto óptico hace sinapsis en el NGL y de ahí se releva a las cortezas visual primaria y de asociación visual a través de las radiaciones ópticas (*véase* la figura 14.6) (*véase* el capítulo 15, "Sistema visual", para más información).

d. **Sistema modulador**: todos los núcleos de relevo sensitivo del tálamo también reciben información extensa del **sistema modulador**, el cual filtra la información que llega a la corteza. Los estímulos moduladores se originan en las áreas corticales que son las áreas primarias de proyección de los núcleos de relevo sensitivo, así como las áreas de los núcleos relacionados. Esta conexión recíproca tiene un papel crítico en la conciencia de un estímulo, así como también en la conciencia, como se explica más adelante.

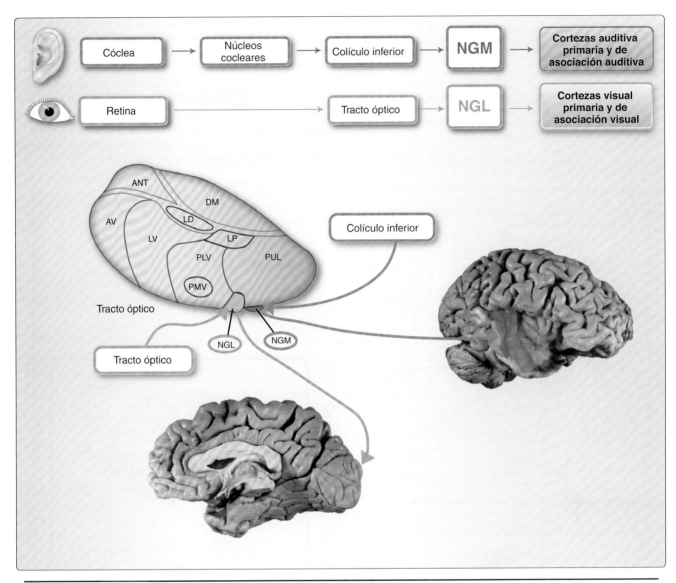

Figura 14.6
Núcleos geniculados mediales (NGM) y núcleos geniculados laterales (NGL) del tálamo y sus conexiones.

2. **Núcleos de relevo motor:** estos son los núcleos **AV** y lateral ventral **(LV)**. Reciben su impulso controlador de los **ganglios basales** y el **cerebelo**, emiten proyecciones a las **cortezas motora primaria y de asociación motora (complejo motor suplementario)**. En condiciones normales, los núcleos AV y LV están bajo el control de la **inhibición tónica**.

El tálamo no únicamente releva información a la corteza, sino que además integra la información que recibe de múltiples sitios, lo que permite la modulación y ajuste de los patrones y conductas de movimiento consiguientes. La información de LV y AV llega a la corteza a través del brazo posterior de la cápsula interna.

a. **Información eferente de los ganglios basales:** la actividad en los ganglios basales libera o refuerza esta inhibición tónica e influye en la actividad de la corteza motora primaria. Este es el circuito motor del sistema de los ganglios basales, explicado en el capítulo 16, "Ganglios basales."

Los núcleos talámicos motores relevan la información eferente de los ganglios basales a las áreas corticales frontales y proporcionan retroalimentación directa al **estriado** (caudado y putamen) (figura 14.7). El estriado recibe información cortical para facilitar un movimiento a través del circuito de los ganglios basales. La información eferente de los ganglios basales (específicamente del globo pálido) al tálamo provoca la inhibición o desinhibición del tálamo. La comunicación bidireccional entre el tálamo y la corteza afina la información y se envía la retroalimentación de nuevo al estriado desde el tálamo ("misión cumplida" o incumplida).

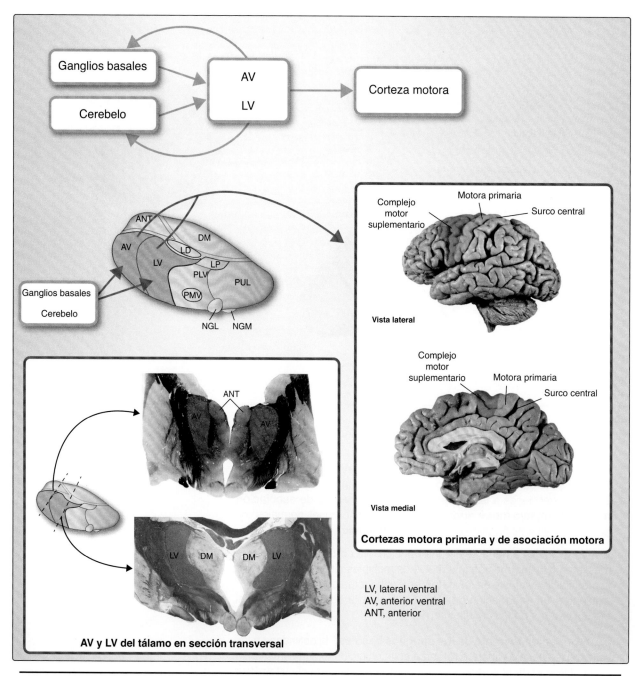

Figura 14.7
Núcleos motores anterior ventral y lateral ventral del tálamo y sus conexiones.

Aplicación clínica 14.1. Síndrome de ataxia talámica

Las apoplejías que ocurren en los núcleos lateral ventral (LV) y posterior ventral (PV) pueden producir un cuadro clínico de disfunción "cerebelosa" contralateral y pérdida sensitiva. La ausencia de debilidad es típica o, si ocurre, casi siempre es transitoria. Los signos cerebelosos (lesiones en LV) incluyen **ataxia** (problemas en la coordinación de la marcha), déficits de la coordinación mano–ojo (**dismetría**) y la incapacidad para coordinar movimientos agonistas–antagonistas de las extremidades (**disdiadococinesia**) (*véase* el capítulo 17, "Cerebelo", para más información).

La pérdida sensitiva contralateral (lesión en PV) se produce por la interrupción del sistema columna posterior–lemnisco medial ascendente y del haz espinotalámico, que hacen sinapsis en el PLV, así como las fibras trigeminotalámicas, que hacen sinapsis en los núcleos PMV. Las lesiones en VP también pueden provocar síndrome doloroso talámico (síndrome de Dejerine-Roussy). En este síndrome, que es muy raro, la sensación de dolor y temperatura está disminuida al inicio, pero con el tiempo vuelve y se torna elevada. Los estímulos que se considerarían inocuos o incluso placenteros, como el tacto ligero, pueden ser terriblemente dolorosos. La prueba del alfilerazo podría producir una sensación atroz o ardorosa. Incluso la presión de la ropa puede percibirse como dolorosa. La causa de este síndrome se desconoce, pero puede ser resultado parcial de un equilibrio alterado del flujo de información entre el tálamo y la corteza. El tratamiento con analgésicos, anticonvulsivos, antidepresivos o fenotiazinas o bloqueadores de los canales de sodio (p. ej., el anticonvulsivo lamotrigina) casi siempre combinados, puede proporcionar cierto alivio. La estimulación cerebral profunda, la estimulación de la corteza motora y la cirugía estereotáctica son procedimientos novedosos que han probado dar cierto alivio en pacientes con este síndrome.

b. **Información eferente del cerebelo:** se observa un patrón similar para el cerebelo. La información eferente del cerebelo a la corteza motora primaria se transmite a través de los núcleos talámicos de relevo motor. Entonces ocurre una comunicación bidireccional entre la corteza y el tálamo, y la retroalimentación se envía de nuevo al cerebelo desde el tálamo para modular la información eferente del cerebelo.

3. **Núcleos de relevo límbicos:** el sistema límbico tiene conexiones con tres núcleos principales del tálamo: el **núcleo anterior**, el núcleo **LD** y el núcleo dorsomedial (**DM**). Los núcleos anterior y LD tienen una relación funcional y en ocasiones se conocen como complejo anterior–LD. El núcleo DM también tiene funciones de asociación significativas (*véase* más adelante). Estos tres núcleos tienen un vínculo estrecho con la función y regulación del sistema límbico.

a. **Núcleos anterior y LD:** el **núcleo anterior** del tálamo recibe su información controladora del **cuerpo mamilar** ipsilateral a través del **haz mamilotalámico**. Los cuerpos mamilares son parte del circuito del sistema límbico y tienen una relación directa con el hipocampo a través del fórnix (*véase* el capítulo 20, "Sistema límbico"). La información del núcleo anterior del tálamo se releva a la **corteza del cíngulo**, el área cortical principal dedicada al funcionamiento del sistema límbico, con algunas proyecciones a las **cortezas prefrontal** *y* **parietal**. El núcleo **LD** del tálamo recibe información controladora principalmente de la **corteza entorrinal** y, de modo similar al núcleo anterior, emite proyecciones a las **cortezas del cíngulo, prefrontal** y **parietal** (figura 14.8).

Juntos, los núcleos anterior y LD tienen un papel en la consolidación de la memoria, la motivación y dirección de la atención a un estímulo específico.

b. **Núcleo dorsomedial:** el **DM** tiene conexiones con varias estructuras del sistema límbico e influye en la motivación a través de su

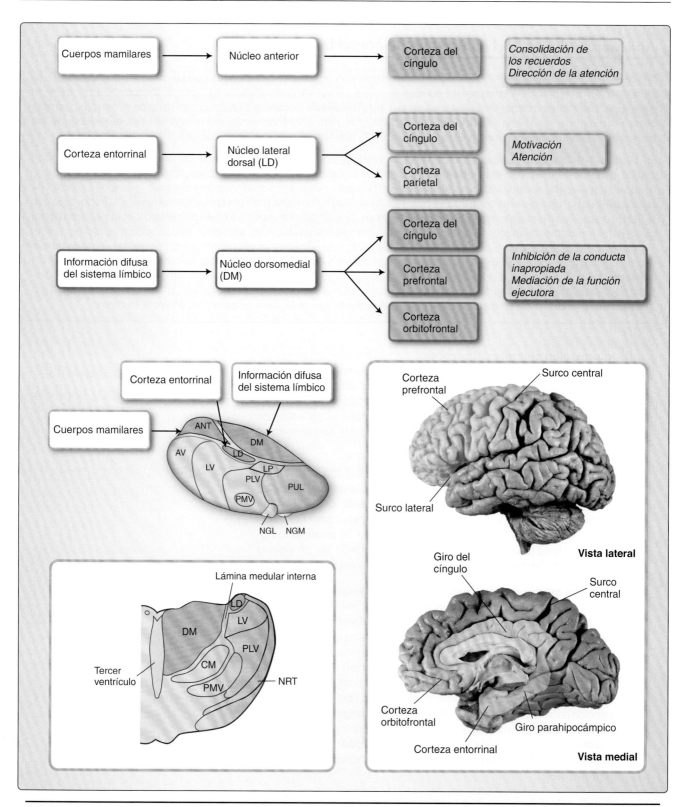

Figura 14.8
Núcleos límbicos (anterior, lateral dorsal y dorsomedial) del tálamo y sus conexiones.

conexión con el **giro del cíngulo**. Inhibe la conducta inapropiada y media la función ejecutora a través de conexiones con las **cortezas prefrontal** y **orbitofrontal** (*véase* la figura 14.8).

D. Núcleos de asociación

Los **núcleos de asociación** del tálamo son moduladores críticos en las interacciones de una parte de la corteza con otra. El tálamo funciona como "compuerta" para la información transferida entre áreas corticales. Además, los núcleos de asociación reciben información de estructuras subcorticales, como los ganglios basales, la formación reticular del tallo cerebral, los núcleos del tallo cerebral y partes del sistema límbico. El tálamo utiliza la información de estas estructuras subcorticales para modular la información de las áreas corticales entre sí. Estas conexiones de la corteza al tálamo y de nuevo a la corteza (**transtalámica**) existen además de conexiones directas entre corteza y corteza (**conexiones corticocorticales**), como se muestra en la figura 14.9. Sin embargo, parece ser que la velocidad de conducción de las conexiones transtalámicas es más rápida que aquella de las conexiones corticocorticales. El papel de las conexiones transtalámicas podría ser reforzar la **sumación temporal** de la señal a un área cortical dada. El tálamo transmite una señal a su área cortical objetivo que consiste en información integrada de las estructuras subcorticales y otras áreas corticales. Esto da al tálamo un papel crítico en la función cortical superior que va más allá de un simple núcleo de relevo.

1. **Pulvinar:** el **pulvinar** es el núcleo principal de asociación implicado en los circuitos transtalámicos (corticotalamocorticales). Tiene conexiones recíprocas extensas con las áreas de asociación parietal, temporal, frontal y occipital. Por ello, tiene un papel principal en el funcionamiento cortical superior, que con frecuencia se menosprecia. Al parecer, el **pulvinar medial** tiene una conexión anatómica y funcional con el **DM**

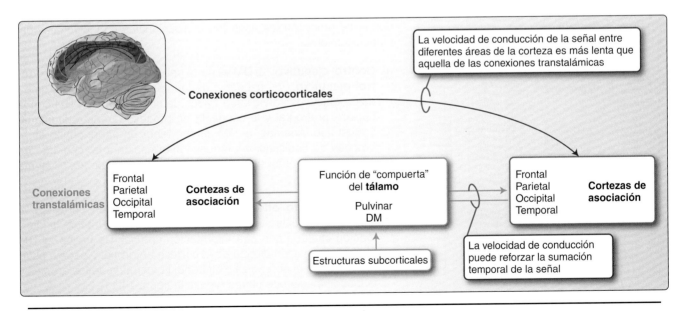

Figura 14.9
Conexiones de asociación corticocorticales y transtalámicas. DM, dorsomedial.

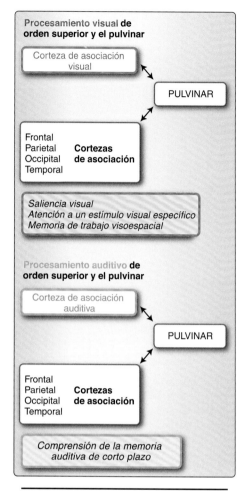

Figura 14.10
Papel del pulvinar en el procesamiento
de la información visual y auditiva.

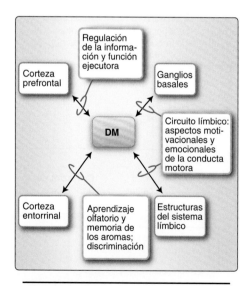

Figura 14.11
Papel del núcleo dorsomedial (DM) del
tálamo y sus conexiones funcionales.

y tiene algunas conexiones con el sistema límbico, así como las cortezas prefrontal y otras de asociación (*véase* más adelante).

a. **Procesamiento visual:** una de las funciones principales del pulvinar se relaciona con el procesamiento visual. El pulvinar recibe cierta información directa de la **retina** y más extensa de la **corteza de asociación visual**. Parece ser importante para integrar la información con otras áreas de asociación corticales para permitir la evaluación de cuál de los estímulos visuales particulares es el más importante (**saliencia visual**) y para dirigir la atención a un estímulo visual específico. El pulvinar también parece tener un papel crítico en la **memoria de trabajo visoespacial** (figura 14.10).

b. **Procesamiento auditivo:** otra función importante del pulvinar se relaciona con el procesamiento auditivo y lenguaje. Hay conexiones recíprocas con la **corteza de asociación auditiva**, en especial el **giro temporal superior**, que es importante en la comprensión de la información auditiva y la memoria auditiva de corto plazo (*véase* la figura 14.10). Por lo tanto, el pulvinar funciona en la coordinación y compromiso de diferentes áreas corticales importantes en las tareas del lenguaje (*véase* el capítulo 13, "Corteza cerebral", para más información).

2. **Núcleo dorsomedial:** el papel principal del **DM** es como núcleo de asociación. Tiene conexiones recíprocas extensas con la **corteza prefrontal** y es crítico para regular la información desde y hacia esta área. También recibe aferentes de estructuras subcorticales, como los **ganglios basales** y la **amígdala** (parte del sistema límbico), así como de otras áreas corticales. La mayoría de las eferentes del DM emite proyecciones a la **corteza prefrontal**, pero también hay conexiones al **giro del cíngulo** y la **corteza entorrinal**, con algunas conexiones a las áreas motora y sensitiva (figura 14.11).

El DM también tiene un papel fundamental en el **circuito límbico** de los ganglios basales (*véase* el capítulo 16, "Ganglios basales"), donde se procesan los aspectos motivacionales y emocionales del comportamiento.

a. **Control ejecutivo:** el DM es parte del circuito encargado del **control ejecutivo**. Los aspectos de las conductas complejas dirigidas a objetivos se vigilan a través de conexiones del DM con la corteza prefrontal y la conducta en proceso puede coordinarse y ajustarse. Además, el DM parece tener un papel crítico en el proceso de codificación de nueva información a la memoria, en particular la memoria declarativa (*véase* el capítulo 20, "Sistema límbico").

b. **Procesamiento olfativo:** estudios recientes han señalado el DM como el núcleo talámico donde se procesa e integra la información olfatoria con otra información cortical. De hecho, el DM recibe información directa de la corteza entorrinal y parece estar implicado en el aprendizaje olfatorio, la memoria de los aromas y la discriminación de olores (*véase* la figura 14.11).

Aplicación clínica 14.2. Lesión del núcleo dorsomedial del tálamo

Una lesión en el núcleo DM puede provocar síntomas que parecen una lesión de la corteza prefrontal. Si la lesión se debe a un EVC de las ramas de la arteria cerebral posterior que irrigan el DM, los pacientes pueden presentar cambios súbitos y con frecuencia dramáticos de personalidad. Pueden tornarse letárgicos, apáticos y olvidadizos, y aun así no preocuparles sus síntomas. La evaluación neuropsicológica puede revelar alteración de la función ejecutora compleja, incluida la atención y la memoria de trabajo. Se informó sobre un paciente que se mostraba "fatuo, reía y trataba las preguntas como chistes". Pueden encontrarse histriónicos y llorosos en un momento y hacer bromas o sonreír al siguiente. Pueden tornarse deprimidos o maniacos y presentar cuidado deficiente de ellos mismos. Los síntomas como apatía, letargo y somnolencia pueden deberse a la extensión de la lesión a los núcleos intralaminares, que tienen un papel en la excitabilidad cortical.

E. Núcleos intralaminares

Los núcleos intralaminares son grupos de neuronas dentro de la lámina medular interna. Los más importantes son el **centromediano (CM) y parafascicular (PF)**, que forman un complejo funcional relacionado (CM/PF).

1. **Función de excitabilidad:** el complejo CM/PF recibe **inervación colinérgica** abundante del tallo cerebral, así como **inervación dopaminérgica** del área tegmental ventral. La información a la corteza es difusa e inespecífica y puede influir en su funcionamiento general. Se piensa que los núcleos intralaminares tienen un papel importante en la excitabilidad y en la facilitación de la conciencia y vigilancia en virtud de su influencia en la corteza (figura 14.12).

2. **Conducta orientada a objetivos**: el CM/PF también envía proyecciones al **estriado**. Esta información ayuda a priorizar y elegir información, un componente importante al **facilitar la conducta orientada a objetivos** cuando la atención se dirige a dicho objetivo (*véase* la figura 14.12). En fecha reciente, la conexión de CM/PF con los ganglios basales, ricos en neuronas dopaminérgicas, ha recibido atención considerable debido a su posible papel en la enfermedad de Parkinson (*véase* el capítulo 16, "Ganglios basales").

F. Núcleo reticular talámico

El **NRT** es una lámina de neuronas que rodea al tálamo (*véase* la figura 14.2). Las colaterales de las conexiones recíprocas entre la corteza y el tálamo se envían al NRT que, a su vez, emite proyecciones de vuelta al tálamo al área específica en donde se originó el impulso aferente (figura 14.13). Todas las neuronas del NRT son **GABAérgicas** y envían sus proyecciones inhibitorias al tálamo, con lo que modulan de modo negativo las proyecciones excitatorias entre el tálamo y la corteza. De este modo, NRT puede considerarse el **"guardián del guardián"** (tálamo).

A través de sus conexiones moduladoras, el NRT tiene un papel crítico en la **atención selectiva**. Influye en el flujo de información entre el tálamo y la corteza. También interconecta los núcleos talámicos, lo cual les permite modular la actividad de cada uno.

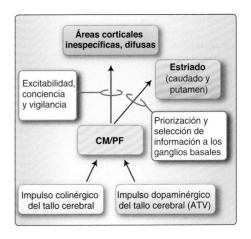

Figura 14.12
Núcleos intralaminares del tálamo (centromediano [CM] y parafascicular [PF]) y sus conexiones funcionales. ATV, área tegmental ventral.

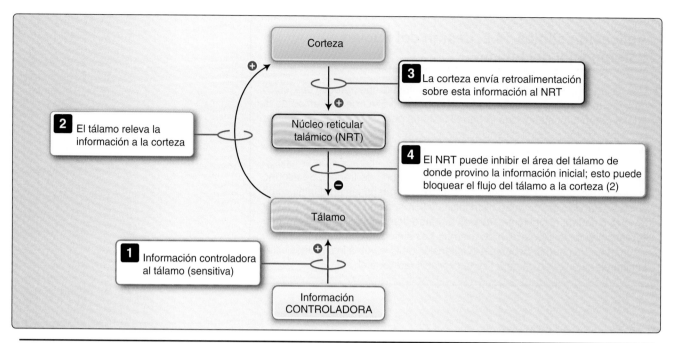

Figura 14.13
Núcleo reticular del tálamo y su papel en el control del acceso al tálamo.

G. Conciencia

Se ha sugerido que la actividad del tálamo es un determinante importante de la conciencia, ya que es el control principal del acceso a la corteza. Para el estado de alerta consciente, las conexiones entre la corteza y el tálamo deben sincronizarse. La actividad sincronizada es el mecanismo por el cual el cerebro interpreta que los eventos están relacionados entre sí. La sincronización de la actividad de la corteza con la del tálamo vincula las señales aferentes con la activación cortical. Conciencia significa que las experiencias externas e internas de un evento son una o están sincronizadas en tiempo y espacio. A través de esta sincronización, el tálamo crea la conciencia de los estímulos sensitivos y los procesos cognitivos aferentes, y con ello vincula los estímulos ambientales externos e internos. Algunos estudios sugieren que el NRT puede considerarse un centro para la atención y la conciencia debido a su influencia moduladora en el tálamo y sus conexiones. Los núcleos intralaminares también están implicados en el estado de alerta consciente debido a la influencia de la excitabilidad cortical.

IV. RIEGO SANGUÍNEO

El riego sanguíneo del tálamo proviene principalmente de ramas de las **arterias cerebral posterior, comunicante posterior y basilar**, que irrigan partes discretas del tálamo (figura 14.14). Se ha descrito la contribución de la arteria coroidea anterior por clínica, pero es muy variable. Incluso una lesión vascular pequeña en el tálamo puede provocar déficits selectos en el procesamiento talámico y puede simular lesiones corticales.

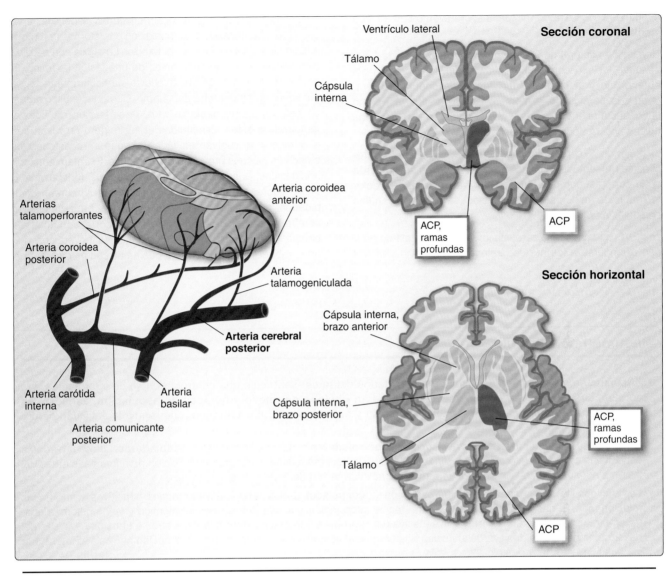

Figura 14.14
Panorama del riego sanguíneo del tálamo a través de la arteria cerebral posterior. ACP, arteria cerebral posterior.

Casos clínicos

Apoplejía talámica

Dos pacientes con antecedentes de apoplejías talámicas se evalúan en la clínica de apoplejías. Un paciente es un hombre de 61 años de edad con un infarto lagunar que afecta el riego sanguíneo del núcleo dorsomedial del tálamo. El otro paciente es una mujer de 73 años de edad con un infarto lagunar que afecta el riego sanguíneo de los núcleos PLV y PMV derechos del tálamo.

Análisis de los casos

Al inicio, después de su EVC, el hombre de 61 años con el infarto del núcleo DM está sedado, pero su nivel de conciencia mejora en las primeras 48 h. Su evaluación cognitiva después de 1 mes muestra alteración de la orientación y memoria retardada. Su esposa comenta que minimiza el grado de sus déficits de memoria, está agitado en ocasiones, y algunas veces elabora historias sobre eventos en su vida (confabulación).

Una lesión bilateral de DM puede producir excitabilidad disminuida, incluso coma. La confabulación, la alteración del aprendizaje y la memoria, incluida la desorientación temporal y la pérdida de la memoria autobiográfica, así como la conducta alterada como apatía e inhibición son síntomas típicos encontrados en una lesión de DM.

La mujer de 73 con el infarto de los núcleos PLV y PMV derechos se presentó a la clínica con dolor de la región izquierda de la cara, así como del brazo y pierna izquierdos. El dolor se redujo de modo parcial con un bloqueador de los canales de sodio, lamotrigina.

Los EVC que afectan la cara inferior y lateral del tálamo pueden extenderse a los núcleos anterior ventral (AV) y lateral ventral (LV). Esto puede provocar hemiparesias, déficits hemisensitivos, hemiataxia, dolor poslesión o trastornos con movimiento hipercinético, incluido el temblor. La ataxia con pérdida hemisensitiva es patognomónica de una lesión talámica. El síndrome doloroso talámico ocurre particularmente si se afecta la región derecha del tálamo. Como se explicó antes, en este síndrome bastante raro, la sensación de dolor y temperatura están disminuidas al inicio, pero regresan con el tiempo y se vuelven elevadas, ya que en ocasiones los estímulos inocuos provocan dolor intenso. El tratamiento con analgésicos, anticonvulsivos, antidepresivos, fenotiazinas o bloqueadores de los canales de sodio, por lo común combinados, puede proporcionar cierto alivio. La estimulación cerebral profunda, la estimulación de la corteza motora y la cirugía estereotáctica son procedimientos novedosos que han probado dar cierto alivio a pacientes con este síndrome.

Resumen del capítulo

- El tálamo es un conjunto de núcleos a ambos lados del tercer ventrículo que controla el flujo de información a la corteza. Los núcleos del tálamo pueden dividirse en **núcleos de relevo** y **núcleos de asociación**, así como en **núcleos intralaminares** de proyección más difusa y el **núcleo reticular talámico**, que regula la actividad dentro del tálamo.

- Las fibras que emiten proyecciones al tálamo son **controladoras** o las más numerosas, **moduladoras**. Las controladoras específicas contienen información destinada a la corteza. Las moduladoras integran información de numerosas áreas del sistema nervioso central y entonces determinan cuál información debe relevarse a la corteza.

- Los núcleos de relevo sensitivo reciben su impulso controlador de los receptores periféricos sensitivos y sus haces relacionados. El núcleo posterolateral ventral recibe información a través del haz espinotalámico y la vía columna posterior–lemnisco medial con información sensitiva del cuerpo. La información sensitiva del rostro se transmite a través del haz trigeminotalámico proyectado al núcleo posteromedial ventral. La vía visual releva en el núcleo geniculado lateral y la vía auditiva en el núcleo geniculado medial.

- Los núcleos motores del tálamo (anterior ventral y lateral ventral) reciben su impulso controlador del cerebelo y los ganglios basales, y emiten proyecciones a la corteza motora, donde influyen en el sistema de neuronas motoras superiores para coordinar el movimiento.

- Los núcleos límbicos del tálamo incluyen los núcleos anterior y lateral dorsal, que son principalmente núcleos de relevo y el núcleo dorsomedial, que tiene funciones de relevo y de asociación. A través de estos núcleos se integran y coordinan las funciones límbicas. El sistema límbico también se interconecta con otros circuitos, lo que permite el procesamiento motivacional y emotivo para influir en el eflujo motor y la cognición.

- Los núcleos de asociación conectan áreas de corteza entre sí e integran la información de numerosas áreas corticales.

- Los núcleos intralaminares reciben estimulación colinérgica y dopaminérgica del tallo cerebral y emiten proyecciones difusas a toda la corteza, lo que les proporciona un papel crítico en la excitabilidad y la conciencia. También se interconectan con los circuitos de los ganglios basales, donde facilitan la conducta orientada a objetivos.

- El núcleo reticular talámico (NRT) es una lámina de neuronas que rodean al tálamo. Envía proyecciones inhibitorias a núcleos específicos del tálamo relacionados con la actividad en sus áreas corticales respectivas. El NRT tiene un papel crítico en la conciencia, ya que sincroniza la actividad en el tálamo proveniente de los estímulos controladores con la actividad en la corteza. Solo cuando estos patrones están sincronizados es que se es consciente de un estímulo.

- Las arterias cerebrales posteriores y las comunicantes posteriores irrigan el tálamo. También la arteria coroidea anterior les proporciona un riego variable.

Preguntas de estudio

Elija SOLAMENTE la mejor respuesta.

14.1 ¿Cuál de los siguientes enunciados sobre el tálamo es verdadero?

A. El núcleo posteromedial ventral recibe información del haz espinotalámico.

B. El núcleo posterolateral ventral recibe información del lemnisco medial.

C. Los núcleos anteriores ventrales reciben información del sistema límbico.

D. El núcleo dorsomedial recibe información del cerebelo.

E. El núcleo geniculado medial recibe información de la retina.

La respuesta correcta es B. El núcleo posterolateral ventral recibe información del sistema columna posterior–lemnisco medial y del haz espinotalámico concernientes al tacto discriminativo, propiocepción y vibración, así como dolor y temperatura. El núcleo posteromedial ventral recibe información del haz trigeminotalámicos. El núcleo anterior ventral recibe información del cerebelo y ganglios basales. El núcleo dorsomedial es un núcleo de asociación que tiene una relación estrecha con el sistema límbico. El núcleo geniculado medial recibe información de la cóclea para la audición.

14.2 ¿Cuál de los siguientes enunciados sobre el tálamo es correcto?

A. La detonación tónica permite la transferencia lineal de información.

B. El impulso controlador a los núcleos talámicos es mayor que el impulso modulador.

C. La detonación en ráfaga solo se observa durante el sueño.

D. El núcleo reticular talámico recibe aferentes monoaminérgicas del tallo cerebral.

E. Los núcleos talámicos de relevo reciben impulsos controladores específicos, pero no reciben impulsos moduladores inespecíficos.

La respuesta correcta es A. La detonación tónica permite la transferencia directa y lineal de la información, mientras que la detonación en ráfaga únicamente permite transmitir información nueva y cambiante a la corteza. El impulso modulador supera el grado de impulso controlador y es crítico para regular o priorizar la información enviada a la corteza. Aunque es verdad que la detonación en ráfaga se observa durante el sueño, también se encuentra durante la vigilia y parece ser importante para detectar estímulos nuevos. El núcleo reticular talámico recibe aferentes de la corteza y emite proyecciones al tálamo. Las proyecciones monoaminérgicas del tallo cerebral llegan a los núcleos de asociación y, de mayor importancia, a los núcleos intralaminares. Los núcleos de relevo reciben información controladora específica y moduladora inespecífica. En conjunto, esta información permite al tálamo "decidir" cuál información se relevará a la corteza.

14.3 Una paciente se presenta a la sala de urgencia. Comenta que estaba en su casa cuando notó que comenzó a sentir el lado izquierdo del rostro entumecido y, en poco tiempo, también la parte izquierda del cuerpo. Cuando intentó caminar hacia el teléfono para pedir ayuda, se sintió inestable y casi cayó. La doctora de la sala de urgencias la examina, encuentra que la sensación al alfilerazo y vibración están ausentes en el lado izquierdo, tanto de la cara como del cuerpo. Asimismo, la sensibilidad en el lado izquierdo de la cara y el cuerpo de la paciente están ausentes. Además, la paciente presenta problemas marcados para la coordinación mano–ojo. El sitio más probable de lesión que produciría estos síntomas es:

A. Infarto que implica las arterias lenticuloestriadas.

B. Infarto que implica la arteria coroidea anterior izquierda.

La respuesta correcta es D. El infarto de las ramas de la arteria cerebral posterior y la arteria comunicante posterior derechas dañaría los núcleos talámicos de la hilera ventral: anterior ventral (AV), lateral ventral (LV) y posterior ventral (PV). Esto provocaría signos motores similares a los observados en una lesión cerebelosa, que incluyen ataxia y dismetría. La lesión del PV (posterolateral ventral y posteromedial ventral) llevaría a un decremento de la sensación de tacto, vibración, dolor y temperatura en el rostro y el cuerpo contralaterales. Las arterias lenticuloestriadas irrigan el núcleo lenticular, lo que provoca déficits del movimiento contralateral a la lesión. Sin embargo, los signos motores observados no reflejan problemas de ganglios basales y no había afección sensitiva con un infarto de la arteria lenticuloestriada. Un infarto de la arteria coroidea anterior izquierda afectaría los dos tercios inferiores de la cápsula interna izquierda, con signos probables de neurona motora superior (NMS) y percepción disminuida de la sensación en el lado derecho del cuerpo. Podría haber o no algunos efectos

C. Infarto que implica ramas de la arteria cerebral posterior, que irriga la región derecha del tegmento mesencefálico y pedúnculo cerebral.

D. Infarto que implica ramas de la arteria cerebral posterior y arteria comunicante posterior derechas.

E. Ramas superficiales de la arteria cerebral media derecha que irriga las cortezas somatosensorial y motora.

menores sobre la región izquierda del tálamo, con cambios sensitivos o motores, pero los síntomas se observación en el lado derecho del cuerpo. Un infarto que implique la arteria cerebral posterior en la región derecha del mesencéfalo produciría pérdida sensitiva izquierda. No obstante, una lesión del pedúnculo cerebral causaría signos de NMS contralaterales. Un infarto de la arteria cerebral media que irriga las cortezas sensitiva y motora derechas causaría pérdida sensitiva y signos de lesión de NMS izquierdas. No causaría dismetría ni ataxia.

14.4 ¿Qué características clínicas esperaría encontrar en una mujer de 73 años de edad con una lesión de PLV y PMV?

A. Cambios de personalidad.
B. Déficit de campos visuales.
C. Síndrome doloroso talámico (dolor posapoplejía).
D. Pérdida de saliencia visual.
E. Función ejecutora alterada.

La respuesta correcta es C. Las lesiones de las áreas PLV y PMV pueden alterar el procesamiento sensitivo y provocar modulación de la información dolorosa. Un cambio de personalidad es un rasgo común de las lesiones que afectan la región medial del tálamo (p. ej., DM). Una lesión del NGL podría causar déficits de campos visuales. La saliencia visual está modulada por el pulvinar. El núcleo DM también es parte del circuito encargado de la función ejecutora.

14.5 Es probable que una lesión del núcleo pulvinar provoque:

A. Incapacidad para dirigir la atención a un estímulo visual específico.
B. Problemas de conducta dirigida a objetivos y memoria declarativa.
C. Letargo, somnolencia y conciencia y vigilancia ausentes.
D. Audición disminuida en el oído contralateral.
E. Problemas con la atención selectiva.

La respuesta correcta es A. El pulvinar recibe información de las áreas de asociación visual de la corteza y tiene un papel en la habilidad para vigilar estímulos visuales específicos o importantes. El pulvinar también recibe información de la corteza de asociación auditiva, y una lesión en el pulvinar podría alterar la capacidad para interpretar lo que se escucha o el lenguaje. Sin embargo, no produciría sordera. Los problemas de conducta dirigida a objetivos y la memoria declarativa se producen por lesiones del núcleo dorsomedial. El letargo, somnolencia y niveles suprimidos de excitabilidad son resultado de una lesión en los núcleos intralaminares. Los problemas de atención selectiva tienen mayor probabilidad de producirse por una lesión en el núcleo reticular, que también coordina la actividad entre varios de los núcleos talámicos.

Sistema visual

15

I. PANORAMA

El sistema visual es uno de los sistemas sensitivos más importantes. En este capítulo, se explora la anatomía funcional de este intrincado sistema que permite la percepción visual del entorno, incluidos el color, la forma y el movimiento en condiciones de luz tanto tenue como brillante. Se revisa el sistema óptico del ojo (figura 15.1), donde se enfoca la luz entrante y se proyecta sobre la retina, que es una capa de células neurales que contiene las células fotorreceptoras en la región posterior del ojo. Se explica la fototransducción en la retina, donde ocurren los primeros pasos del procesamiento de la información y luego siguen las fibras que surgen de la retina y emiten proyecciones al núcleo geniculado lateral (NGL) del tálamo y, de ahí, a la corteza visual primaria o corteza calcarina. Por último, se explica cómo ocurre el procesamiento visual en varias vertientes paralelas, que se consolidan en las

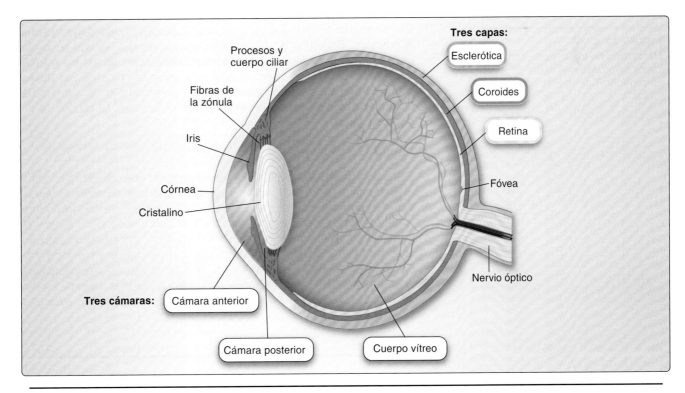

Figura 15.1
Panorama del ojo.

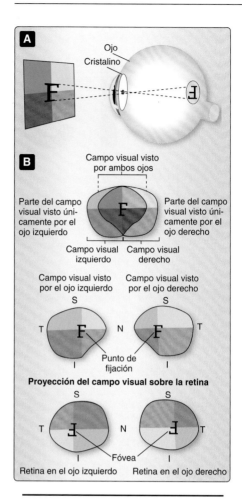

Figura 15.2
Refracción de la luz y proyección de los campos visuales sobre la retina. S, superior; T, temporal; I, inferior; N, nasal.

vertientes dorsal (superior) y ventral (inferior), lo que permite la extracción simultánea de información y la identificación de estímulos en el campo visual para percibir el movimiento y orientarse en el entorno.

II. EL OJO

El ojo es una estructura de tres capas y tres cámaras. La capa neuronal más interna es la **retina**, que contiene las células fotorreceptoras sensibles a la luz. La capa media abarca tres estructuras: el **tracto uveal**, con la **coroides**, una capa vascular que incluye los vasos sanguíneos que irrigan la retina; el **cuerpo ciliar**, que puede ajustar la forma y, con ello la refracción del cristalino; y el **iris**, que puede ajustar la apertura de la pupila. La capa más externa es la **esclerótica**, una cubierta de tejido conectivo fuerte que en la región anterior del ojo se especializa en formar la **córnea** transparente (*véase* la figura 15.1).

A. Córnea

La luz se **refracta**, o inclina, a su paso a través de la córnea. Luego cruza las tres cámaras. En la **cámara anterior**, los haces luminosos se empacan a su paso a través de la abertura del iris. En seguida, tales haces atraviesan la **cámara posterior** y el cristalino, donde se refractan aún más y por último atraviesan el **cuerpo vítreo** (en la tercera cámara) para llegar a la retina. Debido a la refracción de la luz a través de la córnea y el cristalino, la proyección de los campos visuales (área del entorno que se percibe por cada ojo) sobre la retina se revierte e invierte: los campos visuales superiores se proyectan sobre la porción inferior de la retina; los inferiores, sobre la superior; los laterales, sobre la medial; y los mediales, sobre la lateral (figura 15.2).

Es interesante señalar que la córnea tiene un mayor poder refractivo que el cristalino. Sin embargo, el cristalino tiene la ventaja, ya que su forma puede cambiar mediante la contracción o relajación de los **músculos ciliares** en el **cuerpo ciliar**, el cual está unido al cristalino por **fibras de la zónula**. La capacidad del cristalino para cambiar de forma para enfocar los objetos cercanos con precisión en la retina se conoce como **acomodación**.

B. Pupila

El iris se especializa en ajustar la cantidad de luz que cae sobre la retina al cambiar el diámetro pupilar. Una gran apertura aumenta la cantidad de luz desviada que cae sobre la retina e interfiere con la profundidad de campo y el foco, mientras que una abertura pequeña elimina la luz desviada y aumenta el foco y la profundidad de campo. Sin embargo, en la oscuridad, la pupila debe dilatarse para permitir que una cantidad suficiente de luz llegue a la retina. Aunque el sistema visual humano funciona relativamente bien en condiciones de luz tenue, es más adecuado para condiciones de luz de día o luz brillante, como se explicará más adelante.

III. RETINA

La **retina** es una estructura multicapa en la región posterior del ojo que contiene las células fotorreceptoras. La retina es el primer sitio de procesamiento de la información visual; es capaz de adaptarse a diferentes condiciones luminosas y puede enfocar la imagen percibida en tiempo y espacio a través del uso de diferentes tipos de células ganglionares que responden a distintos tipos de información visual. Sin embargo, la intrincada estructura de la retina y la presencia de numerosos tipos y subtipos de neuronas sugiere que el procesamiento en la retina va más allá de la percepción de la imagen que luego se transmite a la corteza para un análisis más detallado. Parece ser que cierta parte del procesamiento que siempre se pensó que era una función cortical en realidad ocurre dentro de la retina. La retina participa en el proceso de seleccionar y reducir la cantidad de información que reciben las células receptoras para enfocarse en las características más importantes del entorno visual.

A. Capas de la retina

Puede concebirse la retina como organizada alrededor de una cadena vertical de células neuronales, que constan de las células fotorreceptoras (bastones y conos) y dos tipos de neuronas, células bipolares y células ganglionares. Además, un sistema horizontal de **interneuronas** (células horizontales y amacrinas) integra la información en las sinapsis entre los fotorreceptores y las células bipolares, y entre estas y las células ganglionares. También hay células gliales modificadas de soporte (células de Müller) y, por último, están las células epiteliales pigmentarias. La luz llega a las células fotorreceptoras, ya sean **bastones o conos**, que luego transmiten la información a las **células bipolares** que, a su vez, hacen contacto con las **células ganglionares retinianas**. Los axones de estas células ganglionares comprenden el **nervio óptico**. Las **células horizontales** y las **células amacrinas**, que brindan integración horizontal de la información, pueden influir en la señal en una sinapsis particular con base en la actividad en otras sinapsis y, de ese modo, permitir una mejor resolución de la señal.

Las membranas y células de la retina y sus procesos están distribuidas en 10 capas (figura 15.3). La luz debe atravesar todas las capas celulares para llegar a los fotorreceptores, que se encuentran en la capa más interna de la retina. En dicha capa, la luz se transforma en una señal eléctrica, que luego se transmite de nuevo a través de una cadena de dos neuronas (células bipolares y células ganglionares). Así, la señal viaja de regreso a través de todas las capas de la retina.

1. **Capa epitelial pigmentaria:** la capa más externa es el **epitelio pigmentario**, que separa la capa coroidea de la capa neuronal de la retina. El epitelio pigmentario se asienta sobre la **membrana de Bruch**, una membrana basal muy dinámica que permite el acceso de los nutrientes a las neuronas en la retina. La células epiteliales pigmentarias contienen melanina, la cual absorbe y ayuda a prevenir la dispersión de luz a su paso a través de la retina (*véase* la figura 15.3).

2. **Capa fotorreceptora:** la **capa de conos y bastones** contiene los segmentos más externos de las células fotorreceptoras y es la capa donde ocurre la **fototransducción**. La luz activa una cascada de señalización dentro de cada célula receptora. La distribución de células en esta capa varía según su localización dentro de la retina. En la fóvea, por ejemplo, solo se encuentran conos, lo que permite una agudeza visual muy elevada (*véase* la figura 15.3).

3. **Membrana limitante externa**: los polos externos de las células de Müller forman la membrana limitante externa, a través de los cuales pasan las prolongaciones fotosensibles de los conos y bastones para conectarse con sus cuerpos celulares (*véase* la figura 15.3).

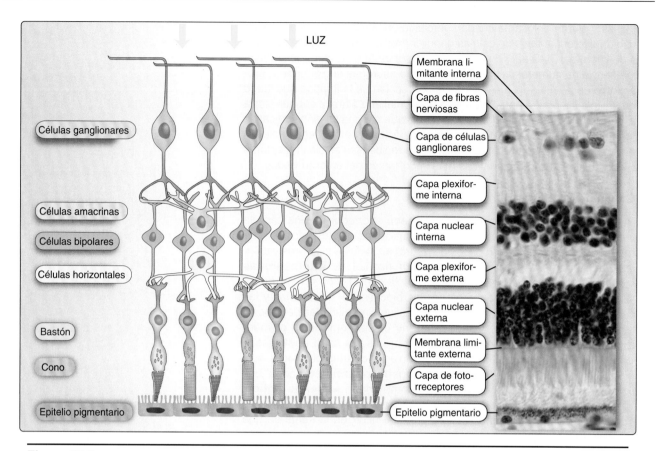

Figura 15.3
Las 10 capas de la retina. Nota: no se muestran las células de Müller.

4. **Capa nuclear externa**: esta capa contiene los cuerpos celulares de los conos y bastones (*véase* la figura 15.3).

5. **Capa plexiforme externa**: ésta es una capa sináptica donde los conos y bastones tienen contacto con las **células bipolares**. Las células bipolares integran la información de varias células fotorreceptoras. La integración horizontal de la información se logra en esta capa a través de las prolongaciones/procesos de las **células horizontales**, que abarcan múltiples terminaciones sinápticas entre numerosas células (*véase* la figura 15.3).

6. **Capa nuclear interna**: la capa nuclear interna contiene los cuerpos celulares de las células bipolares. Dispersos entre las células bipolares se hallan los cuerpos celulares de las células horizontales y el otro tipo de interneurona principal, las **células amacrinas**. Los cuerpos celulares de las **células de Müller**, las principales células de soporte en la retina, también se encuentran principalmente en la capa nuclear interna (*véase* la figura 15.3; nota: no se muestran las células de Müller).

7. **Capa plexiforme interna**: ésta también es una capa sináptica, similar a la plexiforme externa, donde ocurre el contacto sináptico entre las células bipolares y las células ganglionares. Estos contactos también se integran de modo horizontal, similar a lo que ocurre en la capa plexiforme externa, solo que aquí esto ocurre a través de los procesos de las células amacrinas (*véase* la figura 15.3).

8. **Capa de células ganglionares**: esta capa contiene los cuerpos celulares de las células ganglionares (*véase* la figura 15.3).

9. **Capa de fibras nerviosas:** en la capa de fibras nerviosas, los axones de las células ganglionares se juntan y viajan al **disco óptico** o **papila óptica**, donde forman el nervio óptico. El disco óptico carece de fotorreceptores y es el **punto ciego** del campo visual. Los axones de las células ganglionares no están mielinizados hasta que salen del ojo. Debido a que la mielina es muy refractiva, es una ventaja tener axones no mielinizados dentro de la retina para reducir la cantidad de luz dispersa (*véase* la figura 15.3).

10. **Membrana limitante interna:** los polos apicales de las células de Müller forman la membrana limitante interna. Esta membrana separa la retina del cuerpo vítreo (*véase* la figura 15.3).

B. Células fotorreceptoras

Hay dos tipos de células fotorreceptoras: conos y bastones. Las funciones de estos dos tipos de receptores permiten ver tanto en condiciones de luz brillante como tenue. La heterogeneidad de los conos permite distinguir el color.

Cada célula fotorreceptora tiene un **segmento externo** donde ocurre la detección de luz. Este segmento está embebido en el epitelio pigmentario. Los segmentos externos de los conos y bastones difieren en su morfología, pero cada uno contiene discos que incluyen un fotopigmento acoplado a vitamina A (rodopsina en bastones, iodopsina en conos). La activación de este fotopigmento por la absorción de luz inicia la cascada de transducción de señales. El segmento interno es donde están las mitocondrias (las cuales proveen energía a la célula) y el núcleo. Los conos y bastones hacen sinapsis con las células horizontales y bipolares.

1. **Bastones:** los bastones tienen sensibilidad extrema a la luz y permiten ver en condiciones de luz tenue, como la luz de la luna o el crepúsculo, lo que se conoce como **visión escotópica**. Su sensibilidad extrema a la luz les permite detectar movimiento, es decir, patrones luminosos cambiantes, en la periferia del campo visual. Dentro de la retina, numerosos bastones convergen en una sola célula bipolar y numerosas células bipolares tienen contacto con una célula amacrina dada. Esta disposición permite la sensibilidad, pero provoca pérdida de resolución espacial.

El fotopigmento en los bastones es la **rodopsina**, que responde a la luz del mismo modo para todas las frecuencias y no permite distinguir el color.

El segmento externo de los bastones es más largo que el de los conos y se subdividen en casi 1 000 discos que flotan libres y contienen la rodopsina sensible a la luz (figura 15.4).

2. **Conos:** los conos se especializan en la agudeza visual y la visión del color. Son relativamente insensibles a la luz. Para producir una respuesta, un solo cono requiere 100 veces la cantidad de luz necesaria para activar un bastón. Dentro de la retina, hay mucha menor convergencia de conos hacia las células bipolares. De hecho, en el área de mayor agudeza visual, la fóvea, la transducción de conos a células bipolares es 1:1. Estos receptores permiten ver con una gran agudeza visual en condiciones de luz brillante y diurna, proceso denominado **visión fotópica**. El segmento externo de los conos que contiene el fotopigmento es más corto que el de los bastones y consiste en una serie de discos conectados a la membrana celular del cono (figura 15.5A).

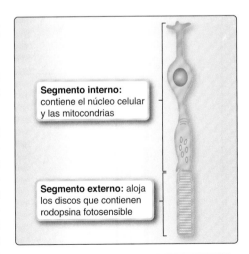

Segmento interno: contiene el núcleo celular y las mitocondrias

Segmento externo: aloja los discos que contienen rodopsina fotosensible

Figura 15.4
Estructura de un bastón fotorreceptor.

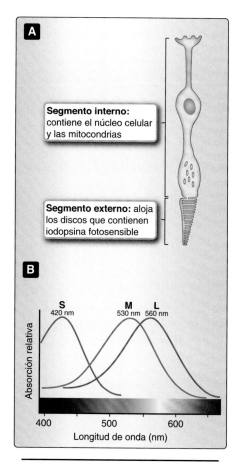

Figura 15.5

Estructura de un cono fotorreceptor y el espectro absorbido por los conos.

Los conos pueden subdividirse en tres poblaciones distintas que contienen diferentes versiones del fotopigmento **iodopsina**. Las distintas iodopsinas permiten la detección de luz a diferentes frecuencias y, así, la visión del color (*véase* la figura 15.5B). Juntos, estos conos proporcionan tres canales para la visión del color (rojo, verde y azul), que permiten detectar millones de colores visibles para el ojo humano (*véase* más adelante). Se ha descrito cierta heterogeneidad de la población celular de los conos que provoca la habilidad alterada para ver colores. Por ejemplo, la mayoría de las personas que tienen alteraciones en la percepción del color únicamente tienen dos tipos funcionales de conos. En contraste, se está investigando la posibilidad de un cuarto tipo de cono que podría reforzar en gran medida la visión del color.

a. **Conos tipo L:** constituyen el tipo más abundante de conos en la retina y detectan ondas luminosas de baja frecuencia, con una absorción máxima en el espectro rojo ($\lambda_{máx}$ = 555–565 nm).

b. **Conos tipo M**: detectan luz de frecuencia intermedia y tienen una absorción máxima en el espectro verde ($\lambda_{máx}$ = 530–537 nm).

c. **Conos tipo S:** detectan ondas luminosas en suprafrecuencia y tienen una absorción máxima en el espectro azul ($\lambda_{máx}$ = 415–430 nm). Constituyen solo cerca de 5% de todos los conos en la retina y se encuentran principalmente en su periferia.

3. **Distribución de los conos y bastones en la retina:** los conos y bastones no están distribuidos de manera uniforme en la retina. La fóvea contiene solo conos, lo cual permite una gran agudeza visual en condiciones de luz de día. La fóvea no es muy eficaz a la luz tenue, pero las áreas periféricas ricas en bastones son más sensibles a condiciones de poca luz. En la figura 15.6 se muestra la distribución de conos y bastones en la retina.

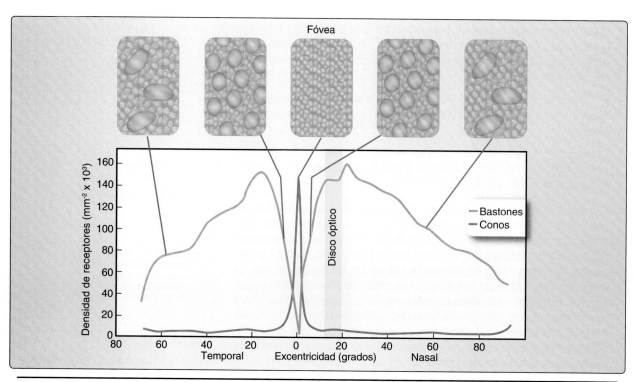

Figura 15.6

Distribución de conos y bastones en la retina.

C. Especialización retiniana

Pueden identificarse áreas especializadas dentro de la retina. Las fibras nerviosas o axones de las células ganglionares convergen para formar el nervio óptico y salen del ojo en el **disco óptico** o **papila**. Este es el denominado **punto ciego** del campo visual, ya que en esa zona no hay fotorreceptores. La **mácula lútea**, por lo general llamada solo **mácula**, es un área circular cerca del borde lateral del disco óptico donde hay numerosas células que contienen pigmento amarillo (*mácula lútea* significa en latín "mancha amarilla"). En el centro de la mácula hay una depresión de casi 1.5 mm de diámetro, la **fóvea** (figura 15.7). Esta área es rica en conos por lo que es la zona de máxima agudeza visual a la cual se proyecta la mayor parte de la luz hacia el centro del campo visual. En la fóvea, se apartan todas las capas celulares retinianas, de tal modo que la luz se proyecte directamente sobre los fotorreceptores tipo cono.

D. Fototransducción

Los principios de la **cascada de fototransducción** (figura 15.8) son similares en conos y bastones: en ambas células receptoras, la cascada comienza con la luz que se absorbe por el **fotopigmento acoplado a vitamina A (opsina)**. El derivado de vitamina A 11-cis-retinal presenta un cambio conformacional a todo-trans-retinal, que induce un cambio conformacional de la molécula opsina a su estado activado. Cada opsina en acción activa entonces varias moléculas de la **proteína G transducina**. La molécula activada de transducina activa una fosfodiesterasa que, a su vez, hidroliza el guanosín monofosfato cíclico (GMPc) en GMP. El GMPc abre los canales de Na^+, mientras que el GMP los cierra. Mientras la cascada de fototransducción induce el desplazamiento de la razón GMPc:GMP en favor de GMP, más y más canales de Na^+ se cierran y las células se hiperpolarizan. Esta cascada enzimática permite la amplificación significativa de la señal.

Este sistema de transducción sensitiva es único, ya que un estímulo (la luz) causa la **hiperpolarización** de las células y una menor liberación de neurotransmisor (glutamato). En la oscuridad o durante la ausencia del estímulo, las células se despolarizan y liberan constantemente neurotransmisor en lo que se conoce como la **"corriente oscura"**. La luz suprime esta corriente oscura.

Las opsinas activadas deben desactivarse con rapidez para que la célula esté lista para el estímulo siguiente. Esto ocurre a través de una serie de reacciones supresoras que regresan los fotopigmentos a su estado en reposo adaptado a la oscuridad.

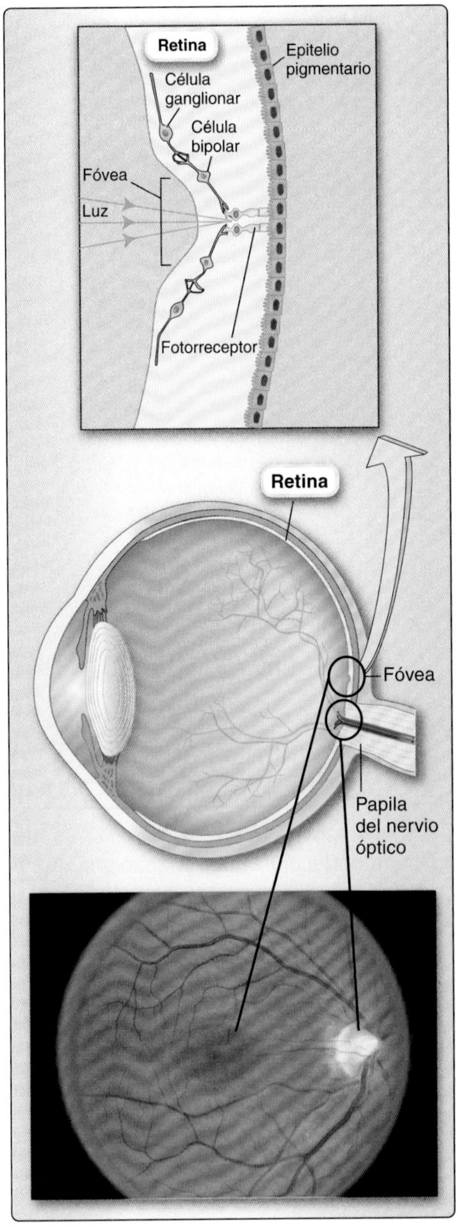

Figura 15.7
Panorama de la retina que muestra la fóvea y la papila.

IV. VÍA VISUAL

Desde la célula fotorreceptora, la vía visual consiste en una cadena de tres neuronas que procesan la información visual y la transmite a la corteza. Las primeras dos neuronas en la cadena están en la retina: las células bipolares y las células ganglionares retinianas. Desde la retina, la vía visual emite proyecciones a la tercera neurona, que se encuentra en el **NGL** del **tálamo**. Los axones del tálamo emiten proyecciones a través de las radiaciones ópticas a la corteza visual primaria (estriado). La vía visual

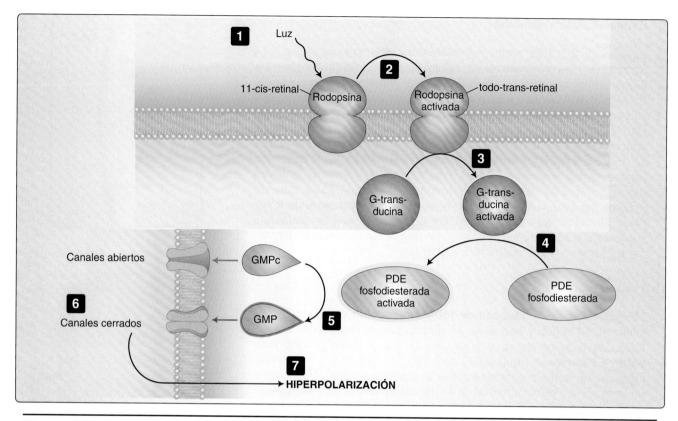

Figura 15.8
Fototransducción. GMPc, guanosín monofosfato cíclico; GMP, guanosín monofosfato.

normal se describe más adelante. Las lesiones específicas de la vía visual se muestran en el recuadro de aplicación clínica 15.1.

A. Células bipolares

Las **células bipolares** tienen contacto sináptico con conos y bastones en la capa plexiforme externa de la retina. Algunas células bipolares tienen contacto únicamente con los bastones; otras solo con conos; y algunas otras tanto con conos como con bastones. Como se explicó antes, las células fotorreceptoras liberan sin cesar el neurotransmisor glutamato en la oscuridad (corriente oscura) y la luz provoca la hiperpolarización de conos y bastones, con menor liberación de glutamato. Por ello, esta sinapsis entre fotorreceptores y células bipolares debe adaptarse a esta liberación constante de glutamato; su nombre es **sinapsis en listón**. Las sinapsis en listón pueden transmitir información de manera tónica y graduada. En las sinapsis convencionales, la transmisión se logra gracias a la modulación de la frecuencia de los **potenciales de acción (PA)**, pero en la vía visual, el rango dinámico de las señales es demasiado amplio (varía desde condiciones de luz tenue que estimulan los bastones hasta condiciones de luz brillante que estimulan los conos) y no puede codificarse en diferentes frecuencias de PA. La intensidad del estímulo en la sinapsis en listón se codifica por los cambios en la liberación de transmisores: más cantidad de luz provoca una menor cantidad de transmisor.

Las células bipolares pueden responder a estos cambios de dos maneras: 1) un decremento de glutamato en la sinapsis (que ocurre con la luz) puede provocar la despolarización de la célula bipolar (conocida como

Aplicación clínica 15.1. Lesiones de la vía visual

A Pérdida visual monocular

Una lesión del **nervio óptico** de un ojo provoca la pérdida del campo visual completo de dicho ojo. El otro aún puede percibir el campo visual completo

B Hemianopsia bitemporal

Una lesión del **quiasma óptico** provoca la pérdida de las fibras retinianas nasales de ambos ojos. Las fibras retinianas nasales portan información del campo visual temporal. Una lesión del quiasma óptico provoca la pérdida del campo visual temporal en ambos ojos

C Hemianopsia homónima contralateral

Una lesión del **tracto óptico** afecta las fibras nasales (cruzadas) del ojo contralateral y las fibras temporales (sin cruzar) del ojo ipsilateral. Estas fibras portan información del campo visual contralateral. Una lesión del tracto óptico provoca la pérdida del campo visual contralateral en ambos ojos

D Cuadrantanopsia superior contralateral

Una lesión del **Asa de Meyer** afecta las fibras de la porción superior del campo visual contralateral de ambos ojos

E Cuadrantanopsia inferior contralateral

Una lesión parcial de las **radiaciones ópticas** antes de su unión con las fibras del asa de Meyer afecta las fibras de la porción inferior del campo visual contralateral de ambos ojos

F Hemianopsia homónima contralateral

Una lesión de la **corteza visual primaria** completa de un lado provoca la pérdida del campo visual contralateral de ambos ojos

Se muestran los déficits visuales clínicos encontrados en lesiones en cada paso de la vía visual.

célula bipolar ENCENDIDA), o 2) puede provocar hiperpolarización de la célula bipolar (conocida como **célula bipolar APAGADA**) (figura 15.9). En la oscuridad, cuando hay mayor liberación de neurotransmisor (corriente oscura), la célula bipolar ENCENDIDA se hiperpolariza y la célula bipolar APAGADA se despolariza.

Estas respuestas se logran mediante el uso de diferentes tipos de receptores postsinápticos de glutamato.

1. **Células bipolares APAGADAS:** este tipo de célula expresa **receptores ionotrópicos de glutamato**. En la luz, una menor cantidad de glutamato en la hendidura sináptica provoca una menor conductancia catiónica a través de los canales iónicos, y la célula bipolar APAGADA se hiperpolariza (*véase* la figura 15.9). En la oscuridad, una mayor cantidad de glutamato en la hendidura sináptica origina una mayor conductancia catiónica, y la célula bipolar APAGADA se despolariza. La célula bipolar APAGADA emite señales en la oscuridad.

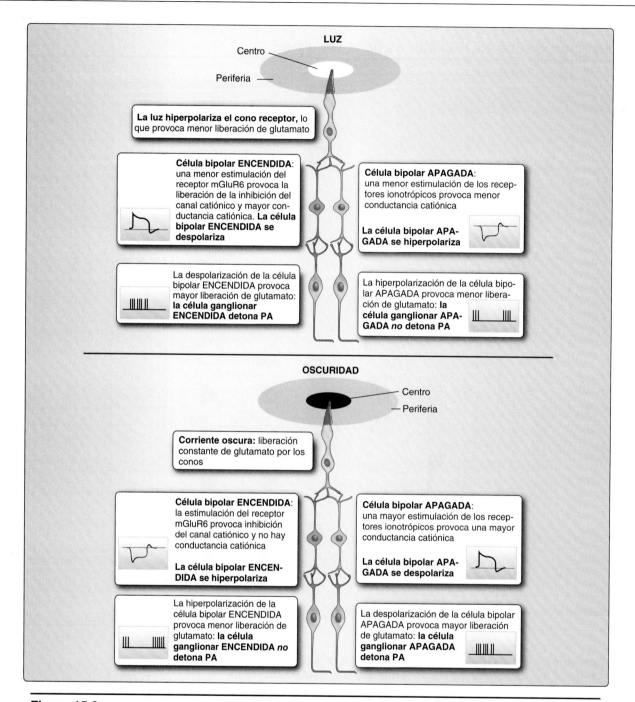

LUZ

Centro

Periferia

La luz hiperpolariza el cono receptor, lo que provoca menor liberación de glutamato

Célula bipolar ENCENDIDA: una menor estimulación del receptor mGluR6 provoca la liberación de la inhibición del canal catiónico y mayor conductancia catiónica. **La célula bipolar ENCENDIDA se despolariza**

Célula bipolar APAGADA: una menor estimulación de los receptores ionotrópicos provoca menor conductancia catiónica

La célula bipolar APAGADA se hiperpolariza

La despolarización de la célula bipolar ENCENDIDA provoca mayor liberación de glutamato: **la célula ganglionar ENCENDIDA detona PA**

La hiperpolarización de la célula bipolar APAGADA provoca menor liberación de glutamato: **la célula ganglionar APAGADA *no* detona PA**

OSCURIDAD

Centro

Periferia

Corriente oscura: liberación constante de glutamato por los conos

Célula bipolar ENCENDIDA: la estimulación del receptor mGluR6 provoca inhibición del canal catiónico y no hay conductancia catiónica

La célula bipolar ENCENDIDA se hiperpolariza

Célula bipolar APAGADA: una mayor estimulación de los receptores ionotrópicos provoca una mayor conductancia catiónica

La célula bipolar APAGADA se despolariza

La hiperpolarización de la célula bipolar ENCENDIDA provoca menor liberación de glutamato: **la célula ganglionar ENCENDIDA *no* detona PA**

La despolarización de la célula bipolar APAGADA provoca mayor liberación de glutamato: **la célula ganglionar APAGADA detona PA**

Figura 15.9

Fisiología de las células bipolares ENCENDIDAS y APAGADAS. PA, potencial de acción.

2. **Células bipolares ENCENDIDAS:** estas células expresan el **receptor metabotrópico de glutamato** mGluR6 que está acoplado negativamente a un canal catiónico. Cuando el glutamato se une a su receptor, el canal iónico se bloquea y la célula se hiperpolariza. En la oscuridad, una mayor cantidad de glutamato provoca inhibición del canal catiónico e hiperpolarización de la célula bipolar ENCENDIDA. En la luz, una menor cantidad de glutamato lleva a una menor estimulación de estos receptores metabotrópicos, que liberan la inhibición de los canales catiónicos y causan una mayor conductancia catiónica y despolarización de

la célula bipolar ENCENDIDA (*véase* la figura 15.9). La célula bipolar ENCENDIDA emite señales en condiciones de luz.

3. **Procesamiento paralelo**: estos dos tipos de células bipolares son el primer paso de un sistema de procesamiento paralelo que puede responder con rapidez y específicamente a los aumentos luminosos (célula bipolar ENCENDIDA, que se despolariza a la luz) y disminuye a la luz (célula bipolar APAGADA, que se despolariza a la oscuridad).

4. **Distribución espacial**: además, estas células están organizadas en una distrbución espacial que alimenta la señal hacia la capa de células ganglionares, donde se encuentran las células ganglionares ENCENDIDAS y APAGADAS. Las células ganglionares ENCENDIDAS reciben información de un campo receptivo de células bipolares ENCENDIDAS. Las células ganglionares detonarán con mayor rapidez cuando la fuente luminosa proviene del centro de sus campos receptivos, en comparación con la periferia. De modo similar, las células ganglionares APAGADAS reciben información de un campo receptivo de células bipolares APAGADAS y detonarán con mayor rapidez cuando la información se recibe del centro en vez de la periferia de sus campos receptivos (oscuros). Juntas, estas dos vías aumentan el contraste cuando las personas ven, y esta organización ENCENDIDO/APAGADO está presente a lo largo del sistema visual completo.

B. Células ganglionares

La **célula ganglionar** es la segunda neurona en la cadena. La población heterogénea de estas células incluye hasta 17 tipos distintos de células ganglionares, cada uno de los cuales codifica aspectos diferentes de la información visual.

Aquí el enfoque se hará en los tres tipos de célula ganglionar que parecen tener un papel predominante a través de la vía visual y son el origen de tres vías de procesamiento que operan paralelas entre sí. En cada una de estas vías pueden encontrarse células ganglionares ENCENDIDAS y APAGADAS. Esto refuerza el contraste y permite reaccionar a niveles ascendentes o descendentes de luz. Es probable que haya más circuitos paralelos procesando información visual en la vía visual, pero para los propósitos de este capítulo, la atención se centrará en las tres vías principales que ayudan a comprender el análisis visual del movimiento, la forma y el color (figura 15.10).

1. **Células ganglionares enanas:** comprenden la mayoría (más de 70%) de las células que emiten proyecciones al NGL y son el origen de la **vía parvocelular**. Estas células codifican una gran resolución espacial pero poca resolución temporal debido a sus campos receptivos pequeños y lenta velocidad de conducción axonal. Estas células analizan la información de los canales rojo y verde, y son un componente importante en la visión del color (*véase* la figura 15.10). Debido a su poca resolución temporal, las células ganglionares enanas son más adecuadas para el análisis de imágenes estáticas, pero no para el análisis del movimiento.

2. **Células ganglionares en sombrilla**: estas células componen cerca de 10% de todas las células que emiten proyecciones al NGL y son el origen de la **vía magnocelular**. Codifican una baja resolución espacial pero una gran resolución temporal debido a sus campos receptivos grandes y rápida velocidad de conducción axonal. Estas células codifican una señal acromática (incolora) y son más adecuadas para detectar contraste, movimiento y forma (*véase* la figura 15.10).

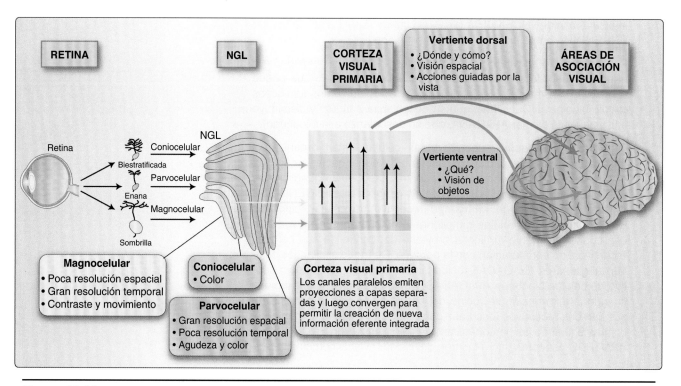

Figura 15.10

Vías paralelas y vertientes del sistema visual de la retina a la corteza. NGL, núcleo geniculado lateral del tálamo.

3. **Células ganglionares biestratificadas**: comprenden alrededor de 8% de todas las células que emiten proyecciones al NGL y son el origen de la **vía coniocelular**. Emiten proyecciones a su propia capa coniocelular en el NGL y están esparcidas a través de otras capas del NGL dedicadas a las vías parvocelular y magnocelular. Estas células analizan las señales de color azul y amarillo (*véase* la figura 15.10 y más adelante "Visión del color").

C. Quiasma óptico y tracto óptico

Como se explicó en capítulos previos, muchos de los aspectos de la función cerebral están lateralizados y muchas vías cruzan la línea media. Este mismo principio es aplicable a la vía visual. En este caso, el campo visual (área del entorno) percibido por cada ojo se lateraliza en la corteza, es decir, el **campo visual** derecho se proyecta a la corteza visual primaria izquierda, y el campo visual izquierdo se proyecta a la corteza visual primaria derecha.

Aunque cada ojo recibe información del campo visual derecho e izquierdo, la proyección de los campos visuales sobre cada retina se revierte e invierte. Aquí se consideran únicamente los campos visuales lateral y medial (los campos visuales superior e inferior se explican más adelante). El campo visual lateral (temporal) se proyecta sobre el lado medial (lado nasal) de cada retina, y el campo visual medial lo hace sobre el lado lateral de cada retina. De este modo, las porciones mediales de la retina reciben información del campo visual *ipsilateral*, mientras que sus porciones laterales la toman del campo visual *contralateral* (figura 15.11). Las fibras de las mitades mediales o nasales de la retina cruzan la línea media en el quiasma óptico en la superficie inferior del cerebro, mientras que las fibras de las porciones temporales o laterales de la retina no cruzan. Esta decusación parcial de las fibras significa que los axones que viajan en el **tracto óptico**

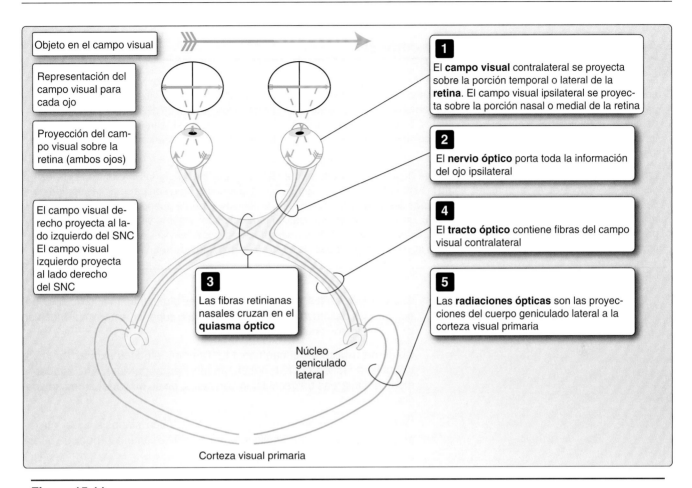

Objeto en el campo visual

Representación del campo visual para cada ojo

Proyección del campo visual sobre la retina (ambos ojos)

El campo visual derecho proyecta al lado izquierdo del SNC
El campo visual izquierdo proyecta al lado derecho del SNC

1 El **campo visual** contralateral se proyecta sobre la porción temporal o lateral de la **retina**. El campo visual ipsilateral se proyecta sobre la porción nasal o medial de la retina

2 El **nervio óptico** porta toda la información del ojo ipsilateral

4 El **tracto óptico** contiene fibras del campo visual contralateral

3 Las fibras retinianas nasales cruzan en el **quiasma óptico**

5 Las **radiaciones ópticas** son las proyecciones del cuerpo geniculado lateral a la corteza visual primaria

Núcleo geniculado lateral

Corteza visual primaria

Figura 15.11
Organización de las fibras en el sistema visual.

al NGL contienen información del campo visual contralateral. El tracto óptico *derecho*, por ejemplo, transmite la información originada en la *mitad izquierda* de los campos visuales de ambos ojos. Así, cada lado del cerebro se ocupa del campo visual contralateral.

D. Núcleos geniculados laterales

Cada núcleo geniculado lateral (NGL) recibe información del campo visual contralateral de todos los tipos de células ganglionares. Los distintos tipos de información, o los diferentes canales descritos antes, emiten proyecciones al NGL en paralelo y están segregados en las capas del NGL. La vía magnocelular proyecta a las **capas magnocelulares**; la vía parvocelular, a las **capas parvocelulares;** y la vía coniocelular, a las **capas coniocelulares** intercaladas (así como a las capas magnocelulares y parvocelulares [*véase* la figura 15.10]).

Además, todas las fibras de la retina mantienen su **organización retinotópica**. Para cuando las fibras llegan al NGL, los campos visuales están lateralizados. El campo visual izquierdo se proyecta al lado derecho del cerebro y viceversa (*véase* antes). La organización de las fibras en el NGL refleja el campo visual, y la proyección sobre las diferentes capas explica el movimiento, contraste, color y forma.

Varios conjuntos de fibras omiten el NGL. Como se explica en el capítulo 9, "Control de los movimientos oculares", algunos axones de la vía

---

Aplicación clínica 15.2. Ceguera cortical

La ceguera cortical es un fenómeno que puede observarse en personas con daño de la corteza visual primaria. Estos pacientes se consideran ciegos y hay una ausencia completa de conciencia visual, pero la función visual residual persiste y permite la percepción visual inconsciente. La forma, movimiento e incluso el color de los objetos en el espacio visual pueden percibirse y tener consecuencias conductuales. Estos pacientes pueden evitar obstáculos en su camino, dirigir la mirada a través de movimientos oculares sacádicos a objetos en el espacio visual y tienen una respuesta emocional a estímulos de los cuales no tienen conciencia visual.

La neurobiología subyacente puede rastrearse hasta las conexiones del NGL y el pulvinar a ciertas áreas de la corteza distintas de la corteza visual primaria, como las áreas de asociación temporales y parietales, que son parte de las vertientes ventral y dorsal del procesamiento visual. Además, las proyecciones del NGL al colículo superior pueden explicar el procesamiento del espacio visual sin conciencia visual. En una comprensión clásica jerárquica del sistema visual, la corteza visual primaria es crítica para todo procesamiento visual; una comprensión más moderna considera la corteza visual primaria como un núcleo con conexiones recíprocas al tálamo y varias áreas de asociación que, juntas, crean la conciencia visual.

---

visual omiten el NGL y emiten proyecciones directamente al colículo superior a través del brazo superior. En el colículo superior, están implicadas en los movimientos oculares sacádicos.

Como se explicó en el capítulo 14, "Tálamo", algunos axones de la vía visual que omiten el NGL hacen sinapsis en el pulvinar. Ahí, ayudan a modular las áreas de asociación corticales, en su mayoría, áreas de asociación visual.

Otro conjunto de fibras que omite el NGL hace sinapsis en el núcleo pretectal, donde están implicadas en el reflejo luminoso pupilar (*véase* más adelante).

E. Radiaciones ópticas

Desde el NGL, los axones emiten proyecciones a la corteza visual primaria a través de las radiaciones ópticas. Las fibras en las **radiaciones ópticas** están organizadas de modo retinotópico y en varios canales explicados antes. Las radiaciones ópticas de cada lado contienen información del contralateral campo visual, que puede subdividirse en un campo visual superior y uno inferior. Las fibras de los campos visuales superior e inferior toman rutas distintas hacia la corteza visual primaria (figura 15.12).

1. **Campo visual inferior:** la mitad inferior del campo visual emite proyecciones a la mitad superior de la retina y luego al NGL. Desde el NGL, estas fibras emiten proyecciones en la porción superior de la radiación óptica, que viaja en el lóbulo parietal, al área de la corteza calcarina superior a la cisura calcarina.

2. **Campo visual superior**: en contraste, la mitad superior del campo visual emite proyecciones a la mitad inferior de la retina. Desde el NGL, estas fibras emiten proyecciones al área de la corteza calcarina inferior al surco calcarino. Para llegar ahí, las fibras deben rodear el asta inferior del ventrículo lateral en el lóbulo temporal. Estas fibras inferiores forman el **asa de Meyer**.

3. **El centro del campo visual**: la porción central del campo visual se proyecta a la fóvea y estas fibras toman una ruta directa desde el NGL a través del lóbulo parietal al área más posterior de la corteza calcarina, tanto por arriba como por debajo de la cisura calcarina. La fóvea tiene la representación más grande en la corteza visual primaria.

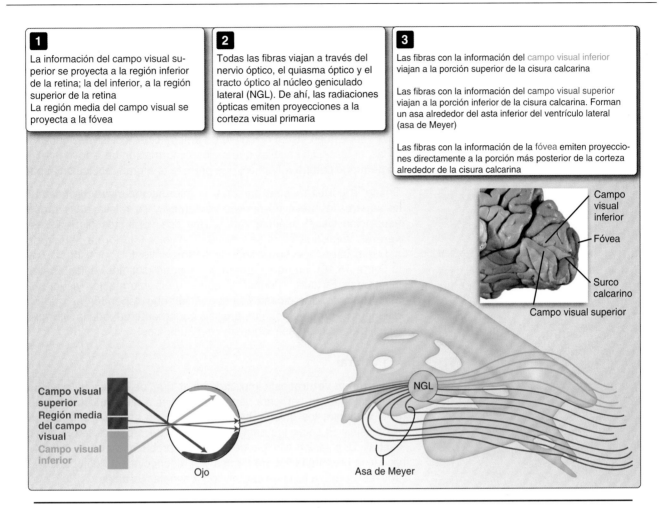

1 La información del campo visual superior se proyecta a la región inferior de la retina; la del inferior, a la región superior de la retina
La región media del campo visual se proyecta a la fóvea

2 Todas las fibras viajan a través del nervio óptico, el quiasma óptico y el tracto óptico al núcleo geniculado lateral (NGL). De ahí, las radiaciones ópticas emiten proyecciones a la corteza visual primaria

3 Las fibras con la información del campo visual inferior viajan a la porción superior de la cisura calcarina

Las fibras con la información del campo visual superior viajan a la porción inferior de la cisura calcarina. Forman un asa alrededor del asta inferior del ventrículo lateral (asa de Meyer)

Las fibras con la información de la fóvea emiten proyecciones directamente a la porción más posterior de la corteza alrededor de la cisura calcarina

Campo visual inferior
Fóvea
Surco calcarino
Campo visual superior

Campo visual superior
Región media del campo visual
Campo visual inferior
Ojo
NGL
Asa de Meyer

Figura 15.12
Radiaciones ópticas.

V. PROCESAMIENTO CORTICAL DE LA VISTA

Las señales sensitivas que se han extraído de la luz que estimula los fotorreceptores en la retina deben ensamblarse para formar una percepción coherente y unificada del mundo visual. Como se explicó, los primeros pasos de este proceso ocurren en la retina a través de los distintos tipos de células ganglionares que envían información en vertientes paralelas que contienen varios aspectos de la información visual. En la corteza visual primaria, esta información se reensambla y luego se envía para un análisis adicional y su procesamiento de orden superior en las áreas de asociación de la corteza.

A. Corteza visual primaria

La **corteza visual primaria (corteza estriada)** es superior e inferior a la **cisura calcarina** en el **lóbulo occipital**. Ahí es donde termina más de 90% de los axones del NGL. La organización encontrada a lo largo del sistema visual se mantiene en la corteza primaria a través de las **columnas retinotópicas** de las neuronas. Las vías paralelas que portan información sobre contraste, movimiento, agudeza y color emiten proyecciones a distintas capas de la corteza visual, en grupos separados de neuronas (*véase* la figura 15.10). De ahí, estas señales se integran y convergen hacia las neuronas eferentes en la corteza visual primaria. Además, la información de cada ojo, con datos sobre la misma zona del campo visual, converge en neuronas individuales en la corteza estriada. Se piensa que esta es la base para la **estereopsis**, la percepción de profundidad cuando se observan objetos cercanos. Esta organización permite que la información eferente de la corteza visual primaria a las áreas de asociación visual contenga toda la información visual (agudeza visual, contraste, movimiento, color) del campo visual completo de ambos ojos. Inclusive, algunas neuronas, en especial aquellas que reciben información de la fóvea, retienen un pequeño campo receptivo, que permite una gran resolución espacial.

Desde la corteza visual primaria, la información visual reensamblada se separa de nuevo en nuevas vertientes y se releva a las áreas de asociación visual especializadas. Hay dos vertientes distintas: la **vía ventral**, implicada en la percepción del color y la forma, y la **vía dorsal**, que interviene en el análisis del movimiento y el espacio (*véase* la figura 15.10). Las dos vertientes, aunque distintas, están altamente integradas. El "qué", "dónde", y "cómo" de la información visual (*véase* más adelante) son piezas de información que dependen una de otra y que, juntas, proporcionan un análisis congruente de toda la información visual para evocar las respuestas conductuales.

B. Vía ventral

La **vertiente ventral** está implicada en el "qué" de los estímulos visuales. Por anatomía, la vertiente ventral se proyecta al **lóbulo temporal**. En esta vertiente, los objetos se reconocen y se analizan sus relaciones espaciales. El color, los patrones y formas se procesan en la vertiente ventral. Una lesión ahí puede provocar problemas con la orientación visual, la discriminación de formas y el reconocimiento de objetos y rostros, así como déficits de la atención a señales visuales.

C. Vía dorsal

La **vertiente dorsal** tiene participación en el "dónde" y "cómo" de los estímulos visuales. Por anatomía, la vertiente dorsal se proyecta principalmente al **lóbulo parietal**. En esta vertiente, el espacio visual se analiza y se facilita la navegación a través de dicho espacio. Además, esta vertiente permite la interacción con objetos, incluida la manipulación de objetos y la facilitación de los movimientos oculares dirigidos y la coordinación ojo–mano.

Ambas vertientes reciben los mismos tipos de información del sistema visual, pero con diferentes objetivos conductuales.

VI. VISIÓN DEL COLOR

Las poblaciones de conos fotorreceptores que detectan la luz a diferentes frecuencias forman la base de la visión del color en el humano. Como ya se mencionó, hay **conos tipo L**, que tienen una absorción máxima en el espectro rojo; **conos tipo M**, con una absorción máxima en el espectro verde; y **conos tipo S**, que poseen una absorción máxima en el espectro azul (*véase* la figura 15.6). Esto produce la **tricromacia**, o visión del color basada en los tres canales. Un solo cono no distingue color, pero es más probable que responda a la luz de una frecuencia específica.

A. Procesamiento de la información cromática

La comparación de las respuestas en diferentes conos permite la extracción de la información cromática.

El primer paso en el procesamiento del color ocurre en dos tipos de **neuronas de oponencia** en la retina —oponencia simple y oponencia doble (figura 15.13)—. Las **células rojo–verde** comparan la activación L con la activación M (o rojo contra verde) y son **neuronas de oponencia simple**. Son parte de la vía parvocelular.

Las células azul-amarillo comparan la activación S (azul) con una combinación de la activación L y M (que da amarillo). Son neuronas de **oponencia doble** debido a que analizan L contra M y el resultado de esto (L/M, amarillo) contra S (azul). Son parte de la vía coniocelular.

La activación de las neuronas de oponencia simples y dobles tiene un patrón ENCENDIDO/APAGADO como ocurre con la percepción del contraste. En este caso, las células ENCENDIDO y APAGADO están separadas en grupos cromáticos: "rojo ENCENDIDO", "verde APAGADO", y "verde ENCENDIDO", "rojo APAGADO;" y "azul ENCENDIDO", "amarillo APAGADO" y "azul APAGADO", "amarillo ENCENDIDO." Estas células ganglionares emiten proyecciones al NGL. Sin embargo, el procesamiento que ocurre en el tálamo aún no es claro.

Desde el NGL, la información se transmite a la corteza visual primaria. Ahí, la información llega en canales separados (*véase* antes) y se proyecta a capas separadas. En la corteza visual primaria, las señales de color se comparan a través del campo visual y se extrae una comparación cromática mayor mediante la convergencia hacia otro conjunto de neuronas de oponencia doble (*véase* la figura 15.13). Estas células contribuyen al análisis del color y, en menor grado, al análisis de la forma, con poca resolución debido a los campos receptivos relativamente grandes.

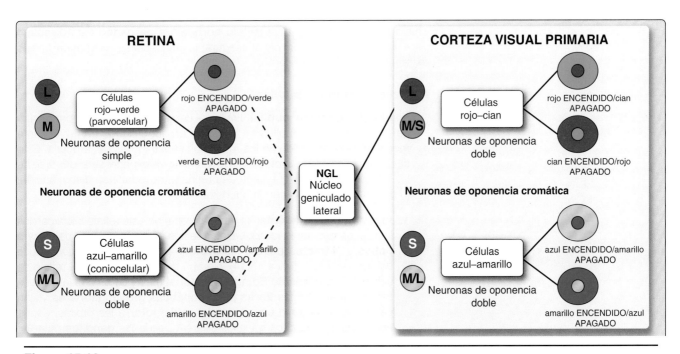

Figura 15.13
Neuronas de oponencia simple y doble para la visión del color. L, conos tipo L; M, conos tipo M; S, conos tipo S.

No contribuyen a la distinción del contraste ni del movimiento. Las áreas anterógradas en las cortezas de asociación asimilan más información y calculan aspectos detallados del color como la tonalidad.

Las **células rojo–cian** comparan la información del canal retiniano L (rojo) con la combinación de los canales M y S (que produce cian).

Las **células azul–amarillo** comparan la información del canal retiniano S (azul) con la combinación de los canales L y M (que produce amarillo).

B. Influencia del color sobre la conducta

El análisis del color influye sobre la conducta al interconectarse con otras áreas corticales. Diferentes colores se relacionan con las emociones y preferencias. Un estudio transcultural reciente, por ejemplo, ha demostrado que las mujeres prefieren los colores en el espectro rojo, mientras los hombres no muestran preferencia. Los colores permiten reaccionar con rapidez y eficiencia en el entorno (las señales de tránsito en rojo indican "alto", y las verdes "siga"). De hecho, las figuras en este libro son más fáciles de comprender debido a sus colores, en tanto que la información más compleja puede asimilarse e integrarse mejor con el uso de colores.

VII. REFLEJOS ÓPTICOS

El sistema visual debe ser capaz de adaptarse con rapidez a condiciones luminosas cambiantes y mantener el foco en un área u objeto de interés. Para lograr esto con eficiencia y rapidez, existen numerosas vías reflejas. El **reflejo luminoso pupilar** ajusta la apertura de la pupila para controlar la cantidad de luz que llega a la retina. El **reflejo dilatador pupilar** es un reflejo emocional, en que la estimulación simpática causa dilatación de las pupilas. El **reflejo de acomodación** ajusta la redondez del cristalino e inicia la convergencia de los ojos, de tal modo que pueda lograrse el enfoque sobre un objeto cercano. Por último, el **reflejo corneal de parpadeo** está diseñado para proteger la córnea del ojo al asegurar la lubricación y eliminar partículas extrañas de la superficie corneal.

A. Reflejo luminoso pupilar

El **reflejo luminoso pupilar** limita la cantidad de luz que puede llegar a la retina. Las pupilas se contraen en condiciones de luz brillante mediante la contracción de los músculos constrictores de la pupila. Esto tiene dos efectos: 1) protección de la retina al exponerse a demasiada luz y 2) enfocar la luz que llega a la retina para reducir su diseminación, lo que podría interferir con la agudeza visual.

1. **Vías aferente y eferente:** la rama aferente de este reflejo inicia con los fotorreceptores de la retina. La información se envía a través del **nervio óptico** y el **tracto óptico** a los **núcleos pretectales** en ambos lados del mesencéfalo (figura 15.14). De ahí, la rama eferente del reflejo se activa. Los **núcleos de Edinger-Westphal (E-W)** de ambos lados reciben información y las **fibras parasimpáticas preganglionares** viajan del núcleo E-W junto con el **nervio oculomotor** a las órbitas, donde hacen sinapsis con los ganglios ciliares. Desde los **ganglios ciliares**, las neuronas postsinápticas forman los nervios ciliares cortos que inervan los **músculos constrictores de la pupila.** Los constrictores pupilares son músculos circulares en el iris; la contracción de estos músculos

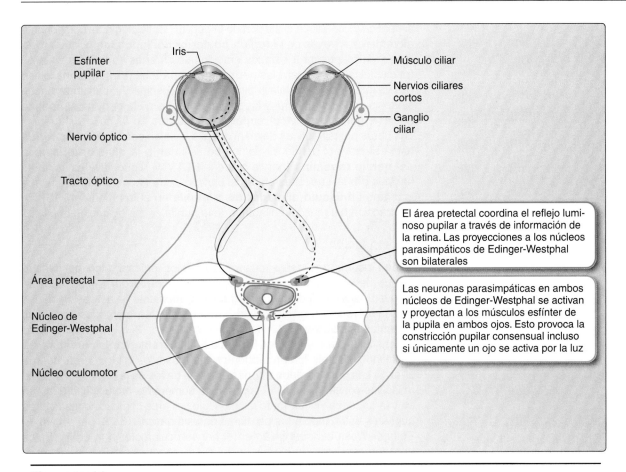

Esfínter pupilar

Iris

Nervio óptico

Tracto óptico

Área pretectal

Núcleo de Edinger-Westphal

Núcleo oculomotor

Músculo ciliar

Nervios ciliares cortos

Ganglio ciliar

El área pretectal coordina el reflejo luminoso pupilar a través de información de la retina. Las proyecciones a los núcleos parasimpáticos de Edinger-Westphal son bilaterales

Las neuronas parasimpáticas en ambos núcleos de Edinger-Westphal se activan y proyectan a los músculos esfínter de la pupila en ambos ojos. Esto provoca la constricción pupilar consensual incluso si únicamente un ojo se activa por la luz

Figura 15.14
Reflejo luminoso pupilar.

causa la constricción pupilar. Las fibras parasimpáticas del núcleo E-W son la capa más superficial de axones en el NC III, localizadas en la superficie externa del nervio. Por ello, cualquier compresión del NC III afecta primero las fibras parasimpáticas y las pupilas se dilatarán de modo parcial o completo debido a la pérdida de información parasimpática y la capacidad para contraerse. De este modo, los déficits del reflejo luminoso pupilar pueden brindar datos sobre una posible compresión del NC III por el aumento de la presión intracraneal.

2. **Respuesta directa *versus* consensual:** las fibras de cada núcleo pretectal emiten proyecciones a los núcleos E-W en ambos lados. Por lo tanto, iluminar un ojo provoca la contracción de ambas pupilas. La respuesta del ojo hacia donde se dirige la luz es la **respuesta directa**. La respuesta se vuelve bilateral por la transmisión de información a través de la comisura posterior, que conecta los dos núcleos pretectales. Así, la constricción de la otra pupila, denominada **respuesta consensual**, ocurre al mismo tiempo.

B. Reflejo dilatador pupilar

El **reflejo dilatador pupilar** ocurre en forma natural en una respuesta emocional que activa el sistema nervioso simpático ("revisa los ojos de tu amado", las pupila deben estar dilatadas). Puede evaluarse clínicamente al pellizcar la piel del párpado inferior —este dolor provoca la activación simpática y con ello la dilatación de la pupila. Por fisiología, el componente aferente es a través de la **región posterior del hipotálamo**, que se estimula en respuesta a estados emocionales fuertes. Las fibras viajan a través del tallo cerebral a las **neuronas simpáticas preganglionares** en el asta lateral de la médula espinal en el nivel espinal T1. Las fibras hacen sinapsis en el asta lateral y luego viajan dentro de la **cadena simpática** hacia el **ganglio cervical superior**, localizado en la base del cráneo. Las fibras postsinápticas dejan el ganglio y viajan con la **arteria carótida** hacia el cráneo, donde es típico que se unan a la **división oftálmica del nervio trigémino** (nervio craneal [NC] V, V$_1$), que lleva estas fibras hacia la órbita. Las fibras entran al ojo con los nervios ciliares largos que inervan el **músculo dilatador de la pupila** en el iris (figura 15.15). La contracción del músculo dilatador de la pupila causa dilatación pupilar.

C. Acomodación

Deben ocurrir tres cosas cuando queremos enfocar algo en nuestro campo de visión cercana: 1) los ojos deben **converger**. Ambos ojos se mueven hacia la línea media (**aducción**) mediante la activación de los músculos rectos mediales. Estos músculos están inervados por fibras eferentes somáticas (ESG) del nervio oculomotor. 2) El **poder refractivo** del cristalino debe aumentar. Esto ocurre al **incrementar la curvatura** del cristalino mediante la contracción de los músculos ciliares en el cuerpo ciliar. 3) Las **pupilas deben constreñirse** a través de la contracción de los músculos constrictores de la pupila. Esto aumenta la profundidad de campo y la agudeza visual. Tanto los músculos ciliares como los constrictores pupilares están inervados por fibras parasimpáticas (EVG) del núcleo de Edinger-Westphal que viajan en el nervio oculomotor a la órbita. Estos tres componentes de la respuesta de la acomodación se denominan **tríada cercana**.

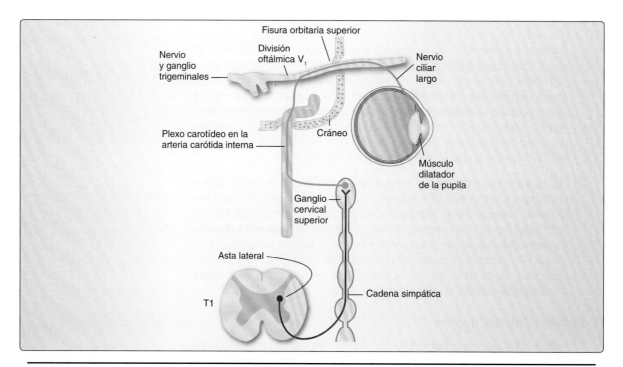

Figura 15.15
Reflejo dilatador pupilar. T1, nivel vertebral torácico 1.

1. **Vías aferente y eferente:** el componente aferente de este reflejo es la vía visual completa. Un objeto se observa y la información llega hasta la **corteza visual primaria**. De ahí, la información se transmite a la **corteza de asociación**, que luego identifica el estímulo visual como un objeto o área de interés. El **colículo superior** y el **núcleo pretectal** en el mesencéfalo se activan y envían proyecciones al **complejo nuclear oculomotor**, que incluye el componente somático y el parasimpático (**Edinger-Westphal**). Estos, a su vez, constituyen el componente eferente del reflejo de acomodación (*véase* la figura 15.14 para las proyecciones parasimpáticas al ojo).

La constricción de las pupilas y el aumento de la curvatura del cristalino se logran mediante la **inervación parasimpática** del **músculo constrictor pupilar** y los **músculos ciliares**. La contracción de los músculos ciliares causa la relajación de las fibras de la zónula adheridas al cristalino, y el cristalino se torna más grueso y redondo (*véase* la figura 15.1).

2. **Centro de vergencia:** el componente somático del complejo nuclear oculomotor se activa mediante el **centro de vergencia** en el mesencéfalo, en el área pretectal, y envía proyecciones bilaterales a las neuronas motoras somáticas del NC III para inervar los **músculos rectos mediales** y los ojos convergen (*véase* el capítulo 9, "Control del movimiento ocular").

D. Reflejo corneal de parpadeo

El **reflejo corneal de parpadeo** es un reflejo protector que asegura la lubricación de la córnea y ayuda a eliminar partículas extrañas de la superficie del globo ocular. Si un cuerpo extraño toca la córnea, ambos ojos parpadean. La rama aferente de este reflejo es la **división oftálmica del nervio trigémino** (V_1), que proporciona inervación sensitiva a la córnea (figura 15.16). La informa ción sensitiva aferente hace

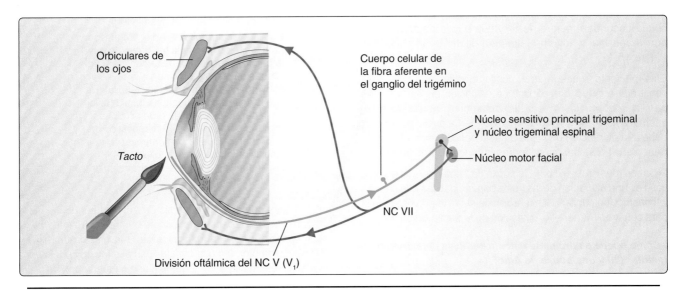

Figura 15.16
Reflejo corneal de parpadeo. NC, nervio craneal.

sinapsis principalmente en el núcleo del **haz espinal del trigémino** y, en menor extensión, en el **núcleo sensitivo principal del V** (si algo toca la córnea, hay un componente nociceptivo predominante). Las interneuronas del espinal del trigémino emiten proyecciones bilaterales (a través de relevos en la formación reticular) a las neuronas motoras en el **núcleo motor facial** (NC VII). Los axones del núcleo motor facial inervan los músculos **orbiculares de los ojos** y ambos ojos se cierran o "parpadean".

Caso clínico

Anisocoria

Una mujer de 31 años de edad se presenta con asimetría del tamaño pupilar (anisocoria) de 3 semanas de evolución, la pupila derecha es más grande que la izquierda. Presenta sensibilidad leve a la luz y visión borrosa en el ojo derecho. El resto del interrogatorio es normal y no hay medicamentos prescritos. No presenta cefalea ni dolor ocular. La exploración muestra tamaño pupilar de 7 mm en el ojo derecho y de 3 mm en el izquierdo. Su pupila izquierda no se contrae al iluminar cualquiera de los ojos, pero la pupila derecha se contrae al iluminar el ojo izquierdo. Ambas pupilas se contraen durante la acomodación. No presenta ptosis (párpado caído) ni inyección conjuntival (ojo rojo). Su agudeza visual y campos visuales son normales. Sus movimientos extraoculares son normales, así como su exploración neurológica.

Análisis del caso

La anisocoria es el tamaño pupilar desigual. La anisocoria fisiológica puede ocurrir sin patología. Sin embargo, en la anisocoria patológica, el grado de anisocoria cambia con la iluminación variable. Si la anisocoria empeora con la luz, significa que la pupila grande es la pupila anormal y hay una falla para constreñir en respuesta a la luz. Si empeora con la oscuridad, quiere decir que la pupila pequeña es la pupila anormal y hay una falla para dilatar en la oscuridad (figura 15.17).

Esta paciente muestra una pupila grande que falla para constreñir a la luz. Las causas de dilatación pupilar incluyen parálisis del nervio craneal III (oculomotor), pupila de Adie, traumatismo ocular y exposición a drogas. La pupila de Adie se debe a la disrupción de la vía parasimpático desde el ganglio ciliar o sus fibras posganglionares (nervios ciliares cortos).

La razón más probable para la pupila derecha anormal en este caso es una alteración de las fibras parasimpáticas que causan la constricción pupilar. La alteración de esta vía provoca la falla para constreñir y, por ello, dilatación de la pupila (midriasis).

¿Cómo puede distinguirse entre la parálisis del nervio oculomotor (III) y una pupila de Adie?

La pupila de Adie es una alteración neurológica rara observada de manera típica en mujeres de entre 20 y 40 años de edad, mientras que la parálisis del nervio oculomotor puede ocurrir

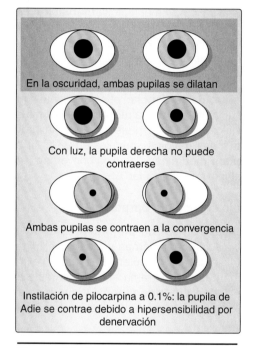

En la oscuridad, ambas pupilas se dilatan

Con luz, la pupila derecha no puede contraerse

Ambas pupilas se contraen a la convergencia

Instilación de pilocarpina a 0.1%: la pupila de Adie se contrae debido a hipersensibilidad por denervación

Figura 15.17 Representación de los ojos de la persona frente al examinador.

Pupila tónica (pupila de Adie). La anisocoria es más obvia con la luz debido a que la pupila derecha no puede constreñirse. Ambas pupilas se contraen a la convergencia. Esta disociación unilateral a la luz cercana distingue la pupila tónica de la parálisis del NC III o de la pupila dilatada por fármacos. El diagnóstico de pupila tónica puede confirmarse con la instilación de pilocarpina diluida (0.1%). La pupila tónica derecha se contrae debido a la hipersensibilidad por denervación.

en cualquier persona. En la pupila de Adie, se encuentra disociación a la luz cercana (la pupila se contrae con lentitud a la acomodación y no a la luz), mientras que en la parálisis del nervio oculomotor, tanto la constricción a la luz como a la acomodación están alteradas. Además, una pequeña dosis (0.1%) de pilocarpina (un agonista colinérgico) provoca constricción de la pupila tónica de Adie, pero no una pupila normal o una dilatada por la parálisis del nervio oculomotor.

¿Por qué ocurre la disociación con luz cercana?

Hay 30 veces más fibras para acomodación que fibras para la contracción pupilar provenientes del ganglio ciliar. Debido a esta razón 30:1, una lesión del ganglio ciliar o de los nervios ciliares cortos provoca una mayor posibilidad de dañar las fibras para constricción a la luz que para la acomodación.

Conclusión

Tanto en la pupila de Adie como en la parálisis del nervio oculomotor, se pierde la constricción pupilar y la pupila queda dilatada. Sin embargo, estas dos afecciones pueden distinguirse entre sí como ya se explicó. La anisocoria es una condición en que una pupila tiene un tamaño distinto a la otra. Puede ser una condición por completo inocua o un síntoma de alguna lesión.

Resumen del capítulo

- El sistema visual permite apreciar el mundo visual que se encuentra alrededor en color, forma, movimiento y con agudeza visual. Esto se logra mediante un sistema óptico en el ojo que refracta la luz hacia la retina. La **retina** es una estructura de 10 capas que contiene varias capas de neuronas y es donde ocurre el primer paso del procesamiento visual. Las fibras de la retina viajan en el nervio óptico hacia el **quiasma óptico**. Ahí, las fibras retinianas nasales cruzan la línea media, mientras que las fibras temporales permanecen ipsilaterales. Esto provoca la lateralización del campo visual: el campo visual izquierdo se proyecta en el lado derecho del cerebro y el derecho campo visual al lado izquierdo. Las fibras viajan en el tracto óptico al **núcleo geniculado lateral (NGL)** del tálamo. Las fibras en el NGL están organizadas de manera retinotópica, reflejan los campos visuales y en vías paralelas, que procesan el movimiento, la forma y el color. Del NGL, las fibras viajan a través de las **radiaciones ópticas** a la **corteza visual primaria**. En las radiaciones ópticas, las fibras del campo visual superior forman el **asa de Meyer** alrededor del asta inferior del ventrículo lateral en el lóbulo temporal y emiten proyecciones a la corteza visual primaria inferior a la **cisura calcarina**; las fibras del campo visual inferior viajan a través del lóbulo parietal y emiten proyecciones a la corteza visual primaria superior a la cisura calcarina. De la corteza visual primaria, la información visual se divide en dos vertientes principales: una **vertiente dorsal** que analiza la vertiente espacial y las acciones guiadas por la vista ("¿dónde?", "¿cómo?") y una **vertiente ventral** dedicada al reconocimiento de objetos ("¿qué?"). Ambas vertientes son altamente integradas e interdependientes.

- La visión del color inicia en la retina, donde diferentes tipos de conos son sensibles a la luz de diferentes frecuencias. El color se analiza mediante la comparación de la activación de las células en la retina y en la corteza visual primaria.

- Varios **reflejos visuales** pueden regular la cantidad de luz que se proyecta sobre la retina: el **reflejo luminoso pupilar** provoca constricción pupilar a través de un estímulo parasimpático en respuesta a la luz que ilumina el ojo y el **reflejo dilatador pupilar** provoca la abertura pupilar como una respuesta emocional que activa el sistema nervioso simpático. La **acomodación** es un proceso más complejo que requiere movimientos de vergencia, así como la constricción pupilar y el ajuste del cristalino mediante la acción del músculo ciliar. El **reflejo corneal de parpadeo** protege el ojo de partículas extrañas. La rama aferente implica la división oftálmica del nervio trigémino [V_1] y la rama eferente implica el nervio facial (nervio craneal VII).

Preguntas de estudio

Elija SOLAMENTE la mejor respuesta.

15.1 Cuando la luz entra al ojo, se refracta antes de llegar a la retina. La pérdida de poder refractario puede provocar la pérdida de agudeza visual. Un procedimiento quirúrgico que restaura el poder refractivo principal a la luz que entra al ojo implica lo siguiente:

    A. Coroides.
    B. Tracto uveal.
    C. Cámara anterior del ojo.
    D. Cuerpo vítreo.
    E. Córnea.

La respuesta correcta es E. La coroides es una capa vascular dentro del tracto uveal. El tracto uveal brinda un medio a través del cual viajan los vasos sanguíneos dentro de la pared ocular. La cámara anterior del ojo es una cámara llena de líquido separada de la cámara posterior del ojo por el iris. El cuerpo vítreo es la masa gelatinosa del ojo posterior al cristalino. La córnea es el sitio de mayor poder refractivo de la luz que entra al ojo. Los cambios degenerativos de la córnea pueden provocar pérdida de agudeza visual en dicho ojo. Un trasplante corneal implica el injerto de una córnea donada en el ojo receptor.

15.2 ¿Cuál de las siguientes es el área ocular de mayor agudeza visual?

- A. Retina.
- B. Fóvea.
- C. Cristalino.
- D. Papila.
- E. Cuerpo ciliar.

La respuesta correcta es B. Junto con su mácula circundante, la fóvea es el área de mayor agudeza visual a la cual se proyecta la información del campo. La retina es una estructura estratificada en la región posterior del ojo que contiene las células fotorreceptoras. El cristalino ayuda en la refracción de la luz que entra al ojo. La papila es el sitio donde las fibras del nervio óptico se reúnen para dejar el ojo y por ello es el punto ciego, ya que no contiene fotorreceptores. El cuerpo ciliar contiene las fibras de la zónula que mantienen la tensión del cristalino. La relajación de estas fibras permite el aumento de la curvatura del cristalino para la acomodación al ver de cerca.

15.3 Durante una exploración clínica neurológica se evalúan todos los nervios craneales. El examinador toca con gentileza la córnea con un hisopo y el paciente parpadea. ¿Cuál de los nervios siguientes es la rama aferente del reflejo corneal de parpadeo?

- A. Nervio facial.
- B. Nervio glosofaríngeo.
- C. Nervio trigémino.
- D. Nervio óptico.
- E. Nervio oculomotor.

La respuesta correcta es C. El nervio trigémino, específicamente la rama oftálmica del nervio craneal V, V_1, percibe el tacto, el parpadeo es un mecanismo protector. El NC V también percibe la sequedad del ojo, asegurando que un parpadeo enjuague con lágrima el ojo y lubrique la córnea. El nervio glosofaríngeo es principalmente sensitivo para la faringe, el nervio facial es el principal nervio motor del rostro y el nervio óptico transmite información visual al cerebro. El nervio oculomotor es el nervio motor de algunos de los músculos que mueven el globo ocular.

15.4 Un paciente es llevado a la sala de urgencias por un accidente con vehículo de motor. Está inconsciente. El médico ilumina los ojos del paciente en busca de constricción pupilar. ¿Cuál de los siguientes nervios craneales contiene las fibras que median la constricción pupilar?

- A. Nervio oculomotor (nervio craneal III).
- B. Nervio óptico (nervio craneal II).
- C. Nervio trigémino (nervio craneal V).
- D. Nervio abducens (nervio craneal VI).
- E. Nervio facial (nervio craneal VII).

La respuesta correcta es A. La rama eferente del reflejo luminoso pupilar viaja en el nervio oculomotor. Los núcleos de Edinger-Westphal de ambos lados reciben información de ambos núcleos pretectales. Desde estos núcleos, las fibras viajan en el nervio oculomotor a la órbita, donde hacen sinapsis en el ganglio ciliar. Las fibras posganglionares inervan los músculos constrictores de la pupila para contraer la pupila, lo que limita la cantidad de luz que llega a la retina. El nervio óptico transmite el sentido de la vista de la retina al cerebro. El nervio trigémino es el principal nervio sensitivo del rostro. El nervio abducens inerva el músculo recto lateral, que gira el globo ocular en dirección lateral. El nervio facial es motor para los músculos de la expresión facial y motor visceral para algunas glándulas en la cabeza.

15.5 Un paciente se presenta por pérdida de la visión periférica. A la exploración física, nota que hay pérdida del campo visual temporal de ambos lados. ¿Qué diagnóstico explicaría este déficit?

- A. Un astrocitoma en el núcleo geniculado lateral derecho del tálamo.
- B. Un desprendimiento de retina que afecta la fóvea del ojo derecho.
- C. Un infarto isquémico en el lóbulo temporal izquierdo que afecta el asa de Meyer.
- D. Un tumor hipofisario que empuja el quiasma óptico.
- E. Un ependimoma en el acueducto cerebral que empuja el núcleo pretectal.

La respuesta correcta es D. Debido a que, al final, el cerebro analiza el campo visual contralateral, las fibras del campo ipsilateral deben cruzar la línea media y lo hacen en el quiasma óptico. En este, las fibras de la retina nasal transmiten la información del campo visual temporal a través de la línea media. Un tumor hipofisario que presione el quiasma óptico provoca pérdida de la función de estas fibras retinianas nasales y causan la pérdida del campo visual temporal. El núcleo geniculado lateral (NGL) recibe información del campo visual contralateral de todos los tipos de células ganglionares. Una lesión del NGL únicamente afectaría un campo visual. La fóvea es el área de mayor agudeza visual en cada ojo. Una lesión de la fóvea en un ojo provocaría ceguera funcional en dicho ojo, ya que solo la retina periférica con menor agudeza visual permanecería funcional. El otro ojo, sano, aún percibiría ambos campos visuales. El asa de Meyer está formada por las fibras que rodean el asta del ventrículo lateral para llegar a la cisura calcarina. Estas fibras provienen del NGL y están lateralizadas para el campo visual opuesto. Una lesión en el asa de Meyer afectaría la porción superior del campo visual contralateral. El núcleo pretectal está implicado en el reflejo luminoso pupilar, no en el procesamiento visual de orden superior.

Ganglios basales

16

I. PANORAMA

El sistema de neuronas motoras superiores (NMS) en la corteza controla el movimiento. Dos sistemas distintos, los ganglios basales y el cerebelo, controlan y regulan estrechamente el patrón de señalización de las NMS. Estos sistemas influyen en las NMS para que las instrucciones motoras ejecutadas y planeadas con precisión puedan transmitirse a las NMI en el tallo cerebral y la médula espinal, y de ahí a los músculos blanco. En el capítulo 17, "Cerebelo", se explica el papel importante del cerebelo en el control del movimiento. En este capítulo, la atención se enfocará en el papel de los ganglios basales en el control e integración de la información cortical eferente. Los ganglios basales codifican principalmente:

- La decisión de moverse
- La dirección del movimiento
- La amplitud del movimiento
- La expresión motora de las emociones (figura 16.1)

Además, se explora el papel más amplio de los ganglios basales en la codificación de los procesos cognitivos y su resultado conductual. La información de las áreas corticales y subcorticales diseminadas se canalizan a través de los ganglios basales por medio de una serie de circuitos (motor, oculomotor, cognitivo y límbico). Juntos, estos circuitos ejercen múltiples influencias para hacer presión sobre la conducta. El comportamiento siempre es un producto *motor*.

II. ANATOMÍA

Los núcleos de los ganglios basales son grandes masas de sustancia gris profundas a los hemisferios cerebrales. Incluyen el caudado, putamen y globo pálido, que son laterales al tálamo; la sustancia nigra (SN) en la región rostral del mesencéfalo; y el núcleo subtalámico (NST) inferior

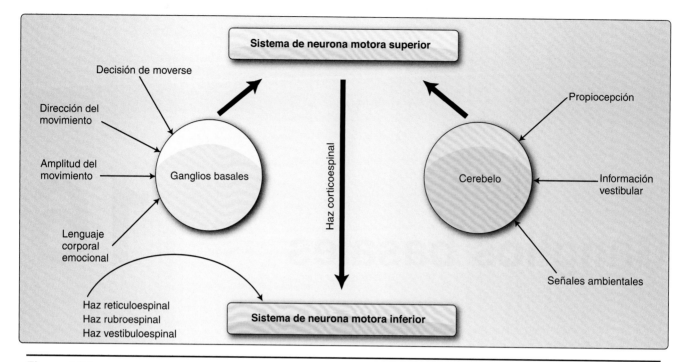

Figura 16.1
Panorama conceptual del control motor.

al tálamo (figura 16.2). Las conexiones complejas entre estos núcleos influyen en la actividad del tálamo, por lo que controlan la actividad en la corteza. Los ganglios basales son componentes de una serie de circuitos paralelos que integra la actividad cortical para obtener un resultado conductual.

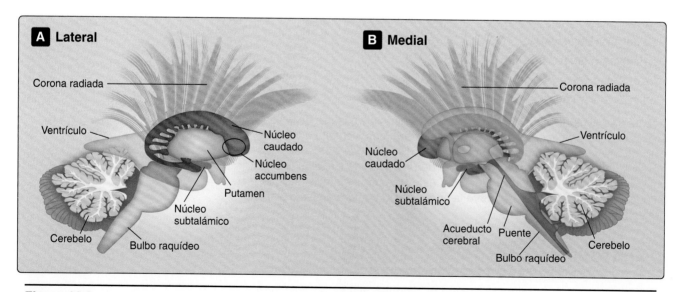

Figura 16.2
Sección sagital media a través del diencéfalo y el tallo cerebral que muestra los ganglios basales y el cerebelo en las vistas lateral y medial.

A. Núcleo caudado

El núcleo caudado es un núcleo con forma de renacuajo. La cabeza del caudado se encuentra en el piso del ventrículo lateral y el cuerpo forma un arco sobre el tálamo en forma de C que se estrecha hacia la cola, localizada en el techo del asta inferior del ventrículo lateral (figura 16.3).

B. Putamen

El **putamen** es el más lateral de los ganglios basales y, por embriología, está conectado al núcleo caudado. Juntos, el putamen y el caudado se conocen como **estriado**. El brazo anterior de la cápsula interna separa al caudado y el putamen, dejando únicamente algunas fibras que conectan estos dos núcleos (*véase* la figura 16.2). Estas fibras conectoras dan al estriado una apariencia "rayada".

Los núcleos putamen y caudado son los núcleos de entrada de los ganglios basales. Reciben principalmente información excitatoria de las estructuras corticales y subcorticales.

C. Globo pálido

El **globo pálido** es medial al putamen y lateral al tálamo. Puede subdividirse en una porción externa (GPe) y una interna (GPi). Estas dos partes del globo pálido presentan diferencias funcionales y tienen distintas conexiones dentro de los ganglios basales.

El globo pálido es el núcleo de salida de los ganglios basales, envía proyecciones inhibitorias al tálamo.

Juntos, el globo pálido y el putamen parecen un lente en la sección coronal, razón por la cual reciben el nombre de núcleo "**lentiforme**" o "**lenticular**". La cápsula interna separa el núcleo lentiforme del núcleo caudado y el tálamo (*véase* la figura 16.3).

D. Núcleo accumbens

El **núcleo accumbens** es la porción anteroinferior del estriado, donde la cabeza del caudado y el putamen se funden (*véase* la figura 16.2). Recibe información dopaminérgica extensa y es una parte integral del sistema límbico y del circuito de recompensa.

E. Núcleo subtalámico

El **núcleo subtalámico** es un núcleo biconvexo inferior al tálamo y superior al tegmento del mesencéfalo (figura 16.4; *véase* también la figura 16.2). Sus aferentes primarias se originan en la SN y la porción externa del globo pálido. El NST se encuentra bajo inhibición tónica y su eferente es excitatoria mediante proyecciones glutamatérgicas al segmento interno del globo pálido, así como una conexión recíproca con la SN. Tiene un papel central en la conectividad de los ganglios basales; puede describirse como el "marcapasos" de los ganglios basales, ya que define el ritmo de la información eferente. Estudios recientes han demostrado que este ritmo puede influirse por información cortical directa.

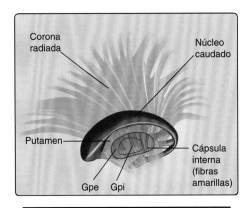

Figura 16.3
Núcleo caudado (rojo), putamen (verde) y globo pálido (delineado en azul) mostrados en su relación con la cápsula interna (vista medial). GPe, globo pálido, segmento externo; GPi, globo pálido, segmento interno.

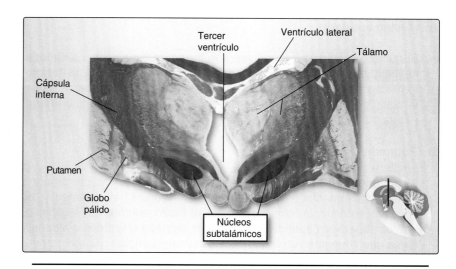

Figura 16.4
Sección coronal a través del prosencéfalo que muestra los núcleos
subtalámicos inferiores al tálamo.

F. Sustancia nigra

La **sustancia nigra** se localiza en la región rostral del mesencéfalo
dentro del pedúnculo cerebral, justo posterior a las fibras motoras descendentes. Contiene neuronas dopaminérgicas que emiten proyecciones a los núcleos putamen y caudado, así como al NST (figura 16.5).

G. Anatomía, sección transversal

En una sección transversal, los puntos de referencia importantes son los
ventrículos y la **ínsula** (figuras 16.6 y 16.7).

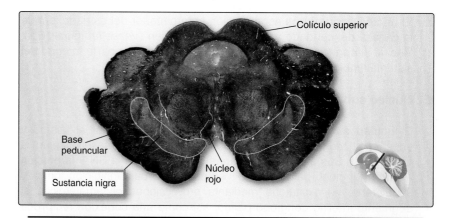

Figura 16.5
Sección coronal a través de la región rostral del mesencéfalo que muestra
la sustancia nigra localizada en el pedúnculo cerebral a nivel del colículo
superior.

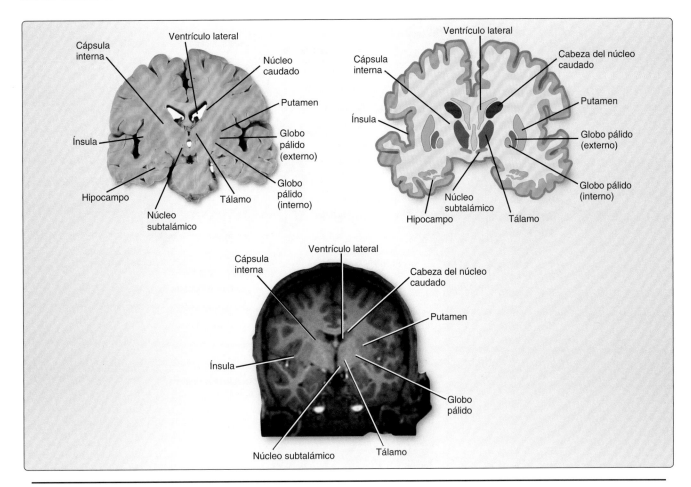

Figura 16.6
Localización de los ganglios basales en la sección coronal.

Desde la ínsula, en dirección medial, la primera estructura de los ganglios basales es el putamen, el más lateral de los ganglios basales (*véanse* las figuras 16.6 y 16.7). Medial al putamen está el globo pálido con sus porciones externa (GPe) e interna (GPi). Medial al globo pálido se encuentra el brazo anterior de la cápsula interna, que consta de fibras de proyección hacia y desde la corteza. La cabeza y cuerpo del caudado se encuentran en el piso del ventrículo lateral y están separados del putamen por la cápsula interna. La cola del caudado se localiza en el techo del asta inferior del ventrículo lateral.

III. CIRCUITOS

Los ganglios basales reciben información de áreas corticales diseminadas. Esta información se canaliza a través de los circuitos de los ganglios basales y provoca la regulación de la actividad talámica, que a su vez regula la actividad cortical. Aquí se explica la información aferente y eferente de los ganglios basales y, de mayor importancia, los circuitos internos que permiten la regulación medida de la información cortical eferente.

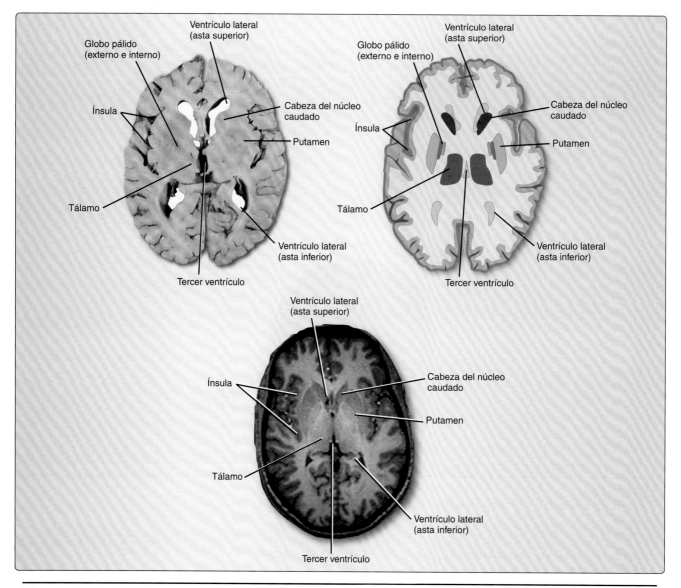

Figura 16.7
Localización de los ganglios basales en sección horizontal.

A. Información aferente los ganglios basales

La información aferente a los ganglios basales pasa al estriado (núcleo caudado y putamen). El núcleo caudado y putamen reciben información aferente de regiones corticales y subcorticales distintas. Esta información presenta una organización topográfica con cada región que se proyecta a un área específica del estriado.

La información al estriado permite que los ganglios basales integren la información de distintas regiones corticales y subcorticales. Una sola célula en el estriado recibe información de múltiples sitios. Esto da como resultado que cada una una de estas células sea un **integrador**. La integración de la información permite que los ganglios basales codifiquen la decisión de moverse, dirección y amplitud del movimiento, así como la expresión motora de las emociones.

B. Información eferente de los ganglios basales

La información eferente de los ganglios basales es inhibitoria a través de neuronas GABAérgicas. Estas proyecciones surgen de la porción interna del globo pálido (GPi) y emiten proyecciones a varios núcleos del tálamo. La actividad en los circuitos de los ganglios basales determina cuáles proyecciones al tálamo se inhiben y cuáles se liberan de la inhibición. Esto produce una información aferente medida y precisa al tálamo y, por ende, a la corteza.

C. Circuitos internos de los ganglios basales

Mediante la circuitería compleja de los ganglios basales, la información aferente está bien integrada y la información eferente está altamente regulada. Un equilibrio de las vías inhibitoria y excitatoria regula la actividad del tálamo, que luego influye en la corteza. El tálamo está bajo **inhibición tónica**. Esto significa que, a menos que se elimine la inhibición, habrá señalización disminuida a la corteza. La información eferente de los ganglios basales puede aumentar o disminuir la inhibición tónica del tálamo mediante dos vías internas (figura 16.8). Esto se conoce como **modelo de liberación de la inhibición** de la actividad de los ganglios basales.

La **vía directa** facilita la conducta eficiente y orientada a objetivos. **La vía indirecta** suprime las conductas superfluas que no se relacionan con la

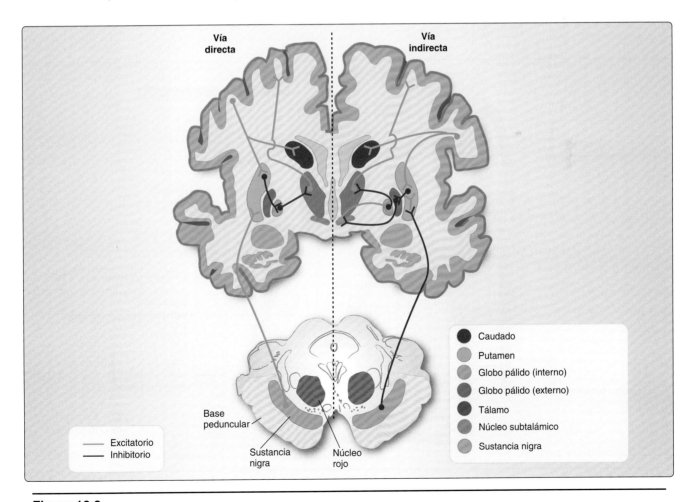

Figura 16.8
Diagrama de los circuitos internos de los ganglios basales: las vías directa e indirecta.

conducta dirigida. Juntas, estas vías optimizan el resultado conductual. La señalización dopaminérgica influye en ambas vías. El efecto neto de esta señalización en los ganglios basales es aumentar la actividad cortical (dopamina es igual a movimiento).

La proyección de la corteza al estriado se conoce como **vía corticoestriatal**. La conexión entre la SN y el estriado es la **vía nigroestriatal**. La conexión entre el NST y el globo pálido es el **fascículo subtalámico**. El **fascículo talámico** es la proyección del globo pálido al tálamo (figura 16.9).

1. **Vía directa:** estos circuitos liberan el tálamo de la inhibición tónica. Al eliminar esta última, se produce una mayor excitabilidad de la corteza y, de ese modo, mayor información cortical eferente (figura 16.10). La actividad en la vía directa facilita la información cortical eferente eficiente y orientada a objetivos.

Las proyecciones excitatorias (corticostriadas) de la corteza al estriado (caudado y putamen) hacen sinapsis con neuronas inhibitorias. Estas neuronas emiten proyecciones directas al GPi, donde inhiben la proyección inhibitoria al tálamo. La *inhibición de la inhibición* libera la inhibición tónica del tálamo, con un aumento de la información eferente. (¡Dos negativos hacen un positivo en este caso!) Entonces, el tálamo envía fibras excitatorias a la corteza.

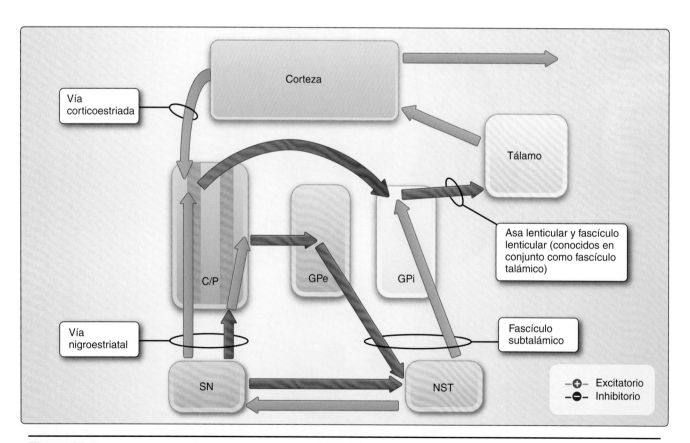

Figura 16.9

Vía directa, vía indirecta y los nombres anatómicos de sus fibras conectoras. GPe, globo pálido, segmento externo; GPi, globo pálido, segmento interno; C/P, caudado/putamen; NST, núcleo subtalámico; SN, sustancia nigra.

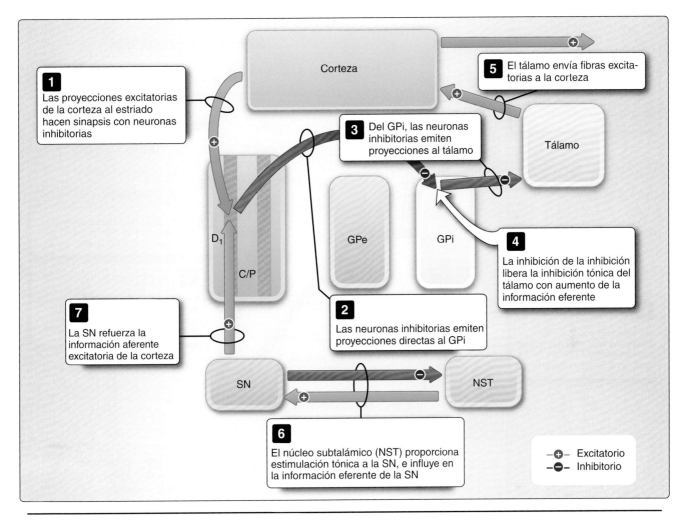

Figura 16.10
Diagrama de los circuitos para la vía directa. GPe, globo pálido, segmento externo; GPi, globo pálido, segmento interno; C/P, caudado/putamen; D_1, receptor de dopamina tipo 1; SN, sustancia nigra; NST, núcleo subtalámico.

La excitabilidad aumentada de la corteza provoca un incremento del impulso cortical eferente. Al mismo tiempo, se influye el estriado por la información de la SN. Las neuronas dopaminérgicas emiten proyecciones al estriado, donde excitan las neuronas inhibitorias (a través de los receptores D_1), que emiten proyecciones al GPi. La SN refuerza el impulso excitatorio aferente de la corteza, lo que fortalece la vía directa. El NST proporciona estimulación tónica a la SN, por lo que influye en la información eferente de la SN.

2. **Vía indirecta:** este segundo circuito de los ganglios basales, la vía indirecta, suprime la actividad cortical superflua y la información motora eferente que compite con las proyecciones facilitadas mediante la vía directa (figura 16.11).

La vía indirecta fortalece la inhibición del tálamo mediante una proyección excitatoria del NST. El NST está bajo inhibición crónica a través de proyecciones inhibitorias de GPe. Así, un paso crítico en la vía indirecta es liberar la inhibición del NST.

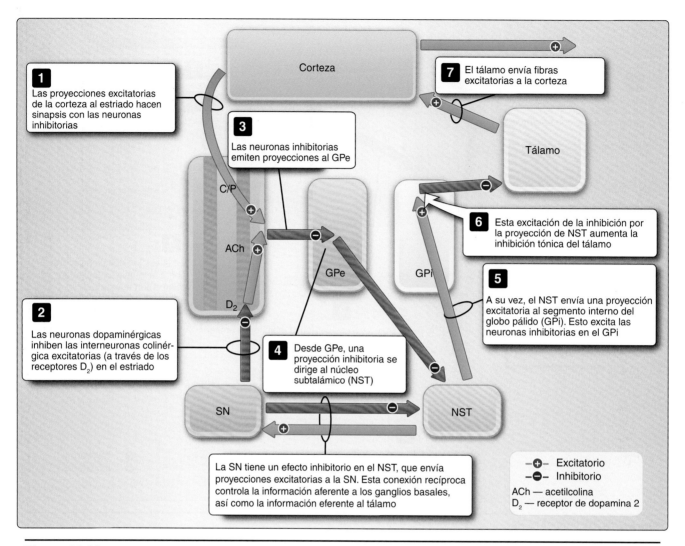

Figura 16.11
Diagrama de los circuitos para la vía indirecta. GPe, globo pálido, segmento externo; C/P, caudado/putamen; SN, sustancia nigra; NST, núcleo subtalámico.

Las proyecciones excitatorias de la corteza al estriado hacen sinapsis con las neuronas inhibitorias, que emiten proyecciones al GPe. El resultado de esta proyección es la liberación de la inhibición del GPe al NST. Ahora, el NST está desinhibido y puede enviar una proyección excitatoria al GPi. Esta proyección estimula las neuronas inhibitorias en el GPi, que emiten proyecciones al tálamo y aumentan su inhibición. Esta *excitación de la inhibición* por la proyección del NST aumenta la inhibición tónica del tálamo. El tálamo inhibido suprime la información cortical eferente.

Al mismo tiempo, el estriado recibe la influencia de la SN. Las neuronas dopaminérgicas inhiben (mediante los receptores D_2) a las interneuronas colinérgicas excitatorias en el estriado. Estas interneuronas emiten proyecciones a las neuronas inhibitorias que van del estriado al GPe. La SN contrarresta la información aferente excitatoria de la corteza al estriado, activando con eficacia vía indirecta. Esto provoca una inhibición menos eficaz de la información cortical eferente superflua competitiva y es probable que contribuya a la personalidad y fluidez de los movimientos. Las conexiones recíprocas entre la SN y el NST controlan la información a los ganglios basales, así como la información al tálamo.

Aplicación clínica 16.1. Enfermedad de Parkinson

La enfermedad de Parkinson (EP) es una afección motora caracterizada por **hipocinesia** (reducción del movimiento), bradicinesia (movimiento lento) o acinesia (pérdida del movimiento). Este efecto en el movimiento se debe a la degeneración de las neuronas dopaminérgicas en la sustancia nigra (SN). El efecto neto de la dopamina en las vías directa e indirecta es facilitar el movimiento o la información cortical eferente; un desequilibrio en este sistema es la causa de la enfermedad de Parkinson (EP).

Como ya se explicó, la SN influye en las vías directa e indirecta en los circuitos de los ganglios basales. Las neuronas dopaminérgicas de la SN tienen un impulso excitatorio (mediante los receptores D_1) hacia la vía directa, que refuerza la información de la corteza. La pérdida del impulso excitatorio de la SN al estriado disminuye la amplificación del impulso cortical hacia el estriado, lo que provoca un menor impulso excitatorio hacia la vía directa. Esto causa un incremento de la influencia de la vía indirecta.

Las neuronas dopaminérgicas de SN envían información aferente inhibitoria (mediante los receptores D_2) a las interneuronas colinérgicas en el estriado. La pérdida de esta señalización dopaminérgica provoca la pérdida de la inhibición de estas interneuronas colinérgicas excitatorias, lo que aumenta la estimulación de una neurona inhibitoria que emite proyecciones al globo pálido externo (GPe). El GPe se inhibe y hay un menor impulso inhibitorio al núcleo subtalámico (NST). Además, hay proyecciones inhibitorias de la SN al NST y la pérdida de estas fibras provoca una mayor pérdida de la inhibición del NST. De este modo, se produce un mayor impulso excitatorio (glutamato) del NST al globo pálido interno (GPi). Un GPi estimulado envía mayor información inhibitoria al tálamo, lo que aumenta la inhibición tónica del tálamo, que provoca una menor estimulación cortical y menos información cortical eferente.

Con base en la causa conocida de la enfermedad, dos estrategias terapéuticas para los síntomas motores de la EP implican la farmacoterapia o procedimientos que influyen en los circuitos de los ganglios basales mediante la estimulación directa del NST. La farmacoterapia puede restaurar las cifras de dopamina en los ganglios basales mediante la administración de levodopa (L-Dopa) o agonistas de dopamina. Como alternativa, las neuronas colinérgicas en el estriado pueden inhibirse mediante fármacos anticolinérgicos.

L-Dopa es un precursor de dopamina que cruza la barrera hematoencefálica y se convierte en dopamina a nivel central. Se ha demostrado que alivia las alteraciones hipocinéticas y acinéticas, así como la rigidez en pacientes con EP. Los anticolinérgicos son más eficaces para controlar el temblor que otros síntomas de EP. La amantadina es un medicamento que aumenta la liberación de dopamina y bloquea los receptores colinérgicos, con un efecto inhibitorio de las sinapsis glutamatérgicas mediante el bloqueo del receptor de NMDA. La amantadina es eficaz para la discinesia, que puede desarrollarse en etapas ulteriores de EP cuando los pacientes han recibido dopaminérgicos por algún tiempo.[1]

La estimulación cerebral profunda del NST es otro tratamiento para la EP en pacientes selectos. Cuando se pierde la influencia inhibitoria de la SN en el NST, este último tiene un patrón de detonación aberrante que provoca un impulso eferente excesivo, que inhibe la información eferente de la corteza. La estimulación cerebral profunda del NST restaura su patrón de detonación tónica, aliviando así los síntomas hipocinéticos y acinéticos en pacientes con EP.

[1] *Véase* el capítulo 8, sección IV, en *Lippincott's Illustrated Reviews: Farmacología.*

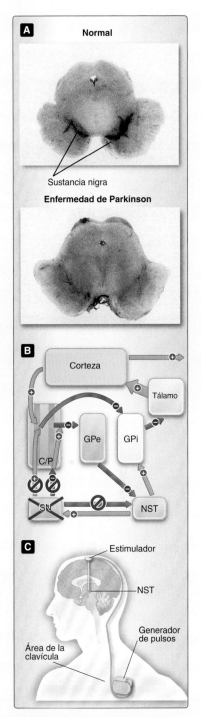

Enfermedad de Parkinson (EP): **A**. Comparación de la sustancia nigra normal (*arriba*) con la de un paciente con EP (*abajo*; nótese la pérdida marcada de pigmentación negra, indicativa de la pérdida de neuronas dopaminérgicas). **B**. Ilustración esquemática de los cambios en las vías en EP. **C**. Electrodos implantados en el núcleo subtalámico para estimulación cerebral profunda en un paciente con EP. GPe, globo pálido, segmento externo; GPi, segmento interno; C/P, caudado/putamen; SN, sustancia nigra; NST, núcleo subtalámico.

Aplicación clínica 16.2. Balismo

El **balismo** se caracteriza por los movimientos súbitos de lanzamiento des-
controlado de la región proximal de las extremidades. Es usual que ocurra
después de una apoplejía que afecta el núcleo subtalámico (NST); los síntomas ocurren en el lado contralateral (hemibalismo).

La fisiopatología es la pérdida del NST contralateral y, con ella, la pérdida
de las fibras excitatorias que emiten proyecciones al globo pálido interno
(GPi). Esto provoca una menor estimulación del impulso inhibitorio de GPi
al tálamo. Con la pérdida de la vía indirecta, no hay supresión de los movimientos competitivos superfluos.

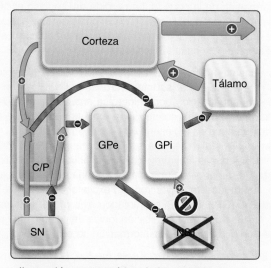

Ilustración esquemática de los cambios en
las vías secundarios a balismo. GPe, globo
pálido, segmento externo; GPi, globo pálido,
segmento interno; C/P, caudado/putamen; SN,
sustancia nigra; NST, núcleo subtalámico

Aplicación clínica 16.3. Enfermedad de Huntington

La **enfermedad de Huntington** (EH) es una enfermedad hereditaria
autosómica dominante que suele manifestarse en el quinto decenio de
la vida. Se caracteriza por déficits cognitivos, conductuales y un padecimiento hipercinético distintivo.

Es típico que los pacientes con enfermedad de Huntington tengan corea.
La corea es un movimiento hipercinético descrito como irregular, rápido y
sin propósito que fluye de modo aleatorio de una parte del cuerpo a otra.
La corea puede afectar el lenguaje, la marcha y el movimiento coordinado.

Por fisiopatología, hay una degeneración marcada del estriado (caudado
y putamen), así como de las cortezas de asociación temporal y frontal. La
causa es una mutación que produce repeticiones de CAG en el cromo-
soma 4, lo que provoca cifras anormales de la proteína huntingtina.

Con la degeneración del estriado, se altera el procesamiento de la información cortical.

Aplicación clínica 16.3. Enfermedad de Huntington (continuación)

La pérdida de las neuronas estriadas provoca la privación de las vías directa e indirecta. Los individuos pierden los movimientos orientados a objetivos facilitados por la vía directa y quedan con los movimientos competitivos superfluos que ya no están inhibidos por la vía indirecta.

La pérdida de las proyecciones inhibitorias al globo pálido externo (GPe) provocan una menor inhibición del núcleo subtalámico (NST), que disminuye el impulso excitatorio de NST al globo pálido interno (GPi). Esto provoca una menor inhibición de GPi sobre el tálamo. La información eferente del tálamo se desinhibe, con mayor excitación del tálamo a la corteza y movimiento excesivo en la EH.

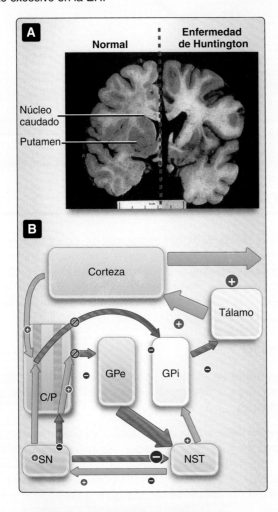

Enfermedad de Huntington (EH): sección coronal a través del prosencéfalo de un paciente con EH (nótese la degeneración del caudado y del putamen, así como el aumento de tamaño de los ventrículos laterales). Ilustración esquemática de los cambios en las vías secundarias a EH. GPe, globo pálido, segmento externo; GPi, globo pálido, segmento interno; C/P, caudado/putamen; SN, sustancia nigra; NST, núcleo subtalámico.

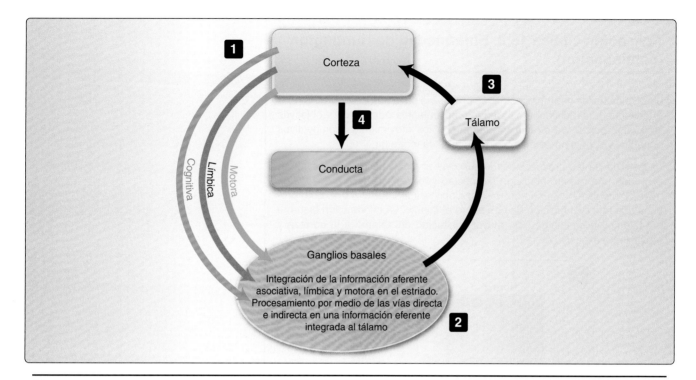

Figura 16.12
Panorama conceptual de la función integradora de los ganglios basales que da como resultado un comportamiento.

IV. RELACIONES FUNCIONALES

La información a los ganglios basales puede describirse como tres vertientes paralelas de la información de la corteza: motora, cognitiva y límbica. El estriado integra esta información y, desde el estriado, la actividad del tálamo está determinada por las vías directa e indirecta. El tálamo envía proyecciones de nuevo a la corteza. Los ganglios basales integran la suma de la actividad cortical para obtener un resultado conductual (figura 16.12).

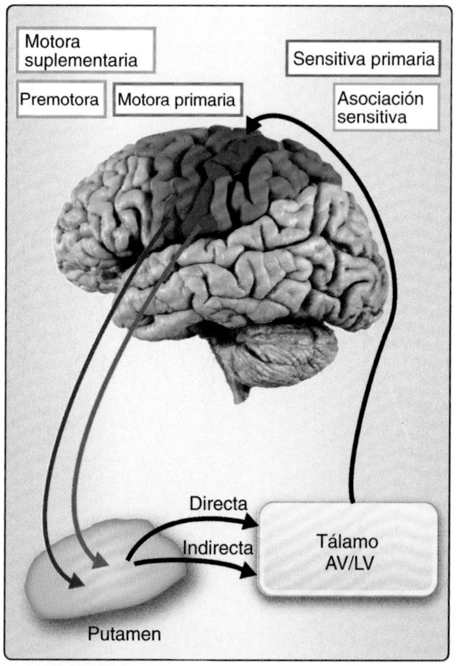

A. Circuito motor

El **circuito motor** es el mejor conocido de los tres circuitos y tiene el papel principal en el desempeño motor y en la regulación de los movimientos oculares.

La información relacionada con el desempeño motor proviene de áreas diseminadas de la corteza, incluidas las áreas primarias y de asociación para el procesamiento motor y sensitivo, todos los cuales están integrados en el putamen. El circuito motor está mediado por las vías directa e indirecta dentro de los ganglios basales, como se describió antes (figura 16.13). Durante la adquisición de hábitos y habilidades, el impulso aferente dopaminérgico refuerza las conductas que producen un resultado orientado a objetivos. El circuito motor se activa una vez que los hábitos y habilidades están bien establecidos. Estos ya no dependen de dopamina y son resistentes al olvido.

Un aspecto oculomotor separado del circuito motor es crítico para regular la mirada y la orientación de los ojos (figura 16.14). La información proveniente de las áreas prefrontal y parietal posterior de la corteza se

Figura 16.13
Representación esquemática del circuito motor. AV, núcleo anterior ventral; LV, núcleo lateral ventral.

integra en los ganglios basales, de donde se dirige al tálamo (AV y dorso-medial [DM]). El AV emite proyecciones a los campos oculares frontales donde se inicia la mirada. El DM tiene una relación estrecha con el sistema límbico y ayuda a dirigir la mirada a un estímulo prominente o gratificante. La SN también se conecta con los colículos superiores, donde puede tener un papel en la coordinación y dirección de los movimientos oculares (*véase* el capítulo 9, "Control de los movimientos oculares").

B. Circuito cognitivo

El **circuito cognitivo** tiene un papel importante en la función cortical superior y el aprendizaje motor. La información de las áreas de asociación frontal, parietal y temporal viaja al núcleo caudado y el núcleo accumbens. La información se integra en los ganglios basales y se dirige al tálamo (núcleos AV y centromediano [CM]). El AV emite proyecciones de regreso a las áreas motora y de asociación prefrontales de la corteza y CM emite proyecciones difusas a la corteza, donde influye en la excitabilidad y función corticales generales (figura 16.15).

El circuito cognitivo participa en la planeación de la actividad motora compleja. Cuando se han practicado nuevos hábitos y habilidades y se han aprendido bien, y la información dopaminérgica aferente ha fortalecido dichas conductas, la actividad en el circuito cognitivo disminuye y el circuito motor se activa en su lugar.

De modo similar, el circuito cognitivo ayuda a priorizar y optimizar la actividad cortical superior. Al inicio, la salida de los estímulos es neutral. La experiencia y el aprendizaje ayudan a aumentar o disminuir la salida de estímulos y, a través de los ganglios basales, influir en el resultado conductual.

C. Circuito límbico

El **circuito límbico** es una ruta importante a través de los ganglios basales que está implicado en la regulación de los aspectos emocionales, motivacionales y afectivos de la conducta. La información originada en las áreas de asociación frontales, del lóbulo límbico, hipocampo y amígdala (*véase* el capítulo 20, "Sistema límbico") emiten proyecciones al núcleo accumbens y a la región inferior (ventral) del caudado y del putamen (conocidos en conjunto como región ventral del estriado). La información eferente emite proyecciones al tálamo AV y DM. Entonces, una vía talamocortical emite proyecciones a la región anterior del cíngulo y las áreas orbitofrontales de la corteza (figura 16.16).

Además, estas áreas corticales emiten proyecciones directas al NST para influir en la información talámica eferente.

El circuito límbico es importante para la expresión motora de las emociones. Las posturas, gestos y expresiones faciales relacionadas con las emociones están mediadas por el circuito de estos ganglios basales. Este circuito es rico en proyecciones dopaminérgicas, y la pérdida de neuronas dopaminérgicas en la enfermedad de Parkinson (EP) produce una "cara de máscara", una reducción de los gestos espontáneos y alteraciones afectivas que aparecen a medida que EP progresa.

Este circuito también tiene importancia particular en las expresiones faciales. De hecho, la inervación NMS a la porción superior del rostro proviene del giro del cíngulo en vez de la corteza motora primaria y está regulada directamente por el circuito límbico (véase el capítulo 10, "Inervación sensitiva y motora de cabeza y cuello" para más detalles sobre la inervación facial).

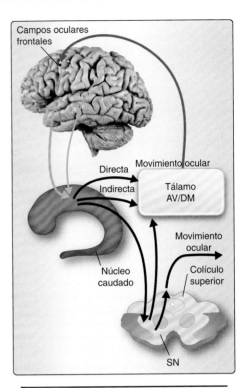

Figura 16.14
Representación esquemática del circuito oculomotor. AV, núcleo anterior ventral; DM, núcleo dorsomedial; SN, sustancia nigra.

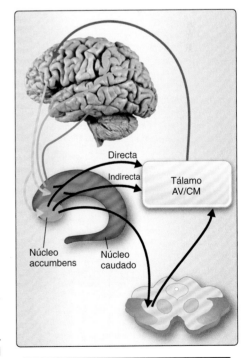

Figura 16.15
Representación esquemática del circuito cognitivo. AV, núcleo anterior ventral; CM, núcleo centromediano.

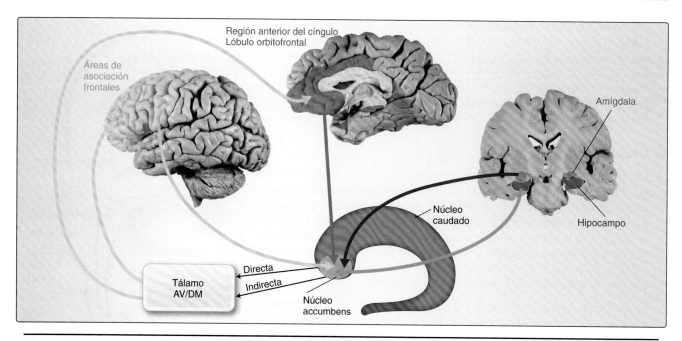

Figura 16.16
Representación esquemática del circuito límbico. AV, núcleo anterior ventral; DM, núcleo dorsomedial.

V. RIEGO SANGUÍNEO

El riego sanguíneo de los ganglios basales proviene de las ramas penetrantes del polígono arterial cerebral.

El polígono arterial cerebral, también conocido como **pentágono** o **círculo de Willis**, se localiza en la región inferior del cerebro. Se origina en el sistema vertebrobasilar y las arterias carótidas internas (*véase* el capítulo 2, "Panorama del sistema nervioso central", y el capítulo 13, "Corteza cerebral", para más detalles). En la figura 16.17 se muestran las cuatro arterias principales de estos sistemas (tabla 16.1).

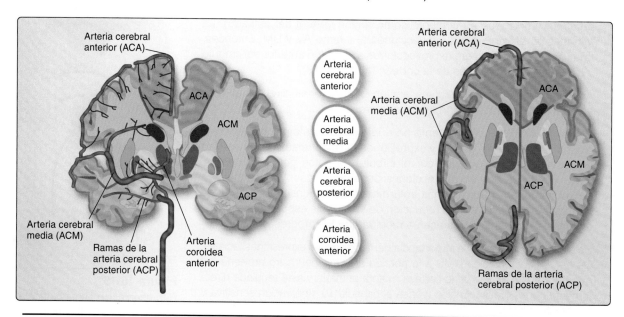

Figura 16.17
Riego sanguíneo de los ganglios basales mostrado en un sección coronal y horizontal.

Tabla 16.1. Resumen del riego sanguíneo de los ganglios basales

	Carótida interna	ACA	ACM	ACP
Cabeza del caudado		Ramas penetrantes profundas		
Cuerpo			Arterias lenticuloestriadas	Ramas penetrantes profundas (irrigación menor)
Cola	Arteria coroidea anterior			Ramas penetrantes profundas (irrigación menor)
Putamen anterior		Ramas penetrantes profundas	Arterias lenticuloestriadas	
Putamen posterior	Arteria coroidea anterior		Arterias lenticuloestriadas	
Globo pálido anterior		Ramas penetrantes profundas	Arterias lenticuloestriadas	
Globo pálido posterior	Arteria coroidea anterior		Arterias lenticuloestriadas	
Sustancia nigra				Ramas penetrantes profundas
Núcleo subtalámico				Ramas penetrantes profundas

A. Arteria coroidea anterior

Antes de ramificarse en las arterias cerebral anterior y media, cada arteria carótida interna da una **arteria coroidea anterior** que irriga la cola del núcleo caudado y las porciones posteriores del globo pálido y del putamen.

B. Arteria cerebral anterior

La **arteria cerebral anterior (ACA)** da las ramas penetrantes profundas (arterias lenticuloestriadas mediales) que se dirigen a la cabeza del núcleo caudado y la porción anterior del putamen y del globo pálido.

C. Arteria cerebral media

La **arteria cerebral media (ACM)** también proporciona ramas penetrantes profundas, que se dividen en las arterias lenticuloestriadas medial y lateral. Estas irrigan el putamen y el globo pálido, así como el cuerpo del núcleo caudado.

D. Arteria cerebral posterior

Las ramas penetrantes profundas de la **arteria cerebral posterior (ACP)** y la arteria comunicante posterior irrigan la SN y el NST. También pueden irrigar las porciones más posteriores del núcleo caudado, así como el tálamo completo.

Caso clínico

La señora Salazar

La señora Salazar es una mujer de 71 años de edad que acude al consultorio por temblor progresivo de la mano derecha de 2 años de evolución, el cual está presente en reposo y mejora cuando utiliza la mano. También ha notado que su marcha ya no es tan enérgica como antes. En ocasiones tiene sensación de desmayo al levantarse de la cama por la mañana. Presenta estreñimiento crónico y requiere medicamento para manejarlo. Niega cambios del estado de ánimo y cognitivos, pero su esposo comenta que está preocupado por su estado anímico. Es menos interactiva y se ha retirado de la actividad social, pero no presenta ideación suicida. El señor Salazar ha notado que tiene problemas de memoria a corto plazo desde hace unos cuantos meses; sus amigos también se han percatado de este cambio. Ella también ha advertido que su escritura se ha empequeñecido.

La señora Salazar comenta que la comida le sabe insípida y que no ha sido capaz de apreciar los sabores desde hace 10 años. Su esposo afirma que su sueño es agitado, patea dormida y que parece estresada. También debe levantarse varias veces por la noche para orinar.

Todos los síntomas han empeorado en los últimos 6 meses.

A la exploración, presenta animación reducida de la expresión facial (cara de máscara) con parpadeo reducido. La exploración de nervios craneales y sensibilidad son normales. Manifiesta rigidez del brazo derecho con signo de rueda dentada en la muñeca y tono normal en el resto de la exploración. Presenta movimiento fino reducido en los dedos y zapateo del lado derecho. Su masa muscular, fuerza y reflejos tendinosos profundos (RTP) son normales y sus ortejos están en flexión plantar (respuestas plantares). Presenta temblor de "contar monedas" en reposo de la mano derecha. La coordinación es normal. Presenta balanceo reducido del brazo derecho al caminar; marcha titubeante y lenta con postura ligeramente encorbada.

Su presión arterial es de 130/80 en posición supina y 105/70 de pie.

Se le prescribe levodopa (L-Dopa). Su exploración de seguimiento mientras recibe L-Dopa muestra mejoría del temblor, bradicinesia/hipocinesia y rigidez.

¿Cuál es la condición médica de la señora Salazar?

Es probable que se trate de enfermedad de Parkinson idiopática. Hay cuatro características de EP: 1) temblor, 2) rigidez, 3) acinesia e 4) inestabilidad postural. Un diagnóstico probable de EP puede realizarse cuando se encuentran dos de los primeros tres síntomas (temblor, rigidez y acinesia) sin otra causa identificada. Además, es típico que la EP se presente con un inicio asimétrico —de hecho los síntomas de la señora Salazar son más pronunciados del lado derecho—. Su respuesta a L-Dopa es otra clave de que sus síntomas son causados por un decremento de la señalización dopaminérgica debido a degeneración de las neuronas dopaminérgicas.

¿Cuál es la razón de su nicturia, estreñimiento y sensación reducida del olfato?

La manifestación patológica es el depósito de cuerpos de Lewy (figura 16.18) en las neuronas del prosencéfalo y tallo cerebral, así como en el sistema nervioso entérico (ENS). La acumulación de cuerpos de Lewy en el sistema olfatorio puede provocar hiposmia y es común que preceda a los síntomas motores de la enfermedad de Parkinson.

La degeneración de las neuronas del sistema nervioso visceral y del sistema nervioso entérico provoca los síntomas autonómicos encontrados. La degeneración de los ganglios simpáticos conduce a hipotensión ortostática. La degeneración combinada del sistema simpático y de las neuronas parasimpáticas, en especial en el núcleo motor dorsal del vago, causa síntomas como estreñimieinto y nicturia (despertar por la noche para orinar).

¿Por qué está cambiando el estado de ánimo de la señora Salazar?

En la enfermedad de Parkinson hay pérdida progresiva de una población heterogénea de neuronas. Con frecuencia, los síntomas están enfocados a la ausencia de proyecciones dopaminérgicas de la sustancia nigra, que provoca la bradicinesia típica. Además, la degeneración de los núcleos aminérgicos en la formación reticular en el tallo cerebral puede

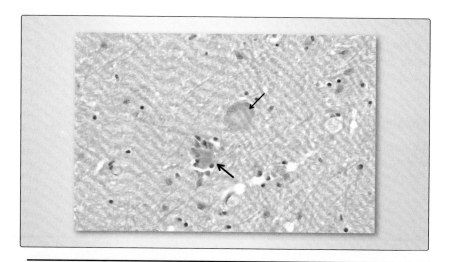

Figura 16.18
Degeneración de las neuronas de la sustancia nigra: los cuerpos pálidos son estructuras eosinofílicas pálidas (*flecha delgada*) que no están tan bien definidos como los cuerpos de Lewy clásicos. También se observan cuerpos de Lewy clásicos libres (*flecha gruesa*) en el sitio de una neurona degenerada y están rodeados por el pigmento residual tanto libre como en los macrófagos (H&E; aumento original: 400×). (Reproducida de Gokden M. Neuropathologic evaluation: from pathologic features to diagnosis. Philadelphia, PA: Wolters Kluwer Health and Pharma; 2013.)

ser sintomática. Estos cambios afectan las neuronas noradrenérgicas en el locus ceruleus, los núcleos del rafé serotoninérgicos y el área tegmental ventral dopaminérgica.

Los depósitos de cuerpos de Lewy (*véase* la figura 16.18) a través del prosencéfalo provocan demencia, que ella notó como cambios de la memoria a corto plazo. El desequilibrio de los principales sistemas neurotransmisores aminérgicos (dopaminérgico, noradrenérgico y serotoninérgico) tiene consecuencias profundas sobre la activación del prosencéfalo y los circuitos límbicos que afectan el estado de ánimo. (*Véase* el capítulo 12, "Sistemas del tallo cerebral y repaso", para una descripción detallada de los efectos de estos sistemas neurotransmisores.)

Resumen del capítulo

- Los núcleos de los ganglios basales son masas grandes de sustancia gris profunda a los hemisferios cerebrales. Incluyen los núcleos caudado, putamen, globo pálido, sustancia nigra y núcleo subtalámico. Estos núcleos están interconectados entre sí y con otros núcleos dentro del diencéfalo y el mesencéfalo. Los ganglios basales funcionan principalmente como componentes en una serie de circuitos paralelos y tienen un papel complejo en el control del movimiento y en la codificación de los procesos cognitivos y su resultado conductual.
- La información a los ganglios basales llega al estriado (núcleo caudado y putamen). El núcleo caudado y putamen reciben información de distintas regiones corticales y subcorticales. Una sola célula del estriado recibe información de múltiples sitios, que hacen de cada célula en el estriado un **integrador**. Esta integración de la información aferente permite a los ganglios basales codificar para la decisión de movernos, la dirección del movimiento, la amplitud del movimiento y la expresión motora de las emociones. La información eferente de los ganglios basales se origina en la porción interna del globo pálido (GPi) y la sustancia nigra, y emite proyecciones a los núcleos anterior ventral y lateral ventral del tálamo.
- El tálamo está bajo inhibición tónica. La *información eferente* de los ganglios basales puede disminuir o aumentar la inhibición tónica del tálamo a través de dos vías internas. La vía directa libera el tálamo de la inhibición tónica. Eliminar esta inhibición tónica provoca una mayor excitabilidad de la corteza y, con ello, mayor información cortical eferente. La vía indirecta inhibe la información del tálamo, lo que produce una menor excitabilidad de la corteza y menos información cortical eferente. De este modo, la vía indirecta contrarresta los efectos, o "frena" la vía directa. Un desequilibrio de este sistema provoca alteraciones motoras, como la enfermedad de Parkinson y de Huntington.
- La *información a* los ganglios basales puede describirse como tres vertientes paralelas de la información de la corteza: motora, cognitiva y límbica. El circuito motor es el mejor conocido y tiene un papel clave en el desempeño motor y la regulación de los movimientos oculares. El circuito cognitivo tiene un papel importante en los procesos cognitivos y el aprendizaje. El circuito límbico está implicado en la regulación de los aspectos emocionales, motivacionales y afectivos de la conducta. El estriado integra esta información y determina la actividad del tálamo a través de la vía directa y la vía indirecta. Por lo tanto, los ganglios basales integran la información sensitiva, motora, emocional y motivacional que dan como resultado una vía común final, la cual determina la conducta compleja que las personas muestran.
- El riego sanguíneo de los ganglios basales se origina en las ramas penetrantes del pentágono de Willis.

Preguntas de estudio

Elija SOLAMENTE la mejor respuesta.

16.1 ¿Cuál enunciado es correcto respecto de las lesiones de los ganglios basales?

A. La degeneración de las neuronas dopaminérgicas en la sustancia nigra provoca inhibición de la actividad en la vía indirecta, que incrementa la inhibición del tálamo.

B. La pérdida del núcleo subtalámico provoca inhibición reducida del tálamo, que lleva a movimientos hipercinéticos en el lado ipsilateral.

C. La degeneración del estriado (caudado y putamen) provoca aumento de la inhibición del tálamo.

D. La degeneración de las neuronas dopaminérgicas en la sustancia nigra causa inhibición disminuida del núcleo subtalámico y, con ello, inhibición incrementada del tálamo.

La respuesta correcta es D. La degeneración de las neuronas dopaminérgicas en la SN se observa en la enfermedad de Parkinson. Esto provoca amplificación disminuida de la información cortical al estriado y menor actividad en la vía directa. La facilitación de los movimientos orientados a objetivos está alterada. Además, las interneuronas colinérgicas excitatorias en el estriado pierden su inhibición, lo que provoca estimulación de las neuronas inhibitorias a la porción externa del globo pálido (GPe). Esto, a su vez, causa un mayor impulso excitatorio del núcleo subtalámico (NST), que aumenta la inhibición del tálamo a través de la porción interna del globo pálido (GPi). La pérdida del NST provoca inhibición disminuida del tálamo, que lleva a movimientos hipercinéticos en el lado contralateral, debido a que la información eferente de la corteza a través del haz corticoespinal cruza la línea media. La degeneración del estriado se observa en la enfermedad de Huntington. La degeneración del estriado provoca pérdida de las proyecciones inhibitorias

E. La degeneración del estriado lleva a inhibición disminuida del núcleo subtalámico y, con ello, a inhibición disminuida del tálamo.

16.2 ¿Cuál de los siguientes enunciados es correcto sobre los circuitos motor y oculomotor?

A. La información del circuito motor a los ganglios basales proviene de manera exclusiva de las áreas motoras de la corteza.

B. El circuito motor únicamente implica la facilitación del movimiento a través de la vía directa.

C. La información del circuito oculomotor del núcleo dorsomedial del tálamo ayuda a dirigir la mirada a un estímulo importante.

D. La información oculomotora de las cortezas prefrontal y parietal posterior termina en el putamen.

E. El circuito motor está activo durante la planeación de la actividad motora.

16.3 Un infarto de las ramas profundas de las arterias cerebrales puede tener efectos devastadores en las estructuras profundas del prosencéfalo, como los ganglios basales. ¿Cuál de los siguientes es verdadero respecto al riego sanguíneo de los ganglios basales?

A. Las ramas lenticuloestriadas medial y lateral de la arteria cerebral media irrigan el putamen, el globo pálido y el cuerpo del núcleo caudado.

B. La arteria coroidea anterior irriga la cabeza del núcleo caudado.

C. La sustancia nigra recibe su riego sanguíneo de las ramas profundas de la arteria cerebral media.

D. La arteria comunicante posterior irriga las porciones posteriores del putamen y del globo pálido.

E. La arteria cerebral media irriga el núcleo subtalámico.

16.4 La enfermedad de Parkinson es una afección motora caracterizada por hipocinesia o acinesia. Este efecto en el movimiento se debe a:

A. Impulso excitatorio aumentado de la sustancia nigra al estriado, que incrementa la amplificación de la información cortical al estriado.

B. Inhibición reducida del globo pálido (GPe), que provoca un mayor impulso inhibitorio al núcleo subtalámico.

C. Inhibición del globo pálido (GPi) que causa un menor impulso inhibitorio al tálamo, con lo que se reduce la inhibición tónica del tálamo.

D. La pérdida de señalización dopaminérgica de la sustancia nigra al estriado, lo que provoca estimulación aumentada de una neurona inhibitoria que emite proyecciones al globo pálido (GPe).

E. La pérdida de impulso dopaminérgico a la interneurona colinérgica en el estriado (caudado y putamen), que provoca estimulación disminuida del globo pálido (GPi).

al GPe, que *aumenta* la inhibición del NST. La excitación disminuida del NST al GPi reduce la inhibición del tálamo, lo que provoca un mayor impulso motor.

La respuesta correcta es C. El circuito motor recibe información de las áreas sensitiva y motora de la corteza. A través de un equilibrio de las vías directa e indirecta, se facilitan los movimientos orientados a objetivos y los movimientos excesivos se inhiben, lo que produce la información eferente motora equilibrada. El circuito motor no está activo durante la planeación de la actividad motora. La planeación se facilita a través del circuito cognitivo. El circuito oculomotor recibe la información de las áreas prefrontal y parietal posterior de la corteza. Está implicada en el inicio de la mirada, así como la dirección de la mirada hacia un estímulo importante (a través del núcleo dorsomedial del tálamo).

La respuesta correcta es A. La arteria coroidea anterior irriga las porciones posteriores del putamen y del globo pálido. La sustancia nigra recibe su riego sanguíneo de las arterias cerebral posterior y comunicante posterior. La arteria comunicante posterior y las ramas profundas de la arteria cerebral posterior irrigan la sustancia nigra y el núcleo subtalámico.

La respuesta correcta es D. Hay pérdida de la información excitatoria de la sustancia nigra al estriado que disminuye la amplificación de la información cortical al estriado, lo que ocasiona un menor impulso excitatorio hacia la vía directa. El globo pálido (GPe) está inhibido y hay un menor impulso inhibitorio al núcleo subtalámico. Un globo pálido (GPi) estimulado envía un mayor impulso inhibitorio al tálamo, con lo que aumenta la inhibición tónica del tálamo.

Cerebelo

17

I. PANORAMA

El cerebelo tiene un papel crítico en la coordinación y predicción del movimiento y media la manipulación hábil de los músculos. Recibe información del sistema nervioso periférico concerniente a la posición del cuerpo (propioceptiva), posición de la cabeza (vestibular), tono muscular e información exteroceptiva (visual, auditiva, táctil) del entorno.

El cerebelo compara e integra estos datos con los planes para el movimiento recibidos de la corteza. El cerebelo puede predecir las consecuencias de los movimientos por medio de mecanismos de anteroalimentación y puede modular los patrones de movimiento en proceso. Esta predicción de las consecuencias del movimiento no solo es aplicable a uno mismo sino también a otros. Esta es la razón por la que las personas no chocan con otras en una calle muy transitada (figura 17.1). El cerebelo calcula trayectorias, posiblemente también los resultados conductuales, y luego modula el movimiento en curso de una manera adecuada.

Es interesante señalar que el cerebelo también tiene un papel significativo en la cognición, en particular en el lenguaje, y ayuda a coordinar y predecir la actividad mental.

En contraste con los ganglios basales, que integran la actividad cortical hacia un resultado conductual, el cerebelo **coordina y predice** la información eferente cortical, con lo que mejora la **eficacia y precisión** del movimiento y cognición. Estas funciones cerebelosas se logran mediante una serie de circuitos que enlazan el cerebelo con la médula espinal, el tallo cerebral y el prosencéfalo.

Un concepto importante a recordar al pensar en el cerebelo es que la información entre la médula espinal y el cerebelo relacionada con la estabilidad del tronco es bilateral, y la relacionada con el movimiento de las extremidades es ipsilateral. Las lesiones del cerebelo provocan inestabilidad del tronco o déficits en la extremidad ipsilateral.

II. ANATOMÍA

El cerebelo se localiza en la fosa craneal posterior, separado del cerebro por la tienda del cerebelo. Reposa sobre el cuarto ventrículo y está conectado al tallo cerebral por tres pedúnculos cerebelosos. Todos los haces del cerebelo viajan a través de los pedúnculos cerebelosos (figura 17.2).

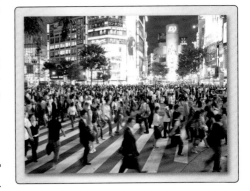

Figura 17.1
Intersección de Shibuya en Tokio por la noche.

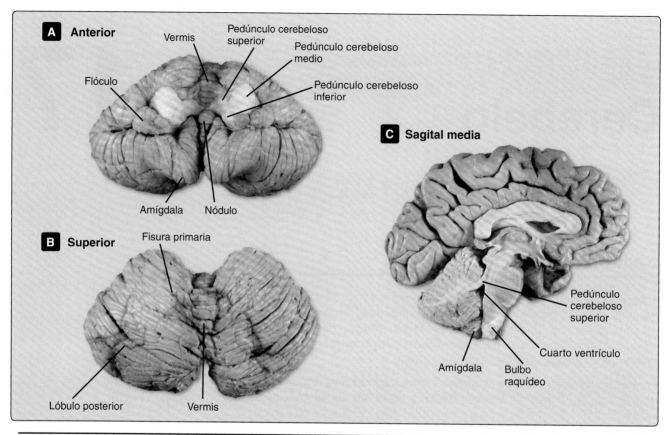

Figura 17.2

Panorama del cerebelo que muestra los pedúnculos cerebelosos, el vermis y los hemisferios cerebelosos, así como el cerebelo unido al tallo cerebral sobre el cuarto ventrículo.

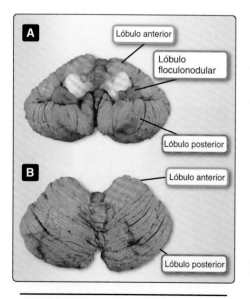

Figura 17.3

Lóbulos del cerebelo en vistas anterior (**A**) y superior (**B**), respectivamente.

El cerebelo tiene una forma casi triangular con tres superficies: una superior que toca la tienda (tentorium), una inferior que roza la superficie inferior de la fosa craneal posterior y una anterior que toca el tallo cerebral. Cuenta con un hemisferio derecho y uno izquierdo, además de una estructura en la línea media llamada **vermis**. El cerebelo presenta numerosos pliegues. Estos se conocen como **folia** (láminas).

A. Lóbulos

El cerebelo está dividido en tres lóbulos. En la superficie superior, el **lóbulo anterior** está separado del **lóbulo posterior** por la fisura primaria. El **lóbulo floculonodular** es visible en la superficie anterior. El nódulo es la parte más anterior del vermis y está conectado con el flóculo. Juntos, forman el lóbulo floculonodular (figura 17.3).

El área más medial de la superficie inferior del cerebelo comprende las **amígdalas cerebelosas**. Estas se localizan por encima del foramen magno.

B. Núcleos cerebelosos profundos

Hay cuatro núcleos cerebelosos profundos pares que son estaciones de relevo y procesamiento para la información de la corteza cerebelosa a los objetivos fuera del cerebelo (figura 17.4). La mayoría de estos núcleos también recibe información de aferentes al cerebelo, cuyo objetivo proba-

Aplicación clínica 17.1. Herniación de las amígdalas

Las amígdalas cerebelosas pueden empujarse hacia el foramen magno cuando aumenta la presión intracraneal y afecta el compartimento infratentorial (fosa posterior). El aumento de presión puede producirse por una masa intracraneal en expansión en la fosa posterior o por aumento de la presión intracraneal por arriba de la tienda que empuja el contenido supratentorial contra la tienda. La presión resultante sobre el bulbo raquídeo compromete el centro respiratorio y tracciona los vasos sanguíneos, lo que puede provocar hemorragia en el mesencéfalo y el puente, llamada hemorragia de Duret. La herniación de las amígdalas es una urgencia neurológica que es mortal si no se trata con rapidez.

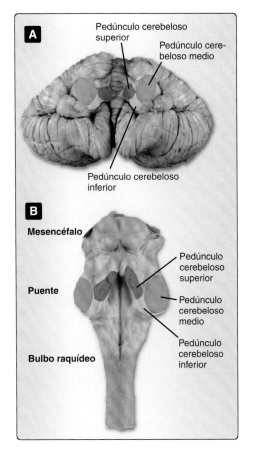

Figura 17.5
Vistas anterior (**A**) y posterior (**B**) de secciones de los pedúnculos cerebelosos, respectivamente.

ble es coordinar y regular mejor la información eferente del cerebelo. El núcleo profundo más grande es el **núcleo dentado**. De lateral a medial, los núcleos son el **d**entado, **e**mboliforme, **globo**so y **fasti**gio (nemotecnia: **deja e**se **globo**, ¡**fasti**dias!).

C. Pedúnculos cerebelosos

El cerebelo está conectado al tallo cerebral por medio de tres pedúnculos cerebelosos (superior, medio e inferior) que contienen todos los haces desde y hacia el cerebelo (figura 17.5). En la tabla 17.1 se resumen las fibras que viajan dentro de cada pedúnculo.

D. Corteza cerebelosa

Similar a la corteza cerebral, pueden mapearse representaciones de las áreas del cuerpo sobre la corteza cerebelosa. Este mapa, llamado **homúnculo** (hombrecillo en latín), tiene el tronco en la línea media del vermis y las extremidades en los hemisferios cerebelosos. El lóbulo anterior tiene la representación de las extremidades y el lóbulo posterior

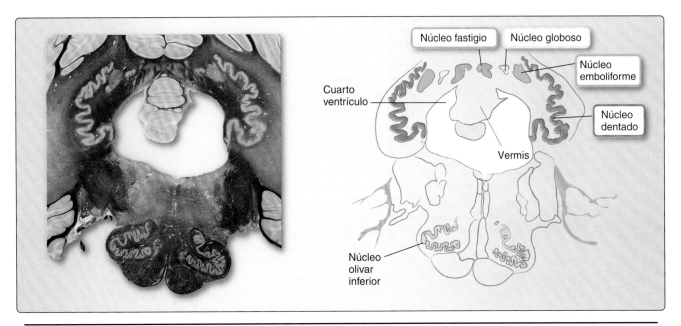

Figura 17.4
Panorama de los núcleos cerebelosos profundos. Sección a través de la región rostral del bulbo y cerebelo.

Tabla 17.1. Panorama de los haces aferentes y eferentes del cerebelo

	Aferentes	Eferentes
Pedúnculo cerebeloso superior	Haz espinocerebeloso anterior Información óptica y acústica	Haz dentadorrubrotalámico Haz dentadotalámico
Pedúnculo cerebeloso medio	Haz pontocerebeloso	—
Pedúnculo cerebeloso inferior	Haz vestibulocerebeloso Haz olivocerebeloso Haz espinocerebeloso posterior Haz cuneocerebeloso	Haz cerebelosovestibular Haz cerebelosoolivar

tiene representaciones en espejo tanto de la cabeza como de las extremidades. El tronco siempre está en la línea media. Para comprender mejor las áreas funcionales de la corteza cerebelosa, la corteza puede "desprenderse" y extenderse, y el homúnculo mapearse sobre esta corteza extendida (figura 17.6).

III. HACES

El cerebelo recibe e interpreta la información propioceptiva. Coordina el equilibrio por medio de su estrecho vínculo con los núcleos vestibulares. Las conexiones con el prosencéfalo permiten la coordinación de los movimientos de las extremidades, así como el movimiento fino y coordinación ojo–mano. Se describirán primero las aferentes y eferentes del cerebelo (*véase* la tabla 17.1) y, en la siguiente sección, se enlazarán con los circuitos funcionales de la información.

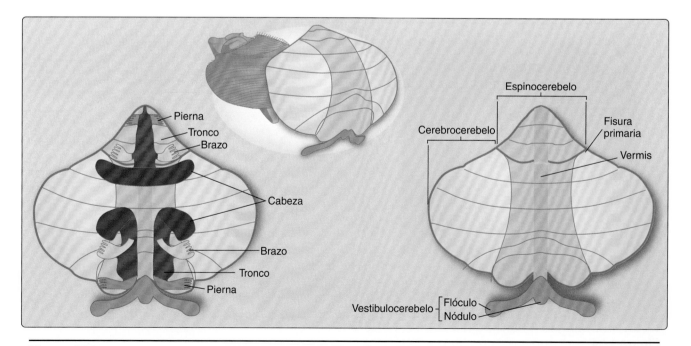

Figura 17.6

La corteza cerebelosa mapeada sobre una superficie plana. El *panel izquierdo* muestra la representación somatotópica del cuerpo (homúnculo). El *panel derecho* muestra las tres áreas funcionales de la corteza cerebelosa.

A. Aferentes

El cerebelo recibe información aferente sobre el equilibrio del sistema vestibular y datos propioceptivos de la médula espinal y cortical a través de los núcleos pontinos. Todas estas fibras comprenden las **fibras musgosas** en la corteza cerebelosa. La información del complejo nuclear olivar inferior es principalmente contralateral (con algunas proyecciones bilaterales) y ayuda a la corteza cerebelosa a modular y coordinar su información eferente. Las fibras olivocerebelosas son las **fibras trepadoras** de la corteza cerebelosa. Toda la información al cerebelo viaja por los pedúnculos cerebelosos (figura 17.7).

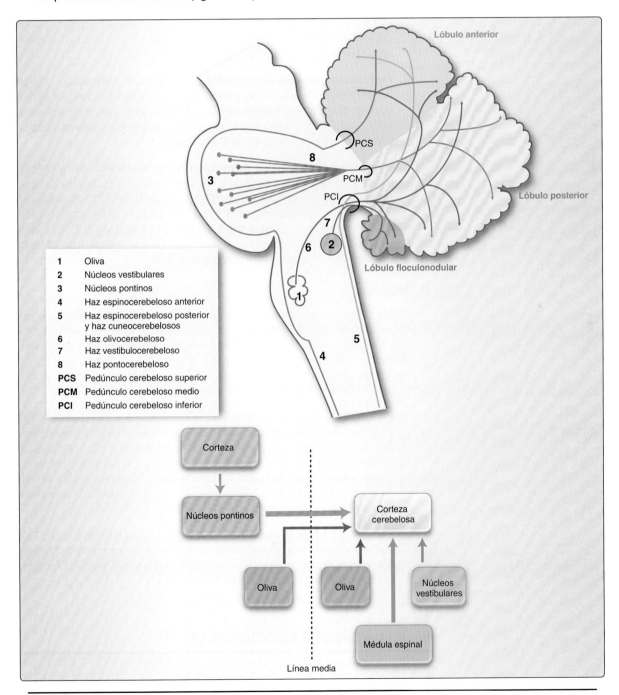

Figura 17.7
Aferentes cerebelosas.

1. **Pedúnculo cerebeloso inferior:** el pedúnculo cerebeloso inferior (PCI) transmite una variedad de fibras aferentes al cerebelo. La información vestibular tanto de los núcleos vestibulares ipsilaterales como contralaterales viaja a través de este pedúnculo al lóbulo floculonodular. Los los datos aferentes ipsilaterales son los más prominentes de su clase.

   La información propioceptiva de la columna de Clarke (miembros inferiores y región inferior del tronco) y el núcleo cuneiforme accesorio (miembros superiores y región superior del tronco) que comprende el haz espinocerebeloso posterior y el haz cuneocerebeloso, respectivamente, entra al cerebelo por medio del PCI y termina en esencia en el lóbulo anterior. Las fibras olivocerebelosas también viajan a través del PCI y terminan como las fibras trepadoras por la corteza cerebelosa (*véase* la figura 17.7).

2. **Pedúnculo cerebeloso medio:** el pedúnculo cerebeloso medio (PCM) transmite solo fibras aferentes. Estas fibras se originan en los núcleos pontinos contralaterales y viajan al lóbulo posterior del cerebelo. Los núcleos pontinos reciben la información de la corteza cerebral y la transmiten al cerebelo (*véase* la figura 17.7).

3. **Pedúnculo cerebeloso superior (PCS):** las fibras aferentes de las células del borde medular comprenden el haz espinocerebeloso anterior y llegan al lóbulo anterior del cerebelo por el PCS (*véase* la figura 17.7). Además, algunas fibras aferentes que transmiten información auditiva y visual al cerebelo también viajan en el PCS y emiten proyecciones al lóbulo posterior (*véanse* los capítulos 5, "Médula espinal", y 7, "Haces sensitivos ascendentes").

B. Eferentes

La información que sale del cerebelo se transmite por medio de los núcleos cerebelosos profundos. Las eferentes cerebelosas emiten proyecciones a la corteza cerebral por medio del núcleo rojo y el tálamo, así como a los núcleos vestibulares y el complejo nuclear olivar. Todos los datos provenientes del cerebelo viajan a través del PCS y PCI (figura 17.8). El PCM no contiene eferentes.

1. **Pedúnculo cerebeloso superior:** el haz más prominente en el PCS es el **haz dentadorrubrotalámico**. La información de la corteza cerebelosa (en su mayoría del lóbulo posterior) produce proyecciones al núcleo dentado. De ahí, puede proyectarse al núcleo rojo, que luego emite proyecciones al tálamo o puede omitir el núcleo rojo y enviar proyecciones directas al tálamo (haz dentadotalámico) (*véase* la figura 17.8).

2. **Pedúnculo cerebeloso inferior:** las dos vías eferentes en el PCI son el haz cerebelosovestibular, que provee información del lóbulo floculonodular de regreso a los núcleos vestibulares, y el haz cerebelooolivar, que proporciona la del vermis de nuevo al complejo nuclear olivar inferior (*véase* la figura 17.8).

IV. RELACIONES FUNCIONALES

Las aferentes y eferentes del cerebelo pueden organizarse en circuitos funcionales de información. A través de estos circuitos es que el cerebelo influye en la función motora y cognitiva.

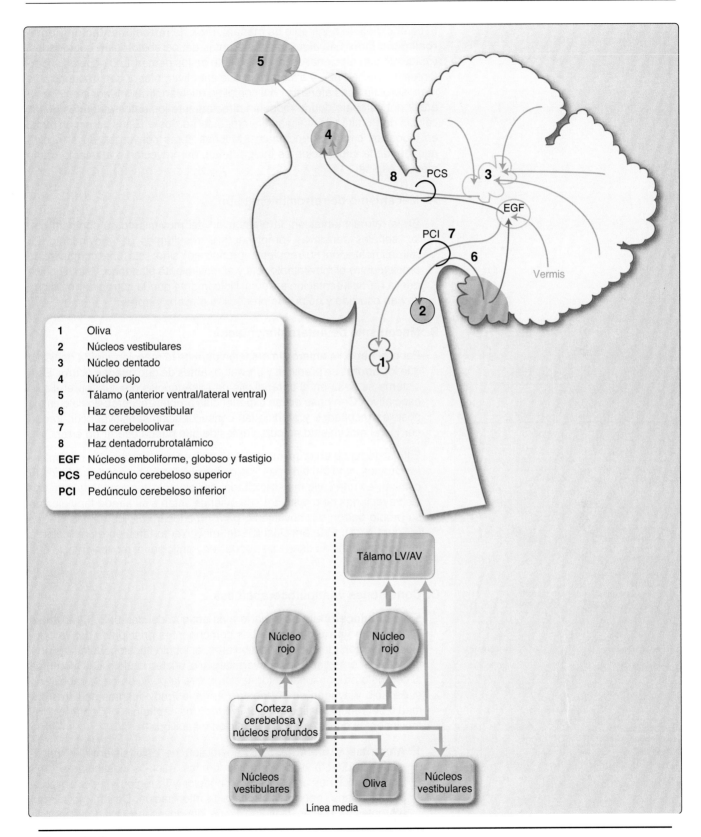

Figura 17.8
Eferentes cerebelosas.

El cerebelo opera por medio de **mecanismos de retroalimentación** y **anteroalimentación**. Las aferentes y eferentes del cerebelo están segregadas, y cada circuito funcional es independiente de los demás. Los papeles importantes del núcleo rojo y el complejo nuclear olivar inferior con frecuencia se menosprecian. Las aferentes del complejo nuclear olivar inferior se dirigen a áreas del cerebelo donde modulan directamente los datos eferentes de las células de Purkinje, las células eferentes del cerebelo. Estas tienen un papel en todos los circuitos funcionales. Muchas fibras convergen en el núcleo rojo, donde la información se integra antes de proyectarse al tálamo o a la médula espinal.

A. Mecanismo de retroalimentación

En la retroalimentación, la planeación del movimiento se compara con las señales sensitivas, propioceptivas resultantes del movimiento. La retroalimentación no requiere aprendizaje, sino solo una comparación precisa entre el movimiento real y el movimiento planeado. Esto significa que la retroalimentación es lenta. Únicamente puede corregir errores que ya han ocurrido y no puede predecir ni prevenir errores.

B. Mecanismo de anteroalimentación

Por otra parte, la anteroalimentación permite la reacción rápida debido a que los errores se predicen y previenen antes de que puedan ocurrir. Este sistema se basa en el aprendizaje de experiencias previas (aprendizaje asociativo). Con base en las experiencias propias, el cerebelo calcula los posibles resultados y predice las consecuencias sensitivas, con lo que corrige el movimiento en curso antes de que pueda ocurrir un error.

Este sistema de anteroalimentación funciona no solo para los movimientos propios, sino también para los de los objetos y personas alrededor. Al caminar en una calle muy transitada, por ejemplo, las personas calculan las trayectorias de movimiento de quienes están a su alrededor y ajustan su propio patrón de movimiento para no chocar con los demás (*véase* la figura 17.1). Esta anticipación del movimiento también es aplicable a imágenes estáticas donde se puede ver y anticipar el movimiento, lo que les da vida.

C. Conexiones vestibulocerebelosas

El **vestibulocerebelo** es la parte más antigua del cerebelo. También se conoce como **arquicerebelo**. Los componentes principales del vestibulocerebelo son los núcleos vestibulares, el lóbulo floculonodular, las porciones inferiores del área paravermiana y el núcleo fastigio. Las aferentes al cerebelo proporcionan información sobre la posición de la cabeza en el espacio y ayudan en la orientación de los movimientos oculares por medio del reflejo vestibuloocular (*véanse* los capítulos 9, "Control de los movimientos oculares", y 11, "Audición y equilibrio").

1. **Aferentes y eferentes:** la transmisión de este sistema es relativamente directa. Las aferentes de los núcleos vestibulares emiten proyecciones al lóbulo floculonodular y la región inferior del área paravermiana, donde se procesa la información. De ahí, se envían eferentes al núcleo fastigio, desde donde se envían proyecciones bilaterales a los núcleos vestibulares y la formación reticular. Desde estas estructuras, estas fibras emiten proyecciones por medio de los tractos vestibuloespinal y reticuloespinal a las neuronas motoras de la médula espinal para ajustar la estabilidad del tronco (axial) y el equilibrio (figura 17.9).

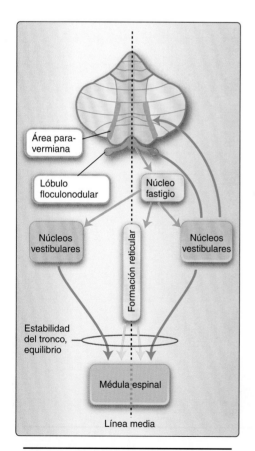

Figura 17.9
Conexiones vestibulocerebelosas.

Aplicación clínica 17.2. Síndrome del lóbulo floculonodular

El síndrome del lóbulo floculonodular es resultado de una lesión en este lóbulo o sus aferentes o eferentes. Se observa con mayor frecuencia en niños con meduloblastoma. El síndrome se caracteriza por ataxia troncal debida a la incapacidad para estabilizar o equilibrar la musculatura del tronco. Esto provoca una postura de base amplia, así como balanceo. Además de la ataxia troncal, con frecuencia se diagnostica nistagmo, debido al daño de las vías vestibulooculares.

2. **Información aferente adicional**: la información aferente adicional (no se muestra en la figura) al circuito vestibulocerebeloso proviene del complejo nuclear olivar inferior contralateral, que proporciona información motora, y de los núcleos basales pontinos contralaterales, que transmiten datos visuales de la corteza.

   Este sistema contiene circuitos tanto de anteroalimentación como de retroalimentación a través del cerebelo desde el sistema locomotor y el sistema vestibular. Esto brinda una corrección continua y la anticipación de cambios en la **estabilidad y equilibrio**.

D. Conexiones espinocerebelosas

El **espinocerebelo** es la segunda región más antigua del cerebelo. También se conoce como **paleocerebelo**. Está compuesto por el lóbulo anterior, el vermis (sin el nódulo) y la región superior del área paravermiana. El lóbulo anterior consta casi por completo del vermis y paravermis.

1. **Aferentes:** las fibras Ia y II de los husos musculares y las fibras Ib de los órganos tendinosos de Golgi transmiten información propioceptiva a la columna de Clarke y el núcleo cuneiforme accesorio. De ahí, las fibras viajan como el haz espinocerebeloso posterior y el haz cuneocerebeloso por medio del PCI al espinocerebelo.

   Las células del borde medular reciben datos del sistema de neuronas motoras superiores. Los axones de las células del borde medular forman el haz espinocerebeloso anterior. Este haz emite proyecciones al espinocerebelo por el PCS. Esta es la forma en que el cerebelo recibe una "copia" de la información motora enviada al sistema de neuronas motoras inferiores de la médula espinal.

2. **Funciones:** a grandes rasgos, el movimiento corporal puede dividirse en los movimientos del tronco y de las extremidades (principalmente relacionados con la marcha) (figura 17.10). El cerebelo coordina ambos mediante el circuito espinocerebeloso.

   a. **Movimiento del tronco:** los movimientos del tronco se procesan sobre todo en el vermis (*véase* el homúnculo, figura 17.6) y la información a la musculatura del tronco se envía a través del núcleo fastigio. Desde este, se envían proyecciones **bilaterales** a los núcleos vestibulares, los núcleos rojos y la formación reticular. Desde estas estructuras, tales fibras emiten proyecciones **bilaterales** por medio de los tractos vestibuloespinal, rubroespinal y reticuloespinal a las neuronas motoras de la médula espinal para ajustar y afinar los movimientos del tronco.

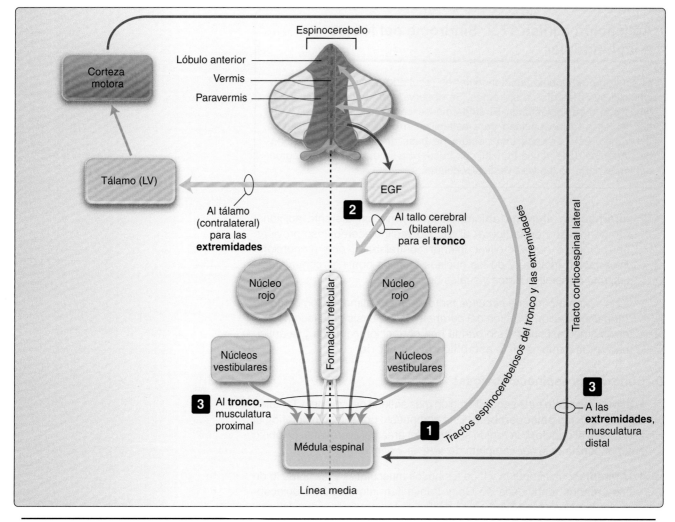

Figura 17.10
Conexiones espinocerebelosas. LV, núcleo lateral ventral; EGF, núcleos emboliforme, globoso y fastigio.

b. Movimiento de las extremidades: el movimiento de las extremidades relacionado con la marcha está coordinado principalmente en el lóbulo anterior. La información eferente atraviesa los núcleos emboliforme y globoso hacia la región lateral ventral del tálamo (LV). Las proyecciones de esta área a la corteza motora permiten el ajuste del movimiento en curso de las extremidades a través del tracto corticoespinal lateral. La coordinación de las extremidades está lateralizada: el cerebelo controla el lado ipsilateral del cuerpo a través de la proyección a la corteza motora contralateral. Por ejemplo, el hemisferio cerebeloso izquierdo emite proyecciones a la corteza motora derecha que, por medio del tracto corticoespinal lateral, emite proyecciones de regreso al asta anterior izquierda de la médula espinal (el circuito cruza la línea media dos veces).

Los núcleos cerebelosos profundos también reciben información del complejo nuclear olivar contralateral, que proporcina datos adicionales sobre el movimiento. Al integrar la información propioceptiva y los planes motores ipsilaterales con la relativa al movimiento del complejo nuclear olivar contralateral, la información eferente puede regular movimientos sinérgicos de las extremidades. Esta

> ## Aplicación clínica 17.3. Síndrome de lóbulo anterior
>
> El síndrome de lóbulo anterior es el resultado de una lesión de este lóbulo o sus aferentes o eferentes. Se caracteriza por marcha atáxica debido a la incapacidad de procesar la información propioceptiva de las extremidades.
>
> Un ejemplo de una lesión del lóbulo anterior es la marcha atáxica inducida por etanol. El etanol es tóxico para las células de Purkinje, en particular en el lóbulo anterior. La intoxicación aguda provoca la típica marcha atáxica con incapacidad para caminar de modo estable sobre una línea (evaluada en conductores que han bebido). Además, la ataxia troncal y el nistagmo también pueden presentarse, quizás debido a la afección del vermis. Estos síntomas se resuelven cuando el etanol se ha depurado del sistema. Sin embargo, en alcohólicos crónicos, el daño de las células en el lóbulo anterior puede ser permanente, lo que provoca degeneración del lóbulo anterior con atrofia de todas las capas de la corteza cerebelosa y pérdida de las células de Purkinje. La presentación clínica es la marcha atáxica inducida por etanol que no se resuelve con la depuración de etanol del organismo.

regulación precisa asegura la fluidez de los movimientos de las extremidades mientras mantiene la estabilidad del tronco.

E. Conexiones cerebrocerebelosas

El **cerebrocerebelo** es la adición más nueva al cerebelo y se conoce como **neocerebelo**. Consiste en las regiones laterales de los lóbulos posteriores. La información al neocerebelo proviene de los núcleos pontinos. Amplias áreas de corteza emiten proyecciones a los núcleos pontinos ipsilaterales. Desde los núcleos pontinos, las fibras cruzan la línea media (fibras transversas del puente) y entran al neocerebelo contralateral a través del PCM. La información aferente adicional proviene del complejo nuclear olivar contralateral (fibras trepadoras de la corteza cerebelosa).

1. **Conexiones recíprocas:** la información eferente de la neocorteza cerebelosa se dirige principalmente al núcleo dentado, que emite proyecciones al núcleo rojo y de ahí al LV del tálamo; este es el **tracto dentadorrubrotalámico**. También hay proyecciones directas del núcleo dentado al tálamo, el **tracto dentadotalámico**. Desde el tálamo, la información se proyecta de regreso a las áreas sensitivas y motoras de la corteza (figura 17.11).

   Estas conexiones recíprocas con la corteza cerebral permiten al cerebelo coordinar y optimizar la información motora eferente de la corteza.

2. **Funciones:** el neocerebelo es necesario para la coordinación ojo–mano. Utiliza la información aferente visual y calcula la trayectoria del movimiento necesario para alcanzar o manipular un objetivo. Esto implica tanto mecanismos de retroalimentación como de anteroalimentación que permiten que el aprendizaje y la experiencia influyan en el movimiento.

   a. **Consecuencia sensitiva:** el neocerebelo también predice la consecuencia sensitiva de un movimiento gracias a la comparación con las experiencias previas. Esta es la razón por la cual no es posible hacerse cosquillas uno mismo: el neocerebelo ya ha predicho la consecuencia sensitiva de su instrucción motora autogenerada y ha atenuado la respuesta en la corteza sensorial.

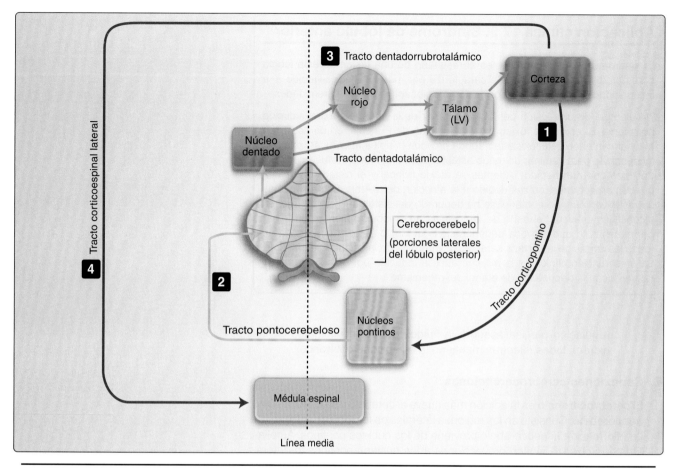

Figura 17.11
Conexiones cerebrocerebelosas.

b. **Movimiento voluntario**: el neocerebelo interviene en los movimientos voluntarios, los hace más automáticos. Es responsable de la afinación de los patrones motores, de tal modo que con la práctica de una nueva habilidad se realice de modo automático. Algunos ejemplos de esto son escribir a mano y tocar el piano. Ambas son habilidades aprendidas que se han vuelto automáticas con la práctica. No se piensa cómo deben escribirse las letras individuales, pero sí en los conceptos. No se piensa en el orden y espacio entre las teclas del piano ni en el movimiento necesario para presionarlas, sino en la expresión musical. Esta automatización que hace el cerebelo lo libera con eficacia de la actividad cognitiva de orden superior.

c. **Coordinación de la actividad motora y cognición**: es importante señalar que la información al neocerebelo no solo proviene de áreas motoras, sino también de áreas corticales relacionadas con la función cognitiva y sensitiva y, así, puede no únicamente automatizar habilidades motoras, sino sensitivas y cognitivas. El neocerebelo modula, pero no genera, lenguaje y cognición. Por medio de sus conexiones, es una interconexión entre la cognición y la información motora eferente. El lenguaje es un ejemplo de función que requiere tanto actividad mental como motora que se coordina por el cerebelo. Es responsable de la coordinación lingüística, la fluidez del lenguaje, la automatización de la sintaxis y gramática,

Aplicación clínica 17.4. Síndrome del lóbulo posterior

El síndrome del lóbulo posterior es el resultado de una lesión en este lóbulo de los hemisferios cerebelosos o sus aferentes y eferentes. Se observa con mayor frecuencia en enfermedades desmielinizantes, como esclerosis múltiple, en infartos del mesencéfalo que afectan el haz dentadorrubrota-lámico (eferente cerebelosa), en infartos de los hemisferios cerebelosos o en tumores del cerebelo.

Se caracteriza por déficits en la coordinación mano–ojo, la habilidad para calcular la trayectoria hacia un objetivo (**dismetría**) y la incapacidad de coordinar movimientos agonistas-antagonistas de las extremidades (**disdiadococinesia**). Los pacientes con síndrome del lóbulo posterior también tienen alteraciones típicas del lenguaje caracterizadas por incoordinación lingüística, que se refiere a la incapacidad de utilizar la gramática y la sintaxis de modo apropiado.

así como la predicción de la estructura y flujo de las oraciones. Los pacientes con disfunción cerebelosa pueden presentarse con mutismo cerebeloso.

V. CITOARQUITECTURA DE LA CORTEZA CEREBELOSA

En la corteza cerebelosa pueden diferenciarse tres capas: la más cercana a la superficie es la capa molecular, luego la capa de células de Purkinje, seguida de la capa granular (figura 17.12). Las aferentes al cerebelo se clasifican como fibras musgosas y fibras trepadoras. La información eferente se transmite por las células de Purkinje. Las aferentes y eferentes viajan por la sustancia blanca. Los núcleos cerebelosos se localizan profundos a la sustancia blanca.

A. Células y fibras de la corteza cerebelosa

La corteza cerebelosa contiene cinco tipos de células: granulosas, de Golgi, de Purkinje, en canasta y estrelladas; y tres tipos de fibras: musgosas, trepadoras y paralelas (figura 17.13).

1. **Células de la corteza cerebelosa:** las células granulosas son muy abundantes y se localizan en la **capa de células granulosas** (*véase* la figura 17.13). Sus axones viajan a la capa molecular, donde se ramifican hacia una creación en T para formar las **fibras paralelas**.

   Las células de Golgi también se encuentran en la capa de células granulosas. Sus procesos se extienden hacia todas las demás capas (*véase* la figura 17.13).

   Las células de Purkinje son las células más grandes en la corteza cerebelosa y se encuentran en la capa de células de Purkinje (*véase* la figura 17.13). Sus dendritas se esparcen en un plano hacia la capa molecular.

   Las células en canasta y estrelladas se encuentran en la capa molecular (*véase* la figura 17.13). Su ramificación es perpendicular al árbol dendrítico de las células de Purkinje. Una célula en canasta hace sinapsis con cerca de 70 células de Purkinje.

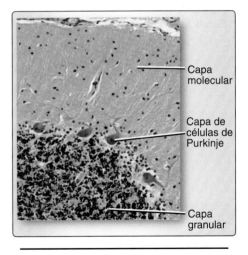

Capa molecular

Capa de células de Purkinje

Capa granular

Figura 17.12

Histología de las tres capas de la corteza cerebelosa.

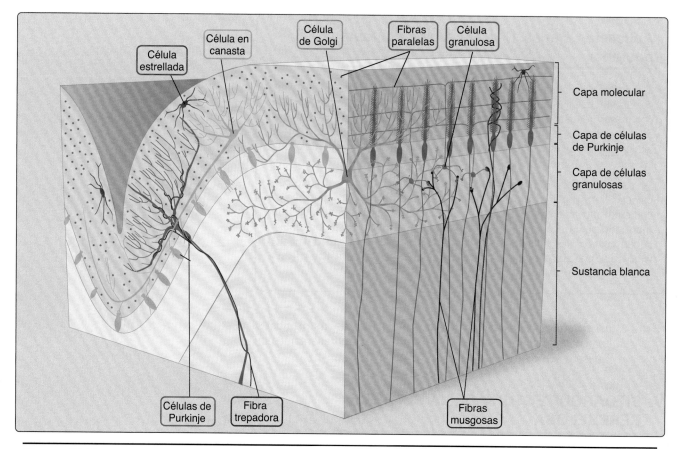

Figura 17.13
Citoarquitectura de la corteza cerebelosa mostrada en tres dimensiones.

2. **Fibras de la corteza cerebelosa:** las fibras musgosas comprenden **aferentes cerebelosas** originadas de todas las fuentes, excepto por el complejo nuclear olivar inferior (*véase* la figura 17.13). Incluyen aferentes de la médula espinal, de los núcleos de la columna posterior, sistema trigeminal, núcleos pontinos y núcleos vestibulares.

Las fibras trepadoras se originan en el **complejo nuclear olivar inferior**. Cada neurona dentro del complejo nuclear olivar inferior da origen a casi 10 fibras trepadoras.

Las fibras paralelas se originan en las células granulosas y son perpendiculares al plano del árbol dendrítico de las células de Purkinje en la capa molecular.

B. Circuito de la corteza cerebelosa

Todas las células de la corteza cerebelosa están interconectadas en un circuito complejo. Un diagrama simplificado de las conexiones clave se muestra en la figura 17.15.

Las fibras aferentes musgosas hacen sinapsis con las células de Golgi y las dendritas de las células granulosas en el glomérulo cerebeloso. El glomérulo se localiza en la capa granular y es la primera estación de procesamiento para las fibras aferentes musgosas al cerebelo (figura 17.14). La sinapsis entre las fibras musgosas y las células granulosas está bajo control inhibitorio de los axones de las células de Golgi. Después de este

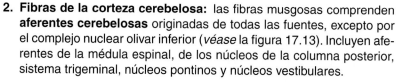

Figura 17.14
Glomérulo cerebeloso.

primer procesamiento, las células granulosas transmiten esta información aferente "pretamizada" a las células de Purkinje (*véase* la figura 17.15).

Las fibras trepadoras individuales del complejo nuclear olivar inferior forman una sinapsis excitatoria directa con una célula de Purkinje. Esta relación uno a uno forma una sinapsis poderosa dentro del circuito cerebeloso. Las fibras trepadoras proporcionan retroalimentación sobre la consecuencia sensitiva del movimiento y los errores motores. Estas sinapsis son clave en el aprendizaje motor.

Después de recibir la información aferente procesada de las células granulosas y la aferente directa de fibras trepadoras, las células de Purkinje envían información inhibitoria a los núcleos cerebelosos profundos. Las sinapsis adicionales con las células de Purkinje provienen de las células estrelladas y células en canasta (ambas inhibitorias). Las células de Purkinje son el origen de toda la información eferente del cerebelo.

VI. RIEGO SANGUÍNEO

El riego sanguíneo del cerebelo proviene de tres vasos del sistema vertebrobasilar: la **arteria cerebelosa superior (ACS)**, la **arteria cerebelosa anteroinferior (ACAI)** y la **arteria cerebelosa posteroinferior (ACPI)** (figura 17.16). El riego puede ser variable y algunas estructuras específicas pueden presentar superposición del riego sanguíneo. En la tabla 17.2 se resume el patrón más común de riego sanguíneo del cerebelo.

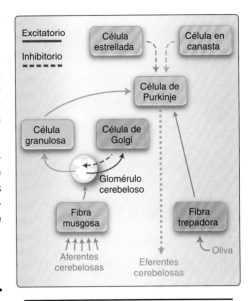

Figura 17.15
Diagrama de los circuitos para la corteza cerebelosa.

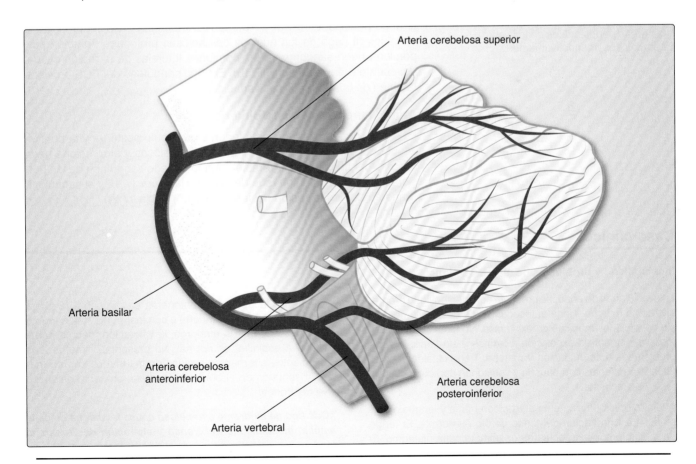

Figura 17.16
Vista lateral del riego sanguíneo del cerebelo.

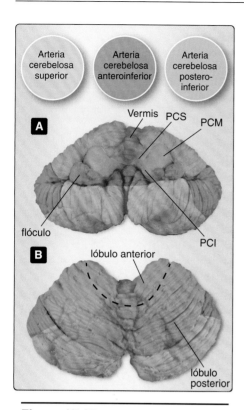

Figura 17.17
Vistas anterior (**A**) y superior (**B**) de las áreas perfusionales de los vasos cerebelosos, respectivamente.

Tabla 17.2. Panorama del riego sanguíneo del cerebelo

Arteria	Región irrigada
Arteria cerebelosa anteroinferior (ACAI)	PCM y PCI Lóbulo floculonodular Auxiliar para los núcleos profundos Algunas áreas del lóbulo posterior
Arteria cerebelosa posteroinferior (ACPI)	Dos tercios inferiores del lóbulo posterior Amígdalas Nódulo, variable Región inferior del vermis
Arteria cerebelosa superior (ACS)	Lóbulo anterior Tercio superior del lóbulo posterior Porción superior del vermis Pedúnculo cerebeloso superior Todos los núcleos profundos

A. Arteria cerebelosa superior

ACS irriga el lóbulo anterior, la porción superior del vermis, el tercio superior del lóbulo posterior, así como los núcleos cerebelosos profundos y el PCS. También irriga las porciones laterales de la región rostral del puente (figura 17.17).

B. Arteria cerebelosa anteroinferior

La arteria cerebelosa anteroinferior (ACAI) irriga la porción media de la superficie anterior del cerebelo y el lóbulo floculonodular. Proporciona el riego principal del PCM y PCI. La ACAI también tiene contribuciones variables al riego de los núcleos cerebelosos profundos. También proporciona riego sanguíneo a las porciones laterales de la región caudal del puente (*véase* la figura 17.16). El riego sanguíneo del PCS proviene también de la ACAI, pero es variable.

C. Arteria cerebelosa posteroinferior

La ACPI irriga los dos tercios inferiores del lóbulo posterior y la porción inferior del vermis. Irriga las amígdalas cerebelosas y proporciona riego variable del nódulo y PCI. También brinda el riego sanguíneo de las porciones laterales del bulbo raquídeo (*véase* la figura 17.16 y el capítulo 6, "Panorama y organización del tallo cerebral") (tabla 17.2).

Caso clínico

Inestabilidad y problemas de marcha de Luis

Luis, de 6 años de edad, se presenta con inestabilidad progresiva de la marcha. Tiene antecedentes de desarrollo normal, sin condiciones médicas preexistentes. No toma medicamentos, sin historial de exposición a toxinas y sin familiares con problemas de coordinación y marcha. Tiene cefaleas occipitales intermitentes con náusea y vómito, en particular cuando tose y se recuesta.

A la exploración física está alerta, con habla y lenguaje normales. La exploración del fondo de ojo es normal. El rango de movimientos extraoculares es completo sin nistagmo. El resto de los nervios craneales es normal. La masa muscular, tono, fuerza y reflejos son normales. La exploración sensitiva es normal. Presenta marcha de base amplia y balanceo al caminar. Es incapaz de mantenerse en pie sobre la punta de los dedos (postura tándem) o caminar punta–talón–punta (marcha tándem). Sin embargo, la valoración "dedo a nariz" y "talón a espinilla" es normal. No presenta dismetría. Los movimientos alternantes rápidos de las manos son normales. Al sentarse en el borde de la mesa, presenta balanceo leve del tronco.

¿Qué tipo de síndrome cerebeloso causa la marcha de base amplia, inestabilidad del tronco y alteración de la marcha tándem con coordinación normal de las extremidades?

El síndrome del lóbulo floculonodular causa inestabilidad o desequilibrio de los músculos axiales. La ataxia troncal con marcha de base amplia, balanceo y alteración de la marcha tándem son características de este síndrome.

El síndrome de lóbulo anterior causa marcha atáxica debido a la alteración de la información propioceptiva de las extremidades. La valoración talón a espinilla alterada, la marcha de base amplia y la inhabilidad para la marcha tándem son características del síndrome de lóbulo anterior, pero en el caso de Luis, la valoración talón–espinilla fue normal.

El síndrome del lóbulo posterior causa dismetría (incapacidad para calcular la trayectoria de un objetivo) y disdiadococinesia (incapacidad para coordinar los movimientos agonistas—antagonistas en las extremidades).

¿Cuál es la etiología probable de los síntomas de Luis?

Las cefaleas occipitales con náusea y vómito que empeoran al recostarse son datos preocupantes en su historia y requieren neuroimagenología urgente.

La IRM exhibe una masa en la línea media a lo largo del techo del cuarto ventrículo (figura 17.18). La patología de la resección quirúrgica muestra que el tumor es un meduloblastoma, un tipo de tumor ectodérmico neural primitivo (TENP). Los TENP son el grupo más común de tumores cerebrales primarios en niños.

Si el meduloblastoma bloquea el flujo de líquido cefalorraquídeo en el cuarto ventrículo, puede provocar hidrocefalia obstructiva. Los síntomas relacionados con la hidrocefalia obstructiva incluyen cefalea, náusea y vómito. En el caso de Luis, el aumento de presión intracraneal aún no había provocado el abultamiento del disco óptico, que hubiera podido observarse en la exploración funduscópica.

¿Por qué es importante preguntar sobre medicamentos, exposición a toxinas y antecedentes familiares?

Los medicamentos como ciertos anticonvulsivos (fenitoína y carbamacepina), litio y algunos quimioterapéuticos, así como toxinas como alcohol y tolueno (pegamento) pueden causar ataxia.

También hay enfermedades autosómicas dominantes, autosómicas recesivas y ligadas a X que producen ataxia. Preguntar sobre el antecedente familiar de desequilibrio, incoordinación y problemas de marcha es importante. La ataxia espinocerebelosa y la ataxia de Friedrich son ejemplos de causas genéticas de ataxia.

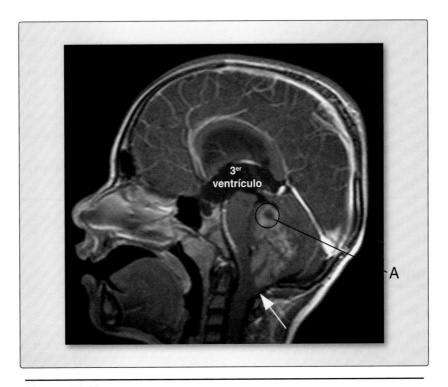

Figura 17.18

Meduloblastoma en la fosa posterior de un niño. Imagen sagital posgadolinio por IRM ponderada en T1 que muestra un tumor (**A**) dentro de la fosa craneal posterior que comprime el cuarto ventrículo. Este tumor con reforzamiento heterogéneo es típico del meduloblastoma. Nótese la herniación inferior de las amígdalas cerebelosas (flecha blanca) y la dilatación del tercer ventrículo por arriba del tumor. (Imagen de Iyer RS, Chapman T. *Pediatric imaging: the essentials*. Philadelphia, PA: Wolters Kluwer Health; 2015.)

Resumen del capítulo

- El cerebelo puede considerarse el coordinador y predictor del movimiento. Compara e integra la información sensitiva de la periferia con los planes para el movimiento recibidos de la corteza. El cerebelo opera por medio de mecanismos de retroalimentación y anteroalimentación. La retroalimentación es lenta, no requiere aprendizaje y permite la corrección de errores en el movimiento ya que han ocurrido. La anteroalimentación es rápida, se basa en el aprendizaje de experiencias previas y puede modular los patrones de movimiento en proceso. El cerebelo también tiene un papel significativo en la cognición, en particular el lenguaje, y ayuda a coordinar y predecir conceptos mentales.

- El cerebelo se localiza en la fosa craneal posterior, sobre el cuarto ventrículo. Está conectado al tallo cerebral por tres pedúnculos cerebelosos: inferior, medio y superior. Puede dividirse en tres lóbulos: anterior, posterior y floculonodular. Los núcleos dentado, emboliforme, globoso y fastigio se encuentran profundos a la sustancia blanca.

- La información del complejo nuclear olivar inferior, que ayuda a coordinar la información motora eferente, comprende las fibras trepadoras de la corteza cerebelosa. Las fibras musgosas transmiten información vestibular, propioceptiva y cortical. La información del cerebelo se releva por medio de los núcleos cerebelosos profundos.

- Las aferentes y eferentes del cerebelo pueden organizarse en circuitos funcionales de información.

- El vestibulocerebelo consiste en los núcleos vestibulares, el lóbulo floculonodular, las porciones inferiores del área paravermiana y el núcleo fastigio. Las aferentes al vestibulocerebelo proporcionan información sobre la posición de la cabeza en el espacio y ayudan a orientar los movimientos oculares. Las proyecciones eferentes bilaterales del núcleo fastigio brindan el ajuste de la estabilidad axial y el equilibrio.

- El espinocerebelo consta del lóbulo anterior, el vermis (sin el nódulo) y la región superior del área paravermiana. Las aferentes al espinocerebelo incluyen información propioceptiva y motora. El espinocerebelo coordina los movimientos del tronco mediante datos del núcleo fastigio y coordina el movimiento de las extremidades por medio de la información eferente de los núcleos emboliforme y globoso. La coordinación de las extremidades está lateralizada, ya que el cerebelo controla el lado ipsilateral del cuerpo.

- El cerebrocerebelo comprende las regiones laterales de los lóbulos posteriores. La información aferente al cerebrocerebelo de áreas amplias de la corteza se envía por los núcleos pontinos. La información de la corteza cerebrocerebelosa sale principalmente a través del núcleo dentado. El cerebrocerebelo coordina y optimiza la información eferente motora de la corteza, es necesaria para la coordinación ojo-mano y predice la consecuencia sensitiva de un movimiento mediante la comparación con las experiencias pasadas. También está implicado en la planeación y automatización de los movimientos voluntarios, así como las habilidades sensitivas y cognitivas, incluida la coordinación lingüística y la fluidez del lenguaje.

- Las células y fibras de la corteza cerebelosa (células de Golgi, granulosas y de Purkinje; células estrelladas y en canasta; fibras musgosas y trepadoras) están interconectadas en un circuito complejo.

- El riego sanguíneo del cerebelo proviene de la arteria cerebelosa superior, la arteria cerebelosa anteroinferior y la arteria cerebelosa posteroinferior.

Preguntas de estudio

Elija SOLAMENTE la mejor respuesta.

17.1 ¿Cuál de los siguientes enunciados describe mejor las fibras que viajan a través de los pedúnculos cerebelosos?

    A. Las fibras eferentes de los núcleos cerebelosos profundos salen del cerebelo principalmente a través del pedúnculo cerebeloso superior.

    B. El pedúnculo cerebeloso medio porta una mezcla de fibras aferentes y eferentes.

    C. La información propioceptiva de la médula espinal entra al cerebelo a través pedúnculo cerebeloso medio.

La respuesta correcta es A. El pedúnculo cerebeloso medio porta solo fibras aferentes al cerebelo. La información propioceptiva de la médula espinal entra al cerebelo a través del pedúnculo cerebeloso inferior. La información motora de las células del borde medular entra al cerebelo por el pedúnculo cerebeloso superior. Las eferentes del cerebelo al complejo nuclear olivar inferior viajan a través del pedúnculo cerebeloso inferior.

D. La información motora de las células del borde medular entra al cerebelo por el pedúnculo cerebeloso inferior.

E. Las eferentes del cerebelo al complejo nuclear olivar inferior viajan a través del pedúnculo cerebeloso superior.

17.2 ¿Cuál de los siguientes enunciados es correcto sobre el circuito espinocerebeloso?

A. La información propioceptiva de la médula espinal entra al cerebelo y termina en el lóbulo posterior.

B. La coordinación de los movimientos del tronco ocurre principalmente en el lóbulo anterior.

C. El cerebelo coordina los movimientos de las extremidades en el lado ipsilateral del cuerpo.

D. Los núcleos emboliforme y globoso emiten proyecciones principalmente al núcleo rojo.

E. El núcleo fastigio envía proyecciones solo a los núcleos vestibulares ipsilaterales.

> La respuesta correcta es C. La información propioceptiva de la médula espinal termina en el lóbulo anterior del cerebelo. Los movimientos del tronco se procesan principalmente en el vermis. Los núcleos emboliforme y globoso emiten proyecciones sobre todo al núcleo lateral ventral del tálamo. El núcleo fastigio envía proyecciones bilaterales a los núcleos vestibulares.

17.3 ¿Cuál de los siguientes enunciados es correcto sobre el circuito cerebrocerebeloso?

A. Los núcleos pontinos reciben proyecciones de la corteza cerebral contralateral y, a su vez, emiten proyecciones a la corteza cerebelosa contralateral.

B. La información al neocerebelo proviene principalmente de los núcleos vestibulares.

C. Las fibras trepadoras del complejo nuclear olivar inferior ipsilateral emiten proyecciones a la corteza neocerebelosa.

D. La información eferente del neocerebelo se envía a través del núcleo dentado al núcleo rojo y el tálamo.

E. El neocerebelo tiene un papel en la generación del lenguaje y la cognición.

> La respuesta correcta es D. Los núcleos pontinos reciben proyecciones de la corteza cerebral ipsilateral y, a su vez, emiten proyecciones a la corteza cerebelosa contralateral. La información al neocerebelo proviene principalmente de los núcleos pontinos. Las fibras trepadoras del complejo nuclear olivar inferior contralateral emiten proyecciones a la neocorteza cerebelosa. El neocerebelo modula pero no genera cognición y lenguaje.

17.4 Respecto a la citoarquitectura de la corteza cerebelosa, ¿cuál de las siguientes afirmaciones es verdadera?

A. Los axones de las células de Purkinje son una vía aferente del cerebelo.

B. Las fibras musgosas hacen sinapsis en las dendritas de las células de Golgi y granulosas en el glomérulo cerebeloso.

C. Las células en canasta hacen sinapsis con las células de Purkinje en una razón de 1:1.

D. Las células de Golgi envían información excitatoria al glomérulo cerebeloso.

E. Las fibras trepadoras brindan retroalimentación sobre la información motora de los núcleos dentados.

> La respuesta correcta es B. Los axones de las células de Purkinje son la vía eferente del cerebelo. Las células en canasta hacen sinapsis en una razón 1:70 con las células de Purkinje. Las células de Golgi envían información inhibitoria al glomérulo cerebeloso. Las fibras trepadoras constituyen un circuito de retroalimentación sensitivo, que indica los errores motores.

18 Integración del control motor

I. PANORAMA

El movimiento es la base del resultado conductual, ya sea por el movimiento muscular grueso o el fino de las manos o el de los músculos de la expresión facial o los implicados en el habla. La actividad motora es la que permite a las personas interactuar y comunicarse con el mundo que las rodea (figura 18.1).

En los capítulos anteriores, se explicaron los circuitos de la médula espinal, los haces motores descendentes y su influencia en las neuronas motoras inferiores (NMI) en la médula espinal o el tallo cerebral, las influencias moduladoras de los circuitos cerebelosos y de los ganglios basales, además del papel de la información sensitiva sobre la actividad motora voluntaria. En este capítulo, se explican estos conceptos juntos y se examina cómo todos los sistemas se coordinan y crean la conducta, o información motora eferente, como se resume en la figura 18.1.

El sistema motor puede dividirse en un **sistema de neuronas motoras superiores (NMS)**, localizado en la corteza y el tallo cerebral, y un **sistema de neuronas motoras inferiores (NMI)**, que comprende tanto circuitos de la médula espinal como los núcleos motores del tallo cerebral. Juntos, estos sistemas son la **rama eferente del SNC**. Estos dos sistemas reciben información sensitiva, que impulsa la información eferente. La información sensitiva al sistema motor puede encontrarse en todos los niveles.

El cerebelo y los ganglios basales tienen papeles moduladores importantes en la actividad motora. El **cerebelo** recibe información sensitiva y envía información a través de **vías independientes y segregadas al sistema de NMI y al de NMS** del tallo cerebral y la corteza. El cerebelo coordina tanto el movimiento del tronco como el de las extremidades, y puede considerarse el coordinador y predictor del movimiento. Los **ganglios basales**, por otra parte, reciben información de áreas corticales diseminadas, integran dicha información aferente y emiten proyecciones de regreso a la corteza. Los ganglios basales codifican para la decisión de moverse, la dirección y amplitud del movimiento y la expresión motora de las emociones.

En este capítulo se resumen e integran los capítulos precedentes sobre los sistemas motores.

II. SISTEMA DE NEURONAS MOTORAS SUPERIORES

El sistema de NMS comprende la información cortical eferente a través de los haces corticoespinal y corticobulbar, así como la información eferente del tallo cerebral a través de los haces descendentes del complejo nuclear

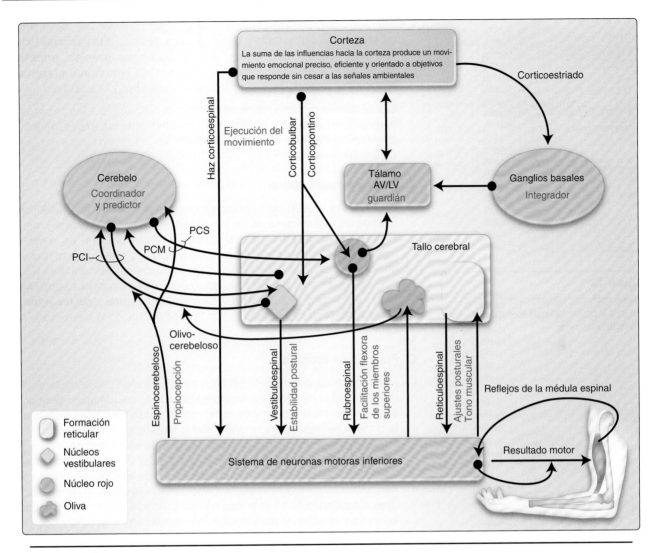

Figura 18.1
Resumen conceptual del control motor. AV, núcleo anterior ventral; LV, núcleo lateral ventral; PCM, pedúnculo cerebeloso medio; PCI, pedúnculo cerebeloso inferior; PCS, pedúnculo cerebeloso superior.

vestibular, los núcleos en la formación reticular y el núcleo rojo. En otras palabras, el sistema de NMS se refiere a la suma de todas las influencias descendentes en el control voluntario de la actividad motora. En este capítulo, se explica únicamente el haz corticoespinal como un ejemplo de la información eferente de las NMS de la corteza, pero es importante mantener en mente que los mismos principios son aplicables al haz corticobulbar (*véase* el capítulo 8, "Haces motores descendentes").

A. Sistema motor cortical

El sistema motor cortical es una **red de áreas corticales** que abarca la corteza motora primaria y las áreas de asociación motora y motora de la región anterior del giro del cíngulo. Las neuronas en estas áreas corticales comprenden las NMS, que envían sus axones a través del haz corticoespinal al sistema de NMI. Estas NMS están bajo la influencia de otras áreas corticales, principalmente áreas de asociación diseminadas y, de mayor importancia, el cerebelo y ganglios basales. De igual manera, la información eferente de las áreas sensitivas contribuye al

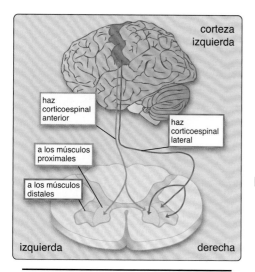

Figura 18.2
Haces motores descendentes de la corteza y objetivos que inervan en la médula espinal.

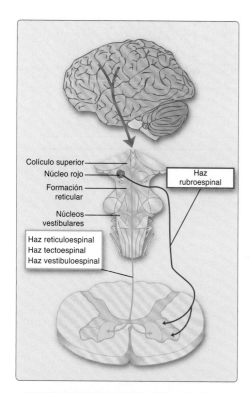

Figura 18.3
Haces motores descendentes del tallo cerebral y objetivos que inervan en la médula espinal. (*Véase* el capítulo 8, "Haces motores descendentes" para información sobre el haz tectoespinal.)

haz corticoespinal descendente, lo que permite que los movimientos estén guiados por el tacto y otros sentidos. Gracias a la suma de toda la información a las NMS, un movimiento puede ser: **preciso, orientado a objetivos** y **eficente**; contener **información emocional eferente**; y **responder a cambios** en la información sensitiva y el entorno.

Las neuronas motoras corticales emiten proyecciones a los circuitos de la médula espinal para controlar el movimiento de las extremidades y a los núcleos del tallo cerebral, que controlan los movimientos del tronco (figura 18.2).

B. Núcleos vestibulares

Los núcleos vestibulares emiten proyecciones directas a las NMI de la médula espinal a través de los haces vestibuloespinales lateral y medial. El haz vestibuloespinal lateral facilita en gran medida los músculos extensores en las extremidades ipsilaterales, mientras que el haz vestibuloespinal medial (o fascículo longitudinal medial descendente [FLM]) influye en los músculos de la cabeza, cuello, tronco y porciones proximales bilaterales (figura 18.3). Esto provoca el **ajuste postural y del movimiento** y mantiene el cuerpo orientado con la cabeza cuando la posición de esta cambia.

C. Formación reticular

Los núcleos de la formación reticular también tienen influencia directa en las NMI. Estos núcleos son responsables de la coordinación temporal y espacial del movimiento y de mantener la estabilidad postural. Cuando la corteza cerebral inicia un movimiento mediante impulsos a través del haz corticoespinal, las colaterales de las proyecciones descendentes se dirigen a los núcleos de la formación reticular. Ahí, los mecanismos de anteroalimentación predicen la consecuencia de este movimiento para la *estabilidad postural*. Entonces, la formación reticular activa grupos musculares estabilizadores en el tronco (*véase* la figura 18.3). Los núcleos de la formación reticular están influidos directamente por la corteza cerebral (fibras corticorreticulares), el cerebelo, los núcleos vestibulares (la información descendente no se muestra en la figura), y fibras ascendentes de la médula espinal.

El haz reticuloespinal actúa sobre las neuronas motoras α, inervando los músculos del tronco y de las porciones proximales de las extremidades para influir en la **locomoción** y el **control postural**, y, a través de influencias en las neuronas motoras γ, modula el **tono muscular**.

D. Núcleo rojo

El núcleo rojo funciona principalmente como estación de **relevo y procesamiento** para la información que se dirige del cerebelo al tálamo (haz dentadorrubrotalámico). Tiene un papel significativo como integrador de la información a través de sus conexiones con la corteza cerebral, el cerebelo y el tálamo. También recibe información descendente de las áreas motoras de la corteza y envía una proyección descendente a las NMI en la médula espinal. El pequeño haz rubroespinal se origina en el núcleo rojo, cruza la línea media y desciende en la médula espinal con el haz corticoespinal lateral (*véase* la figura 18.3). El núcleo rojo facilita los movimientos flexores en el miembro superior contralateral directamente a través del haz rubroespinal y de manera indirecta a través de influencias en la formación reticular medular. Sin embargo, la influencia directa del núcleo rojo en las NMI tiene solo un papel menor en la modulación del movimiento en el humano.

Aplicación clínica 18.1. Lesiones de neuronas motoras superiores

Las lesiones del sistema de neuronas motoras superiores (NMS) provocan la interrupción de las influencias descendentes en el sistema de neuronas motoras inferiores (NMI). Pueden ocurrir como resultado de una apoplejía (lesión vascular súbita) en cualquier nivel del sistema o por la transección de la médula espinal, que provoca un conjunto característico de síntomas. Cuando una lesión es rostral a la decusación de las pirámides, la parálisis se encuentra en el lado contralateral, mientras que una lesión caudal a la decusación provoca parálisis del lado ipsilateral. Es típico que el daño afecte grupos musculares completos o extremidades completas.

Los síntomas pueden incluir lo siguiente:

Las **paresias** (debilidad parcial) o las **parálisis** (debilidad completa) del movimiento voluntario se deben a la pérdida de información cortical a NMI (los extensores están más débiles que los flexores en los miembros superiores, mientras los flexores son más débiles que los extensores en los miembros inferiores).

La **espasticidad** se debe al aumento de la actividad de las neuronas motoras γ en el huso muscular y, con ello, a una señalización aferente aumentada desde el huso muscular, lo que provoca una mayor detonación de neuronas motoras α. Al parecer, un mecanismo adicional es la pérdida de información inhibitoria descendente en las neuronas del circuito de la médula espinal.

El **tono muscular incrementado** se debe a la disrupción de la información de NMS a la formación reticular y, con ello, una disfunción en las proyecciones reticuloespinales, que regulan el tono muscular.

La **hiperreflexia**, o reflejos tendinosos aumentados, parece deberse a la pérdida de las influencias inhibitorias descendentes en las neuronas del circuito de la médula espinal.

El **clonus** es una secuencia de contracciones musculares rápidas involuntarias en respuesta a un estímulo de estiramiento sostenido (como la valoración de los reflejos). La causa es una combinación de espasticidad, tono muscular aumentado e hiperreflexia.

La **respuesta extensora plantar**, o signo de Babinski, es habitual, pero no siempre se manifiesta. En condiciones normales, cuando se estimula la porción lateral de la planta del pie, el primer ortejo presenta flexión plantar (se dirige hacia abajo). Este reflejo depende de la información aferente del haz corticoespinal, y cuando este se lesiona, el primer ortejo se extiende o dorsiflexiona (se dirige hacia arriba).

No hay atrofia muscular aguda, ya que las NMI están aún activas. Sin embargo, a largo plazo, puede observarse atrofia por desuso.

III. SISTEMA DE NEURONA MOTORA INFERIOR

NMI es la **vía común final** para la transducción de señales a los músculos esqueléticos. El sistema de NMI comprende el **circuito dentro del asta anterior** de la médula espinal: las **neuronas motoras** α que inervan los músculos esqueléticos, las **neuronas motoras** γ que inervan los husos musculares y las **neuronas de circuito local** que tienen un papel en las vías reflejas medulares. La información a las NMI establece su velocidad de disparo que, a su vez, determina la contracción muscular. Las neuronas motoras α que controlan el movimiento de las extremidades reciben información de la corteza (corticoespinal) para iniciar los movimientos voluntarios. Las neuronas motoras α que controlan el equilibrio y la postura emiten proyecciones principalmente a la musculatura axial y reciben información de los núcleos del tallo cerebral. Las neuronas motoras γ que determinan el tono muscular a través de su influencia en los husos musculares reciben información principal de la formación reticular. Otro conjunto de influencias en las NMI son los reflejos espinales (*véase* el capítulo 5, "Médula espinal").

Aplicación clínica 18.2. Lesiones de neuronas motoras inferiores

Las lesiones en el sistema de neuronas motoras inferiores (NMI) se deben al daño de las neuronas motoras α en la médula espinal o núcleos de nervios craneales. Una lesión de este tipo puede ser sistémica, como en la poliomielitis, en que el virus afecta de modo selectivo las neuronas motoras del asta anterior, o por la transección de un nervio periférico. El daño siempre se limita a los músculos inervados por la NMI afectada.

Los signos típicos incluyen debilidad o parálisis flácidas. Esto se debe a la pérdida parcial o completa de la información motora al músculo. Es diferente de la parálisis espástica observada en las lesiones de neurona motora superior, donde la información al músculo aún está intacta, pero se pierden las influencias descendentes en la neurona motora α. La pérdida de inervación también incluye la pérdida de tono muscular (hipotonía), que puede diagnosticarse como una resistencia disminuida al estiramiento pasivo. Los reflejos tendinosos se deprimen o pierden (según la extensión del daño), debido a que no hay información a las fibras musculares. La pérdida de información aferente neuronal también significa pérdida de los factores tróficos suministrados por las neuronas del asta anterior a los músculos, lo que provoca atrofia muscular. Las fasciculaciones (espasmo muscular visible) también ocurren en las lesiones de NMI, debido a las descargas espontáneas de una sola unidad motora (NMI).

IV. INFLUENCIAS MODULADORAS EN EL SISTEMA MOTOR

Los centros de control que afinan la señal a NMI y a NMS provienen de dos sistemas distintos: los ganglios basales y el cerebelo. Mientras los ganglios basales emiten proyecciones solo a la corteza, el cerebelo lo hace a todos los niveles del sistema motor.

A. Ganglios basales

Los ganglios basales son los integradores principales de la información cortical y límbica al sistema motor. Reciben información de áreas corticales diseminadas y luego emiten proyecciones de vuelta a la corteza a través de tres circuitos funcionales (motor, cognitivo, límbico). Estos circuitos no son independientes entre sí. En su lugar, la información que transmiten está integrada en la conducta, que consta de información motora eferente, cognición y emotividad.

Los ganglios basales aseguran que los movimientos estén planeados y se ejecuten con precisión. Codifican para la decisión de moverse, la dirección y amplitud del movimiento y la expresión motora de las emociones (figura 18.4) (*véase* el capítulo 16, "Ganglios basales", para más información).

El tálamo está bajo inhibición tónica, que se encuentra modulada por medio de la influencia de las vías directa e indirecta de los ganglios basales al tálamo. A través del circuito de los ganglios basales y su influencia en el sistema motor, cada movimiento se vuelve eficiente y orientado a objetivos. Los movimientos superfluos se suprimen. La amplitud precisa e intensidad de disparo de cada NMS están determinadas por estas vías de los ganglios basales.

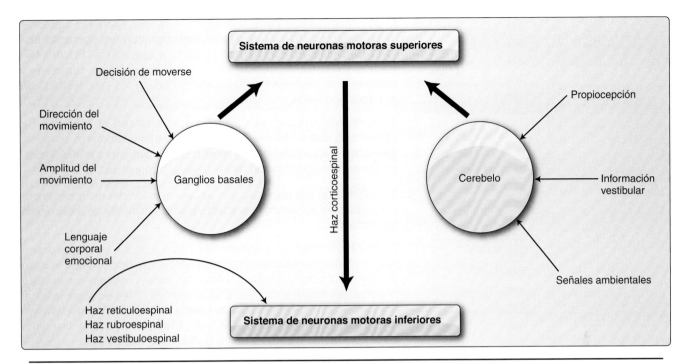

Figura 18.4
Panorama conceptual del control motor.

B. Cerebelo

El cerebelo asegura los movimientos coordinados fluidos de los músculos voluntarios. Recibe información concerniente a lo siguiente: posición
del cuerpo (información propioceptiva de los haces espinocerebeloso y cuneocerebeloso), tono muscular y actividad de los arcos reflejos
medulares (haz espinocerebeloso y cuneocerebeloso), posición de la
cabeza (información vestibular), actividad cortical (áreas sensitiva, motora y de asociación, además del entorno (visual y auditivo) (*véase* la
figura 18.4).

1. **Conexiones:** el cerebelo tiene conexiones independientes y segregadas en todos los niveles del sistema motor. Influye en la actividad
   de NMS a través de proyecciones a los haces de la corteza y el tallo
   cerebral. Recibe información sensitiva con respecto a la propiocepción
   de los miembros superiores e inferiores a través del haz espinocerebeloso posterior y el haz cuneocerebeloso, respectivamente. Obtiene
   información integrada sobre la actividad motora de las células del
   borde medular a través de los haces espinocerebelosos anteriores. A
   través de estas influencias, el cerebelo puede comparar la instrucción
   motora con la consecuencia sensitiva de la instrucción. Mediante la
   experiencia y el aprendizaje, el cerebelo es capaz de predecir la consecuencia sensitivas del movimiento y transmitir dicha información a
   la corteza. La información aferente adicional al cerebelo proviene de
   los núcleos vestibulares, que transmiten información sobre la posición
   de la cabeza. Cuando esta información se compara con la posición del
   cuerpo (gracias a la propiocepción), puede extrapolarse una representación precisa del cuerpo completo en el espacio. Esta información
   es importante para mantener una postura estable, así como para el
   reflejo vestibuloocular.

El complejo nuclear olivar inferior envía fibras trepadoras aferentes al cerebelo, que forman sinapsis poderosas con las neuronas eferentes (células de Purkinje) de la corteza cerebelosa. El complejo nuclear olivar inferior recibe información de los haces sensitivos y motores que parece tener un papel crítico en los mecanismos de anteroalimentación.

También hay conexiones corticales extensas con el cerebelo. Se piensa que estas conexiones corticales tienen únicamente un papel menor en la coordinación del movimiento y parecen ser más importantes para la optimización de los procesos cognitivos.

2. **Coordinación del movimiento:** la coordinación del movimiento por el cerebelo es en tiempo real e influye en los patrones de movimiento en proceso.

La suma de todas las proyecciones hacia y desde el cerebelo produce circuitos de retroalimentación y anteroalimentación que ajustan el movimiento del cuerpo y predicen las consecuencias sensitivas y motoras del movimiento mientras ocurre. El cerebelo logra esto al influir directamente en las NMI, así como al proporcionar retroalimentación y anteroalimentación a las NMS. El cerebelo puede influir tanto en la planeación (NMS) como en la ejecución (NMI).

V. LESIONES DE LOS SISTEMAS MOTORES

Por clínica, el sistema motor suele dividirse en un **sistema piramidal** y un **sistema extrapiramidal**. El primero comprende los haces corticoespinal y corticobulbar. Las lesiones de estos haces descendentes provocan debilidad o parálisis, con signos de NMS. El segundo, el sistema extrapiramidal, en general, se refiere a todo lo demás: todas las influencias descendentes en la actividad motora fuera de las influencias piramidales. Por clínica, el término extrapiramidal se refiere más específcamente a los ganglios basales y núcleos talámicos y del tallo cerebral relacionados. Las alteraciones del movimiento resultantes de lesiones de los ganglios basales se conocen como trastornos extrapiramidales.

Esta división en sistema piramidal y extrapiramidal aún no es del todo correcta desde una perspectiva funcional, ya que las funciones de estas estructuras motoras están interrelacionadas. Además, estos términos no son precisos. Por ejemplo, se ha demostrado que una lesión pura del haz corticoespinal no causa parálisis total, contrario a lo que se esperaría. En su lugar, cuando ocurre parálisis total, siempre se debe a la interrupción no solo del haz corticoespinal sino de influencias descendentes adicionales de los núcleos del tallo cerebral. El término "extrapiramidal" también es impreciso. Al referirnos a todas las influencias descendentes distintas a las del haz piramidal, este término es tan amplio que virtualmente no tiene sentido. Este término se torna más útil si se subdivide en influencias de los ganglios basales y del cerebelo. Las lesiones de cualquiera de estas estructuras provocan la disrupción significativa del movimiento y la postura sin parálisis importante.

A pesar de estos problemas de terminología, la división en sistema piramidal y extrapiramidal ha sido relativamente útil en clínica, ya que los déficits debidos a lesiones de estos sistemas son distintos. En el uso común, el término "piramidal" es el sinónimo habitual de NMS y el término "extrapiramidal" en general se usa para los ganglios basales.

En la tabla 18.1 se comparan y contrastan las lesiones de NMI, NMS y ganglios basales.

Tabla 18.1. Comparación de las lesiones en el sistema motor

Lesiones de NMI	Lesiones de NMS	Lesiones de ganglios basales
Debilidad	Debilidad	Sin debilidad
Parálisis flácida	Parálisis espástica	Sin parálisis Movimientos involuntarios lentos (hipocinéticos) o rápidos (hipercinéticos)
	Espasticidad Resistencia al movimiento dependiente de la velocidad Fenómeno de "navaja": la resistencia es mayor al inicio del movimiento pasivo y disminuye a medida que el movimiento continúa Más obvio en los movimientos rápidos	Rigidez No depende de la velocidad Resistencia constante a lo largo del rango de movimiento (rigidez en tubo de plomo)
Hipotonía (tono muscular disminuido)	Hipertonía (tono muscular aumentado)	Tono muscular normal
Hiporreflexia (reflejos tendinosos disminuidos)	Hiperreflexia (reflejos tendinosos aumentados)	Reflejos normales

NMI, neurona motora inferior; NMS, neurona motora superior.

Caso clínico

Pacientes en una clínica neurológica

Tres individuos se presentan a la clínica médica con alteraciones de movilidad. Los tres tienen sensibilidad, vista y audición normales, pero cada uno tiene antecedentes de alteraciones de la marcha de 5 años de evolución, relacionadas con condiciones neurológicas distintas. Una exploración neurológica muestra signos específicos de cada uno de los siguientes padecimientos: enfermedad de Parkinson, evento vascular cerebral (EVC) de la arteria cerebral media (ACM), y radiculopatía bilateral de S1 debida a enfermedad discal degenerativa grave.

Relacione los siguientes síntomas (1–3) con las siguientes afecciones neurológicas: enfermedad de Parkinson, EVC de ACM o radiculopatía bilateral de S1.

1. Espasticidad con reflejos tendinosos profundos (RTP) enérgicos
2. Rigidez con hipocinesia
3. RTP de tobillo reducido con debilidad a la flexión plantar

Respuestas:

1. La espasticidad con RTP enérgicos son compatibles con un EVC de ACM. Una apoplejía de ACM puede causar una lesión de neuronas motoras superiores (NMS). El sitio de la lesión puede ser cortical, en la corteza motora primaria o subcortical en la cápsula interna. Dado que este paciente se presenta con anomalías de la marcha, la localización más probable de la lesión es la cápsula interna, donde viajan todas las fibras descendentes. La representación cortical del miembro inferior es en la superficie medial de la corteza, irrigada por la arteria cerebral anterior. El EVC profundo de ACM provoca debilidad, espasticidad y RTP enérgicos contralaterales.

2. La rigidez con hipocinesia se presenta en la enfermedad de Parkinson. Este padecimiento afecta los ganglios basa-

les y causa hipocinesia/bradicinesia, rigidez, temblor e inestabilidad postural debido a la degeneración de las neuronas dopaminérgicas en la sustancia nigra. El efecto neto de la dopamina en las vías directa e indirecta es un aumento del movimiento, y la pérdida de estas proyecciones dopaminérgicas provoca una reducción del movimiento o hipocinesia.

3. El RTP disminuido del tobillo con debilidad a la flexión plantar son consecuencia de la radiculopatía bilateral de S1. Esta se produce por un disco intervertebral protruido que comprime las raíces motoras a su salida de la médula espinal para formar un nervio espinal. Estos axones son las neuronas motoras inferiores, y la compresión de estas NMI produce debilidad de los músculos inervados por la raíz nerviosa S1 (músculo gastrocnemio, que causa flexión plantar) y RTP ausentes o reducidos en el tobillo.

Tanto la rigidez como la espasticidad se relacionan con aumento del tono muscular. ¿Cómo puede distinguirse entre rigidez y espasticidad?

La *espasticidad* depende de la velocidad, lo que significa que hay mayor resistencia a los movimientos rápidos. Además, la espasticidad se relaciona con un fenómeno de navaja, donde la resistencia es mayor al inicio del movimiento pasivo y disminuye a medida que continúa el movimiento. La *rigidez*, por otra parte, es independiente de la velocidad: hay resistencia constante a lo largo de todo el rango de movimiento.

En una exploración neurológica, es típico evaluar cinco reflejos tendinosos profundos (RTP):

- Braquiorradial (C5/C6)
- Bíceps/bicipital (C5/C6)
- Tríceps/tricipital (C7/C8)
- Cuádriceps (L3/L4)
- Gastrocnemio (S1/S2)

El reflejo del cuádriceps también se denomina femoral, rotuliano o de la rodilla. El reflejo gastrocnemio también se conoce como reflejo de Aquiles o de tobillo.

Paciente con debilidad a la abducción de hombro, la flexión del codo se presenta con fuerza normal a la extensión de este, flexión o extensión de la muñeca y flexión o extensión de los dedos. ¿Cuál de los RTP mencionados estaría reducido?

Los reflejos braquiorradial y bicipital evalúan la integridad de la raíz nerviosa C5/C6. La flexión del codo se realiza por los músculos bíceps y braquiorradial, la abducción del codo se efectúa por el músculo deltoides. Estos tres músculos están inervados por la raíz nerviosa C5/C6.

Una radiculopatía que afecta esta raíz causaría debilidad de estos tres músculos, además de otros músculos inervados por C5 y/o C6. Una radiculopatía puede causar debilidad de NMI que incluye la reducción de RTP. Una radiculopatía que afecta la raíz nerviosa C5/C6 causará reducción o ausencia de los RTP de los músculos inervados por C5/C6.

Preguntas de estudio

Elija SOLAMENTE la mejor respuesta.

18.1 Una mujer de 62 años de edad previamente sana llega al consultorio por problemas en un brazo y una pierna. Menciona que, durante los últimos meses, ha notado que el brazo derecho se agita cuando está sentada. Al principio, esto apenas se notaba y lo ignoró, pero después, parece que se ha vuelto más pronunciado. Además, durante las últimas semanas, siente que arrastra un poco la pierna derecha al caminar. También percibe que se mueve con mayor lentitud que antes. La exploración física confirma temblor en la mano derecha presente principalmente en reposo. Cuando el médico sostiene el brazo derecho y lo flexiona a nivel del codo, se observa resistencia constante al estiramiento pasivo de los músculos. Al caminar, da pequeños pasos arrastrados, en particular con la pierna derecha. Su expresión facial y modo de hablar son apagados o deprimidos. El sitio más probable de lesión que produce estos signos y síntomas es:

A. La región derecha del cerebelo, en el lóbulo posterior.

B. La región izquierda del cerebelo, en el lóbulo anterior.

C. La sustancia nigra del lado derecho.

D. La sustancia nigra del lado izquierdo.

E. El tegmento de la región rostral derecha del mesencéfalo.

La respuesta correcta es D. Esta es una descripción de la enfermedad de Parkinson, que es un trastorno motor caracterizado por hipocinesia o bradicinesia (una disminución del movimiento) o acinesia (pérdida del movimiento), facies de máscara, rigidez en "tubo de plomo" (tono muscular aumentado) y temblor en reposo. El efecto sobre el movimiento se debe a la degeneración de las neuronas dopaminérgicas en la sustancia nigra (SN), que influye en las vías directa e indirecta en los circuitos de los ganglios basales. La pérdida de neuronas dopaminérgicas en la SN reduce el impulso excitatorio de SN a la vía directa, permitiendo una mayor influencia de la vía indirecta, lo que provoca un mayor impulso inhibitorio al tálamo y, a su vez, una menor estimulación e información eferente cortical. Una lesión del lóbulo posterior derecho del cerebelo provoca la pérdida del control del movimiento fino del lado derecho del cuerpo, incluido el temblor de intención, dismetría y disdiadococinesia. Una lesión del lóbulo anterior izquierdo del cerebelo produce síndrome de lóbulo anterior, específicamente ataxia de la extremidad izquierda. La lesión de la sustancia nigra del lado derecho provoca síntomas tipo Parkinson del lado izquierdo. Una lesión del tegmento de la región rostral del mesencéfalo afectará el núcleo rojo, interrumpiendo las eferentes del cerebelo y provocando signos de enfermedad cerebelosa.

18.2 Un hombre de 52 años de edad previamente sano se presenta en la sala de urgencias por los siguientes síntomas de inicio súbito: temblor de intención del brazo izquierdo, incapacidad para realizar movimientos alternantes rápidos con la mano izquierda y fallar el objetivo (sub y sobretiro) al pedirle que señale su nariz y luego el dedo del examinador con la mano izquierda. El sitio más probable de lesión que produce estos síntomas es:

A. Lóbulo anterior izquierdo del cerebelo.

B. Lóbulo anterior derecho del cerebelo.

C. Lóbulo posterior izquierdo del cerebelo.

D. Lóbulo posterior derecho del cerebelo.

E. Lóbulo floculonodular del cerebelo.

La respuesta correcta es C. El lóbulo posterior del cerebelo desempeña un papel en la regulación del control motor fino del mismo lado del cuerpo. Esta es una lesión del lóbulo posterior izquierdo del cerebelo con pérdida del control motor fino del lado izquierdo del cuerpo (temblor de intención, disdiadococinesia y dismetría [sobrepasado]). El lóbulo anterior del cerebelo recibe información de los haces espinocerebelosos relacionada principalmente con la propiocepción. Una lesión en el lóbulo anterior causaría en su mayoría, ataxia en el mismo lado del cuerpo. La lesión se encuentra en el lóbulo posterior izquierdo, no derecho, ya que el cerebelo controla la actividad motora del lado ipsilateral del cuerpo. El lóbulo floculonodular del cerebelo tiene conexiones recíprocas con los núcleos vestibulares. Una lesión del lóbulo floculonodular provocaría ataxia troncal y nistagmo.

18.3 Una niña de 5 años de edad es admitida en el hospital. Presentaba problemas para caminar y mantener el equilibrio, que empeoraron a lo largo de los últimos meses. Parece balancearse de un lado al otro al estar de pie y presenta marcha de base amplia. La exploración física revela nistagmo en ambas direcciones. El sitio más probable de una lesión que provocaría estos síntomas es:

A. El hemisferio cerebeloso derecho, lóbulo posterior.
B. El núcleo caudado izquierdo.
C. Una lesión en la línea media del cerebelo que afecta el vermis y las áreas paravermianas.
D. El lóbulo floculonodular del cerebelo.
E. La sustancia nigra derecha.

La respuesta correcta es D. Este es un caso de un tumor (el meduloblastoma es el más común en niños) en el techo del cuarto ventrículo, que presiona sobre el lóbulo floculonodular del cerebelo. Esto provoca ataxia troncal y nistagmo, ambos debidos principalmente a la disrupción de las conexiones entre los núcleos vestibulares y el lóbulo floculonodular. Una lesión del hemisferio cerebeloso derecho, en el lóbulo posterior, provocaría la pérdida del control del movimiento fino (temblor de intención, dismetría y disdiadococinesia) del lado derecho. Una lesión del núcleo caudado izquierdo ocasionaría un trastorno del movimiento por desequilibrio de las vías directa e indirecta. Una lesión del núcleo caudado alteraría el procesamiento de la información de la corteza y la sustancia nigra. Una lesión del estriado, que incluye el caudado, es una de las patologías en la enfermedad de Huntington. Una lesión en la línea media del cerebelo que afecte el vermis y las áreas paravermianas causaría marcha atáxica, ya que las áreas en la línea media del cerebelo reciben información de la vía espinocerebelosa. Una lesión de la sustancia nigra derecha provocaría síntomas de la enfermedad de Parkinson en el lado izquierdo del cuerpo.

18.4 Un paciente se presenta con debilidad del brazo y mano derechos, tono muscular reducido y reflejos deprimidos en el brazo y mano derechos, así como atrofia leve de los músculos del brazo y mano también derechos. El sitio más probable de una lesión que produciría estos síntomas es:

A. El brazo posterior de la cápsula interna izquierdo.
B. La pirámide izquierda en la región rostral del bulbo.
C. El asta gris anterior derecha de la médula espinal en la región cervical.
D. El haz corticoespinal derecho en la región cervical de la médula espinal.
E. Las fibras reticuloespinales descendentes a las neuronas motoras inferiores del lado derecho de la médula espinal cervical.

La respuesta correcta es C. Una lesión de las neuronas motoras inferiores (NMI) en el asta anterior de la médula espinal provocaría debilidad muscular, que incluye tono muscular reducido, reflejos deprimidos y atrofia muscular. Una lesión en el brazo posterior de la cápsula interna izquierda provocaría signos de neuronas motoras superiores (NMS) en el lado derecho del cuerpo, que incluyen debilidad, con aumento del tono muscular y de los reflejos. Una lesión de la pirámide izquierda en la región rostral del bulbo causaría signos de NMS en el lado derecho del cuerpo. Una lesión del haz corticoespinal derecho en la región cervical de la médula espinal provocaría signos de NMS en el lado derecho del cuerpo. Nótese que los haces corticoespinales ya han cruzado a nivel de la región caudal del bulbo. Una lesión de las fibras reticuloespinales descendentes a las NMI en el lado derecho la médula espinal cervical llevaría a alteraciones en el tono muscular derecho. Sin embargo, una lesión aislada de las fibras reticuloespinales es poco probable, pues sería parte de una lesión de NMS global que incluiría el haz corticoespinal y, quizá, otros haces descendentes del tallo cerebral, como el haz vestibuloespinal.

Hipotálamo

19

I. PANORAMA

El hipotálamo es una estructura pequeña (pesa apenas 4 g), localizada inferior al **tálamo** que forma las paredes y el piso de la porción inferior del **tercer ventrículo**. Por anatomía, el hipotálamo es parte del **diencéfalo**, pero por funcionalidad, pertenece al **sistema límbico**, como se explica en el capítulo 20, "Sistema límbico". A pesar de su tamaño pequeño, el hipotálamo es fundamental para la vida, ya que permite responder al ambiente externo e interno para mantener la **homeostasis** o el estado estable interno. Junto con el sistema límbico, el hipotálamo tiene un papel en la regulación de los impulsos básicos (conductas motivadas, dirigidas a objetivos), así como los aspectos emocionales o afectivos de la conducta y, de muchas maneras, funciona como el principal "efector" del sistema límbico. El hipotálamo también es el regulador central de la función autonómica y endocrina, así como de funciones clave, como la ingesta de alimentos y peso corporal, equilibrio hidroelectrolítico, temperatura corporal, conducta sexual y reproductiva, así como el ciclo sueño–vigilia y ritmos circadianos. Los estímulos al hipotálamo proporcionan información sobre el ambiente interno y externo. Estos impulsos incluyen información sensitiva somática y visceral, así como información de estructuras límbicas, la corteza, el tálamo y la retina. Las eferentes del hipotálamo incluyen las conexiones a la glándula hipófisis para controlar la función endocrina y las proyecciones descendentes a los núcleos autonómicos en el tallo cerebral y la médula espinal para controlar el sistema nervioso visceral. Otras eferentes incluyen proyecciones directas e indirectas a estructuras del sistema límbico y áreas de la corteza cerebral. Es importante señalar que la mayoría de las vías que implican al hipotálamo son recíprocas. Al interactuar y vincular vías que intervienen en las funciones autonómicas, endocrinas, emocionales y somáticas, las diversas aferentes y eferentes se coordinan para permitir respuestas conductuales apropiadas a los estímulos internos y externos (figura 19.1).

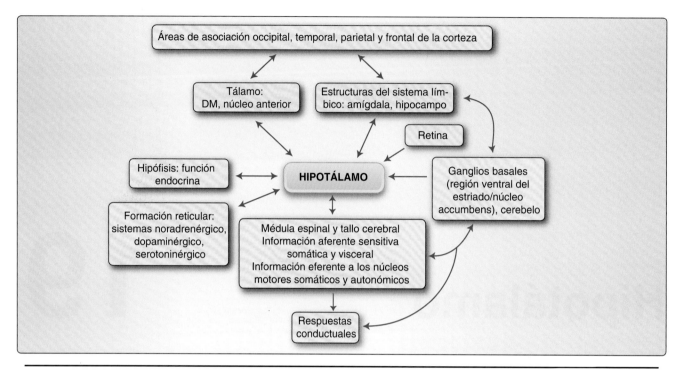

Figura 19.1
Panorama conceptual de la función hipotalámica. DM, núcleo dorsomedial.

II. ANATOMÍA

El hipotálamo se localiza inferior al tálamo y forma las paredes y piso de la porción inferior del tercer ventrículo. En una sección sagital media, los límites del hipotálamo se extienden de la **lámina terminal** anteriormente al borde posterior de los **cuerpos mamilares**. La lámina terminal es una membrana delgada que se extiende desde la comisura anterior inferiormente al borde rostral del quiasma óptico (figura 19.2). En dirección superior, el hipotálamo está separado del tálamo por el surco hipotalámico (*véase* la figura 19.2) y su límite lateral está formado por el **brazo posterior de la cápsula interna** (figura 19.3). Visto desde la superficie inferior, los límites del hipotálamo incluyen el **quiasma óptico** de manera anterior, los **tractos ópticos** en forma lateral, y, de nuevo, los **cuerpos mamilares** posteriormente (*véase* la figura 19.3). La superficie inferior del hipotálamo, exclusiva de los cuerpos mamilares, se abulta con ligereza y se conoce como **tuber cinereum** (engrosamiento grisáceo). El **infundíbulo** (embudo) se origina en el tuber cinereum y continúa en dirección inferior como el **tallo hipofisario**, que une el hipotálamo a la glándula hipófisis (*véase* la figura 19.2). Una pequeña tumefacción del tuber cinereum, inmediatamente posterior al infundíbulo, es la **eminencia media**, que puede considerarse la interconexión anatómica entre el cerebro y la región anterior de la hipófisis. Las hormonas liberadoras e inhibidoras producidas por las neuronas hipotalámicas se liberan hacia los capilares en la eminencia media para transportarse por el sistema porta hipofisario a la región anterior de la hipófisis.

El hipotálamo puede dividirse en áreas funcionales de núcleos a lo largo del eje lateral a medial y a lo largo del eje anterior a posterior.

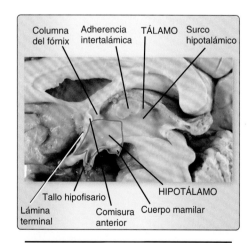

Figura 19.2
Vista sagital media que muestra el hipotálamo.

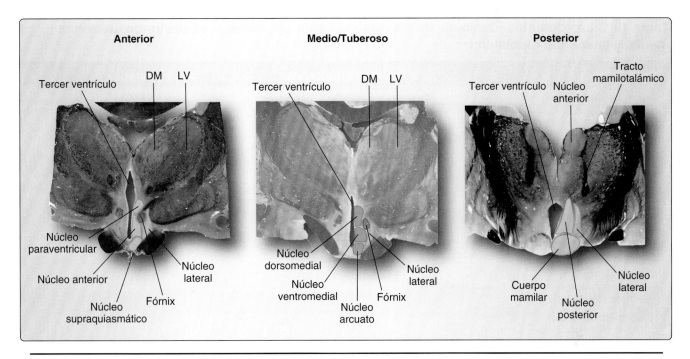

Figura 19.3

Sección coronal a través del prosencéfalo a nivel de las regiones anterior, media y posterior del hipotálamo. DM, núcleo dorsomedial; LV, núcleo lateral ventral.

A. Zonas lateral y medial

Las **columnas del fórnix**, que cortan a través del hipotálamo en su camino a los cuerpos mamilares, dividen el hipotálamo en una zona lateral y una zona medial. La **zona lateral** contiene neuronas difusas o dispersas entre haces principales de fibras, que portan información bidireccional a través del hipotálamo, en dirección rostral hacia el prosencéfalo y en dirección caudal hacia el tallo cerebral. En contraste, la **zona medial** contiene la mayoría de los núcleos funcionalmente importantes del hipotálamo (tabla 19.1).

B. Regiones anterior, media y posterior

A lo largo del eje anteroposterior, pueden identificarse tres áreas funcionales (figura 19.4; *véase* también la tabla 19.1). El **área anterior** es el área por arriba del quiasma óptico y contiene los núcleos preóptico, supraquiasmático, supraóptico (medial y lateral), paraventricular y anterior. El **área media o tuberosa** es el área por arriba del tuber cinereum (lo incluye) y contiene los núcleos dorsomedial, ventromedial y arcuato. El **área posterior** es el área por arriba de los cuerpos mamilares y contiene el núcleo posterior y los cuerpos mamilares. *Véanse* las figuras 19.3 y 19.4.

III. AFERENTES Y EFERENTES

Hay numerosos haces aferentes y eferentes relacionados con el hipotálamo que interconectan el hipotálamo con la hipófisis, estructuras del sistema límbico, áreas corticales, médula espinal y tallo cerebral. La mayoría de los haces son recíprocos, lo que propicia circuitos de información que median las

Tabla 19.1. Las distintas funciones de las regiones anterior, media y posterior de las zonas medial y lateral del hipotálamo

Área anterior	Área media/tuberosa	Área posterior
Zona medial		
Núcleos preóptico y anterior: • Pérdida de calor; respuesta al calor • Actividad parasimpática • Sueño	**Núcleo dorsomedial:** • Conducta emocional • Papel en los ritmos circadianos	**Núcleo posterior:** • Conservación/ganancia de calor; respuesta al frío • Actividad simpática • Excitabilidad/vigilia
	Núcleo ventromedial: • Inhibe la ingesta (alimento y bebida) • Saciedad	
Núcleo supraquiasmático: • Ritmos circadianos • Secreta hormonas liberadoras/inhibidoras	**Núcleo arcuato:** • Secreta hormonas liberadoras/inhibidoras	**Núcleo mamilar:** • Memoria
Núcleo supraóptico: • Secreta hormonas (oxitocina y vasopresina u hormona antidiurética)		
Núcleo paraventricular: • Células magnocelulares—secretan hormonas (oxitocina, vasopresina) • Células parvocelulares—secretan hormonas liberadoras		
Zona lateral		
Núcleos laterales (difusos): • Actividad parasimpática • Contiene neuronas orexinérgicas	Inician la ingesta (alimento y bebida)	

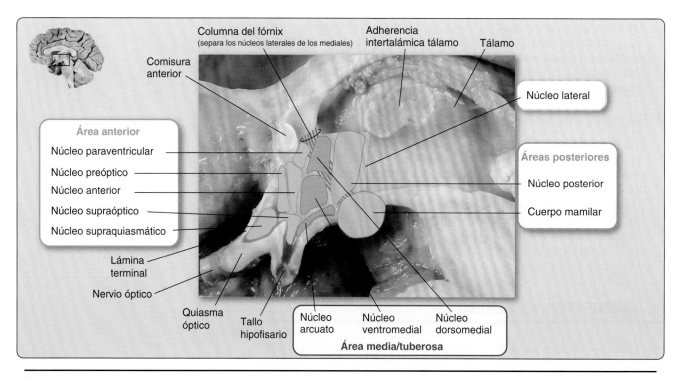

Figura 19.4

Panorama de los núcleos hipotalámicos.

funciones complejas del hipotálamo y el sistema límbico. Sin embargo, es importante notar que las lesiones de vías específicas del hipotálamo no son comunes, y la mayor parte de la disfunción hipotalámica es por lesiones en el hipotálamo o en estructuras o áreas cerebrales con las que se conecta el hipotálamo. Una explicación de las vías principales es útil para comprender los tipos de información que llegan al hipotálamo y los objetivos a los que el hipotálamo emite proyecciones, lo cual facilita la comprensión de la función hipotalámica.

A. Haz prosencefálico medial y fascículo longitudinal dorsal

Dos vías principales transmiten la mayor parte de la información bidireccional hacia y desde el hipotálamo, el **haz prosencefálico medial** y el **fascículo longitudinal dorsal**. El haz prosencefálico medial es un haz de fibras grande que pasa a través de la región lateral del hipotálamo, viaja en dirección rostral y caudal. Transmite información al hipotálamo desde las estructuras del prosencéfalo (incluida la región ventral del estriado) y desde la **formación reticular** del mesencéfalo y la región rostral del puente y, a su vez, envía eferentes hipotalámicas hacia estas mismas áreas. El fascículo longitudinal dorsal transmite información principalmente entre hipotálamo y la **formación reticular** del mesencéfalo y de la región rostral del puente.

B. Otras conexiones aferentes

Las aferentes al hipotálamo incluyen información sensitiva (somática, visceral y gustativa), así como información de estructuras límbicas, de la corteza, el tálamo y la retina.

1. **Información general somática, visceral y gustativa:** esta información proviene de la médula espinal y el tallo cerebral, y llega al hipotálamo a través de ramas colaterales de las vías sensitivas ascendentes (en su mayoría relacionadas con dolor, a través del sistema anterolateral) y el haz solitario (información visceral y gustativa), con frecuencia presenta relevos a través de la formación reticular (figura 19.5). El hipotálamo también recibe información de grupos de células monoaminérgicas en la formación reticular. Por último, toda esta información ascendente de la médula espinal y el tallo cerebral converge en el fascículo longitudinal dorsal o en el haz prosencefálico medial.

2. **Aferentes límbicas:** estas provienen principalmente del **hipocampo** y la **amígdala**. El **fórnix** es un haz principal de fibras que conectan el hipocampo con el hipotálamo. La información aferente transmitida en el fórnix termina en los cuerpos mamilares. La amígdala envía aferentes al hipotálamo a través de la **estría terminal** y las **fibras amigdalofugales ventrales**, estas últimas pasan debajo del núcleo lenticular (parte de los ganglios basales) para entrar al hipotálamo.

   Un enlace indirecto entre el hipotálamo y el circuito límbico de los ganglios basales (*véase* el capítulo 16, "Ganglios basales") brinda una vía para que el hipotálamo reciba información e influya en los aspectos emocionales, motivacionales y afectivos de la conducta.

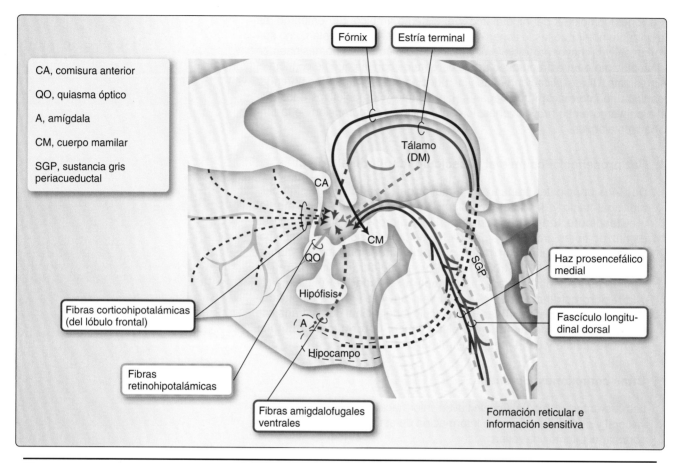

Figura 19.5
Conexiones aferentes del hipotálamo. DM, núcleo dorsomedial.

3. **Aferentes de la corteza, tálamo y retina:** el hipotálamo recibe numerosos impulsos corticales (corticohipotalámicos). Estos provienen de las áreas **orbitofrontal** y del **cíngulo**, así como de **áreas de asociación diseminadas**. Las aferentes del **lóbulo frontal** viajan directamente al hipotálamo y terminan principalmente en el área lateral.

Las aferentes del **tálamo** provienen principalmente de los núcleos DM y anterior. Estas terminan, como las fibras de la corteza, principalmente en el área lateral.

Las aferentes de la **retina** pueden surgir directas o como colaterales de las fibras en el tracto óptico y terminan en el **núcleo supraquiasmático (NSQ)**.

C. Conexiones eferentes

La mayoría de las estructuras que emiten proyecciones al hipotálamo reciben una proyección recíproca del hipotálamo. Para aclarar esto, se agruparon las eferentes hipotalámicas según aquellas que descienden al tallo cerebral y la médula espinal, y aquellas que ascienden al prosencéfalo (figura 19.6).

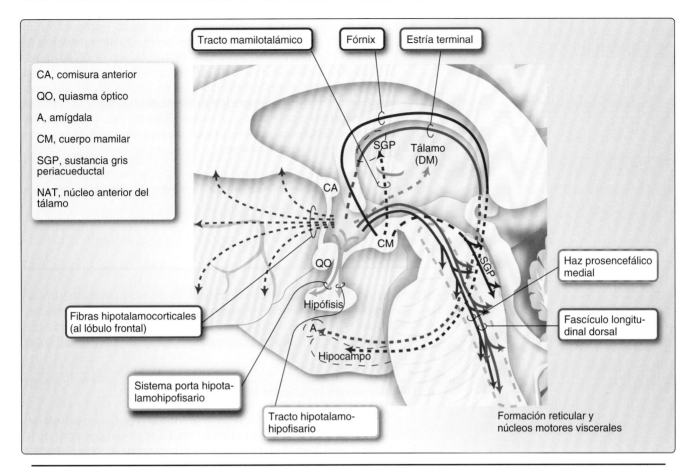

Figura 19.6
Conexiones eferentes del hipotálamo. DM, núcleo dorsomedial.

Además, las conexiones recíprocas con el **hipocampo** y la **amígdala** permiten al hipotálamo influir en la función del sistema límbico. Las conexiones recíprocas con **estructuras corticales** permiten al hipotálamo influir en las funciones corticales superiores.

1. **Fibras descendentes al tallo cerebral y la médula espinal:** los objetivos principales de estas fibras descendentes son los núcleos motores viscerales en el tallo cerebral y la médula espinal (*véase* más adelante). Las fibras descendentes se originan en diversos núcleos hipotalámicos, descienden en el **haz prosencefálico medial** y el **fascículo longitudinal dorsal** a la **sustancia gris periacueductal (SGP)** y la **formación reticular** del mesencéfalo y de la región rostral del puente, y luego viajan en el área anterolateral del bulbo raquídeo y área lateral de la médula espinal. Estas fibras terminan en los **núcleos parasimpáticos** del tallo cerebral y la médula espinal sacra, y en los **núcleos simpáticos** en la región toracolumbar de la médula espinal (*véase* más adelante). Otras eferentes de los núcleos en la **zona medial** y los **cuerpos mamilares** terminan principalmente en SGP del mesencéfalo. Las fibras también se transmiten a través de la formación reticular y descienden para terminar en los núcleos motores somáticos. La suma de esta información eferente compleja permite al hipotálamo influir en la conducta, en particular, sobre los aspectos emocionales de la conducta.

2. **Fibras ascendentes al prosencéfalo**: las fibras ascendentes al prosencéfalo provienen de varias áreas del hipotálamo (*véase* la figura 19.6). Hay una proyección difusa del hipotálamo al lóbulo frontal de la corteza (hipotalamocortical). Las fibras del hipotálamo al tálamo incluyen el **tracto mamilotalámico**, que se origina en los **cuerpos mamilares** y termina en el **núcleo anterior del tálamo**, y fibras de la **zona lateral** del hipotálamo que emiten proyecciones al **núcleo DM del tálamo**. Estos dos núcleos envían proyecciones a la corteza, en particular a los lóbulos frontales.

La información del hipotálamo también llega a los ganglios basales (en particular, la región ventral del estriado y núcleo accumbens) y el cerebelo.

IV. FUNCIONES

El hipotálamo es responsable de numerosas funciones humanas esenciales. Por medio de la regulación e integración de las funciones viscerales, somáticas, endocrinas y emocionales, se coordinan diversos impulsos con el fin de permitir las respuestas conductuales apropiadas a los estímulos internos y externos.

A. Regulación de la función endocrina

El hipotálamo controla la función de la **glándula hipófisis** o **pituitaria**. Esto se logra a través de una conexión neural al lóbulo posterior de la hipófisis (la **neurohipófisis**) y una conexión vascular al lóbulo anterior de la hipófisis (la **adenohipófisis**).

1. **Control del lóbulo posterior de la hipófisis**: los **núcleos supraóptico** y **paraventricular** contienen células neurosecretoras grandes, conocidas como **células magnocelulares**, que sintetizan dos hormonas peptídicas (aunque cualquier célula dada solo produce una de las dos): 1) **oxitocina**, causa la contracción del músculo liso del útero y glándulas mamarias, es fundamental para el parto y la lactancia, y 2) **vasopresina**, u **hormona antidiurética (ADH)**, que controla el equilibrio hídrico al aumentar la reabsorción de agua en los riñones, con lo que regula la producción de orina. Estas dos hormonas se transportan a través del **tracto hipotalamohipofisario**, que consiste en axones que surgen de los núcleos supraóptico y paraventricular para terminar en el **lóbulo posterior de la hipófisis** (figura 19.7). La oxitocina y vasopresina se almacenan en los axones terminales en el lóbulo posterior hasta que los estímulos apropiados detonan potenciales de acción que causan la liberación de estas hormonas hacia las redes capilares adyacentes, que las transportan a la circulación sistémica.

   a. **Regulación de vasopresina**: la regulación de la producción de vasopresina en el hipotálamo se produce por los cambios en la osmolaridad plasmática. Un aumento de la osmolaridad causa una síntesis aumentada en el hipotálamo y una mayor liberación de la región posterior de la hipófisis. A la inversa, el decremento de la osmolaridad provoca una menor síntesis y liberación.

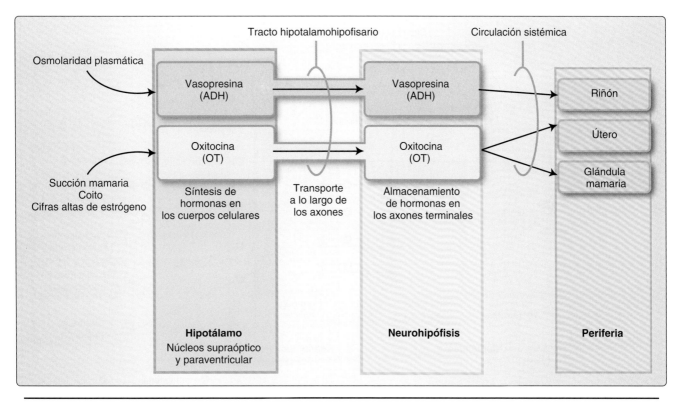

Figura 19.7
Regulación de la función endocrina por el hipotálamo y la región posterior de la hipófisis.

    b. Regulación de oxitocina: la oxitocina se libera tónicamente en nivles muy bajos. La producción aumentada de oxitocina en el hipotálamo se produce por estímulos que incluyen succión mamaria, coito y cifras altas de estrógeno (*véase* la figura 19.7).

2. **Control del lóbulo anterior de la hipófisis:** el lóbulo anterior de la hipófisis está controlado por **hormonas liberadoras** o **inhibidoras de la liberación** (conocidas simplemente como "**inhibitorias**") específicas del hipotálamo. Estas hormonas llegan a la hipófisis a través del sistema porta hipotalamohipofisario. La estimulación de la región anterior de la hipófisis por las hormonas hipotalámicas liberadoras provoca la síntesis y secreción de hormonas tróficas específicas. Entonces, estas hormonas tróficas pueden estimular las glándulas endocrinas periféricas para sintetizar y secretar sus hormonas. Este sistema completo está regulado por numerosos circuitos de retroalimentación. Dos hormonas tróficas actúan sobre los tejidos periféricos en vez de sobre glándulas endocrinas. En estos casos, la regulación de la secreción de la región anterior de la hipófisis proviene directamente del hipotálamo mediante hormonas inhibitorias.

La relación entre las hormonas hipotalámicas e hipofisarias se resume en la figura 19.8.

a. **Sistema porta hipotalamohipofisario:** la arteria hipofisaria forma un plexo capilar primario dentro de la eminencia media hacia la cual se liberan las hormonas hipotalámicas. De ahí, las hormonas se transportan por venas portas a un plexo capilar secundario en el lóbulo anterior de la hipófisis, donde se liberan para actuar sobre las células de la adenohipófisis. Las hormonas tróficas producidas por

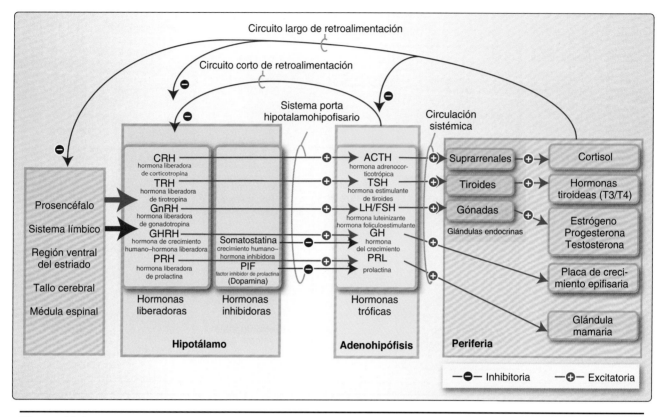

Figura 19.8
Regulación de la función endocrina por el hipotálamo y la región anterior de la hipófisis.

la región anterior de la hipófisis se secretan hacia un plexo capilar secundario. Esta distribución de los vasos sanguíneos (arteria–capilar–vena–capilar) se conoce como **sistema porta**. Las hormonas hipofisarias luego entran a la circulación sistémica a través de las venas hipofisarias y estimulan las glándulas endocrinas o tejidos blanco (figura 19.9).

Mientras que el hipotálamo es claramente el promotor de la salida de hormonas hipofisarias, la glándula hipófisis y el sistema porta no pueden considerarse estructuras estáticas que responden simplemente a las hormonas hipotalámicas. En su lugar, la interrelación entre las neuronas hipotalámicas y las células hipofisarias con las redes capilares del sistema porta es dinámica y puede influirse por un estado fisiológico del organismo.

b. **Regulación de las hormonas hipotalámicas e hipofisarias:** el hipotálamo recibe influencia de estímulos internos y externos a través de información de la corteza, el sistema límbico, la región ventral del estriado, el tallo cerebral y la médula espinal. Así es como el estrés, el miedo o los estímulos físicos, por ejemplo, pueden activar el sistema endocrino.

Los sistemas de retroalimentación regulan la función endocrina, lo que da paso al equilibrio hormonal u homeostasis. Las hormonas producidas por las glándulas endocrinas retroalimentan múltiples niveles para regular su propia producción. Esto ocurre a través del **circuito largo de retroalimentación** a la región anterior

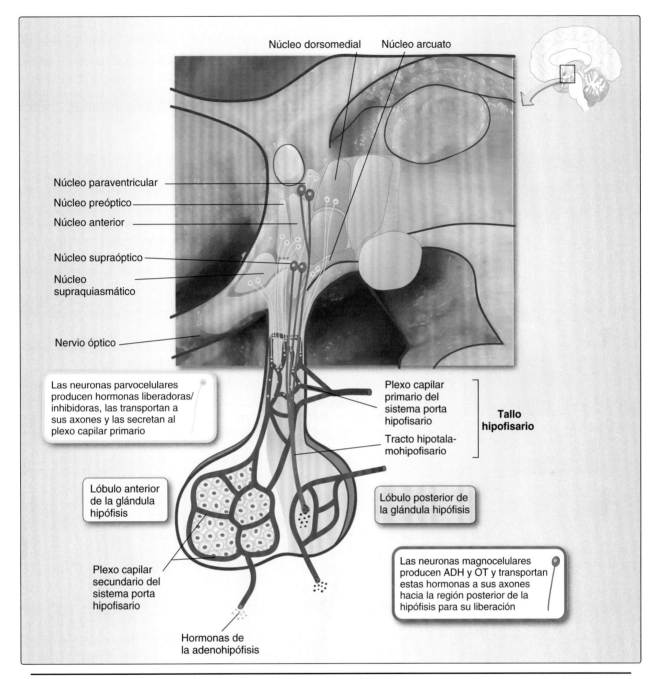

Figura 19.9
Panorama del sistema hipotalamohipofisario. ADH, hormona antidiurética o vasopresina; OT, oxitocina.

de la hipófisis, el hipotálamo y estructuras del prosencéfalo (p. ej., hipocampo, corteza prefrontal). A medida que aumentan las cifras de hormonas en plasma, se inhibe la producción y secreción a todos los niveles, y a medida que las cifras hormonales plasmáticas disminuyen, la producción y secreción aumentan. Además, las hormonas hipofisarias retroalimentan directamente al hipotálamo a través del **circuito corto de retroalimentación**.

La producción de la hormonas hipofisarias que actúan directamente sobre los tejidos blanco (hormona de crecimiento [GH] y prolactina [PRL]) está regulada por un equilibrio entre las hormonas liberadoras e inhibitorias del hipotálamo (*véase* la figura 19.8).

Los núcleos hipotalámicos específicos responsables de sintetizar y secretar cada una de las hormonas liberadoras/inhibidoras aún no se han comprendido del todo. En la figura 19.8 se resumen el conocimiento actual sobre las hormonas hipotalámicas inhibitorias y liberadoras y sus acciones.

B. Regulación de la función visceral

El sistema nervioso autónomo o visceral motor está regulado por el hipotálamo mediante un equilibrio en la actividad entre el área anterior y la posterior. El área anterior del hipotálamo activa la función **parasimpática**. Envía eferentes a las neuronas parasimpáticas del tallo cerebral que viajan por los nervios craneales III, VII, IX y X, así como a las neuronas parasimpáticas de la médula espinal (S2–S4). En contraste, el área posterior del hipotálamo regula la actividad **simpática**. Envía eferentes a las neuronas simpáticas en el asta lateral de la médula espinal (T1–L2) (figura 19.10). El sistema nervioso visceral se explica con mayor detalle en el capítulo 4, "Panorama del sistema nervioso visceral."

C. Regulación de las funciones homeostásicas

A pesar del tamaño pequeño del hipotálamo, muchos de sus núcleos tienen múltiples funciones o actúan en concierto con otros núcleos. Inclusive, el hipotálamo tiene un papel importante en la interconexión y regulación de las funciones viscerales, endocrinas y del sistema lím-

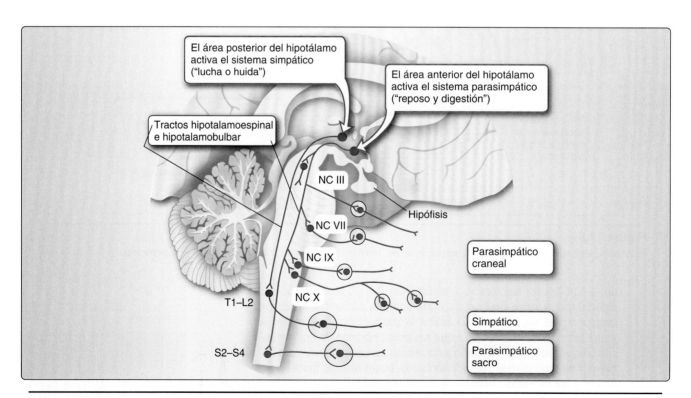

Figura 19.10
Regulación de la función autonómica por el hipotálamo. NC, nervio craneal.

bico. Por lo tanto, es difícil asignar una función homeostásica específica a un núcleo específico. En su lugar, lo encontrado después de una lesión del hipotálamo son cambios en los patrones de respuesta. Para la mayoría de las funciones homeostásicas complejas, la regulación ocurre mediante la activación de las áreas anteriores *versus* posteriores o mediales *versus* laterales, ya que un área contrarresta los efectos de la otra. En la siguiente explicación de las funciones homeostásicas, se hace referencia a las áreas anterior, posterior, medial y lateral del hipotálamo (definidas antes) en vez de a núcleos específicos. En algunos casos en que se cuenta con información determinada, se mencionan los núcleos específicos por su nombre.

Los conceptos más antiguos sobre el hipotálamo, basados principalmente en estudios sobre lesiones, se referían de manera a los "centros" que controlaban funciones específicas. Ahora se sabe que el concepto "centro" es demasiado simplista. La comprensión moderna es que debe haber una "integración compleja de señales complejas que median funciones complejas". Esto se explica con mayor detalle solo en relación con la regulación de la ingesta de alimentos y la saciedad, pero es importante tener en cuenta que esto es aplicable a todas las funciones homeostásicas hipotalámicas que se explican más adelante.

Es importante señalar que para que se observen déficits significativos de la función hipotalámica, es típico que se requieran lesiones bilaterales.

1. **Regulación de la temperatura:** mantener la temperatura corporal central dentro de un intervalo estrecho es una función homeostásica fundamental para la supervivencia. La regulación de la temperatura por el hipotálamo ocurre gracias al equilibrio de la actividad entre las áreas anterior y posterior. El área anterior del hipotálamo contiene neuronas sensibles a la temperatura que responden a la información de la periferia (entorno, piel) y del organismo (temperatura de la sangre). Si la temperatura corporal aumenta, se activan los mecanismos para perder calor en el área anterior del hipotálamo, estos incluyen la sudoración, la vasodilatación cutánea y el decremento de la tasa metabólica. Además, también ocurre la termorregulación conductual; nos volvemos conscientes del cambio de temperatura e iniciamos comportamientos apropiados, como quitarnos un suéter o beber algo frío. A la inversa, si la temperatura corporal disminuye, los sensores de temperatura en la región anterior del hipotálamo estimulan los mecanismos de ganancia/conservación de calor en el área posterior del hipotálamo, que incluyen los escalofríos, la vasoconstricción cutánea y el aumento de la tasa metabólica.

   Los estudios moleculares han identificado las poblaciones específicas de células que convierten la información de temperatura en respuestas homeostásicas. Esto brinda oportunidades emocionantes para estudiar los mecanismos neurales que nos mantienen templados cuando hace calor y calientes cuando hace frío, lo cual tendrá implicaciones clínicas para estrategias farmacoterapéuticas.

   a. **Lesiones:** una lesión en el área anterior provoca la falla de estos mecanismos de pérdida de calor, lo que provoca **hipertermia** en ambientes calientes o si la tasa metabólica es alta. Una lesión en el área posterior del hipotálamo provoca **hipotermia** en ambientes fríos o si la tasa metabólica es baja. Es interesante señalar que una lesión bilateral grande en el área posterior podría provocar **poiquilotermia**, condición en la cual la temperatura corporal no puede

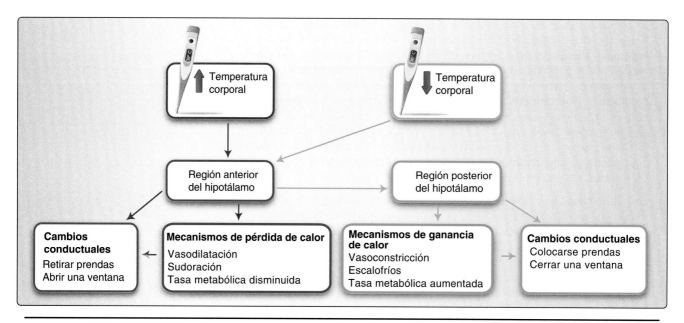

Figura 19.11
Regulación de la temperatura por el hipotálamo.

regularse y varía con el ambiente externo (como en los reptiles). Esto se debe a la falla de los mecanismos posteriores de ganancia de calor y de las fibras descendentes del área anterior de "pérdida de calor" que pasan a través del área posterior (figura 19.11).

b. **Glándulas sudoríparas:** puede parecer un tanto paradójico que las glándulas sudoríparas estén inervadas por fibras nerviosas simpáticas, pero la sudoración se inicia por la activación del área anterior del hipotálamo, que media las respuestas parasimpáticas. Se ha sugerido que, a pesar de la inervación simpática de las glándulas sudoríparas, la sudoración puede verse como una función consistente con la actividad parasimpática, ya que nos enfría. En concordancia con esta idea, las fibras nerviosas simpáticas que inervan la mayoría de las glándulas sudoríparas y las fibras nerviosas parasimpáticas que inervan las vísceras liberan acetilcolina.

2. **Regulación de la ingesta de alimentos:** regulación de la alimentación implica una red de núcleos, que reciben e integran múltiples señales periféricas anorexigénicas u orexigénicas. Estas incluyen los nutrientes circulantes como glucosa y ácidos grasos, hormonas como leptina y grelina, señales del intestino a través de aferentes vagales y estímulos psicológicos. En general, la ingesta de alimentos está regulada por un equilibrio entre la actividad de las áreas hipotalámicas medial y lateral.

Los núcleos hipotalámicos implicados en la alimentación envían proyecciones a áreas del sistema límbico, que incluyen el circuito de recompensa mesolímbico (*véase* el capítulo 20, "Sistema límbico") que median el control hedónico de la alimentación. Además, la información del NSQ regula el patrón circadiano de la ingesta de alimentos.

a. **Región lateral del hipotálamo:** la **región lateral del hipotálamo** se ha conocido como el "**centro del hambre**" o "**centro de la alimentación**" (figura 19.12). La estimulación de la región lateral del

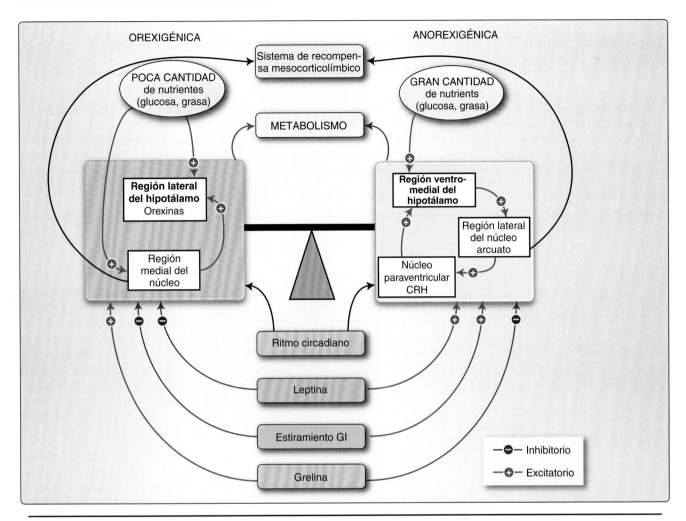

Figura 19.12
Regulación del hambre y la saciedad por el hipotálamo. CRH, hormona liberadora de corticotropina; GI, gastrointestinal.

hipotálamo aumenta la ingesta de alimentos y líquidos, mientras que una lesión en el área lateral provoca afagia y adipsia, o supersión de la comida y bebida. La región lateral del hipotálamo recibe información aferente diversa, que incluye información gustativa y olfatoria, señales metabólicas (glucosa, leptina, grelina), así como homeostásica, hedónica (núcleo accumbens) e información sensitiva.

b. **Región ventromedial del hipotálamo**: en contraste, el **área ventromedial** se conoce como "**centro de la saciedad**". La estimulación del área ventromedial inhibe la ingesta y las lesiones en este sitio no solo estimulan la ingesta, sino que disminuyen la actividad física y alteran el metabolismo, todo lo cual contribuye a la ganancia de peso. Además, se ha demostrado que el núcleo arcuato integra la información relacionada con el equilibrio energético. Las neuronas en la porción lateral del núcleo arcuato median las señales anorexigénicas mediante la leptina y glucosa, por ejemplo, que reducen la ingesta de alimentos y aumentan el gasto energético. En contraste, los núcleos en la porción medial del núcleo arcuato se inhiben por señales anorexigénicas, como la leptina y glucosa, y median los efectos orexigénicos de la grelina y otras señales.

Aplicación clínica 19.1. Si este sistema homeostásico puede regular el peso corporal, ¿por qué algunas personas se vuelven obesas?

La regulación del peso corporal depende no solo del control ascendente de la ingesta de alimentos, sino también de factores descendentes que pueden anular el estado metabólico del individuo. Estudios recientes han demostrado que la región lateral del hipotálamo es una región multifuncional. Mientras se conoce bien su papel estimulador en la conducta de ingesta, ahora parece ser, sorprendentemente, que la inhibición de ciertas neuronas hipotalámicas laterales puede estimular la ingesta. De modo específico, la estimulación de las proyecciones a la región lateral del hipotálamo por las células de la región basal del prosencéfalo implicadas en las funciones de recompensa parecen inhibir la actividad hipotalámica lateral y causar que los animales coman vorazmente. Al parecer, la disfunción de este circuito puede anular el control homeostásico de la conducta alimenticia y ser un factor para la ingesta patológica en el humano.

El núcleo paraventricular media tanto las señales anorexigénicas como las orexigénicas del núcleo arcuato y otros núcleos hipotalámicos, y secreta hormonas como la hormona liberadora de corticotropina que, como la leptina, reduce la ingesta de alimentos y aumenta el metabolismo energético. El péptido colecistocinina, liberado por el tracto gastrointestinal durante una comida, así como por el cerebro, también tiene un papel en la inhibición de la alimentación y puede contribuir a la saciedad. En contraste, algunos grupos de neuronas en la región lateral del hipotálamo secretan orexinas, que promueven la ingesta de alimentos.

3. **Regulación del equilibrio hídrico:** la regulación del equilibrio hídrico implica mecanismos neurales y hormonales. La estimulación de algunas áreas en la **región lateral del hipotálamo** y de los **osmorreceptores** en la **región anterior** induce la **ingesta de líquidos** y los núcleos en estas áreas pueden considerarse un "**centro de la sed**", ya que las lesiones de la región lateral del hipotálamo disminuyen la ingesta de agua. La regulación hormonal ocurre a través de neuronas especializadas sensibles a la osmolaridad en el área anterior del hipotálamo que vigilan la osmolaridad de la sangre. La información eferente de estas neuronas influye en la liberación de **ADH** de los núcleos supraóptico y paraventricular que, a su vez, influye en la reabsorción de agua y la producción de orina en los riñones.

D. **Regulación de los ritmos circadianos y los ciclos sueño–vigilia**

Similar a la regulación de la actividad visceral y la temperatura corporal, la regulación del sueño está mediada por acciones opuestas de las regiones anterior y posterior/lateral del hipotálamo.

1. **Ritmos circadianos:** el **NSQ** del área anterior del hipotálamo funciona como "**reloj maestro**" al controlar los ritmos circadianos fisiológicos y conductuales, incluido el ciclo sueño–vigilia, la secreción hormonal y la termorregulación. Las neuronas del NSQ tienen un ritmo de casi 24 h de actividad eléctrica, incluso en ausencia de señales ambientales. Al anular este ritmo intrínseco, la actividad del NSQ está regulada por señales ambientales y está sincronizado con el ciclo de luz–oscuridad de 24 h. Esta sincronización depende de la información luminosa de la retina (**tracto retinohipotalámico**), así como de la

secreción de melatonina, que se secreta por la glándula pineal en un patrón circadiano. Las cifras elevadas de **melatonina** secretada por la noche y las cifras bajas secretadas durante el día desempeñan un papel importante en la regulación del sueño y otras actividades corporales cíclicas. La secreción de melatonina está controlada por el NSQ a través de proyecciones al sistema nervioso visceral y, a su vez, la proyección simpática a la glándula pineal del ganglio cervical superior. Es interesante notar que melatonina señaliza tanto el momento del día (función de "**reloj**") como el momento del año (función de "**calendario**") a todos los tejidos corporales. Las neuronas del NSQ envían proyecciones a través de los núcleos hipotalámicos que influyen en la secreción endocrina, la función visceral, la ingesta de alimentos, la regulación de la temperatura y el comportamiento para regular la actividad circadiana de las funciones (figura 19.13).

2. **Ciclo sueño–vigilia:** además de regular los ritmos circadianos, el hipotálamo tiene un papel clave en la regulación del sueño y la vigilia. El sistema de control del sueño en el hipotálamo interactúa con el marcapaso circadiano en el NSQ y está integrado de modo estrecho con los sistemas homeostásicos. Por ejemplo, la privación del sueño altera la liberación hormonal, aumenta la temperatura corporal y estimula el apetito. El área anterior del hipotálamo, en particular el área preóptica, es importante para la generación del sueño de ondas lentas (sueño profundo, sin movimientos oculares rápidos) y se sabe que las lesiones del área anterior producen insomnio en animales y humanos. En contraste, el área posterior del hipotálamo es importante en la vigilia y las lesiones de este sitio presentan somnolencia y hasta coma. La histamina parece ser un neurotransmisor principal "promotor de la vigilia", y las lesiones de la región posterior del hipotálamo pueden producir su efecto al inactivar ciertos subconjuntos de neuronas histaminérgicas. Es interesante señalar que las orexinas, además de sus efectos sobre la ingesta de alimentos, tienen un papel en el sueño. Algunos estudios sugieren que el déficit de la neurotransmisión de orexinas en la región lateral del hipotálamo desempeña un papel en la **narcolepsia**. La narcolepsia es un trastorno crónico del sueño, o disomía, caracterizado

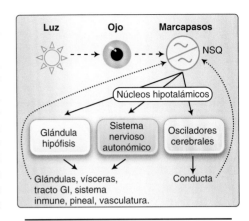

Figura 19.13
Regulación de los ritmos circadianos por el hipotálamo. NSQ, núcleo supraquiasmático; GI, gastrointestinal.

Aplicación clínica 19.2. Lesión del hipotálamo

Típicamente, para que los déficits resultantes de las lesiones hipotalámicas sean notorios, estas deben ser bilaterales. Las lesiones unilaterales pueden no notarse o implicar solo alteraciones mínimas.

El daño del hipotálamo puede producirse por alteraciones neuroendocrinas, disfunción autonómica o alteraciones de las funciones homeostásicas, como la regulación de la temperatura, el equilibrio hídrico, la regulación del peso corporal, los ciclos sueño–vigilia y la conducta emocional. Es importante señalar que es raro que ocurra una lesión por eventos vasculares debido al riego sanguíneo redundante. Los tumores son la causa más importante de disfunción hipotalámica. Sin embargo, los tumores hipotalámicos son raros, los tumores hipofisarios pueden ejercer presión sobre varios núcleos hipotalámicos y, con ello, alterar su función. Con su expansión, los tumores hipofisarios también pueden presionar el quiasma óptico, con hemianopsia bitemporal. Otras causas de presión que pueden afectar la función hipotalámica incluyen aneurismas en el pentágono de Willis y presión intracraneal aumentada. Una fractura de la base del cráneo que impacte sobre el haz hipotálamo–hipófisis puede provocar diabetes insípida (la incapacidad para regular el equilibrio hídrico). Por último, los agentes infecciosos o tóxicos pueden afectar el hipotálamo y alterar su función de varias maneras.

Aplicación clínica 19.3. Melatonina

La melatonina desempeña un papel importante en la inducción del sueño. Esto ocurre en parte mediante la inhibición de un mecanismo circadiano generador de vigilia en el núcleo supraquiasmático (NSQ) y en parte mediante la reducción de la temperatura corporal central como consecuencia de la vasodilatación periférica. De este modo, las lesiones en el área anterior del hipotálamo que incluyen al NSQ provocan alteraciones del sueño, como fragmentación del sueño y despertares o insomnio. Es importante señalar que el área posterior del hipotálamo tiene influencias opuestas en el sueño, por lo que las lesiones del área posterior afectan la vigilia, y producen somnolencia o, de modo extremo, coma.

Además de estos efectos sobre la inducción del sueño, también se sabe que la melatonina interviene en el cambio de fases del reloj circadiano. Cuando se administra por la tarde o en la fase temprana de la noche, hace avanzar la fase del reloj circadiano. En contraste, la melatonina retrasa el ritmo circadiano cuando se administra en la segunda mitad de la noche o temprano por la mañana.

por somnolencia diurna excesiva en que la persona presenta fatiga extrema y puede quedarse dormida de modo súbito en momentos inapropiados, como al estar en el trabajo o la escuela. Otro problema que presentan algunos narcolépticos es la cataplejia, la pérdida súbita del tono muscular, con frecuencia detonada por emociones fuertes. Este cambio del tono puede presentarse como la relajación leve de los músculos faciales hasta como la caída de la mandíbula o de la cabeza, debilidad en las rodillas o el colapso total.

V. RIEGO SANGUÍNEO

El riego sanguíneo del hipotálamo proviene de pequeñas arterias originadas en el pentágono de Willis (figura 19.14). Las ramas de la arteria cerebral anterior y de la comunicante anterior irrigan el área anterior del hipotálamo; las ramas de la arteria cerebral posterior y de la comunicante posterior irrigan las áreas media y posterior del hipotálamo.

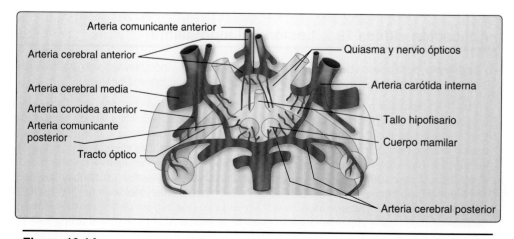

Figura 19.14
Riego sanguíneo del hipotálamo. (Modificada de Haines DE. Neuroanatomy: an atlas of structures, sections, and systems. 7th ed. Baltimore, MD: Lippincott Williams & Wilkins; 2007.)

Caso clínico

Adenoma hipofisario

Mujer de 42 años con galactorrea (secreción de leche por la mama), antecedentes de cefalea diaria crónica de 3 meses de evolución y reducción de la vista periférica en ambos ojos. Su exploración neurológica es normal, excepto por hemianopsia bitempora. Una IRM cerebral muestra una señal FLAIR (recuperación de la inversión atenuada de fluido) aumentada en la glándula hipófisis con una masa grande con reforzamiento (figura 19.15A,B). En la imagenología FLAIR, las anomalías son brillantes, pero el LCR normal está atenuado y oscuro. La secuencia FLAIR es muy sensible a patologías y diferencia entre LCR y anomalías con mayor facilidad. Estudios de hormonas hipofisarias determinarán la causa de esta masa en la hipófisis, de más de 10 mm.

Con base en esta historia, ¿qué hormona de la adenohipófisis esperaría encontrar elevada?

Se esperaría un **aumento de prolactina (PRL)**, esencial para la producción de leche por las glándulas mamarias. En mujeres no embarazadas, el aumento de PRL puede producir galactorrea, como en este caso.

Es poco probable que otras hormonas de la adenohipófisis estén aumentadas debido a que la paciente no presenta otros síntomas relacionados con otras hormonas. La **hormona estimulante de tiroides (TSH)** estimula la glándula tiroides para que secrete T4 (y pequeñas cantidades de T3); el aumento de TSH puede provocar hipertiroidismo. La **hormona de crecimiento (GH)** estimula las placas de crecimiento epifisarias. Esto podría provocar acromegalia en adultos y gigantismo en niños. Las características de la acromegalia incluyen manos y pies grandes, así como cambios óseos en la cara con protrusión del borde orbitario superior y de la mandíbula, así como hueso nasal grande. La **hormona foliculoestimulante (FSH)** estimula la maduración de las células germinales. En hombres, la FSH induce la secreción de proteínas de unión a andrógenos (PUA) por las células de Sertoli y estimula la primera división de la meiosis de los espermatocitos primarios para formar espermatocitos secundarios. En mujeres, la FSH inicia el crecimiento de los folículos ováricos y cierta secreción de estrógeno. La **hormona adrenocorticotrópica (ACTH)** estimula las glándulas suprarrenales para que sinteticen y liberen cortisol.

¿Cuáles son las dos hormonas liberadas por la neurohipófisis?

La **vasopresina** u **hormona antidiurética (ADH)** y **oxitocina (OT)** son las dos hormonas liberadas por la región posterior de la hipófisis. La ADH controla el equilibrio hídrico al aumentar la reabsorción de agua en los riñones, disminuyendo la secreción de orina. La OT causa la contracción del músculo liso uterino y glándulas mamarias. Las contracciones uterinas son críticas para el parto. La OT en la lactancia estimula la secreción de leche.

¿Por qué la masa o macroadenoma hipofisario afecta la vista?

La glándula hipófisis se localiza en la silla turca, directamente por debajo del quiasma óptico. Dado que el adenoma (tumor

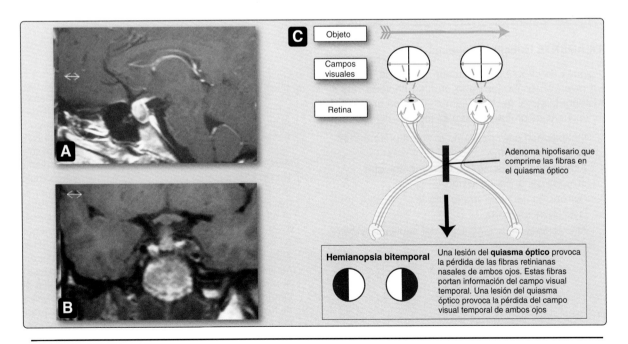

Figura 19.15

A. IRM sagital con gadolinio de un tumor hipofisario grande con reforzamiento (masa blanca brillante) que causa compresión ascendente del quiasma óptico. **B.** IRM coronal. **C.** Hemianopsia bitemporal por lesión de fibras en quiasma óptico. (De Scher LA, Weinberg G. General surgery. Philadelphia: Wolters Kluwer Health, 2011.)

hipofisario) se expande para formar un microadenoma hasta un macroadenoma (> 10 mm), puede comprimir el quiasma óptico desde abajo. Es típico que las fibras que cruzan la línea media dentro del quiasma óptico que portan información de las retinas nasales se afecten primero. Estas fibras reciben información de los campos visuales temporales. Una lesión de estas fibras (debida a compresión por un tumor) en el quiasma óptico afecta la información proveniente de las retinas nasales, con hemianopsia bitemporal (*véase* la figura 19.15C).

Resumen del capítulo

- El hipotálamo es el regulador principal de la homeostasis en el organismo. Es una estructura pequeña localizada inferior al tálamo y lateral e inferior al tercer ventrículo.

- El hipotálamo recibe aferentes del sistema sensitivo visceral y somático, del sistema límbico, sistema olfatorio, corteza y retina. Envía eferentes a la médula espinal y el tallo cerebral y a las estructuras del prosencéfalo.

- El hipotálamo regula la función endocrina a través del sistema hipotalamohipofisario. Las hormonas liberadoras e inhibidoras regulan la producción de hormonas tróficas por la región anterior de la hipófisis, mientras que las hormonas liberadas por la región posterior de la hipófisis en realidad se sintetizan en núcleos específicos dentro del hipotálamo. El equilibrio hormonal se mantiene mediante la retroalimentación al hipotálamo y centros cerebrales superiores.

- El sistema nervioso visceral está regulado por el hipotálamo.

- El hipotálamo regula la temperatura corporal coordinada por las áreas anterior *versus* posterior y puede iniciar conductas que provocan el enfriamiento o calentamiento corporal. La ingesta de agua y alimento también está regulada por el hipotálamo, con múltiples señales, que incluyen la concentración de nutrientes en la sangre, coordinada por las áreas lateral *versus* medial del hipotálamo para señalizar el hambre o sed y la saciedad. El hipotálamo también regula los ritmos circadianos a través de la actividad intrínseca modulada por influencias ambientales, como el ciclo luz–oscuridad y la secreción de melatonina.

- El riego sanguíneo del hipotálamo proviene de pequeñas arterias directamente del pentágono de Willis, que incluyen ramas de la arteria cerebral anterior y comunicante anterior, así como de la arteria cerebral posterior y comunicante posterior.

Preguntas de estudio

Elija SOLAMENTE la mejor respuesta.

19.1 Después de cirugía por un tumor hipofisario, un hombre joven presenta sangrado profuso hacia la región posterior bilateral del hipotálamo. ¿Cuál es una de las consecuencias probables de esta lesión?

    A. Incapacidad para regular la temperatura corporal en un ambiente frío.

    B. Alteraciones de la ingesta de alimentos que provoca ganancia ponderal.

    C. Disrupción del ritmo sueño–vigilia.

    D. Déficits de memoria.

    E. Alteraciones de la regulación del equilibrio hídrico.

La respuesta correcta es A. La temperatura está regulada por acciones opuestas de las áreas anterior y posterior del hipotálamo. En área anterior del hipotálamo se encuentra un mecanismo de pérdida de calor, mientras en el área posterior se localiza un mecanismo de ganancia/conservación de calor. Una lesión en el área posterior provoca la incapacidad para regular la temperatura corporal en un ambiente frío. Una lesión posterior grande provoca la pérdida completa de la capacidad para regular la temperatura corporal, ya que incluiría no solo el mecanismo de ganancia de calor, sino también de las fibras descendentes del área de pérdida de calor que pasan a través del área posterior. La regulación de la ingesta de alimentos es compleja pero, en general, el área lateral media la alimentación y el núcleo ventromedial media la saciedad. El ritmo sueño–vigilia está regulado por el núcleo supraquiasmático en el área anterior del hipotálamo. Los déficits de memoria se producen por una lesión de los cuerpos mamilares. El equilibrio hídrico está regulado por la región lateral del hipotálamo y osmorreceptores en el área anterior.

19.2 Un hombre de 35 años de edad presenta un traumatismo craneoencefálico. El tercer día de hospitalización, presenta sed extrema (polidipsia) y micción muy frecuente (poliuria). La orina es clara y presenta piel seca y estreñimiento. Sus cifras de sodio están elevadas (hipernatremia). Este hombre presenta deficiencia de la hormona siguiente:

A. ADH

B. Oxitocina

C. Leptina

D. Cortisol

E. Grelina

La respuesta correcta es A. La hormona antidiurética (ADH) no se secreta, quizás por un sangrado en el área del hipotálamo donde se localizan los núcleos supraóptico y paraventricular o una lesión del tallo hipofisario. La alteración o ausencia de secreción de ADH provoca diabetes insípida con polidipsia, poliuria e hipernatremia; que con frecuencia es transitoria. La oxitocina interviene en la lactancia y la contracción uterina. La leptina y grelina son hormonas relacionadas con la regulación de la ingesta de alimentos, regulada por un equilibrio entre las áreas hipotalámicas medial y lateral. El cortisol es una hormona liberada por las glándulas suprarrenales, controlada por ACTH. No tiene una relación directa con el equilibrio hídrico.

19.3 ¿Cuál de los siguientes enunciados es verdadero respecto al fórnix?

A. Transmite información eferente descendente del hipotálamo al tallo cerebral.

B. Conecta el hipotálamo con estructuras del prosencéfalo.

C. Conecta el hipotálamo con la amígdala.

D. Conecta el hipotálamo con el hipocampo.

E. Transmite información aferente del tálamo al hipotálamo.

La respuesta correcta es D. El fórnix transmite información bidireccional entre el hipocampo y el hipotálamo (cuerpos mamilares). La información descendente del hipotálamo al tallo cerebral se transmite por dos tractos, el haz prosencefálico medial y el fascículo longitudinal dorsal, que portan información a zonas del tallo cerebral y de la médula espinal, en gran medida por relevos a través de la formación reticular. Las fibras talamohipotalámicas conectan el núcleo dorsomedial del tálamo con el hipotálamo. La amígdala está conectada con el hipotálamo a través de dos tractos, la estría terminal y las fibras amigdalofugales ventrales.

19.4 ¿Cuál de los siguientes enunciados es verdadero respecto a la regulación hipotalámica de la conducta alimentaria?

A. La hormona liberadora de corticotropina emite una señal que estimula la alimentación.

B. Los núcleos en el área lateral del hipotálamo desempeñan un papel en la saciedad.

C. El núcleo ventromedial aumenta la ingesta de alimentos.

D. La leptina y glucosa inhiben las neuronas en la porción medial del núcleo arcuato.

E. La grelina envía señales orexigénicas que estimulan la porción lateral del núcleo arcuato.

La respuesta correcta es D. Los núcleos en la porción medial del núcleo arcuato se inhiben por señales anorexigénicas, como leptina y glucosa, y median las señales orexigénicas por grelina. La hormona liberadora de corticotropina actúa como leptina para reducir la ingesta de alimentos y aumentar el metabolismo energético. Los núcleos en el área lateral del hipotálamo estimulan la ingesta de alimentos, mientras los núcleos en la región ventromedial la inhiben.

20 Sistema límbico

I. PANORAMA

El término "límbico" se utilizó originalmente para describir los giros que forman un anillo o borde (*limbus* en latín significa "frontera") en la superficie medial de los hemisferios cerebrales, alrededor del cuerpo calloso y la región rostral del tallo cerebral. En la actualidad, el término sistema límbico se utiliza para describir ambas áreas corticales (el "**lóbulo límbico**") y las **estructuras subcorticales**, localizadas principalmente en la región medial e inferior de los hemisferios cerebrales (figura 20.1). Las estructuras del sistema límbico están interconectadas entre sí y con el hipotálamo. El sistema límbico es extremadamente antiguo desde una perspectiva evolucionista y en algunas especies en que la neocorteza no está altamente desarrollada, las estructuras del sistema límbico forman la mayor parte del prosencéfalo. En estas conexiones, el sistema límbico está interpuesto entre el hipotálamo y la neocorteza, con lo que provee un puente que conecta las respuestas endocrinas, viscerales, emocionales y voluntarias con el entorno. Junto con el hipotálamo, el sistema límbico proporciona un sustrato anatómico para los aspectos emocionales, motivacionales y relacionados con el impulso de la conducta.

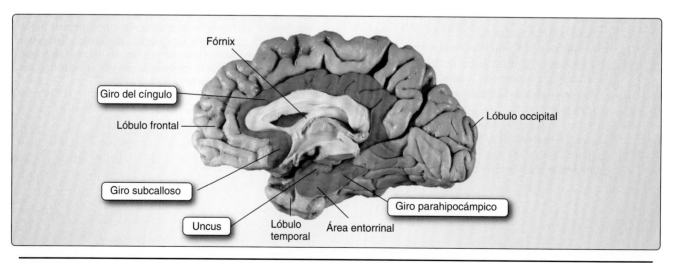

Figura 20.1
Áreas corticales del sistema límbico.

II. ANATOMÍA

En este panorama de la anatomía del sistema límbico, se explica el lóbulo límbico, las estructuras subcorticales del sistema límbico y las interconexiones con mayor importancia funcional de las estructuras límbicas entre sí y con otras estructuras del SNC.

A. Lóbulo límbico

Como se observa en la figura 20.1, el lóbulo límbico no es un lóbulo anatómicamente definido como lo son el frontal, parietal, temporal y occipital, lóbulos distintos de la corteza cerebral. En su lugar, el lóbulo límbico comprende un anillo de corteza en la superficie medial del cerebro, que abarca aspectos de los lóbulos frontal, parietal y temporal. Consiste en el **giro parahipocámpico**, el **giro del cíngulo** y una continuación del giro del cíngulo en dirección anteroinferior, llamado **giro subcalloso** (*véase* la figura 20.1). Estas áreas corticales están interconectadas por haces de fibras subcorticales, denominadas **cíngulo**. Las principales **estructuras subcorticales del sistema límbico** incluyen el **hipocampo** (papel principal en el aprendizaje y la memoria), la **amígdala** o complejo nuclear amigdaloide (papel principal en las emociones y los impulsos) y los **núcleos septales** (relacionados con los mecanismos de recompensa). Una prominencia en el polo anteromedial del giro parahipocámpico se conoce como *uncus* ("gancho" en latín); se encuentra sobre la amígdala y la región anterior del hipocampo.

La parte anterior del giro parahipocámpico se denomina **corteza entorrinal**. La corteza entorrinal recibe información de áreas de asociación corticales diseminadas, que incluyen las áreas somatosensorial, auditiva, visual, gustativa y prefrontal, y tiene comunicación recíproca con el hipocampo. La corteza entorrinal, a su vez, proyecta información del hipocampo de regreso a las áreas de asociación corticales.

B. Hipotálamo

El hipotálamo (*véase* el capítulo 19, "Hipotálamo") es una parte funcional del sistema límbico, ya que está interconectado de manera estrecha con todas las estructuras del sistema límbico y da origen a las eferentes que transmiten información del sistema límbico a objetivos en el prosencéfalo, tallo cerebral y médula espinal. Por ejemplo, las conexiones de las estructuras del sistema límbico, como la amígdala y el hipocampo, hacia el hipotálamo pueden proporcionar un mecanismo por el cual las respuestas emocionales pueden influir en la actividad visceral (p. ej., por qué la ansiedad causa "un estómago revuelto" y que las palmas suden). Otras estructuras que tienen conexiones importantes con el sistema límbico incluyen la región ventral del estriado, los núcleos anterior y dorsomedial del tálamo, el área tegmental ventral (ATV), la sustancia gris periacueductal y la corteza prefrontal. Además, el sistema olfatorio tiene interconexiones estrechas con las estructuras del sistema límbico (figura 20.2). El olfato se explica por separado en el capítulo 21, "Olfato y gusto."

C. Hipocampo

El hipocampo o, con mayor amplitud, la **formación hipocampal** es una lámina curva de corteza plegada hacia la superficie medial del lóbulo temporal, que ocupa el piso del asta inferior o temporal del ventrículo lateral. Es una estructura relativamente grande, de casi 5 cm de longitud. La

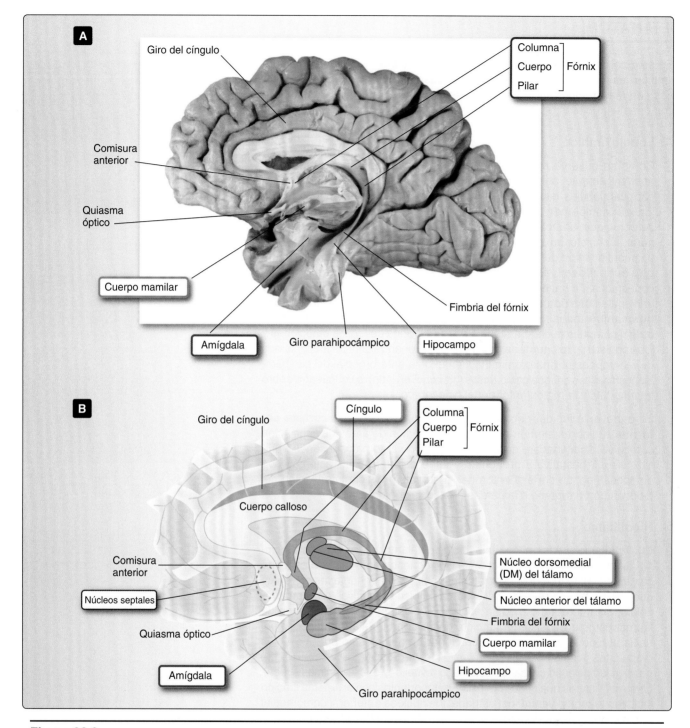

Figura 20.2
A. Vista sagital media del cerebro con el asta inferior del ventrículo lateral abierta para mostrar el fórnix, el hipocampo y la amígdala. **B.** Diagrama representativo de las estructuras subcorticales del sistema límbico.

formación hipocampal consta de tres partes principales: 1) el **subículo**; 2) el **hipocampo** propio, también llamado **asta de Amón**; y 3) el **giro dentado** (figura 20.3). El giro parahipocámpico comprende la corteza sobre la formación hipocampal (es "para" o a un lado del hipocampo).

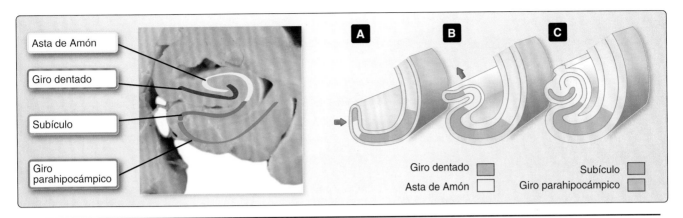

Figure 20.3

Estructura del hipocampo. *Panel izquierdo*: hipocampo en sección coronal. *Panel derecho*: forma en que se desarrollan las estructuras relacionadas entre sí (de **A** a **C**.)

El **subículo** es una zona de transición de la corteza, entre el hipocampo y el giro parahipocámpico (*véase* la figura 20.3). El **hipocampo** propio consiste en sustancia gris con un extremo anterior expandido. Su superficie ventricular está cubierta por epéndimo. Las fibras que surgen de los cuerpos celulares en el subículo y el hipocampo propio se reúnen en un haz conocido como **fimbria**, el cual, en el extremo posterior del hipocampo, se convierte en el **fórnix**, la vía eferente más prominente del hipocampo. (Nota: el fórnix también porta fibras aferentes recíprocas.) Además, tanto el hipocampo propio como el subículo envían información directa a la corteza entorrinal, que tiene conexiones recíprocas con áreas de asociación diseminadas de la corteza cerebral. La corteza entorrinal funciona como la "entrada" a través de la cual la información sensitiva, cognitiva y emocional puede llegar al hipocampo, y el hipocampo, a su vez, puede influir en la función cortical. El **giro dentado** es una banda mellada o "aserrada" de sustancia gris. Su apariencia aserrada se produce por numerosos vasos sanguíneos pequeños que surgen de vasos en el espacio subaracnoideo adyacente que entran al hipocampo a lo largo de su trayecto y penetran el giro dentado. En la sección coronal, el giro dentado y el hipocampo propio toman la forma de dos letras "*C*" enganchadas (*véase* la figura 20.3). Es interesante señalar que algunos estudios han demostrado que el giro dentado es una de las pocas regiones en el cerebro adulto, además del bulbo olfatorio, donde se lleva a cabo la **neurogénesis** (la generación de nuevas neuronas). La neurogénesis tiene lugar en las células granulosas del giro dentado. Se piensa que las nuevas células generadas son funcionales por completo y tienen un papel en la formación de nuevos recuerdos y, quizás, en la modulación de los síntomas de estrés y depresión.

D. Amígdala

La amígdala (complejo nuclear amigdalino) es una estructura en forma de almendra que se encuentra profunda al uncus, justo rostral al hipocampo (figuras 20.2 y 20.4). Está enterrada en el techo del asta inferior del ventrículo lateral y sostiene la cola del núcleo caudado. Consta de una colección de núcleos morfológica y funcionalmente diversos que pueden dividirse en tres grupos principales: basolateral, central y corticomedial. Las aferentes a la amígdala incluyen información sensitiva

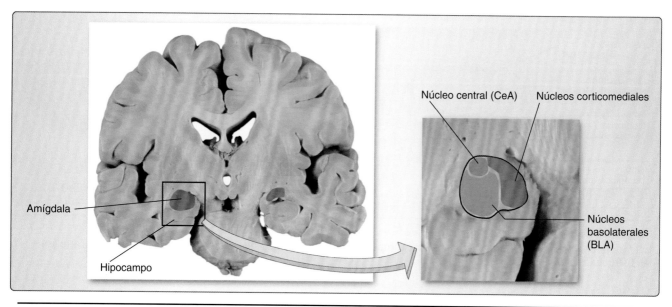

Figura 20.4
El hipocampo y amígdala en la sección coronal. El recuadro muestra los subnúcleos de la amígdala.

(visual, auditiva, somatosensorial, gustativa, olfatoria), información del tallo cerebral (núcleos del rafé, sustancia gris periacueductal, núcleo motor dorsal del X, núcleo solitario y locus ceruleus), información del núcleo dorsomedial del tálamo y de áreas corticales diseminadas (figura 20.5). La información eferente de la amígdala viaja a través de dos vías principales, la estría terminal y las fibras amigdalofugales ventrales, y emite proyecciones que regresan a muchas de las mismas áreas de donde surgen las aferentes. La amígdala puede enviar esta información eferente directamente a las áreas corticales y del tallo cerebral. Como alternativa, la información al tallo cerebral puede transmitirse a través del hipotálamo que, a su vez, envía proyecciones al tallo cerebral (solo se muestran estas últimas eferentes en la figura 20.5).

1. **Núcleos basolaterales:** los **núcleos basolaterales** (amígdala basolateral, BLA) son el grupo más grande y bien desarrollado en el humano. Se piensa que los BLA **fijan un significado emocional a un estímulo**. Reciben información sobre la modalidad y características particulares de un estímulo a través de sus conexiones recíprocas con numerosas áreas de la corteza, incluidas áreas de asociación diseminadas (prefrontal [principalmente orbitofrontal], parietal, temporal), y la corteza de los giros del cíngulo y parahipocámpico. También reciben información del tálamo (sobre todo de los núcleos anterior y dorsomedial) y del hipocampo (*véase* la figura 20.5). Las eferentes de los BLA se envían de nuevo a la corteza cerebral, así como al tálamo y el núcleo central de la amígdala.

2. **Núcleo central:** el **núcleo central** (núcleo central de la amígdala, CeA) es importante al mediar las respuestas emocionales generales (*véase* la figura 20.5). El CeA tiene conexiones recíprocas con los núcleos viscerales del tallo cerebral y la médula espinal, y además recibe información de la BLA. El CeA también recibe información nociceptiva e información de GPA, y es una parte crítica de la matriz

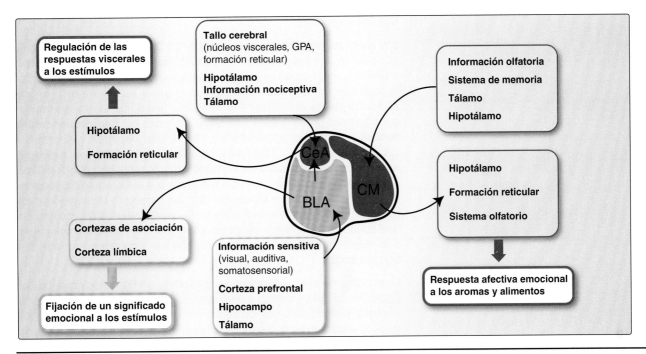

Figura 20.5
La amígdala y sus proyecciones. BLA, núcleos basolaterales de la amígdala; CeA, núcleo central de la amígdala; CM, núcleos corticomediales de la amígdala; GPA, sustancia gris periacueductal.

del dolor (*véase* el capítulo 22, Dolor). El CeA también tiene conexiones recíprocas con los sistemas neurotransmisores colinérgicos y aminérgicos del tallo cerebral. A través de estas conexiones, el CeA regula las **respuestas viscerales a estímulos emocionales**, incluido el dolor.

3. **Núcleos corticomediales:** los **núcleos corticomediales** no están tan bien desarrollados en humanos. Reciben información olfativa del bulbo olfatorio, información gustativa y del tálamo (núcleo dorsomedial) y tienen conexiones recíprocas con el hipotálamo, específicamente con las áreas ventromedial y lateral, que intervienen en la regulación de la ingesta de alimentos. Los núcleos corticomediales pueden proporcionar información al hipotálamo sobre el aroma de los alimentos y, por ello, desempeñan un papel en las **respuestas afectivas emocionales a los alimentos**; los aromas placenteros estimulan el apetito, mientras los desagradables lo suprimen.

4. **Estría terminal:** la **estría terminal** es un pequeño tracto que se origina principalmente de los **núcleos mediales**. Parte desde la amígdala, forma un arco sobre el tálamo, corre en el surco entre el núcleo caudado y el tálamo, y termina en el hipotálamo, la región ventral del estriado y los núcleos septales.

5. **Fibras amigdalofugales ventrales:** las **fibras amigdalofugales ventrales** se originan en los núcleos basolaterales y centrales, y forman una segunda vía eferente relevante. Estas fibras también terminan en el hipotálamo y los núcleos septales. Además, las fibras emiten proyecciones a la región ventral del estriado y la corteza, incluidas las áreas corticales frontal, prefrontal, temporal inferior y del cíngulo.

E. Núcleos septales

Los **núcleos septales** (*véase* la figura 20.2) son un pequeño grupo de núcleos en la pared medial del **lóbulo frontal**, rostral a la **comisura anterior** y que bordea el asta anterior del ventrículo lateral. Los núcleos septales tienen conexiones recíprocas con el bulbo olfatorio, el hipocampo (a través del fórnix) y la amígdala (mediante la estría terminal y las fibras amigdalofugales ventrales). Además, el **haz prosencefálico medial** (*véanse* las figuras 19.5 y 19.6) porta aferentes y eferentes de los núcleos septales. El haz prosencefálico medial emite una proyección dopaminérgica a los núcleos septales y los conecta con el hipotálamo y la formación reticular del tallo cerebral que, a su vez, emite proyecciones a los núcleos motores y viscerales del tallo cerebral y de la médula espinal. Los núcleos septales son uno de los pocos sitios en el prosencéfalo que contienen neuronas colinérgicas y envían proyecciones colinérgicas a la región lateral del hipotálamo, amígdala, hipocampo y áreas de la corteza frontal.

La importancia clínica de los núcleos septales en humanos no se ha comprendido del todo. Dada la estrecha relación de los núcleos septales con el núcleo accumbens y las proyecciones dopaminérgicas que llegan a los núcleos septales, se ha sugerido un papel en la recompensa y las sensaciones placenteras. De hecho, los pacientes que han recibido estimulación eléctrica de la región septal informan sensaciones sexuales y de orgasmo.

F. Circuito/red extendidos de Papez

En 1937, el doctor James Papez, un neuroanatomista de la Universidad de Cornell, propuso la idea de que la experiencia de emociones implica interacciones recíprocas entre el diencéfalo y la corteza cerebral. Debido a que las emociones alcanzan la conciencia y los pensamientos conscientes afectan las emociones, Papez propuso la hipótesis de que un circuito neural que implica el sistema límbico y áreas corticales específicas forman el sustrato neuroanatómico de las emociones: "El hipotálamo, núcleo talámico anterior, giro del cíngulo, hipocampo y sus interconexiones constituyen un mecanismo armonioso que puede elaborar las funciones de las emociones centrales, además de participar en la expresión emocional" (James Papez, 1937). El circuito concerniente incluye (figura 20.6):

- El **hipocampo**
- Información del hipocampo a través del **fórnix**
- Terminación del fórnix en los **cuerpos mamilares**
- Eferentes de los cuerpos mamilares a través del **tracto mamilotalámico** al **núcleo anterior del tálamo**
- Proyecciones del núcleo anterior al **giro del cíngulo**
- Información eferente del giro del cíngulo de nuevo al hipocampo

El concepto de un sustrato neural de las emociones se expandió luego para incluir otras áreas que tienen conexiones estructurales y funcionales con aquellas descritas por Papez, idea que continúa expandiéndose hoy a medida que aprendemos sobre este circuito neural complejo. La comprensión moderna del circuito límbico incluye lo siguiente:

- El fórnix emite proyecciones a zonas del hipotálamo más allá de los cuerpos mamilares y a otras estructuras a lo largo de su trayecto (núcleos septales, hipotálamo, región ventral del estriado), además de portar información bidireccional.

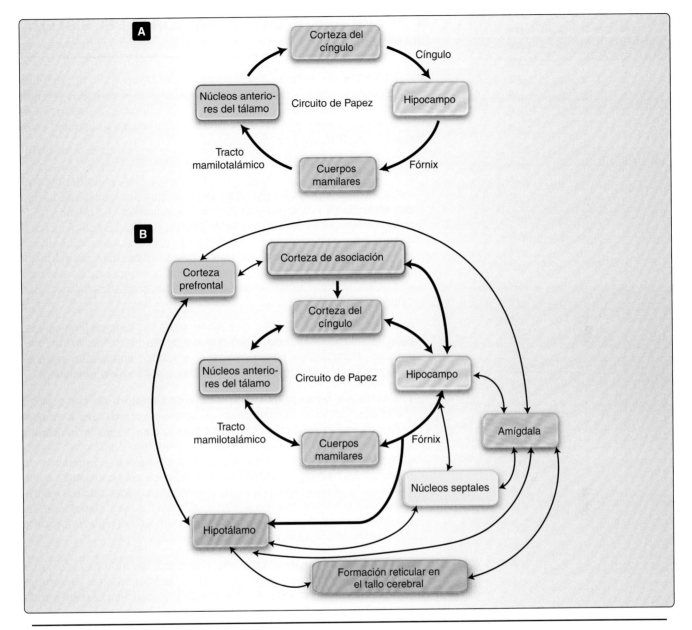

Figura 20.6

Circuito de Papez (**A**) y circuito extendido de Papez (**B**).

- La amígdala es una estructura clave en la expresión de las emociones, la memoria emocional y los impulsos básicos.

- Las interconexiones entre las estructuras del sistema límbico y el hipotálamo son extensas y complejas.

- Las áreas de asociación de la corteza y en particular la corteza prefrontal tienen papeles clave.

La figura 20.6 es un diagrama que muestra las estructuras y conexiones expandidas del circuito neural implicado en las emociones. Es notable que este diagrama aún es una representación muy simplificada de esta red neural compleja. Por ejemplo, muchas de estas estructuras también tienen interconexiones con el tálamo (no se muestra).

III. FUNCIONES DE LAS ESTRUCTURAS DEL SISTEMA LÍMBICO

Las estructuras del sistema límbico incluyen el hipocampo, la amígdala y los núcleos septales. Estas estructuras presentan numerosas interconexiones y tienen funciones individuales y superpuestas. Tienen papeles importantes en la memoria, las emociones, el aprendizaje y conducta emocionales, la motivación y la recompensa.

A. Hipocampo

El papel más importante del hipocampo en humanos es la mediación del aprendizaje y la formación de nuevos recuerdos. La función de la memoria intacta es crítica para la vida diaria y la disrupción de la habilidad normal para aprender, almacenar y recuperar recuerdos puede tener un impacto adverso enorme sobre la capacidad para funcionar. Hay múltiples formas de memoria, cada una depende de distintos conjuntos, aunque superpuestos, de estructuras del sistema nervioso central.

Además, debe hacerse notar que, como parte del sistema límbico y en vista de las extensas conexiones con el hipotálamo y otras estructuras límbicas, el hipocampo tiene un papel en la función endocrina y visceral, así como en la expresión de las emociones y la conducta emocional.

1. **Memoria a corto plazo:** la **memoria de trabajo o de corto plazo** implica mantener información en la memoria a corto plazo y, en ocasiones, manipular dicha información para lograr un objetivo inmediato. El ejemplo clásico es buscar un número telefónico y mantener la información en mente mientras se digita en el teléfono. La memoria de trabajo es necesaria también para situaciones más complejas, como realizar múltiples tareas de manera simultánea, hacer cálculos y comprender oraciones largas escritas o habladas, o bien, párrafos en un libro (figura 20.7). La memoria de trabajo implica el hipocampo, pero depende principalmente de la corteza prefrontal.

2. **Memoria de largo plazo:** hay dos tipos de memoria de largo plazo: la **memoria explícita**, que implica hecho o eventos, y **memoria implícita**, que no tiene acceso directo a la conciencia (*véase* la figura 20.7).

   a. **Memoria explícita o declarativa:** la memoria explícita o declarativa tiene que ver con recuerdos de eventos o hechos que son accesibles a la conciencia y pueden expresarse de modo explícito ("declarado", como se recuerdan los eventos o hechos). Hay dos formas de memoria declarativa, ambos implican recuperar información almacenada con anterioridad: la memoria episódica y la memoria semántica.

      • La *memoria episódica* implica el recuerdo de eventos y experiencias, incluida información sobre el momento y lugar de un evento y detalles de dicho acontecimiento. El contexto que rodea al evento y las emociones relacionadas son parte típica del recuerdo. La memoria episódica incluye la capacidad de aprender, almacenar y recuperar información sobre experiencias que ocurren en la vida diaria.

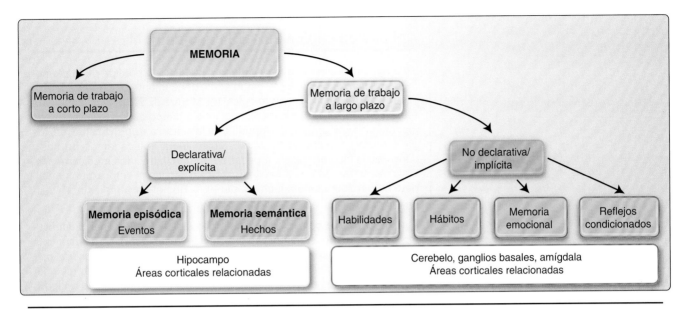

Figura 20.7
Los diferentes tipos de memoria.

- La *memoria semántica* implica la memoria de hechos, conceptos y conocimiento que se ha aprendido, pero es típico que sea independiente de la experiencia personal y del contexto en que se ha adquirido. La memoria semántica incluye el conocimiento basado en hechos comunes sobre el mundo alrededor y de los cuales la fuente de la información original no se conoce. El conocimiento sobre categorías de objetos (p. ej., "las manzanas y los plátanos son frutas"), eventos históricos, ciudades capitales y tablas matemáticas son ejemplos de memoria semántica.

La memoria explícita requiere el hipocampo y áreas corticales relacionadas (corteza entorrinal, giro parahipocámpico) y áreas de asociación neocorticales diseminadas (que tienen comunicación bidireccional con la corteza entorrinal).

b. **Memoria implícita o no declarativa:** la memoria implícita o no declarativa implica recuerdos que se manifiestan como conductas subconscientes o respuestas fisiológicas a eventos o estímulos. La memoria implícita incluye varias formas de aprendizaje que ocurren durante el desempeño de una tarea. Las **habilidades** y **hábitos** como conducir, nadar y montar en bicicleta son ejemplos de memoria implícita. La memoria de habilidades y hábitos depende del estriado (núcleo caudado y putamen), áreas de la corteza motora y el cerebelo. La memoria emocional o asociaciones emocionales son un segundo ejemplo de memoria implícita. La **memoria emocional** implica un cambio en la conducta hacia un estímulo neutro previo como resultado de la experiencia, y depende de la amígdala. Un ejemplo de esto es ver una bufanda roja y sonreír por recordar que el abuelo siempre usaba una cuando patinaba. Los **reflejos condicionados** pueden considerarse un tercer tipo de memoria implícita y dependen principalmente del cerebelo. El ejemplo más famoso es el perro de Pavlov, que salivaba al sonido de una campana, un estímulo que había vinculado con el alimento.

Aplicación clínica 20.1. El caso de H. M.

Es probable que el caso más famoso que ilustra la pérdida de la memoria episódica es el de H. M., estudiado extensamente por Brenda Milner y otros en el Instituto Neurológico de Montreal. Se llevó a cabo una resección radical bilateral medial del lóbulo temporal que incluyó ambos hipocampos, el uncus, la amígdala y la corteza suprayacente de los giros parahipocámpicos en H. M., quien tenía antecedentes de crisis convulsivas incontrolables, a pesar de que recibía varios medicamentos anticonvulsivos en dosis máximas. Era un procedimiento experimental, pero se percibía como aceptable debido a que el paciente estaba totalmente incapacitado por sus crisis convulsivas.

Aunque la cirugía controló las crisis, hubo un "resultado conductual totalmente inesperado e impresionante: una pérdida grave de la memoria reciente [...] Después de la cirugía, este joven ya no podía reconocer al personal hospitalario ni encontrar el camino al sanitario, parecía no recordar los eventos diarios de su estancia en el hospital. Sus recuerdos antiguos parecían estar vívidos e intactos."

Este déficit de memoria fue persistente y no mejoró con el tiempo. "No sabe dónde están los objetos de uso continuo... Incluso, ha comido frente a nosotros sin ser capaz de nombrar 30 minutos después un solo elemento de lo que comió; de hecho, no podía recordar que ya había comido." Es importante señalar que la inteligencia, la comprensión y el razonamiento abstracto estaban intactos en H. M., lo que indica que la inteligencia y la memoria pueden tener una separación funcional. El déficit de memoria de H. M. refleja la pérdida de la memoria declarativa o explícita de largo plazo (memoria de eventos), que depende de la región medial del lóbulo temporal. Las formas implícitas de la memoria de largo plazo se retuvieron en gran medida, incluida la memoria de procedimientos para habilidades y hábitos y los reflejos condicionados (que dependen del cerebelo), así como la memoria emocional (que depende de la amígdala).

Reproducido de Scoville WB, Milner B. Loss of recent memory after bilateral hippocampal lesions. J Neurol Neurosurg Psychiat. 1957;20(1):11–21, con permiso de BMJ Publishing Group LTD.

Aplicación clínica 20.2. Enfermedad de Alzheimer y memoria

La enfermedad de Alzheimer es la demencia más común en el mundo y se caracteriza por pérdida neuronal y la presencia de ovillos neurofibrilares y placas amiloides. Implica la pérdida progresiva y gradual de la función cognitiva y de la memoria. Se piensa que la formación de ovillos neurofibrilares intracelulares (la proteína tau anormal que causa el colapso de los microtúbulos) y placas amiloides extracelulares (β amiloide, un fragmento proteínico recortado de una proteína precursora de amiloide que se acumula para formar placas duras insolubles) contribuye a la degradación de las neuronas y los síntomas subsecuentes de la enfermedad de Alzheimer. El subículo y la corteza entorrinal están entre los primeros sitios en que aparecen estas anomalías, con función hipocámpica alterada. Esto puede, por lo menos en parte, explicar algunos de los déficits de memoria relacionados con la enfermedad de Alzheimer. La pérdida de la función cognitiva ocurre a través de anomalías neuronales en áreas más diseminadas de la corteza.

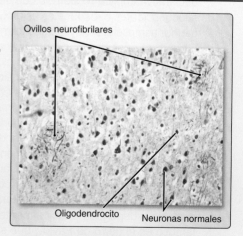

Ovillos neurofibrilares característicos de la enfermedad de Alzheimer, visibles en este estudio microscópico.

B. Amígdala

Con las conexiones al hipotálamo e indirectamente a la corteza prefrontal, la amígdala está posicionada para tener un papel en las conductas relacionadas con los impulsos y en el procesamiento de las emociones que se relacionan con estas conductas (figura 20.8).

1. **Aprendizaje emocional y memoria:** la amígdala tiene un papel en el aprendizaje emocional y la memoria (una función de **memoria implícita**). El significado emocional de la información de varias áreas corticales se valora principalmente por el **núcleo basolateral** (*véase* la figura 20.5). Las eferentes al **hipotálamo** activan las respuestas motoras y viscerales apropiadas. Al mismo tiempo, la amígdala envía información a través del **núcleo dorsomedial del tálamo** a la **corteza orbitofrontal**, que media la percepción consciente de las emociones. De este modo, la **amígdala vincula la percepción con las respuestas conductuales y viscerales, y con la memoria**. Respecto a esto, se sabe que es más probable que se recuerden los eventos o hechos relacionados con emociones fuertes que aquellos vinculados a emociones neutras. Las personas recuerdan eventos emocionales, como una boda, con gran detalle. Los eventos traumáticos también pueden recordarse con facilidad. En Estados Unidos, las personas que crecieron en la década de los sesenta recuerdan el asesinato de John F. Kennedy y los sucesos que rodearon aquel día con gran detalle y por minuto. De modo similar, para aquellos que presenciaron los eventos del 11 de septiembre de 2001, estos acontecimientos siempre tendrán un vínculo a recuerdos de "donde estaban cuando escucharon las noticias". Este vínculo entre la emoción y el evento es lo que solidifica la memoria. La amígdala funciona con, y refuerza su función, el sistema de memoria del hipocampo y las áreas corticales asociadas (sistema de memoria de la región medial del lóbulo temporal) durante la formación de los recuerdos (figura 20.9). El vínculo entre la amígdala y el sistema de memoria de la región medial del lóbulo temporal en la consolidación de los recuerdos emocionales se ha confirmado en estudios de imagen por resonancia magnética funcional (IRMf o fMRI) en

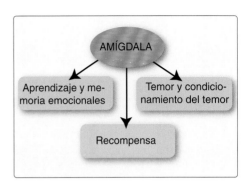

Figura 20.8
Funciones de la amígdala.

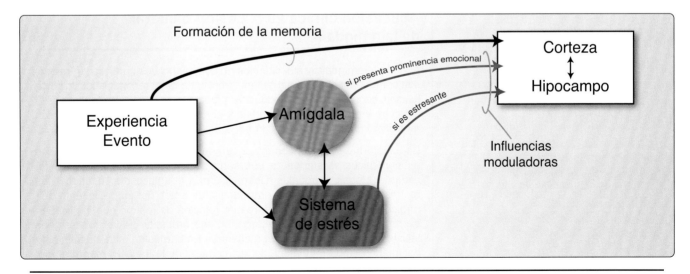

Figura 20.9
Modulación de la formación de la memoria por las emociones y el estrés.

humanos. Si se lesiona la amígdala, la facilitación normal de la atención y la memoria de los estímulos emocionales se reduce en gran medida o se ausenta por completo.

2. **Temor y condicionamiento del miedo:** la amígdala es parte de un sistema neural que detecta y responde a las amenazas. Los estudios de imagen cerebrales han demostrado que cuando las personas se exponen a estímulos amenazantes, aumenta la actividad neural en la amígdala y ocurren respuestas conductuales (se paralizan o saltan hacia atrás) y fisiológicas (aumenta la frecuencia cardiaca, sudan). Al mismo tiempo, las personas pueden presentar sensación de temor. Sin embargo, la actividad en la amígdala no significa que se experimentará miedo. A la inversa, cuando se lesiona la amígdala, los estímulos que antes se percibían como amenazantes, ya no lo son. De este modo, las respuestas defensoras contra amenazas y la sensación de temor pueden estar separadas en el cerebro. La amígdala interviene en la conducta inmediata y las respuestas fisiológicas a las amenazas, mientras que la experiencia o sensación de miedo se produce al reconocer e interpretar un evento a través de conexiones extensas entre la amígdala y áreas cerebrales implicadas en la función cognitiva.

El **condicionamiento del miedo** es una forma de aprendizaje emocional en que un estímulo neutro (el estímulo condicionado) obtiene una relación con un evento aversivo (el estímulo no condicionado) de tal modo que, similar a los reflejos condicionados (descritos antes), la presentación del estímulo condicionado solo puede provocar una conducta defensiva, además de las respuestas viscerales y endocrinas relacionadas (*véase* la figura 20.8). Es importante señalar que, en humanos con lesión en la amígdala, el procesamiento de las señales sociales de temor e ira está alterado en gran medida, sin importar la modalidad aferente. En particular, las respuestas viscerales al miedo parecen estar mediadas por el CeA a través de sus conexiones con la sustancia gris periacueductal en el mesencéfalo, la formación reticular y el hipotálamo.

Aplicación clínica 20.3. Lesión bilateral de la amígdala

Aunque la amígdala y sus circuitos no son esenciales para "sentir" miedo, son componentes clave del sistema implicado en el reconocimiento y evaluación cognitiva de las conductas emocionales o señales de otras. El estrecho vínculo entre la amígdala y el sistema de memoria de la región medial del lóbulo temporal es importante en esta función.

En un informe de caso, una mujer con epilepsia grave descontrolada con antiepilépticos se sometió a una serie de cirugías estereotáxicas enfocadas a ambas amígdalas. Después de la cirugía podía reconocer los rostros de personas que le eran familiares antes del procedimiento quirúrgico y era acertada en la tarea de relación de rostros que implicaban expresiones neutras. Sin embargo, su interpretación de las expresiones faciales para emociones estaba alterada. En particular, el reconocimiento del miedo estaba muy afectado, así como el de la ira y, en menor grado, el del desagrado. De modo similar, presentaba percepción alterada del afecto vocal, además de que los patrones de entonación relacionados con temor e ira se habían afectado de modo particular.

IV. CIRCUITO DE RECOMPENSA

La recompensa es un factor clave para dirigir el aprendizaje basado en incentivos, las respuestas apropiadas a los estímulos y el desarrollo de conductas dirigidas a objetivos. La dopamina tiene un papel clave en la recompensa y se sabe que el haz prosencefálico medial porta **fibras dopaminérgicas** que emiten proyecciones del **área tegmental ventral (ATV)** del mesencéfalo al **núcleo accumbens**. Las proyecciones dopaminérgicas del ATV también influyen en el hipocampo, amígdala, núcleos septales y corteza prefrontal. A su vez, la corteza prefrontal puede proporcionar retroalimentación al ATV, ya sea directamente o a través del núcleo accumbens. Las conexiones moduladoras adicionales afinan el sistema. Todas estas estructuras se comunican al fin con el hipotálamo para iniciar respuestas neuroendocrinas y viscerales a la recompensa (*véase* el capítulo 19, "Hipotálamo"). Juntas, estas estructuras y sus interacciones forman un sustrato neural para la recompensa (figura 20.10). *Véase* el capítulo 12, "Sistemas del tallo cerebral y repaso", para más información. Además, las estructuras corticales y subcorticales interactúan para formar una red compleja que media las conductas adaptativas, permitiendo así la combinación de la motivación y la recompensa con una estrategia y plan de acción para alcanzar objetivos.

A. Adicción

El circuito complejo de la recompensa forma un sustrato neural para la **adicción**. Aunque las sustancias de abuso tienen estructuras y funciones diversas, y producen una variedad de efectos conductuales, pueden modular el sistema cerebral de la recompensa. Las sustancias de abuso, de modo similar a las recompensas naturales, activan las **neuronas dopaminérgicas** que viajan en el haz prosencefálico medial. Con el consumo agudo, todas las sustancias de abuso aumentan la transmisión dopaminérgica del **ATV** al **núcleo accumbens** pero, con el consumo crónico, el sistema dopaminérgico se altera. Los receptores

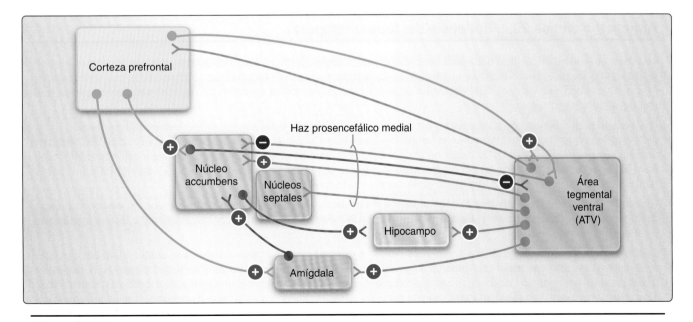

Figura 20.10

Circuito de recompensa. Se muestran las proyecciones del ATV al núcleo accumbens, hipocampo, amígdala, núcleos septales y corteza prefrontal. La retroalimentación del ATV es directa o a través del núcleo accumbens.

de dopamina D_2 presentan regulación descendente y se reduce la función de dopamina, en particular en el núcleo accumbens y la región ventral del estriado en pacientes adictos a diversas sustancias. El resultado de la regulación descendente de dopamina es que los estímulos que refuerzan o recompensan de forma natural ahora son menos eficaces para producir la transmisión de dopamina. Esta es una de las causas de la emotividad negativa observada en la **abstinencia**. Por otra parte, el sistema dopaminérgico se torna sensible a las sustancias y sus señales, lo que provoca una respuesta más intensa a dichos estímulos (*véase* la figura 20.10). De manera típica, las sustancias de abuso bloquean el transportador de dopamina en el circuito cerebral de recompensa, lo que permite que la dopamina permanezca en la sinapsis durante un largo tiempo, con una recompensa intensa y duradera, a pesar de una cantidad reducida de receptores.

1. **Dopamina y prominencia:** la razón por la que la dopamina es tan importante en la adicción es que señaliza la prominencia (o saliencia, algo importante o valioso para prestarle atención). En la adicción, los estímulos distintos a las sustancias tienen prominencia reducida, mientras que aquellos relacionados con las sustancias de abuso tienen prominencia marcadamente incrementada. Los estímulos asociados con sustancias activan la corteza prefrontal y aumentan el impulso glutamatérgico al núcleo accumbens. Este impulso prefrontal aumentado le confiere una prominencia muy elevada a las sustancias y a los estímulos relacionados con ellas, con el correspondiente aumento del antojo y la conducta de búsqueda de sustancias (*véase* la figura 20.11).

La alteración del aprendizaje emocional y del circuito de memoria también puede desempeñar un papel en la prominencia aumentada de las sustancias y sus señales, así como una prominencia, reducida de otros estímulos placenteros (p. ej., alimentos, sexo).

La asociación de una experiencia placentera inducida por una sustancia con el incremento de dopamina provoca un condicionamiento

---

Aplicación clínica 20.4. Epilepsia del lóbulo temporal

Las crisis epilépticas implican la detonación anormal de alta frecuencia sincronizada de las neuronas en el cerebro. La epilepsia es una alteración en la cual hay una tendencia para crisis convulsivas recurrentes no provocadas. Las crisis pueden ser parciales (focales o locales), que afectan un área localizada o específica del cerebro, o pueden ser generalizadas, que afectan el cerebro completo.

Los pacientes que tienen crisis localizadas en las estructuras límbicas mediales del lóbulo temporal (hipocampo, amígdala y corteza que las cubre) informan con frecuencia fenómenos "experienciales". El término "experiencial" se utilizó por primera vez por Wilder Penfield. Durante una cirugía en un paciente consciente con crisis intratables del lóbulo temporal, Penfield observó que la estimulación eléctrica de la corteza temporal evocaba un "flashback" de memoria (recuerdo recurrente). En su libro de 1975, *El misterio de la mente*, Penfield anotó:

"Estaba incrédulo. En cada ocasión subsecuente me maravillaba [...] estaba atónito cada vez que mi electrodo creaba dicha respuesta. ¿Qué podría ser? ¡Esto tenía que ver con la mente! Asigné el nombre "experiencial" a dichas respuestas y esperé más evidencias."

Desde entonces, numerosos estudios han demostrado que dichos fenómenos experienciales sí existen, pero ocurren solo si las estructuras límbicas están implicadas. Estas pueden incluir sensaciones de miedo y ansiedad extremos, ilusiones de familiaridad (el fenómeno de *déjà vu*), recuerdos recurrentes o *flashbacks*, alucinaciones visuales o auditivas, sensaciones viscerales ("mariposas" en el estómago) y aromas extraños desagradables. En vista de la discusión sobre las funciones del sistema límbico, dichos fenómenos experienciales ya no deben parecer increíbles.

De Penfield W. *Mystery of the mind: a critical study of consciousness and the human brain*. Princeton, NJ: Princeton University Press; 1975.

potente no solo a la sustancia, sino además a los estímulos que predicen la sustancia (p. ej., la casa del traficante, el vecindario, las jeringas). Esto podría contribuir a las respuestas reforzadas a la sustancia y estímulos relacionados que ensombrecen la respuesta a las recompensas naturales (figura 20.11).

2. **Dopamina y estrés:** el circuito de recompensa dopaminérgico también responde al estrés. El estrés y las sustancias de abuso actúan de modo similar para activar las estructuras que intervienen en la vía de recompensa, incluidas las neuronas de dopaminérgicas en el ATV. El estrés también puede facilitar la recompensa relacionada con la exposición inicial a sustancias y puede aumentar el deseo o antojo y la recaída hacia una conducta de búsqueda de sustancias. La hormona liberadora de corticotropina en el hipotálamo y en las estructuras extrahipotalámicas, incluida la amígdala, tiene un papel al mediar los efectos del estrés sobre el circuito de recompensa.

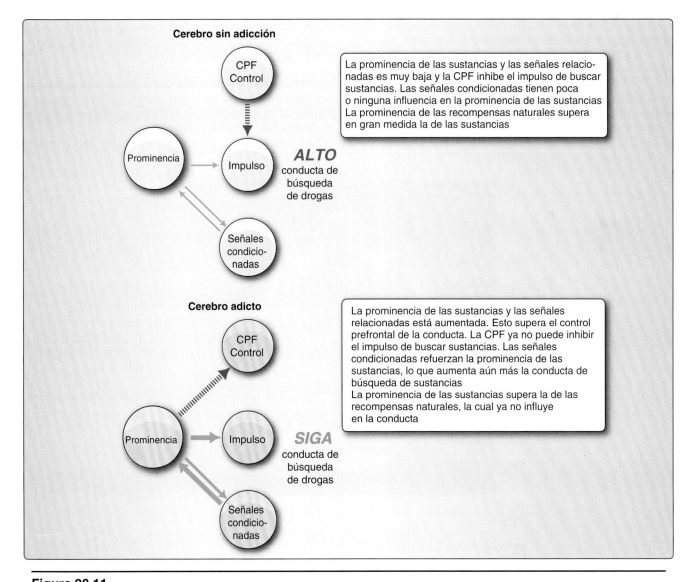

Figura 20.11

La prominencia o saliencia de las drogas y de las señales relacionadas con las drogas impulsa una conducta adictiva. CPF, corteza prefrontal.

Caso clínico

Encefalopatía de Wernicke

Un hombre de 56 años de edad se presenta por vértigo, náusea y marcha inestable de inicio súbito. No presenta tinitus (zumbido en los oídos) ni pérdida auditiva. No manifiesta cefalea, dolor cervical, diplopía, dificultad para la deglución o habla ni síntomas motores o sensitivos focales. No tiene síntomas infecciosos ni signos de traumatismo; tampoco constitucionales (pérdida ponderal, fiebre ni sudores nocturnos). Ha estado olvidadizo y desorientado los últimos 2 o 3 días, pero antes no tenía problemas de memoria ni de cognición. Bebe de 5 a 7 cervezas al día y omite comidas. Su dieta consiste principalmente en alimentos dulces y almidonados, con poca proteína y fruta.

A la exploración física el paciente estaba orientado en persona, pero no en tiempo ni espacio. Su habla era en general normal, y no confabulaba (con recuerdos fabricados, distorsionados o malinterpretados sobre sí mismo o el mundo, sin intención consciente de engañar). Podía seguir instrucciones de un solo paso, pero era incapaz de ejecutar las complejas o secuenciales. Su recuerdo inmediato de 3 palabras fue normal, pero su recuerdo retardado fue 0 de 3, y las pistas dadas por el médico no lo mejoraron. La exploración de nervios craneales fue normal, excepto por cambios en los movimientos oculares: había cierta disrupción de los movimientos oculares normales durante la búsqueda fluida, los movimientos sacádicos fueron hipométricos (repolarización de movimientos sacádicos o corto de alcance fuera de foco) y se observó nistagmo. Su masa muscular, tono, fuerza y reflejos tendinosos profundos eran normales. Sin temblor. La exploración sensitiva fue normal. Presentó dismetría leve en la prueba dedo a nariz y movimientos alternantes aleatorios un poco lentos (disdiadococinesia), además de ataxia en la prueba talón a espinilla con postura y marcha de base amplia.

Su IRM (figura 20.12) mostró cambios en los cuerpos mamilares y mesencéfalo. Las cifras de transcetolasa eritrocitaria estaban bajas y las de piruvato en suero, elevadas (son marcadores de cifras séricas anormales de tiamina). Se diagnosticó encefalopatía de Wernicke por deficiencia de tiamina, se administró reemplazo de tiamina y educó respecto a la dieta y consumo de alcohol.

Las condiciones relacionadas con la deficiencia de tiamina son consumo de alcohol, hiperemesis gravídica (náusea y vómito en el embarazo), quimioterapia, alteraciones gastrointestinales, anorexia y linfoma.

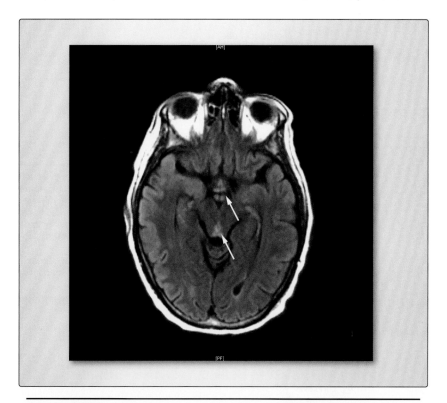

Figura 20.12

Imagen por IRM ponderada en T2–vista axial. Señal aumentada en T2 en los cuerpos mamilares (flecha superior) y tectum del mesencéfalo (flecha inferior) en la encefalopatía de Wernicke por deficiencia de tiamina. (De Mayer SA. Rowland LP, Louis ED. *Merritt's neurology*. 13th ed. Philadelphia: Wolters Kluwer Health; 2015.)

Los cambios de señal relacionados con la deficiencia de tiamina incluyen hemorragia dentro de los cuerpos mamilares y sustancia gris periacueductal del mesencéfalo, que se observa en la IRM (*véase* la figura 20.12).

¿Cuál es la tríada para la encefalopatía de Wernicke?

La tríada consiste en confusión, oftalmoplejía y ataxia.

1. Confusión: días a semanas con falta de atención, apatía, desorientación y alteración de la memoria
2. Oftalmoplejía: debilidad de los movimientos extraoculares con nistagmo horizontal
3. Ataxia: en especial marcha atáxica y del tronco debido a una lesión cerebelosa

Otros síntomas que pueden ocurrir incluyen hipotermia e hipotensión postural debido a la afección del hipotálamo y las vías autonómicas del tallo cerebral.

En caso de confabulación, ¿qué alteración podría presentar este hombre en combinación con la encefalopatía de Wernicke?

Síndrome de Korsakoff. Disfunción bilateral de lóbulo temporal, en particular con daño del hipocampo, causa síndrome amnésico de Korsakoff con confabulación y amnesia retrógrada y anterógrada que son los déficits cognitivos predominantes. La atención y otros dominios cognitivos están relativamente preservados. La confabulación es una característica prominente en las etapas tempranas del síndrome de Korsakoff.

Resumen del capítulo

- El sistema límbico, junto con el hipotálamo, proporciona un sustrato anatómico para los aspectos emocionales, motivacionales y relacionados con los impulsos de la conducta. El sistema límbico comprende estructuras corticales y subcorticales. Las estructuras corticales o "lóbulo límbico" consisten en los giros parahipocámpico, subcalloso y del cíngulo, que están interconectados por el cíngulo. Las estructuras subcorticales principales incluyen el hipocampo, la amígdala y los núcleos septales. El hipocampo (formación hipocámpica) consta del subículo, hipocampo propio (asta de Amón) y el giro dentado.

- El hipocampo y las áreas corticales relacionadas son fundamentales para la memoria explícita o declarativa, es decir, la memoria para hechos y eventos. Por otra parte, la memoria implícita depende de la amígdala, el cerebelo y la corteza prefrontal. El hipocampo también tiene un papel en la función endocrina y visceral, en la expresión de las emociones y la conducta emocional. La amígdala (complejo nuclear amigdaloide) consta de tres grupos principales de núcleos: basolateral, central y corticomedial. La amígdala tiene un papel clave en el aprendizaje emocional y la memoria, en las respuestas conductuales y fisiológicas a las amenazas y, a través de sus conexiones extensas con las áreas del cerebro implicadas en la función cognitiva, influye en el aprendizaje emocional y la memoria, y tiene una función en la atención, percepción y procesamiento del contenido emocional de las interacciones sociales.

- El circuito de Papez extendido vincula estructuras del sistema límbico entre sí y con áreas corticales específicas; proporciona un sustrato neural para la conducta emocional. Las proyecciones dopaminérgicas del área tegmentaria ventral al núcleo accumbens, hipocampo, amígdala, núcleos septales y corteza prefrontal, además de las interacciones moduladoras entre estas estructuras forman un sustrato neural para la recompensa. El circuito de recompensa forma el sustrato neural para la adicción. La dopamina es fundamental en la adicción, ya que señaliza la prominencia/saliencia. Además, los estímulos distintos a las drogas obtienen prominencia reducida, mientras que los relacionados con las drogas la tienen marcadamente aumentada.

Preguntas de estudio

Elija SOLAMENTE la mejor respuesta.

20.1 En los circuitos del sistema límbico:

    A. El cíngulo conecta los núcleos septales con el hipocampo.

    B. La corteza entorrinal proyecta información del hipocampo a las áreas de asociación corticales.

    C. Las fibras amigdalofugales ventrales emiten proyecciones al hipocampo.

    D. El haz prosencefálico medial emite proyecciones colinérgicas a los núcleos septales.

    E. El fórnix se origina en el giro dentado y transmite información del hipocampo al hipotálamo.

La respuesta correcta es B. La corteza entorrinal recibe información de las áreas de asociación corticales diseminadas, tiene conexiones recíprocas con el hipocampo y envía información del hipocampo de nuevo a la corteza. El cíngulo es un haz de fibras subcorticales que interconecta áreas del lóbulo límbico entre sí. Las fibras amigdalofugales ventrales emiten proyecciones de la amígdala al hipotálamo. El haz prosencefálico medial emite proyecciones dopaminérgicas del área tegmentaria ventral al núcleo accumbens y a los núcleos septales, entre otras estructuras. El fórnix se origina en el subículo y el hipocampo propio, y termina en los cuerpos mamilares del hipotálamo.

20.2 Una mujer de 43 años de edad cursa con esclerosis múltiple en recaída-remisión. En uno de sus episodios de recaída presenta problemas de memoria. Se obtiene la historia clínica para buscar qué tipo de memoria y qué estructuras están afectadas. ¿Cuál de los siguientes enunciados es correcto sobre la memoria?

A. La memoria de trabajo o de corto plazo depende de la amígdala.

B. La memoria episódica implica la memoria de hechos, como eventos históricos.

C. Los recuerdos que implican habilidades aprendidas son un ejemplo de memoria implícita.

D. Los reflejos condicionados son un ejemplo de memoria implícita que depende principalmente del estriado.

E. La memoria emocional implica un cambio en la conducta hacia un estímulo neutro previo y depende de la corteza prefrontal.

La respuesta correcta es C. La memoria implícita conlleva recuerdos que se manifiestan como respuestas conductuales o fisiológicas subconscientes. Las habilidades aprendidas, como conducir, son un ejemplo de memoria implícita. La memoria de trabajo o de corto plazo depende del hipocampo y la corteza prefrontal. La memoria episódica implica el recuerdo de eventos o experiencias de la vida diaria. El conocimiento de los hechos es un ejemplo de memoria semántica. Los reflejos condicionados son un ejemplo de memoria implícita que depende principalmente del cerebelo. La memoria emocional depende de la amígdala.

20.3 Un médico que trata un paciente con adicción a drogas de abuso proporciona asesoría sobre los efectos de la adicción sobre la función cerebral. ¿Cuál de los siguientes enunciados describe mejor los efectos de la adicción y el consumo de drogas?

A. En general, las drogas provocan inicialmente la regulación ascendente de los receptores de dopamina D_2, luego, con el consumo crónico, provocan regulación descendente de estos receptores.

B. El estrés puede suprimir la actividad de las neuronas dopaminérgicas en el área tegmentaria ventral.

C. Las drogas pueden activar el transportador de dopamina en estructuras límbicas clave.

D. Los estímulos relacionados con las drogas pueden activar la corteza prefrontal y aumentar la inhibición prefrontal del núcleo accumbens.

E. Las drogas pueden potenciar los efectos de recompensa de las recompensas naturales, como alimentos y sexo.

La respuesta correcta es A. En condiciones agudas, las drogas aumentan la transmisión de dopamina del área tegmental ventral (ATV) al núcleo accumbens, pero con el consumo crónico de drogas, el sistema dopaminérgico está regulado de modo descendente. El estrés activa las neuronas en el ATV y puede facilitar los efectos de recompensa de las drogas. Estas suprimen el transportador de dopamina, manteniendo dopamina en la hendidura sináptica durante periodos más prolongados. Los estímulos relacionados con las drogas activan la corteza prefrontal, que a su vez activa el núcleo accumbens. Las drogas se tornan altamente prominentes en la adicción, mientras que las recompensas naturales la tienen marcadamente reducida.

20.4 Un paciente adulto mayor con enfermedad de Alzheimer se diagnostica con cambios degenerativos de la amígdala en ambos lados. ¿Cuál de los siguientes enunciados es verdadero sobre la amígdala?

A. El significado emocional de la información proveniente de la corteza se valora principalmente por el núcleo central.

B. La estría terminal conecta el núcleo central y los núcleos basolaterales con el hipotálamo.

C. En el aprendizaje emocional, la información de la amígdala atraviesa el núcleo posterior ventral del tálamo hacia la corteza prefrontal para la percepción consciente de las emociones.

D. La amígdala basolateral tiene un papel en la regulación de las respuestas viscerales a los estímulos.

E. Las lesiones pueden afectar la capacidad para procesar las señales sociales de miedo e ira.

La respuesta correcta es E. La amígdala tiene un papel clave en el reconocimiento e interpretación de las conductas emocionales en sí mismo y en otros. El significado emocional de la información de la corteza se evalúa principalmente por los núcleos basolaterales. La estría terminal se origina sobre todo en los núcleos mediales. En el aprendizaje emocional, la información de la amígdala llega a la corteza a través del núcleo dorsomedial del tálamo. El núcleo central de la amígdala desempeña un papel en la regulación de las respuestas viscerales a los estímulos.

Olfato y gusto

21

I. PANORAMA

Los sentidos del **olfato** y **gusto** son parte de los sentidos químicos en el organismo. Detectan moléculas y transducen estímulos químicos en eléctricos que luego el cerebro interpreta como un aroma o un gusto. Juntos, estos sentidos pueden propiciar sensaciones de euforia o desagrado e incluso pueden alertar del peligro (p. ej., fuga de gas o alimento contaminado). La incapacidad de oler se conoce como *anosmia* y la de degustar se denomina *ageusia*. Algunos químicos no se detectan por el gusto y olfato, sino a través de terminaciones nerviosas sensitivas, que son sensibles a sustancias irritantes, como el alcanfor. En este capítulo, se explican estos tipos de quimiorrecepción.

II. SISTEMA OLFATORIO

El sistema olfatorio está compuesto por el **epitelio olfatorio** que contiene **neuronas receptoras**, **bulbo olfatorio**, **tracto olfatorio** y **corteza cerebral** (figura 21.1). Permite una apreciación consciente de químicos (**odorantes**) inhalados mientras se respira o aquellos que van a la deriva hasta el epitelio desde la orofaringe. Aunque el olfato no es tan fundamental para los humanos como para otros animales, aun así los primeros son capaces de discernir numerosos odorantes que pueden ser agradables o desagradables (nocivos) y, en última instancia, salvarles la vida. El olfato desempeña un papel muy importante en la apreciación de los alimentos. Considérese cómo la mucosa nasal inflamada por un resfriado afecta la capacidad para degustar. El epitelio también recibe información sensitiva de la rama V_1 del nervio trigémino para la apreciación de estímulos nocivos (*véase* más adelante).

El sistema olfatorio es único, ya que los receptores sensitivos primarios son **células bipolares** en un área especializada de la capa epitelial de la porción superior de la cavidad nasal. Además, estas células presentan reemplazo continuo a lo largo de la vida. Estos receptores primarios hacen sinapsis con neuronas olfatorias secundarias en el bulbo olfatorio. Desde el bulbo olfatorio, las señales se envían directamente a la corteza, omitiendo el tálamo. La demás información sensitiva hace sinapsis en el tálamo antes de llegar a la corteza.

A. Epitelio olfatorio

El epitelio olfatorio es una mucosa especializada en el techo de la cavidad nasal. El epitelio se extiende desde la pared superior lateral de la cavidad nasal, a través de la **lámina cribiforme** del hueso etmoides y un

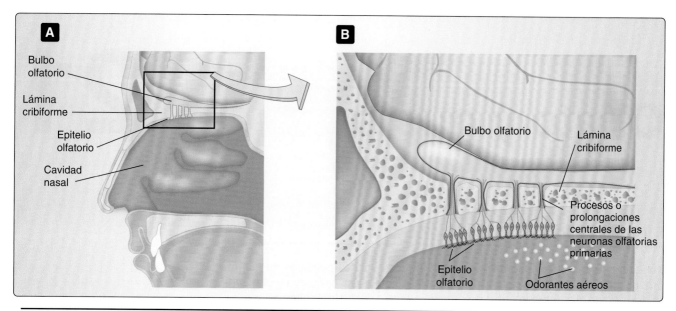

Figura 21.1

Organización del sistema olfatorio en la nariz y los odorantes inhalados. **A.** Sección sagital de la cavidad nasal. **B.** Sección sagital más cercana a nivel de la lámina cribiforme.

tanto hacia abajo sobre la pared medial o **tabique nasal** (*véase* la figura 21.1). Está humedecido por las células mucosas localizadas dentro del epitelio. Los odorantes inhalados se disuelven en este moco húmedo.

1. **Células del epitelio olfatorio:** las neuronas receptoras olfatorias son **neuronas bipolares**, cada una de las cuales tiene una sola dendrita que se extiende a la superficie epitelial, donde se expande en un **botón olfatorio** con cilios. Los cilios contienen los sitios receptores moleculares para la detección de odorantes. Las proyecciones centrales de estas neuronas se reúnen en 20 o más haces de filamentos que atraviesan la lámina cribiforme del hueso etmoides y hacen sinapsis en las células de las neuronas olfatorias secundarias en el bulbo olfatorio (figura 21.2).

   a. **Células basales:** las **células basales** se sitúan en la membrana basal y generan nuevas células receptoras. Este es uno de los pocos tipos de células en el sistema nervioso central (SNC) que pueden regenerarse continuamente a lo largo de la vida.

   b. **Células de soporte**: las **células de soporte** (células sustentaculares) se mezclan con las células sensitivas y tienen un papel de soporte similar al de las células gliales.

   c. **Células secretoras**: las **células secretoras** en las glándulas olfatorias (**glándulas de Bowman**) liberan un fluido que contiene proteínas de unión a odorantes. Las terminaciones dendríticas de las células receptoras y sus cilios están bañados por este líquido que actúa como solvente para los odorantes, permitiendo la difusión hacia los receptores sensitivos, con lo que aumenta la eficiencia de la detección de aromas.

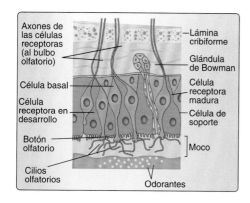

Figura 21.2

Estructura del epitelio olfatorio.

2. **Procesamiento y codificación olfativos:** en el epitelio olfatorio, los odorantes se unen a receptores específicos en las **neuronas olfatorias primarias**. Esto provoca la activación de una **proteína G**, que

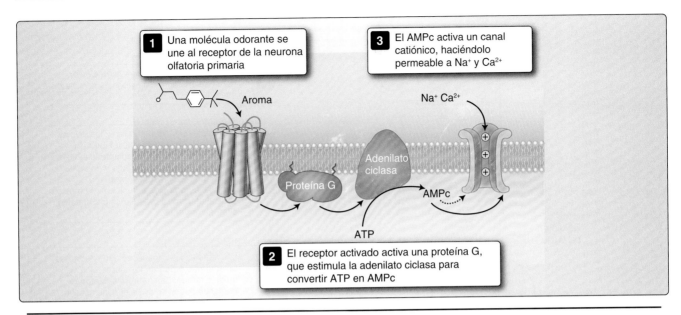

Figura 21.3
Transducción de señales en las neuronas olfatorias primarias. AMPc, adenosín monofosfato cíclico; ATP, adenosín trifosfato.

activa la adenilato ciclasa (adenilil ciclasa), la cual, a su vez, produce adenosín monofosfato cíclico (AMPc) a partir de adenosín trifosfato (ATP) y activa un canal iónico que es permeable a cationes (Na^+ y Ca^{2+}). Esto provoca un desplazamiento en el potencial de membrana que da paso a la despolarización de la neurona y la producción de potenciales de acción (figura 21.3). *Véase* el capítulo 1, "Introducción al sistema nervioso y neurofisiología básica", para más detalles.

B. Bulbo olfatorio

Las neuronas olfatorias primarias emiten proyecciones al bulbo olfatorio. El bulbo olfatorio y sus haces son el componente más rostral del sistema olfatorio, se encuentran directamente sobre la lámina cribiforme del cráneo.

En el bulbo olfatorio hay cuatro tipos de células: **mitrales**, **en penacho**, **periglomerulares** y **granulosas**. Las células mitrales y en penacho tienen funciones similares, juntas portan el olfato desde el bulbo olfatorio al SNC. Las células periglomerulares y granulosas son interneuronas que integran y modulan la información olfatoria aferente.

En el bulbo, las neuronas receptoras olfatorias hacen sinapsis con las células **mitrales** y **en penacho**. Las sinapsis ocurren en áreas especializadas llamadas **glomérulos**. Entre la información de las neuronas receptoras olfatorias y las dendritas de las células en penacho y la de las células mitrales hay una convergencia considerable. Las neuronas receptoras olfatorias que detectan el mismo odorante están diseminadas a través del epitelio olfatorio y convergen en el mismo glomérulo (figura 21.4). Esto aumenta la sensibilidad del sistema olfatorio. En algunos glomérulos convergen las neuronas receptoras que detectan diferentes odorantes, lo que indica que ocurre un primer nivel de procesamiento sensorial en esta sinapsis temprana en la vía olfatoria. Las **células periglomerulares** median los contactos entre los glomérulos; las **células granulosas** median los contactos entre dos células mitrales o en penacho originadas de diferentes glomérulos. Además, las células granulosas reciben

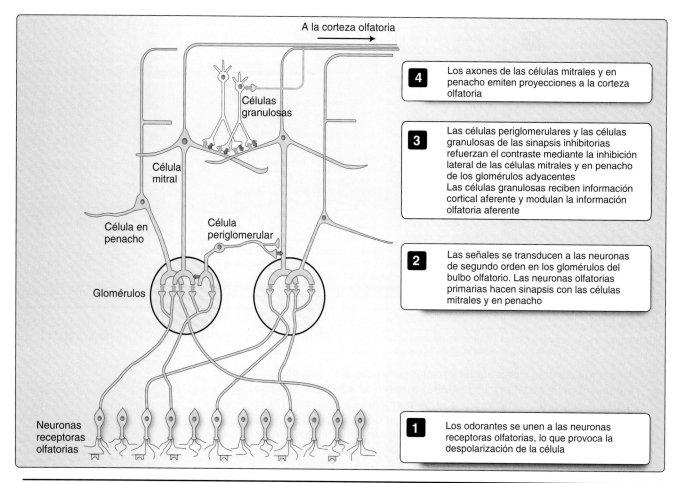

A la corteza olfatoria

4 Los axones de las células mitrales y en penacho emiten proyecciones a la corteza olfatoria

3 Las células periglomerulares y las células granulosas de las sinapsis inhibitorias refuerzan el contraste mediante la inhibición lateral de las células mitrales y en penacho de los glomérulos adyacentes
Las células granulosas reciben información cortical aferente y modulan la información olfatoria aferente

2 Las señales se transducen a las neuronas de segundo orden en los glomérulos del bulbo olfatorio. Las neuronas olfatorias primarias hacen sinapsis con las células mitrales y en penacho

1 Los odorantes se unen a las neuronas receptoras olfatorias, lo que provoca la despolarización de la célula

Células granulosas

Célula mitral

Célula en penacho

Célula periglomerular

Glomérulos

Neuronas receptoras olfatorias

Figura 21.4
Procesamiento olfativo y codificación en el bulbo olfatorio. Inhibitorio (*rojo*) y excitatorio (*verde*). Las células granulosas reciben información excitatoria y proveen información inhibitoria a las células mitrales.

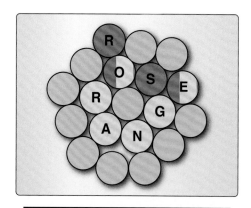

Figura 21.5
Patrón codificado por los glomérulos en el bulbo olfatorio. De Hatt H. Molecular and cellular basis of human olfaction. *Chem biodivers.* 2004;1(12):1857–1869, con permiso de John Wiley and Sons.

información de áreas corticales con lo que modulan la información aferente al sistema olfatorio con base en la información cortical aferente. Se piensa que esta integración y modulación ayuda a afinar la señal y reforzar el contraste mediante la inhibición lateral. Esto ayuda en el reconocimiento de patrones de la activación glomerular (*véase* la figura 21.4).

Con frecuencia, una fragancia es una combinación de varias moléculas odorantes, que activan varios glomérulos. El patrón de estas combinaciones (figura 21.5) produce la identificación de una fragancia específica ("rosa *vs.* naranja" o "*rose* vs. *orange*", en inglés).

C. Proyecciones centrales de la vía olfatoria

Los axones de las células mitrales y en penacho viajan en el **tracto olfatorio**. Las fibras pasan en dirección lateral para formar el **tracto olfatorio lateral (primario)** y terminan en varias áreas de la región medial del lóbulo temporal y la región basal del lóbulo frontal para la apreciación consciente del olfato. La corteza olfatoria primaria está compuesta por las cortezas del **uncus** y el **área entorrinal** (parte anterior del giro parahipocámpico), el **límen de la ínsula** (el punto de unión entre la corteza de la ínsula y la del lóbulo frontal) y parte de la **amígdala**. El uncus, el área entorrinal y el límen de la ínsula se denominan en conjunto **área piriforme** ("forma de pera") (figura 21.6).

Algunas ramas colaterales de los axones de las neuronas del bulbo olfatorio terminan en un pequeño grupo de células llamadas **núcleo olfatorio anterior**, una colección de cuerpos celulares neuronales localizados a lo largo del tracto olfatorio. Desde este núcleo, las fibras emiten proyecciones al bulbo olfatorio contralateral a través de la **comisura anterior**. Se piensa que su papel es inhibitorio, por lo que refuerzan el bulbo más activo y proporcionan claves direccionales hacia la fuente del estímulo olfatorio. El significado de esta conexión en humano es secundario.

1. **Relevos anterógrados de la corteza olfatoria:** desde las áreas de la corteza olfatoria primaria, numerosas proyecciones se dirigen directamente al área de asociación olfatoria en la corteza entorrinal, en ocasiones conocida como **corteza olfatoria secundaria**. Además, otras tantas proyecciones se dirigen a la amígdala, el hipocampo y el estriado; estas conexiones median las respuestas conductuales a los aromas y la formación directa de recuerdos emocionales relacionados con el olfato. De hecho, los vínculos entre aromas, memoria y conducta son fuertes: solo se requiere un aroma para transportarse a un recuerdo de la infancia. Las interacciones entre las diversas áreas corticales y subcorticales en respuesta a los olores permiten apreciar de modo subjetivo los estímulos olfatorios, adaptar la conducta y formar o recuperar recuerdos relacionados.

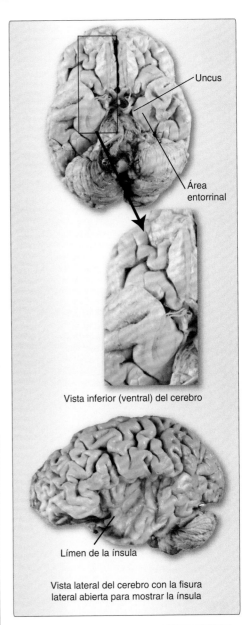

Vista inferior (ventral) del cerebro

Límen de la ínsula

Vista lateral del cerebro con la fisura lateral abierta para mostrar la ínsula

Figura 21.6
Proyecciones centrales del sistema olfatorio. Bulbo olfatorio, tracto olfatorio, y corteza olfatoria primaria mostrados en verde.

Aplicación clínica 21.1. Anosmia secundaria a una lesión cerebral por traumatismo por contragolpe

Después de caer de su bicicleta de montaña, un ciclista se golpeó la parte posterior de la cabeza con un peñasco. Perdió la conciencia brevemente y, cuando se le examinó en el hospital, se encontró que tenía una fractura de cráneo en el hueso occipital y la lámina cribiforme. Se hospitalizó, por la mañana comentó que no podía oler nada y que su desayuno no tenía sabor. También presentaba secreción hialina por la nariz. En este caso, la fuerza del golpe en la región posterior de la cabeza causó que el cerebro fuera propulsado hacia delante, lo que produjo un desgarro de los procesos o prolongaciones de las neuronas receptoras olfatorias que pasan a través de la lámina cribiforme. Esto se conoce como lesión por contragolpe y explica la pérdida del olfato. Debido a que el olfato influye en gran medida en el sentido del gusto, el desayuno no tenía sabor. La secreción hialina nasal era una fuga de líquido cefalorraquídeo (LCR) a través de la cavidad nasal por un desgarro de la dura causado por la fractura de la lámina cribiforme. La fuga de LCR puede recuperarse a medida que sanan las meninges; en caso de no hacerlo, puede requerirse cirugía. Después de una lesión como esta, muchos pacientes nunca recuperan el sentido del olfato. Esto tiene implicaciones amplias, ya que los recuerdos y la sensación de placer derivados de los alimentos están mediados a través de conexiones con el sistema límbico. Ingerir nuevos alimentos podría hacer que estos pacientes presenten náuseas y pueden rehusarse a probar alimentos de los cuales no tienen memoria. Las personas con sentido del olfato se basan en los recuerdos para aceptar un alimento como "seguro". Dado que no hay memorias conectadas con nuevos alimentos, la ingesta puede provocar una respuesta neofóbica o aversiva. Estas respuestas neofóbicas pueden ser un mecanismo protector para prevenir la ingesta de alimentos desconocidos, potencialmente tóxicos.

III. SISTEMA GUSTATIVO

El gusto detecta estímulos nutricionalmente relevantes y dirige conductas y reacciones que darán paso al consumo o elusión del alimento. Por lo tanto, el sentido del gusto tiene un vínculo directo con los sistemas del tallo cerebral que inician la salivación (cuando se acepta el alimento) o las arcadas (cuando se rechaza), así como con áreas corticales superiores a través del tálamo que inician conductas más complejas.

El gusto es un sentido químico que depende de los **receptores gustativos** en las células agrupadas en las **papilas gustativas**. Las papilas gustativas se localizan en la lengua y el paladar blando, así como en partes de la faringe y la laringe. En la lengua, las papilas gustativas se encuentran dentro de pliegues llamados **papilas**. Las **papilas fungiformes** se encuentran en la porción delantera de la lengua, las **papilas foliadas** en los lados y las **papilas valladas** en la región posterior de la lengua. Los humanos son capaces de detectar cinco características del gusto: agrio, salado, dulce, amargo y *umami* ("sabroso").

Es importante señalar que aquello que se aprecia como gusto y sabor es una combinación de la información olfatoria, gustativa y somatosensorial.

A. Papilas gustativas

Hay entre 2 000 y 5 000 papilas gustativas en la cavidad oral. Las papilas gustativas se encuentran en las papilas fungiformes, foliadas y valladas (figura 21.7A). Son células epiteliales modificadas de forma ovoide, como dientes de ajo dentro de un bulbo. Las células receptoras gustativas tienen forma de huso con microvellosidades en sus extremos apicales que se extienden a través de una pequeña abertura, el **poro gustativo**, donde están expuestas a los estímulos químicos ingeridos (*véase* la figura 21.7C). Cada papila gustativa contiene células de soporte tipo glía, **células receptoras gustativas** sensitivas y células basales que proporcionan un reemplazo continuo de células receptoras gustativas que tienen un tiempo de recambio de 10 a 14 días. En la base de la papila gustativa, las fibras aferentes forman el elemento postsináptico de una sinapsis química.

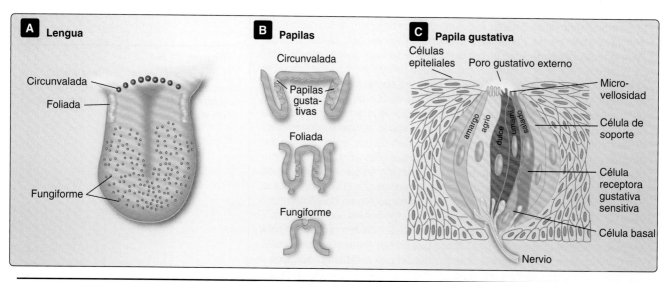

Figura 21.7

Organización del sistema gustativo en la lengua. **A.** Lengua, **B.** Papilas y **C.** Papila gustativa.

1. **Papilas fungiformes:** las **papilas fungiformes** reciben ese nombre porque parecen hongos diseminados sobre la región anterior de la lengua, como pequeños bultos rojizos. Su color se debe a su gran riego sanguíneo. Es usual que tengan docenas de papilas gustativas por papila y están inervadas por el nervio facial (NC VII) a través de la rama **cuerda del tímpano**. Se ha estimado que hay alrededor de 1 100 papilas fungiformes por lengua. Las papilas fungiformes también pueden encontrarse en el paladar y la epiglotis; están inervadas por el nervio vago (NC X) a través del nervio petroso mayor.

2. **Papilas foliadas:** aproximadamente 5 o 6 **papilas foliadas** cubren cada borde de la lengua justo anteriores a la línea circunvalada. Cada una contiene hasta cientos de papilas gustativas y están inervadas sobre todo por el nervio glosofaríngeo (NC IX), con cierta inervación a través de la cuerda del tímpano (NC VII).

3. **Papilas circunvaladas:** las **papilas circunvaladas o valladas** son papilas hundidas rodeadas por una depresión. Las papilas gustativas se encuentran profundas dentro de la depresión en las paredes de las papilas (*véase* la figura 21.7B). Por lo general, hay de 8 a 12 papilas por lengua, pero cada una contiene cientos de papilas gustativas. Estas también están inervadas por el nervio glosofaríngeo (NC IX).

B. Transducción de señales para el gusto

Las células receptoras gustativas responden a una gran variedad de moléculas y codifican para las cinco cualidades básicas del gusto (agrio, salado, dulce, amargo y umami). Cada célula responde de modo predominante a una cualidad del gusto, pero una sola célula puede expresar diferentes receptores y responder a más de un gusto. Las células que responden a estas cinco cualidades gustativas se encuentran en toda la extensión de la cavidad oral; no hay un mapa para estos gustos en la lengua. De hecho, una sola papila gustativa contiene con frecuencia células para las cinco cualidades. Sin embargo, hay evidencia de que las sensibilidades a los cinco gustos tienen variabilidad regional.

Las células receptoras gustativas se dividen en tres subtipos básicos: 1) las **células tipo I** son células de soporte tipo glía. Limitan la diseminación de los transmisores liberados por las células tipo II y III. 2) Las células **receptoras (tipo II)** responden a la información dulce, amarga y umami a través de un mecanismo acoplado a proteína G. Cada célula receptora es específica para una cualidad gustativa. Estas células no forman sinapsis específicas, sino que secretan ATP hacia las fibras aferentes y las células presinápticas adyacentes. 3) Las células **presinápticas (tipo III)** responden a los incentivos agrios y pueden estimularse de modo indirecto por el ATP de las células receptoras. Estas células forman sinapsis y liberan serotonina, noradrenalina y GABA como neurotransmisores. Los sabores pueden actuar sobre las células tipo II o III. A continuación se explica cómo las células receptoras gustativas pueden detectar y luego codificar para las distintas cualidades gustativas.

1. **Agrio:** lo agrio se percibe como un gusto aversivo a menos que se combine con otros sabores y gustos. Es probable que la cualidad gustativa "agria" evolucionara para evitar que comiéramos fruta inmadura o podrida ("que se ha agriado"). Los compuestos agrios contienen ácidos, y estos tienen la capacidad de permear las células receptoras gustativas tipo III (célula presinápticas) y disminuir el pH intracelular,

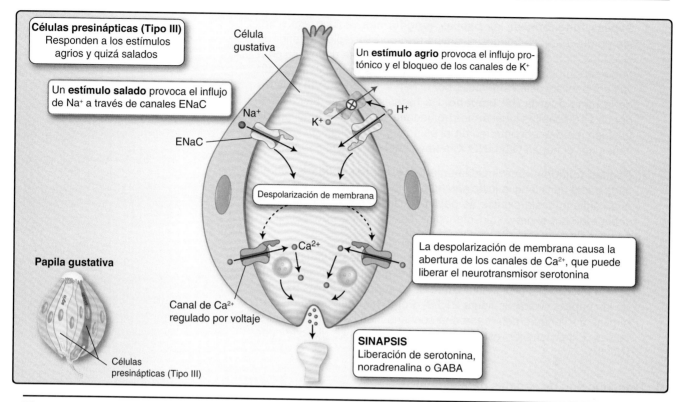

Figura 21.8
Transducción de señales en las células tipo III para salado y agrio. ENaC, canal de sodio epitelial.

lo que provoca su señalización (figura 21.8). El objetivo intracelular exacto que inicia la señalización incitadora de la transmisión sináptica aún se desconoce.

2. **Salado**: el estímulo prototípico salado proviene de la sal de mesa: NaCl. Se piensa que el ion Na^+ actúa directamente sobre los canales iónicos y causa un aumento del Na^+ intracelular, lo que provoca la despolarización y transducción de señales (*véase* la figura 21.8). Se han discutido varios canales iónicos distintos como candidatos para esta detección del sodio, como el canal de sodio epitelial[1] (ENaC) y el receptor vaniloide V1R. Aún no es claro cuáles son las células que responden al gusto de Na^+, aunque se cuenta con cierta evidencia de que puede ser a través de las células tipo III o tipo I. Además, se cree que la activación de estos canales de Na^+ amplifica las señales gustativas por otros estímulos en la célula gustativa.

3. **Dulce:** hay una multitud de moléculas que evocan el gusto "dulce", y sus estructuras moleculares son muy diversas, varían desde azúcares hasta aminoácidos y péptidos, pasando por alcoholes y ciertas sales. Estos compuestos actúan sobre receptores acoplados a proteína G en las células tipo II (figura 21.9). Estos receptores son dímeros proteínicos que tienen un dominio extracelular grande que puede unirse a la gran variedad de compuestos dulces e iniciar una cascada de transducción de señales (*véase* más adelante).

[1] *Véase Lippincott's Illustrated Reviews: Farmacología.*

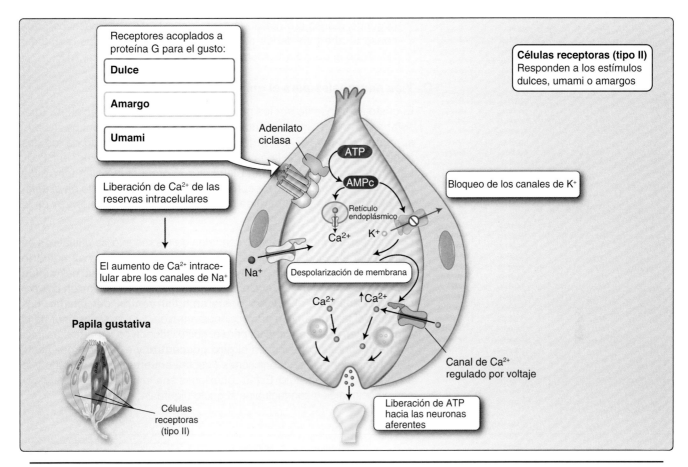

Figura 21.9
Transducción de señales en las células tipo II para dulce, amargo y umami. AMPc, adenosín monofosfato cíclico; ATP, adenosín trifosfato.

4. **Amargo**: los compuestos que evocan la sensación gustativa amarga superan en número a aquellas que evocan cualquiera de los otros sabores. Aunque la mayoría de los gustos amargos son desagradables (es probable que el gusto amargo haya evolucionado para protegernos de las toxinas), algunos compuestos amargos se perciben como muy placenteros, en especial en combinación con otros gustos y sabores (la cafeína en el café, compuestos amargos en frutas y verduras). Estos compuestos amargos actúan sobre los receptores acoplados a proteína G en las células tipo II (*véase* la figura 21.9). Su dominio extracelular puede unirse a varios compuestos amargos e iniciar una cascada de señalización (*véase* más adelante).

5. **Umami**: el compuesto prototípico que provoca el gusto "umami" es el glutamato monosódico (conocido comúnmente como "GMS"). El receptor umami también es un dímero proteínico que contiene un dominio extracelular especializado para la detección de aminoácidos; se encuentra en las células tipo II (*véase* la figura 21.9).

6. **Transducción de señales en las células receptoras tipo II**: la activación de los receptores acoplados a proteína G inicia una cascada de señalización para las señales amargas, dulces y umami: la proteína G puede activar AMPc, lo que provoca el bloqueo de los canales de K⁺, o puede provocar un aumento del calcio intracelular mediado por un

segundo mensajero (calcio liberado del retículo endoplásmico), que causa la abertura de los canales de Na⁺. Estas dos vías dan como resultado la despolarización de la célula y la secreción de ATP.

C. Vías neuronales para el gusto

El gusto se transmite por los nervios craneales (NC) VII (facial), IX (glosofaríngeo) y X (vago). Los dos tercios anteriores de la lengua reciben su inervación del NC VII. El tercio posterior está separado de los dos tercios anteriores por la línea circunvalada y está inervado por el NC IX. La porción más posterior de la lengua y la orofaringe están inervadas por el NC X. También hay receptores sensitivos para el gusto en el paladar blando y la faringe, pero se cree que son menos importantes en la apreciación del gusto.

Los procesos o prolongaciones centrales de los receptores gustativos en la lengua y el paladar blando entran al tallo cerebral en el **haz solitario** para hacer sinapsis en el núcleo gustativo en la porción rostral del **núcleo solitario**. Desde el núcleo solitario, las fibras ascendentes emiten proyecciones ipsilaterales al **núcleo posteromedial ventral del tálamo**. Los axones del tálamo emiten proyecciones a través del brazo posterior de la cápsula interna al área cortical para el gusto, situada en la parte más inferior de la corteza sensorial en el **giro poscentral** y extendiéndose hasta la **ínsula**. Además, hay conexiones directas entre el núcleo solitario y la amígdala y el hipotálamo. Estas conexiones son la base para las reacciones emocionales y conductuales al gusto (figura 21.10).

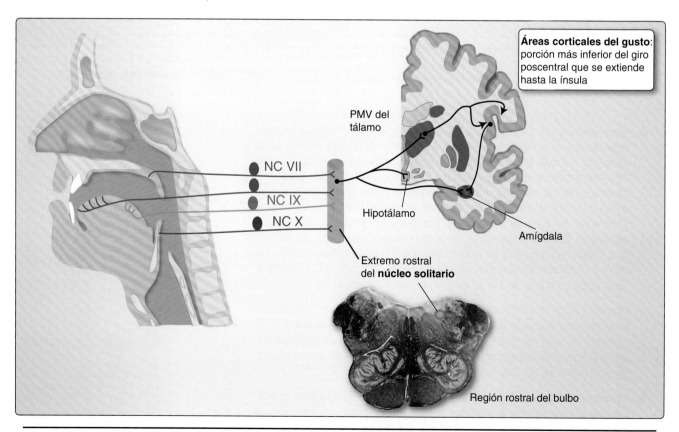

Áreas corticales del gusto: porción más inferior del giro poscentral que se extiende hasta la ínsula

PMV del tálamo

NC VII

NC IX

NC X

Hipotálamo

Amígdala

Extremo rostral del **núcleo solitario**

Región rostral del bulbo

Figura 21.10
Vía neuronal para el gusto. NC, nervio craneal; PMV, núcleo posteromedial ventral del tálamo.

IV. QUIMIORRECEPCIÓN TRIGEMINAL

El nervio trigémino (NC V) es responsable de la inervación sensitiva del rostro. Transmite las sensaciones de tacto discriminativo, vibración y propiocepción, así como dolor y temperatura. Los químicos percibidos como dolorosos se detectan por el sistema trigeminal a través de su vía del dolor. Las **fibras C polimodales** responden a los irritantes químicos y provocan una respuesta de dolor. Algunos químicos son placenteros en dosis bajas y "saben" bien, pero son dolorosos en dosis altas. Ejemplos de lo anterior son el etanol, que en grandes concentraciones da una sensación de ardor, y los chiles, que pueden "quemar". Las concentraciones bajas de ácido (p. ej., en un aderezo) pueden ser agrias agradables, pero las concentraciones altas pueden ser dolorosas. El sistema quimiorreceptor trigeminal es parte del sistema de dolor y protege de estímulos nocivos. Se explicará la vía del dolor con mayor detalle en el capítulo 22, "Dolor".

Caso clínico

Meningioma frontal

Una mujer de 62 años de edad cursa con pérdida del gusto y olfato de 6 meses de evolución. Comenta que la comida no sabe igual; sin embargo, aún es capaz de detectar el sabor dulce, agrio y salado en los alimentos. Tiene antecedentes de cefalea frontal progresiva (presión de intensidad leve a moderada) con náusea y vómito ocasional. No refiere entumecimiento ni debilidad facial, tampoco diplopía (visión doble), disfagia (dificultad para deglutir), ni disartria (dificultad para hablar). No presenta debilidad en las extremidades ni entumecimiento corporal. Por lo demás, está sana y no toma medicamento alguno.

A la exploración física, es incapaz de detectar el aroma a café, lavanda ni naranja.

La exploración funduscópica muestra un leve borramiento de ambos discos ópticos (papiledema). No hay palidez del disco óptico, defecto pupilar aferente relativo (DPAR) ni alteración de la agudeza visual. Sus campos visuales están intactos. Las pupilas tienen un diámetro de 3 mm y responden por igual a la luz y a la acomodación. Su rango de movimientos extraoculares es normal, sin diplopía ni nistagmo. El lagrimeo es normal. La sensibilidad y fuerza faciales son normales. Es capaz de detectar el gusto agrio, amargo, dulce y salado en la prueba del gusto. Su audición es normal, al igual que el habla y el lenguaje. El resto de su exploración neurológica y nervios craneales es normal.

¿Por qué la paciente informa presentar alteraciones del gusto si la prueba del gusto es normal?

Reconocer los sabores de los alimentos requiere información del sistema olfatorio. Los individuos asignan sabores complejos al gusto detectados por el olfato. Las cinco cualidades gustativas detectadas por las células gustativas no producen lo que se denomina comúnmente un gusto sin información olfatoria aferente, en particular en el contexto del consumo de alimentos.

Una IRM del cerebro muestra un tumor grande con reforzamiento a lo largo del piso de la fosa anterior. Se somete a resección completa del tumor. La patología es congruente con un meningioma (tumor de las meninges), típicamente benigno y más común en mujeres que en hombres.

Si es característico que un meningioma sea benigno, ¿entonces por qué se extirpó?

En este caso, hay evidencia clínica de presión intracraneal aumentada por las cefaleas y el papiledema. Típicamente los meningiomas crecen con lentitud y son benignos. No obstante, si se expanden y tienen un efecto de masa sobre el cerebro, entonces debe considerarse la resección.

¿De qué modo afectó el meningioma el sentido del olfato de la paciente?

El bulbo olfatorio se localiza en la fosa craneal anterior y los nervios olfatorios pasan a través de las meninges y la lámina cribiforme hacia la cavidad nasal. Es probable que el bulbo olfatorio se haya comprimido por el meningioma.

Resumen del capítulo

- El olfato y el gusto son dos sistemas sensitivos que detectan químicos en el entorno.

- El sentido del olfato detecta moléculas aéreas a través de células receptoras en el epitelio olfatorio de la nariz. Desde las células receptoras olfatorias, los aromas se codifican en señales eléctricas que se relevan al bulbo olfatorio, donde ocurre el primer nivel de procesamiento. La acumulación de estímulos en los glomérulos y la inhibición lateral de glomérulos adyacentes refuerzan el contraste y facilitan el reconocimiento de patrones. Cada aroma tiene un patrón distinto de activación glomerular que se transmite a la corteza olfatoria en la superficie inferior del cerebro.

- El sentido del gusto detecta moléculas en la lengua y paladar a través de células receptoras en las papilas gustativas. Los receptores gustativos están distribuidos en diferentes áreas de la lengua y pueden discernir cinco cualidades básicas: agrio, salado, dulce, amargo y umami. La transducción de señales ocurre mediante la despolarización directa a través de cambios en el pH o en la concentración de Na+, o a través de un mecanismo acoplado a proteína G. Los nervios craneales VII, IX y X tienen aferentes que transmiten el gusto y hacen sinapsis en el núcleo solitario. Desde el núcleo solitario, las fibras viajan al núcleo posteromedial ventral (PMV) del tálamo, de donde los axones de las neuronas postsinápticas viajan al área gustativa primaria en la corteza, en la región más inferior del giro poscentral y la ínsula.

- El nervio trigémino también detecta estímulos químicos en la nariz y la boca, y funciona junto con los sentidos del olfato y del gusto. Las terminaciones nerviosas libres del nervio trigémino solo se estimulan cuando las concentraciones químicas alcanzan niveles nocivos. Esta señal trigeminal es parte de la vía del dolor.

Preguntas de estudio

Elija SOLAMENTE la mejor respuesta.

21.1 Una mujer de 43 años de edad sufre una lesión cefálica durante un accidente en vehículo de motor que le produce heridas cerebrales por cizallamiento en la fosa craneal anterior. Después de 3 meses, acude al consultorio por sensación disminuida del gusto y del olfato. Es probable que se deba a una lesión de uno de los siguientes nervios craneales:

A. Nervio olfatorio.
B. Nervio trigémino.
C. Nervio facial.
D. Nervio glosofaríngeo.
E. Nervio vago.

La respuesta correcta es A. El sentido del olfato se transmite por el nevio craneal I, el nervio olfatorio. Los distintos sabores que se perciben en los alimentos se deben al sentido del olfato, cuya pérdida depreciaría en gran medida el sentido del gusto. Los nervios facial, glosofaríngeo y vago transmiten el gusto de la lengua y la laringe, pero no están implicados en el olfato. Una lesión selectiva de uno de estos nervios podría compensarse por los demás. El nervio trigémino no interviene en el gusto ni el olfato. Transmite aferentes sensitivas generales de la cavidad oral y ayuda a apreciar la textura de los alimentos. En una lesión cerebral por traumatismo los nervios que pasan a través de la lámina cribiforme desde la cavidad nasal al bulbo olfatorio pueden esquilarse.

21.2 El epitelio olfatorio es único, ya que se regenera continuamente a lo largo de la vida. La célula responsable de esto es la:

A. Célula sensitiva primaria.
B. Célula de soporte.
C. Célula secretora.
D. Célula basal.
E. Célula periglomerular.

La respuesta correcta es D. Estas células se sitúan en la membrana basal del epitelio y regeneran nuevas células continuamente, que al madurar forman neuronas olfatorias bipolares maduras. La célula de soporte es de andamiaje, y la secretora libera un fluido con proteínas de unión a odorantes. Las células periglomerulares se localizan en el bulbo olfatorio y participan implicadas en el procesamiento de la información olfatoria.

21.3 En el bulbo olfatorio, las neuronas olfatorias primarias hacen sinapsis con las células mitrales y en penacho en áreas especializadas llamadas:

A. Trígono olfatorio.
B. Estría olfatoria lateral.
C. Glomérulos.
D. Núcleo olfatorio anterior.
E. Botón olfatorio.

La respuesta correcta es C. Los axones de las neuronas sensitivas primarias hacen sinapsis con las células mitrales y en penacho en áreas especializadas llamadas *glomérulos*, donde se lleva a cabo una convergencia considerable. El trígono es una expansión del tracto olfatorio. La estría olfatoria lateral se compone de fibras que viajan al área olfatoria primaria en las cortezas del uncus y el área entorrinal, el límen de la ínsula y la amígdala. El núcleo olfatorio anterior es la acumulación de cuerpos celulares nerviosos a lo largo del tracto olfatorio. El botón olfatorio es la parte de la célula receptora madura donde protruye a través de la capa mucosa.

21.4 Un paciente acude a la clínica por percibir sabor amargo y metálico en todo lo que ingiere. Su historia clínica no registra antecedentes de estos síntomas. El paciente informa haber comido piñones hace 3 días y que poco después comenzaron los síntomas. ¿Cuál de los siguientes enunciados es verdadero sobre la cualidad gustativa "amarga"?

A. Un compuesto amargo actúa sobre los receptores T1R2.
B. La activación de los receptores amargos abre directamente los canales de Na^+.
C. Los receptores amargos se localizan en la punta de la lengua.
D. Los compuestos amargos actúan sobre los receptores T2R.
E. Los compuestos amargos provocan la abertura de los canales de K^+.

La respuesta correcta es D. Los receptores amargos se localizan en la porción posterior de la lengua. Los compuestos amargos se unen a los receptores T2R. La unión a estos receptores provoca una cascada de señalización acoplada a proteína G, que produce el bloqueo de los canales de K^+ y el aumento de Ca^{2+} intracelular que, a su vez, abre los canales de Na^+. Esto causa la despolarización de la célula y la liberación de serotonina y adenosín trifosfato. Los piñones se han implicado en la disgeusia transitoria, es probable que esto se deba al aceite de pino encontrado en las nueces, que tiene un sabor muy amargo. Casi siempre esto se resuelve en unos cuantos días.

22 Dolor

I. PANORAMA

La International Association for the Study of Pain define el dolor como "una sensación desagradable y una experiencia emocional relacionada con el daño real o potencial de los tejidos o que se describe en términos de dicho daño". El dolor es una condición que se experimenta a lo largo de la vida y es una causa primordial de discapacidad y sufrimiento.

El dolor es un fenómeno multifactorial y multisistémico. En capítulos previos, se explicaron los receptores periféricos, sistemas sensitivos ascendentes y representaciones corticales de las sensaciones sensitivas. Después se explicó cómo el sistema límbico y el hipotálamo influyen en la experiencia emocional y la respuestas conductuales a los estímulos ambientales.

En este capítulo se reúnen todos estos sistemas y se explica cómo interactúan mediante la percepción y modulación del dolor. Luego se explican las condiciones de dolor crónico y los mecanismos maladaptativos causantes del dolor neuropático crónico.

II. NOCICEPTORES

La percepción del dolor, o **nocicepción**, depende de receptores especializados en la periferia que pueden responder a temperaturas extremas (calor y frío), a la estimulación mecánica intensa y los estímulos químicos. Los nociceptores son terminaciones nerviosas libres, cuyos cuerpos celulares se encuentran en los ganglios espinales del cuerpo y los ganglios trigeminales del rostro.

Los nociceptores solo se activan cuando un estímulo alcanza un umbral nocivo. Responden de modo progresivo según la intensidad del estímulo. Mientras que otros receptores muestran adaptación (*véase* el capítulo 1, "Introducción al sistema nervioso y neurofisiología básica"), los nociceptores no lo hacen. La estimulación continua puede disminuir el umbral al que responden los nociceptores, un fenómeno denominado **sensibilización**.

A. Fibras nociceptivas

Hay dos clases principales de fibras relacionadas con los nociceptores: **fibras Aδ** y **fibras C**. Las fibras Aδ mielinizadas son responsables del "primer" dolor agudo y localizado, responden a estímulos térmicos (frío o calor extremos) y mecánicos (pellizco). A la inversa, las fibras C no mielinizadas median el "segundo" dolor difuso mal localizado. Son polimodales, puesto que responden a estímulos térmicos, mecánicos y químicos.

Los neurotransmisores usados por las fibras nociceptivas son **gluta-mato**, **sustancia P** y **péptido relacionado con el gen de calcitonina (CGRP)**. Estos neurotransmisores se producen en el cuerpo celular dentro de los ganglios espinales y trigeminales. Cuando se activan los nociceptores, se liberan centralmente en todas las sinapsis con neuro-nas de segundo orden en la médula espinal o el tallo cerebral. Resulta interesante que sea en la periferia del sitio de lesión. En la periferia, estos neurotransmisores causan enrojecimiento, tumefacción e hipersensibi-lidad, los indicadores clásicos del dolor. También aumentan la activación de los nociceptores y reducen su umbral de activación (sensibilización). Además, los neurotransmisores periféricos activan los denominados **nociceptores "silentes"**, que expanden el campo receptivo para el estímulo doloroso.

B. Activación de nociceptores

La activación de los nociceptores por temperatura extrema, estimulación mecánica intensa o un conjunto de químicos ocurre a través de recep-tores específicos (figura 22.1). Esto provoca la abertura de los canales catiónicos (principalmente Na+), lo que provoca la **despolarización de membrana** (*véase* el capítulo 1, "Introducción al sistema nervioso y neu-rofisiología básica") y la generación de potenciales de acción (PA).

1. **Temperatura:** el calor puede percibirse como un estímulo doloroso, con el umbral en humanos cercano a 43 °C. Los subtipos de fibras Aδ y fibras C pueden activarse por calor; algunos se activan a temperaturas por debajo o por arriba del umbral de 43 °C. Uno de los receptores que responden a la estimulación térmica es el **receptor TRPV1**. Este es

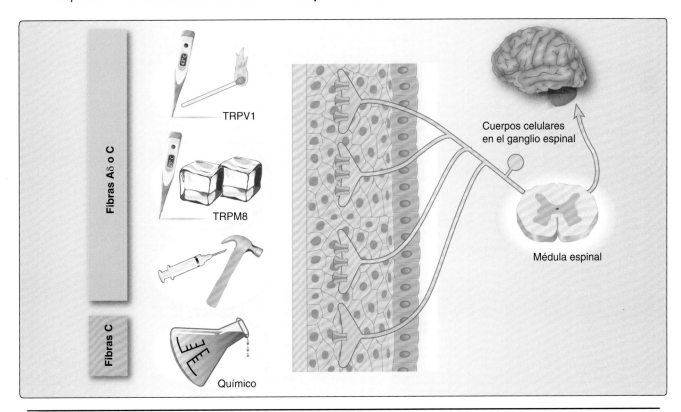

Figura 22.1
Panorama de la activación de nociceptores (de arriba a abajo, calor, frío, mecánico, químico). TRPV1, receptor potencial transitorio tipo V1; TRPM8, receptor potencial transitorio tipo M8.

el receptor de **capsaicina**, el principal compuesto "picante" encontrado en los chiles. El receptor TRPV1 pertenece a la familia de **canales de receptores potenciales transitorios (TRP)**, sus propiedades fisiológicas son similares a las de los canales regulados por voltaje. En reposo, el poro está cerrado y, cuando se activa, entran iones Na^+ y Ca^{2+}.

El frío también puede percibirse como doloroso, con un umbral cercano a 25 °C. La sensibilidad al frío está mediada por un receptor que también responde a **mentol**, el **receptor TRPM8**, otro tipo de canal TRP.

La activación de estos receptores sensibles a temperatura provoca conductas que enfrían el cuerpo (en respuesta a la estimulación por calor) o lo calientan (como resultado de la estimulación por frío). Estas respuestas conductuales están mediadas por proyecciones al hipotálamo (*véase* el capítulo 19, "Hipotálamo").

2. **Activación mecánica:** los receptores mecánicamente activados pueden encontrarse en las fibras Aδ y C. Estos receptores no pueden activarse por el tacto ligero. Tienen un umbral alto y se activan solo cuando el estímulo es nocivo y puede provocar daño de los tejidos.

3. **Activación química:** las terminaciones nerviosas libres de las fibras C pueden activarse por una variedad de químicos, que pueden ser irritantes externos o sustancias liberadas durante el daño de los tejidos, ya sea por nociceptores, como ya se explicó, o por **inflamación**.

C. Sensibilización de los receptores periféricos

El daño e inflamación de los tejidos provocan la liberación de moléculas inflamatorias, como **bradicinina** y **prostaglandinas**, que sensibilizan los nociceptores periféricos (figura 22.2). Además, cuando se detecta un

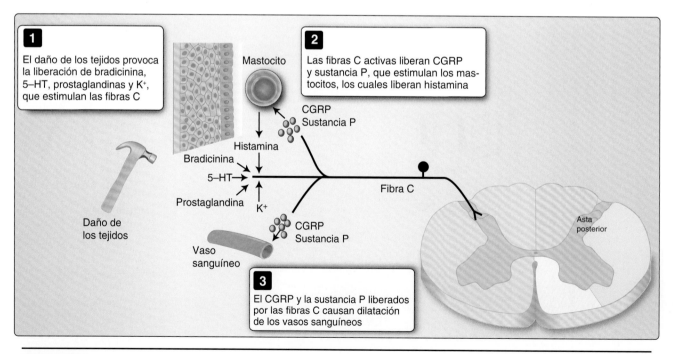

Figura 22.2

Principios de la sensibilización periférica. 5-HT, serotonina; CGRP, péptido relacionado con el gen de calcitonina. La bradicinina estimula las fibras C mediante la estimulación de los mastocitos.

estímulo nocivo por un nociceptor, las terminaciones nerviosas libres liberan sustancia P y CGRP. Estos dos neuropéptidos contribuyen a la respuesta inflamatoria en el sitio de lesión de los tejidos. La bradicinina estimula los mastocitos para que liberen histamina. El CGRP induce vasodilatación, que provoca una mayor liberación de moléculas inflamatorias por las células inmunitarias periféricas.

1. **Umbral de activación:** todos estos procesos disminuyen el **umbral de activación** de los nociceptores, de tal modo que se activarán por estímulos que en condiciones normales no se percibirían como dolorosos. Cualquiera que haya padecido una quemadura solar puede recordar la sensibilidad del área quemada. El tacto ligero se percibe como muy doloroso y una ducha tibia, como dolorosamente caliente. Esta sensibilidad incrementada se debe a la actividad acrecentada de los nociceptores cutáneos y la pérdida de la especificidad del estímulo en dicha zona quemada por el sol. Además, la sensibilidad aumentada de los nociceptores periféricos por la exposición a los mediadores inflamatorios puede causar descargas espontáneas que intensifican la percepción de dolor.

   Cuando la respuesta a un estímulo normalmente doloroso se acrecienta (más dolor percibido que lo usual), se conoce como **hiperalgesia**. Cuando un estímulo que no es doloroso en condiciones normales se percibe como doloroso (el tacto ligero sobre una quemadura solar), se denomina **alodinia**.

2. **Nociceptores silentes:** la liberación de moléculas inflamatorias y neurotransmisores en la periferia no solo provoca enrojecimiento, tumefacción e hipersensibilidad, sino que también recluta los nociceptores silentes. Estos receptores amplifican la señal al asta posterior al aumentar la sumación temporoespacial de la señal entrante. Lo interesante sobre los nociceptores silentes es que solo emiten señales en respuesta a las moléculas secretadas por otros nociceptores activados y no se activan por un estímulo nocivo.

III. PROCESAMIENTO DEL DOLOR EN LA MÉDULA ESPINAL

Todas las fibras que transmiten información sensitiva del cuerpo entran al asta posterior de la médula espinal. Las fibras Aδ y C, que codifican los estímulos térmicos, mecánicos y químicos intensos, hacen sinapsis en el asta posterior antes de que la señal se transmita a centros superiores. Se explican las sinapsis en la médula espinal, dado que son el primer paso en la vía nociceptiva. Algunos medicamentos para el dolor están dirigidos a la médula espinal; la modulación del dolor ocurre en esta primera sinapsis a través de las vías descendentes (*véase* más adelante). La comprensión de los procesos en la médula espinal puede proporcionar información sobre los mecanismos maladaptativos que ocasionan dolor crónico y neuropático.

El procesamiento del dolor en el núcleo espinal del trigémino es análogo a los mecanismos en la médula espinal. Este núcleo recibe información nociceptiva de la cabeza.

En el capítulo 5, "Médula espinal", se explicó la organización laminar de la sustancia gris en la médula espinal. Las fibras Aβ (que transmiten el tacto discriminativo, la propiocepción y vibración) emiten la mayoría de sus proyecciones a las capas profundas del asta posterior, mientras que las fibras

Aδ y C emiten proyecciones principalmente a las láminas I y II y a la lámina V (para influir en las neuronas de rango dinámico amplio).

A. Objetivos sinápticos

Los objetivos sinápticos de las fibras Aδ y C son células **nociceptivas específicas (NE)**, que solo hacen sinapsis con las fibras Aδ y C, o neuronas de **rango dinámico amplio (RDA)**, que reciben información sináptica de todos los tipos de fibras sensitivas (figura 22.3). Mientras las neuronas NE codifican solo los estímulos dolorosos y emiten proyecciones a centros superiores, las células RDA pueden codificar una gama de estímulos, tanto dolorosos como no dolorosos.

1. **Neurotransmisores:** la sinapsis en el asta posterior es excitatoria. Los neurotransmisores liberados por las fibras nociceptivas aferentes son: glutamato, que actúa principalmente sobre los receptores de ácido α-amino-3-hidroxi-5-metil-4-isoxazol propiónico (AMPA) y ácido N-metil-D-aspártico (NMDA) (*véase* más adelante); sustancia P, que actúa sobre el receptor neurocinina 1 (NK1); y CGRP, que también tiene un efecto excitatorio por medio del receptor CGRP.

2. **Neuronas de rango dinámico amplio**: el patrón de detonación de las células RDA depende de la intensidad del estímulo, que está codificada por la frecuencia de la señalización de las fibras C. Cuanto más doloroso sea el estímulo, mayor será la frecuencia de descarga de las fibras C y mayor la respuesta de las neuronas RDA. La neurona RDA puede amplificar esta señal a través de un mecanismo llamado de **sensibilización central**.

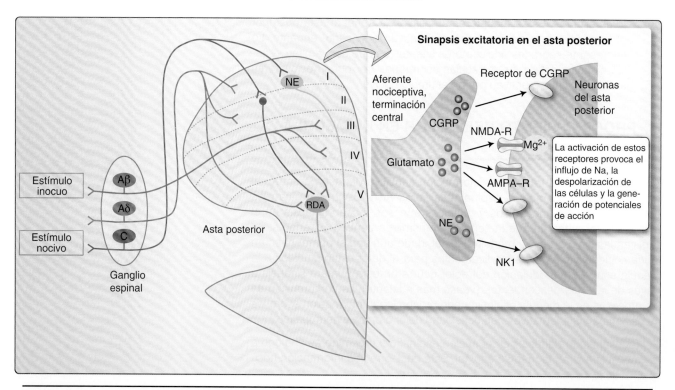

Figura 22.3

Proyección de las fibras hacia la médula espinal. NE, nociceptivas específicas; RDA, neuronas de rango dinámico amplio; CGRP, péptido relacionado con el gen de calcitonina; AMPA-R, receptor de ácido α-amino-3-hidroxi-5-metil-4-isoxazol propiónico; NMDA-R, receptor de ácido N-metil-D-aspártico; SP, sustancia P; NK1, neurocinina 1.

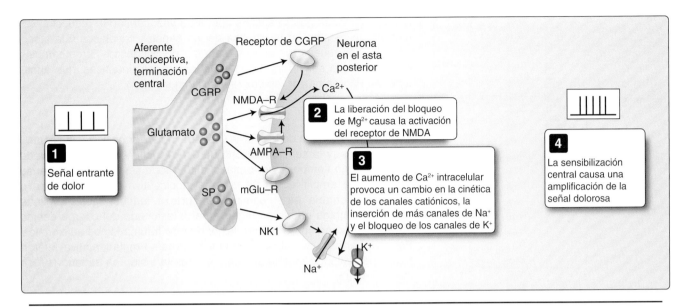

Figura 22.4
Principios de sensibilización central. CGRP, péptido relacionado con el gen de calcitonina; AMPA-R, receptor de ácido α-amino-3-hidroxi-5-metil-4-isoxazol propiónico; NMDA-R, receptor de ácido N-metil-D-aspártico; SP, sustancia P; NK1, neurocinina 1. Ciertos receptores metabotrópicos de glutamato (mGluR) aumentan la actividad del asta posterior e intervienen en el procesamiento del dolor.

B. Sensibilización central

La sensibilización central en la médula espinal está mediada por la liberación de neurotransmisores en la neurona postsináptica del asta posterior. La sensibilización central es, en esencia, un sistema de amplificación dentro de la médula espinal que responde a la información nociceptiva acumulativa de las fibras C. Se produce por la estimulación excitatoria repetitiva de la neurona RDA a través de glutamato, que actúa principalmente sobre los receptores de AMPA. La frecuencia aumentada de PA y la despolarización sostenida de membrana que ocurren activan los receptores de NMDA. En general, el receptor de NMDA está inactivo debido al bloqueo de los canales por iones Mg^{2+}. La despolarización sostenida libera el bloqueo de Mg^{2+}, y el receptor de NMDA puede activarse por glutamato. De manera significativa, dado que el receptor de NMDA es permeable a Ca^{2+}, el influjo de Ca^{2+} hacia la célula cambia las propiedades de la señalización electrofisiológica de la neurona RDA (figura 22.4).

C. Sustancia P y CGRP

La liberación de **sustancia P** por las fibras C también parece tener un papel importante en la actividad de las neuronas RDA por sus receptores NK1. La activación del receptor NK1 causa despolarización de duración prolongada que contribuye a la sumación temporal de la información nociceptiva de las fibras C. El **CGRP** contribuye a la sensibilización por su reforzamiento anterógrado de la actividad de los receptores de NMDA.

D. Excitación aumentada

Juntos, estos mecanismos contribuyen al aumento de la señal excitatoria en la médula espinal. El incremento de calcio intracelular en las neuronas de la médula espinal a través de la activación de los receptores de NMDA provoca cambios postsinápticos que, a su vez, causan la reducción del umbral, un cambio en la cinética de los canales catiónicos y la inserción de más receptores en la membrana postsináptica. Estos cambios incrementan la sensibilidad de las neuronas postsinápticas, que ahora detonan PA con mayor rapidez (*véase* la figura 22.4).

E. Sensibilización

La actividad repetida de las fibras C puede inducir sensibilización central en segundos, y la sensibilización que ocurre por medio de esta puede durar un largo tiempo. A corto plazo, esto puede ser benéfico en varias maneras. La amplificación de la señal nociceptiva da "prominencia o saliencia prioritaria" en su camino a la corteza, la hiperalgesia continua del área afectada puede proteger la parte lesionada del cuerpo debido a que la persona cubre el área lesionada de traumatismos adicionales. Por otra parte, la sensibilización puede tornarse maladaptativa a largo plazo, persistiendo mucho después de que la lesión ha sanado (*véase* más adelante).

IV. VÍAS NOCICEPTIVAS ASCENDENTES

Las neuronas del asta posterior que reciben información de nociceptores periféricos envían proyecciones al **tálamo**, el cual, a su vez, transfiere proyecciones a la corteza. Este sistema ascendente da colaterales que activan los centros del tallo cerebral que, a su vez, envían fibras moduladoras descendentes a la médula espinal (figura 22.5). Primero se explica el **haz espinotalámico** y luego se examinan las colaterales del sistema ascendente en el tallo cerebral. La suma de todas las vías nociceptivas ascendentes y colaterales se conoce como **sistema anterolateral** debido a su localización en la médula espinal, en la porción anterior de la columna lateral (*véase* el capítulo 5, "Médula espinal").

En general, las vías nociceptivas tienen dos componentes cualitativos principales: 1) un **componente discriminativo sensitivo lateral**, que emite proyecciones a la corteza somatosensorial primaria y 2) un **componente motivacional afectivo medial**, que emite proyecciones a varias áreas de asociación corticales y el sistema límbico.

A. Vía discriminativa sensitiva lateral

Esta vía filogenéticamente más reciente codifica la localización, intensidad y cualidad del dolor, y comprende el **haz neoespinotalámico**. Las fibras se originan en el asta posterior tanto de neuronas NE, como de RDA. La información principal a estas neuronas parece provenir de **fibras Aδ**. Las neuronas de segundo orden cruzan la línea media en la **comisura blanca anterior**, ascienden en la porción anterior de la columna lateral de la médula espinal y el tallo cerebral y emiten proyecciones al núcleo posterolateral ventral (PLV) del tálamo, las fibras del sistema trigeminal (del núcleo espinal del trigémino) emiten proyecciones al núcleo posteromedial ventral [PMV] del tálamo, donde hacen sinapsis con neuronas de tercer orden. Del tálamo, los axones se proyectan a la **corteza somatosensorial** (*véase* la figura 22.5). El haz está organizado de modo somatotópico y permite la localización del dolor en la corteza somatosensorial primaria. La vía discriminativa sensitiva lateral media el "**primer**" dolor, la sensación aguda bien localizada se transmite con rapidez a la corteza: "¡Me duele mucho el brazo izquierdo!"

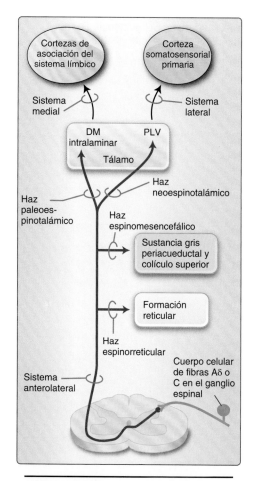

Figura 22.5

Panorama conceptual de las vías ascendentes del dolor. DM, núcleo dorsomedial; PLV, núcleo posterolateral ventral.

B. Vías motivacionales afectivas mediales

Esta colección filogenéticamente más antigua de vías comprende las proyecciones a la **formación reticular**, el **mesencéfalo**, **tálamo**, **hipotálamo** y **sistema límbico**. Juntas, estas vías influyen en las respuestas emocionales y viscerales al dolor, así como la modulación descendente del dolor. Cada una de estas vías se origina en el asta posterior de la médula espinal y porta aferentes de las neuronas NE y RDA. Todas cruzan en la comisura blanca anterior y viajan en dirección rostral como parte del sistema anterolateral.

El componente motivacional afectivo medial del sistema es el **"segundo" dolor**, el tipo de dolor mal localizado, sordo y palpitante. Este componente incluye la respuesta emocional al dolor: "¡Auch! ¡Duele, no me gusta!"

1. **Haz espinomesencefálico:** el **haz espinomesencefálico** emite proyecciones a estructuras del mesencéfalo: la **sustancia gris periacueductal (SGP)** y el **colículo superior**. La SGP envía proyecciones directamente de vuelta al asta posterior, donde modula el dolor a nivel de las neuronas NE y RDA. La SGP tiene conexiones recíprocas con el sistema límbico y recibe información de la corteza y el hipotálamo. Constituye un *integrador y modulador* importante *de la experiencia del dolor*. Se piensa que las proyecciones al **colículo superior** influyen en los movimientos oculares y dirigen la mirada al sitio de lesión (*véase* el capítulo 9, "Control de los movimientos oculares").

2. **Haz espinorreticular:** un conjunto de fibras ascendentes emite proyecciones a la formación reticular (**haz espinorreticular**), donde influye en la respuesta motora al dolor (*véase* el capítulo 12, "Sistemas del tallo cerebral y repaso"). Las fibras también se proyectan al **locus ceruleus noradrenérgico** y los **núcleos del rafé serotoninérgicos**, así como a la región **rostral anteromedial del bulbo**, un área particularmente rica en **receptores opioides**. Todas estas áreas objetivo envían proyecciones descendentes que modulan la nocicepción (*véase* el capítulo 12, "Sistemas del tallo cerebral y repaso"). La activación de la formación reticular también provoca la activación extensa de las áreas corticales a través de las vías monoaminérgicas ascendentes.

3. **Haz paleoespinotalámico:** el **haz paleoespinotalámico** emite proyecciones a los **núcleos dorsomedial** (conexiones a las áreas límbicas of corteza) e **intralaminar** (papel en la excitabilidad cortical) **del tálamo**, que, a su vez, emite proyecciones a las áreas de asociación corticales (*véase* la figura 22.5). Se piensa que la actividad en esta vía media una respuesta más difusa al dolor y es clave en el procesamiento afectivo de la experiencia dolorosa.

4. **Otros haces:** hay proyecciones directas e indirectas adicionales que llevan información sensitiva al hipotálamo y el sistema límbico. Estas proyecciones influyen en las respuestas **neuroendocrinas** y **viscerales** al dolor, lo que provoca la liberación de hormonas de estrés (cortisol y adrenalina) y la activación del sistema nervioso visceral. La respuesta emocional al dolor proviene de proyecciones a estructuras límbicas, como la región anterior del giro del cíngulo, la amígdala y áreas de asociación corticales. Estas vías también pueden influir en el grado de alerta por la activación de neuronas noradrenérgicas mediante proyecciones de la amígdala.

Aplicación clínica 22.1. Dolor referido

El dolor referido es el dolor percibido en un área del cuerpo que no está inervada de manera directa por las neuronas expuestas al estímulo nocivo. Típicamente, el dolor visceral se experimenta como dolor referido y se encuentra en los dermatomas relacionados con los niveles medulares de las fibras simpáticas que inervan dichas vísceras. Por ejemplo, el dolor producto de la inflamación del tracto gastrointestinal se percibe en los dermatomas relacionados con el abdomen. El dolor visceral viaja a lo largo de las fibras simpáticas y entra a la médula espinal donde dichas fibras simpáticas se originan. El dolor también puede referirse de un área somática a otra: la irritación del diafragma, que está inervada por el nervio frénico (C3, C4, C5), queda referido a los dermatomas de C3, C4 y C5 alrededor del hombro. Parece que cuando no hay un punto de referencia sensitivo para una parte del cuerpo, el dolor se interpreta por el SNC como originado de un área para la cual sí hay un punto de referencia somático. Este mecanismo es importante a tener en mente durante la valoración clínica del dolor.

En la figura se muestran las áreas cutáneas a las cuales se refiere el dolor visceral.

Si todas las pruebas especiales son negativas y el individuo continúa con dolor en un sitio específico, puede tratarse de dolor referido. (De Anderson MK. *Foundations of athletic training*. 6th ed. Philadelphia: Wolters Kluwer; 2017.)

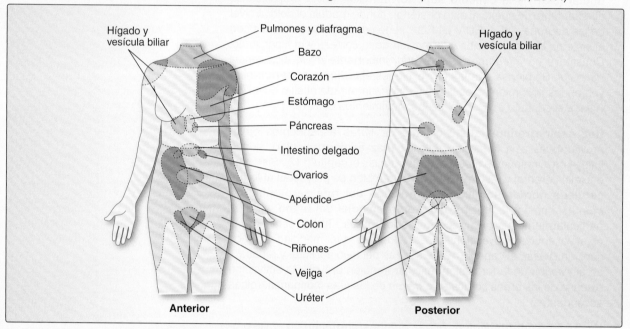

Dolor referido. Ciertas vísceras pueden presentar dolor referido a áreas cutáneas específicas.

V. MATRIZ CORTICAL DEL DOLOR

Dada la multitud de vías nociceptivas y sus numerosos objetivos en la corteza, pareciera que no hay un solo "centro del dolor" en el cerebro. El dolor es un sistema multifactorial de múltiples vías que emite proyecciones a numerosas áreas de la corteza implicadas en la percepción del dolor. Estas áreas corticales se conocen como **matriz cortical del dolor**. Tales regiones abarcan la corteza somatosensorial primaria, que es crítica para la localización del dolor, así como las áreas corticales relacionadas con el sistema límbico y varias zonas de asociación. Hay conexiones recíprocas entre estas áreas corticales y estructuras subcorticales como la amígdala, hipocampo e hipotálamo. La experiencia global del dolor implica interacciones complejas entre los sistemas cortical, subcortical y del tallo cerebral.

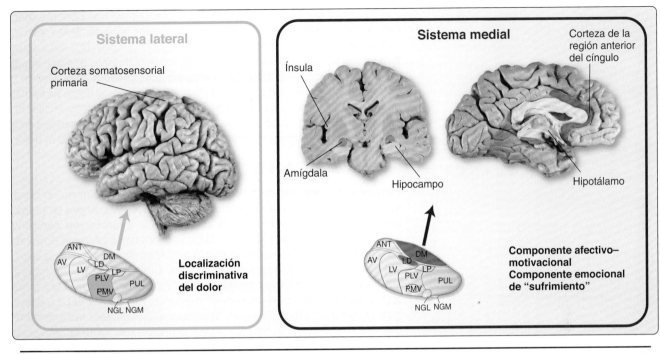

Figura 22.6
Matriz del dolor. DM, núcleo dorsomedial del tálamo; PLV, núcleo posterolateral ventral del tálamo; PMV, núcleo posteromedial ventral del tálamo. LD, núcleo dorsal lateral del tálamo.

Las poblaciones neuronales que comprenden la matriz del dolor no son necesariamente específicas para dolor, pero pueden activarse por otros tantos estímulos, que incluyen estímulos somatosensoriales, señales visuales y auditivas que pueden percibirse como amenazantes, recuerdos de dolor y, quizás, la anticipación del dolor. Se piensa que algunas neuronas en la matriz del dolor son parte del **sistema neuronal en espejo** que permite empatizar con el dolor de otros (*véase* el capítulo 13, "Corteza cerebral").

Paralela a las vías nociceptivas, la representación cortical del dolor se ha dividido de manera clásica en dos sistemas: el **sistema lateral del dolor** y el **sistema medial del dolor** (figura 22.6). Ahora se sabe que estos dos sistemas están bien integrados y ambos son necesarios para la experiencia completa del dolor, que incluye tanto componentes discriminativos sensoriales como emocionales.

A. Sistema lateral del dolor

El **sistema lateral del dolor** incluye las proyecciones de PLV y PMV del tálamo a las **cortezas somatosensorial primaria** y **secundaria**. La localización del dolor y la interpretación de la información dolorosa transmitida por la vía neoespinotalámica ("dolor agudo en el brazo izquierdo") se ha atribuido a estas áreas corticales. El área somatosensorial primaria tiene una organización somatotópica y representa la información proveniente del lado contralateral del cuerpo. Aquí es donde ocurre la *localización* del dolor.

B. Sistema medial del dolor

El **sistema medial del dolor** incluye las áreas corticales más mediales, la **corteza de la región anterior del cíngulo (CRAC)**, la **ínsula**, **amígdala** y el **hipotálamo**. Estas áreas son responsables del componente afectivo–motivacional, emocional del dolor, es decir, el sufrimiento relacionado con el dolor ("¡Auch! ¡Duele, no me gusta!"). La CRAC está activa tanto durante la percepción real del dolor como durante el dolor imaginario, como también al observar a alguien que presenta dolor. Desde la CRAC, se inician las reacciones conductuales directas al dolor. Se piensa que la **ínsula** desempeña un papel como estación de relevo al sistema límbico, donde se procesa el aprendizaje y memoria relacionados con el dolor, y al **hipotálamo**, de donde se inicia la respuesta visceral al dolor.

C. Prominencia o saliencia

Evidencia reciente ha demostrado que la matriz del dolor no es necesariamente específica para la información nociceptiva. Ahora se piensa que estas áreas cerebrales están activas con la **información sensitiva saliente**. La prominencia o saliencia de la información aferente depende de cuánto contrasta el estímulo con la actividad de fondo o con la experiencia previa. La información nociceptiva, simplemente por su naturaleza, siempre tendrá gran prominencia o saliencia y activará las áreas corticales para detectarla (*véanse* los detalles más adelante). La detección de un estímulo "diferente", "interesante", y, quizás, "amenazante" permite reaccionar con rapidez a una situación mediante la activación de las conductas que provocarán la elusión o posible exploración. Durante la nocicepción, las conductas de elusión se activan de modo rutinario: 1) el **reflejo de retirada** a nivel medular (*véase* el capítulo 5, "Médula espinal"); y 2) una reacción voluntaria a nivel cortical mediante la activación de los sistemas motores que implican los ganglios basales y el cerebelo. A través del sistema medial del dolor, las estructuras límbicas como la amígdala también se activan y contribuyen a la saliencia de un estímulo doloroso.

VI. MODULACIÓN DEL DOLOR

En las secciones previas se exploraron las vías nociceptivas y cómo se pueden amplificar las señales nociceptivas mediante la sensibilización. De igual importancia es la capacidad para modular el dolor, de tal modo que se pueda reaccionar a una situación con potencial peligroso y continuar funcionando de manera apropiada. El control del dolor no se lleva a cabo principalmente mediante el sistema de supresión del dolor, pero es parte de una función más amplia del sistema nervioso central en que se priorizan los estímulos y necesidades en competencia. Resulta sorprendente que estas influencias descendentes en las neuronas del asta posterior pueden ser inhibitorias y facilitadoras. El equilibrio entre inhibición y facilitación puede alterarse para satisfacer diferentes necesidades conductuales, emocionales y fisiopatológicas.

Ejemplos famosos y poderosos de **inhibición del dolor** son las historias de campo de batalla en que los soldados pueden salir, incluso con otros, de una situación que pone en riesgo la vida antes de notar el dolor por una lesión grave. Aunque no todos se someten a una experiencia como esa, se puede modular el dolor cuando se experimenta. Al frotar un punto álgido o al intentar olvidar el dolor, se está modulando la experiencia dolorosa con eficacia. Estos son ejemplos de **inhibición descendente** de la señal entrante. Por otra parte, los estados emocionales, la inflamación y el consumo crónico de drogas pueden exacerbar la experiencia dolorosa. Los anteriores son ejemplos de **facilitación descendente** de la señal entrante.

En esta sección, se explican las vías neuroanatómicas y los mecanismos gracias a los cuales ocurre la modulación del dolor a nivel de la médula espinal, el tallo cerebral y la corteza. Como se señaló, la primera sinapsis en la vía del dolor está en el asta posterior de la médula espinal y es el primer sitio donde ocurre la modulación de la señal nociceptiva entrante.

A. Teoría del control de la compuerta del dolor

La información sensitiva al asta posterior de la médula espinal activa tanto las neuronas de proyección como un sistema de interneuronas, la mayoría de las cuales son inhibitorias. Uno de los sistemas moduladores más básicos implica influir en el equilibrio entre la información nociceptiva (a través de las fibras Aδ y C) y la información aferente a través de las fibras Aβ, que codifican el tacto. Una de las cosas que hacen las personas cuando se lastiman es frotar el área para aliviar el dolor. El mecanismo subyacente es que el equilibrio entre informaciones se desplaza hacia el tacto (mediante la activación de las fibras Aβ) y lejos del dolor (mediante la activación de las fibras Aδ y C). Este mecanismo se ha denominado **teoría del control de la compuerta del dolor** (figura 22.7).

Las fibras nociceptivas tienen sinapsis excitatorias con las neuronas del asta posterior, del mismo modo que las fibras mecanosensibles Aβ. La teoría de control de compuerta implica las **interneuronas de circuito local**, que son **inhibitorias** y hacen sinapsis con las neuronas RDA del asta posterior. Estas interneuronas se inhiben por la información nociceptiva. Esta *inhibición de la inhibición* provoca una *mayor* señalización de las neuronas del asta posterior. Las interneuronas también reciben información excitatoria de las fibras Aβ. En este caso, la excitación de la inhibición provoca una *mayor inhibición* de las neuronas del asta posterior y *menor señalización*. Por lo tanto, existe un equilibrio: cuando predomina la fibra Aβ, hay *menor* señalización; y cuando prevalece la fibra nociceptiva, hay *mayor* señalización.

B. Influencias descendentes del tallo cerebral

Como se muestra en la figura 22.8, otros sistemas moduladores provienen de diversas áreas en el tallo cerebral, que reciben información de las vías nociceptivas ascendentes (*véase* antes). Estas estructuras son la **SGP** y la **formación reticular**, que incluye el **locus ceruleus** y los **núcleos del rafé** (figura 22.9). Desde estas estructuras, las fibras descendentes emiten proyecciones de vuelta al asta posterior, donde influyen en las neuronas NE y RDA a través de interneuronas. Las proyecciones noradrenérgicas del locus ceruleus parecen tener un papel en la inhibición de casi todo el dolor inflamatorio. Las vías serotoninérgicas descendentes desde los núcleos del rafé pueden inhibir o reforzar la información nociceptiva en el asta posterior. Manipular estos sistemas neurotransmisores es la base de algunas estrategias farmacológicas para el tratamiento del dolor (*véase* más adelante).

1. **Información cortical descendente:** estos núcleos del tallo cerebral tienen un vínculo estrecho con el tálamo, sistema límbico, hipotálamo, ganglios basales y áreas corticales que son parte de la matriz del dolor (*véase* la figura 22.8). Por ello, la actividad del tallo cerebral depende no solo de la información nociceptiva ascendente de la médula espinal sino también de la información cortical descendente. Los diversos componentes de la matriz del dolor ejercen su influencia en los sistemas descendentes del tallo cerebral, así como sobre el tálamo, que regula la información hacia la corteza.

2. **Modulación nociceptiva:** estas influencias descendentes no deben considerarse un sistema analgésico que bloquea de modo indiscri-

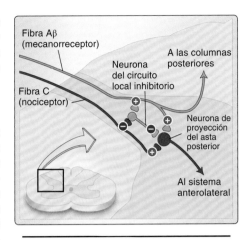

Figura 22.7
Teoría del control de la compuerta del dolor. La información aferente de las fibras Aβ disminuye la información nociceptiva de las fibras Aδ y C.

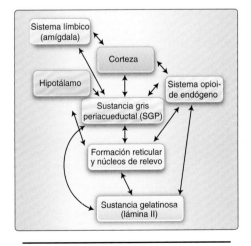

Figura 22.8
Panorama conceptual de las redes para la modulación del dolor.

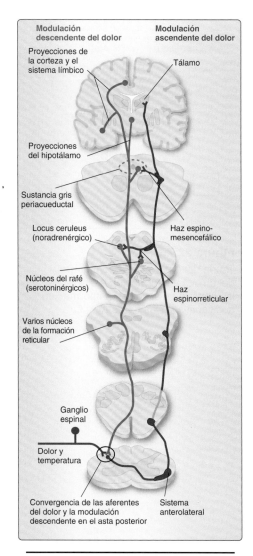

Figura 22.9
Panorama anatómico de las vías para la modulación del dolor.

minado las señales nociceptivas entrantes, sino como un modulador que puede inhibir o facilitar la nocicepción. Junto con la corteza, estas estructuras y vías actúan como un **filtro de saliencia**, como se describió. Si la señal se considera importante y deben iniciarse las respuestas conductuales, se facilita la nocicepción. Si se estima que solo distrae de otras necesidades conductuales importantes, la nocicepción se inhibe.

C. Sistema opioide endógeno

El **sistema opioide endógeno** proporciona otra influencia moduladora en el procesamiento cortical del dolor. Los receptores opioides pueden encontrarse en todos los niveles del sistema del dolor: en varias partes de la **matriz del dolor**, en particular en el **sistema medial del dolor** (corteza del cíngulo e ínsula); en los **sistemas descendentes del tallo cerebral**; y en el **asta posterior de la médula espinal**. Todos los niveles del sistema del dolor que están implicados en la modulación del dolor responden a opioides. Es probable que el poderoso efecto analgésico de los opiáceos se deba al hecho de que influyen en el sistema del dolor en todos sus niveles. Los receptores opioides se activan fisiológicamente por un grupo de moléculas endógenas que comprenden **encefalinas**, **endorfinas** y **dinorfinas**. Estos péptidos opioides actúan como neurotransmisores o neuromoduladores y pueden producir efectos analgésicos potentes.

1. **Receptores opioides:** se han identificado tres clases de receptores opioides: μ, δ y κ. La activación de estos receptores provoca la inhibición de los canales de Ca^{2+} regulados por voltaje o la abertura de los canales de K^+, lo que provoca **hiperpolarización** y menor excitabilidad neuronal (figura 22.10).

   Los **receptores opioides** se han encontrado en los **nervios periféricos**. Presentan regulación ascendente en respuesta a la inflamación, que ocurre como reacción a la lesión. Los agonistas de los receptores pueden provenir de células inmunes, que liberan citocinas que son precursores de endorfinas y encefalinas, quizás con efectos analgésicos periféricos. Esto tiene relevancia clínica debido a que la aplicación periférica de morfina puede aliviar el dolor, como se ha demostrado con la aplicación local de opioides durante la cirugía. Sin embargo, la morfina puede retrasar de manera significativa el proceso de cicatrización debido a la supresión de las moléculas proinflamatorias que inician el proceso cicatricial.

2. **Inhibición descendente:** en la médula espinal, los **receptores de encefalina** se encuentran en **neuronas de circuito** del asta posterior. Estas neuronas de circuito reciben información a través de las vías moduladoras descendentes y actúan como inhibidores poderosos de la neurona de segundo orden, que recibe la información nociceptiva.

   Las áreas del tallo cerebral con gran densidad de receptores opioides están en la **SGP** y la región **rostral anteromedial del bulbo**. Estas áreas envían la inhibición descendente más potente al asta posterior. Es interesante señalar que es necesario que estas áreas del tallo cerebral interactúen entre sí y con la médula espinal para lograr un efecto analgésico máximo.[1]

 [1] *Véase Lippincott's Illustrated Reviews: Farmacología.*

VII. DOLOR CRÓNICO

El dolor crónico se divide en dos categorías amplias: nociceptivo crónico y neuropático crónico.

A. Dolor nociceptivo crónico

El **dolor nociceptivo crónico** ocurre cuando los nociceptores se activan de manera crónica, en enfermedades inflamatorias crónicas como la osteoartritis, por ejemplo. La estrategia terapéutica es prevenir la activación adicional de los nociceptores que provocan la inflamación o lesión de los tejidos.

B. Dolor neuropático crónico

El **dolor neuropático crónico** se define como el dolor originado como consecuencia de una lesión del sistema somatosensorial y que persiste después de que la lesión ha sanado; se describe en términos de dicho daño. Se caracteriza por dolor espontáneo sin un estímulo aparente, así como por **hiperalgesia** (reacción aumentada a un estímulo nocivo de baja intensidad) y **alodinia** (reacción dolorosa a un estímulo inocuo). La **sumación**, otro signo de dolor neuropático, ocurre cuando la aplicación repetida de un estímulo nocivo de baja intensidad provoca una experiencia dolorosa que empeora. El área afectada puede presentar **parestesias**, la sensación de hormigueo espontáneo, o **disestesias**, experiencias dolorosas caracterizadas por sensación de ardor o electricidad, o dolor intenso en ausencia de un estímulo externo.

El dolor neuropático se clasifica en **síndrome central** y **síndrome periférico**, **trastornos de dolor complejo** (como síndrome de dolor regional complejo) y **síndromes con dolor mixto** (una combinación de dolor inducido por un estímulo [nociceptivo] y dolor independiente de estímulos).

Los mecanismos que producen dolor neuropático comprenden aquellos de la sensibilización central, como ya se explicó. La sensibilización es un mecanismo que sirve para amplificar el estímulo nocivo a fin de evocar una respuesta conductual rápida y efectiva. Cuando estos mecanismos se tornan maladaptativos, pueden provocar cambios permanentes en el circuito de las vías de dolor y, con ello, una experiencia persistente de dolor. La glía también desempeña un papel en la sensibilización, como se explica más adelante.

C. Sensibilización periférica maladaptativa

Este tipo de sensibilización puede provocar cambios en las terminaciones nerviosas libres de las fibras Aδ y C, que incluyen la sobreexpresión de canales de Na^+. La expresión excesiva de canales de Na^+ en racimos en las ramas periféricas de las fibras Aδ y C puede provocar descargas espontáneas y reducir el umbral de señalización. La sobreexpresión de receptores de capsaicina (TRPV1) puede ocasionar una sensación ardorosa en el área afectada.

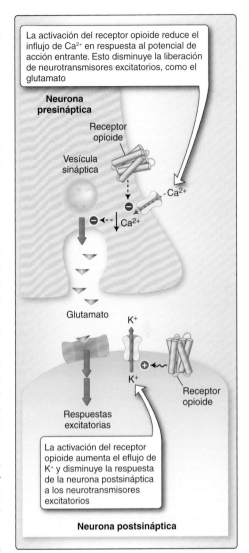

La activación del receptor opioide reduce el influjo de Ca^{2+} en respuesta al potencial de acción entrante. Esto disminuye la liberación de neurotransmisores excitatorios, como el glutamato

Neurona presináptica

Receptor opioide

Vesícula sináptica

Ca^{2+}

Ca^{2+}

Glutamato

K^+

K^+

Receptor opioide

Respuestas excitatorias

La activación del receptor opioide aumenta el eflujo de K^+ y disminuye la respuesta de la neurona postsináptica a los neurotransmisores excitatorios

Neurona postsináptica

Figura 22.10
Acción de los opiáceos en la sinapsis. Los receptores se encuentran tanto en la neurona presináptica como en la postsináptica.

D. Sensibilización central maladaptativa

A la inversa, este tipo de sensibilización puede causar cambios en las sinapsis del asta posterior de la médula espinal. Los cambios en la fisiología del receptor de glutamato y la inserción de más receptores de glutamato en las neuronas postsinápticas del asta posterior generan una mayor excitabilidad de estas neuronas. La sobreexpresión de los canales iónicos que favorecen corrientes hacia dentro (canales de Na$^+$) y la reducción de canales iónicos que provoca corrientes hacia fuera (canales de K$^+$) producen un umbral reducido y facilitan la transmisión sináptica. Un decremento de la liberación de neurotransmisores inhibitorios puede provocar la pérdida de inhibición por las interneuronas inhibitorias en la sinapsis con las neuronas de proyección (**desinhibición**). En conjunto, esto provoca el aumento de la actividad espontánea (parestesias, disestesias) y un umbral disminuido para la percepción del dolor (**hiperalgesia**). Además, algunas neuronas NE pueden convertirse en neuronas RDA que ahora reciben información de las fibras Aβ que brotan, lo cual es característico que ocurra después de una lesión nerviosa. Esto provoca que los estímulos inocuos se interpreten como dolor (**alodinia**).

E. Señalización glial

En el dolor neuropático hay pérdida de la inhibición descendente de los centros del tallo cerebral, en especial una reducción de las fibras serotoninérgicas y noradrenérgicas de la formación reticular. El papel de la glía en el dolor neuropático no debe subestimarse. Tanto la astroglía como la microglía pueden activarse por la inflamación y, de modo notable, por la señalización directa entre neuronas y glía. Después de la nocicepción, la astroglía y la microglía secretan moléculas de señalización proinflamatoria, que a su vez tienen efectos duraderos sobre la formación de sinapsis y su conectividad.

1. **Astroglía:** la **astroglía** tiene una gran influencia en la formación de sinapsis, su función y plasticidad. Puede influir en la cantidad de receptores de neurotransmisores expresados por las neuronas de segundo orden y guiar las fibras Aβ que brotan, quizás a objetivos equivocados. La astroglía regula de modo descendente su recaptura de glutamato y secreta glutamato adicional, que aumenta las cifras de neurotransmisores excitatorios en la hendidura sináptica y puede aumentar la excitabilidad de las neuronas adyacentes. Además, la astroglía secreta una variedad de moléculas que refuerzan la excitabilidad de las neuronas postsinápticas, lo que da paso a una mayor señalización de dolor.

2. **Microglía:** la **microglía** es el conjunto de células inmunitarias en el SNC y su activación en respuesta a la señalización nociceptora crónica incluye la liberación de transmisores que inhiben la señalización GABAérgica (inhibitoria) de las interneuronas en el asta posterior. La microglía reactiva expresa varios receptores de neurotransmisores; su estimulación provoca una mayor secreción de moléculas proinflamatorias, lo cual perpetúa el ciclo inflamatorio, con excitación neuronal.

Aplicación clínica 22.2. Principios de la terapia analgésica

El tratamiento analgésico puede realizarse en varias etapas de la vía del dolor, desde los nociceptores periféricos hasta el procesamiento del dolor en la matriz del dolor.

De manera ideal, la terapia analgésica se maneja mejor en **clínicas multidisciplinarias para dolor** que utilizan no solo la farmacoterapia, sino también asesoría psicológica, fisioterapia y soporte comunitario para estos pacientes.

Nociceptores periféricos: es posible influir en el nociceptor periférico para reducir la detonación debido a varios de los mecanismos que se explican a continuación.

- Los **antiinflamatorios no esteroideos (AINE)** disminuyen la inflamación de los tejidos, con lo que reducen los estímulos nocivos en las terminaciones nerviosas libres de las fibras Aδ y C.

- El **bloqueo de los canales de Na⁺** en las terminaciones nerviosas libres periféricas obstruye la generación y transmisión de los potenciales de acción (PA). Esto se logra mediante la aplicación local de un bloqueador de los canales de Na⁺, como el anestésico local **lidocaína**.

- Las terminaciones nerviosas libres estimuladas también secretan neurotransmisores, que luego amplifican la señal nociva, denominada **sensibilización periférica** (explicada antes). La aplicación repetida de **capsaicina**, un potente agonista de TRPV1 (*véase* antes), causa la secreción de sustancia P por las terminaciones nerviosas libres, lo que provoca la depleción de los depósitos de sustancia P, con lo que se desensibilizan las terminaciones nerviosas afectadas, con analgesia de la zona.

- El péptido relacionado con el gen de calcitonina (CGRP) contribuye tanto a la sensibilización central como periférica. Los nuevos antagonistas de CGRP y anticuerpos monoclonales contra CGRP o receptores de CGRP están en proceso de desarrollo para el tratamiento preventivo o agudo de la migraña.

Asta posterior: en el asta posterior de la médula espinal, la primera sinapsis de la vía del dolor ofrece varias posibilidades para la intervención terapéutica.

- Los PA en las fibras nociceptivas aferentes causan la abertura de los **canales de Ca²⁺** cerca de la sinapsis, lo que induce la liberación de neurotransmisores hacia la hendidura sináptica. El bloqueo de estos canales de Ca²⁺ evita de modo eficaz la liberación de neurotransmisores. Esto puede lograrse mediante el uso de gabapentina, que se une a la subunidad alfa 2 delta de los canales de Ca²⁺. También se ha demostrado que la gabapentina inhibe la sinaptogénesis, un mecanismo que podría ser eficaz para prevenir el brote maldireccionado de las fibras Aβ, el cual provoca alodinia.

- Uno de los mecanismos de acción de los **opioides** es el bloqueo de los canales de Ca²⁺ mediado por receptor opioide, que también evita la liberación de neurotransmisores. Los opioides también actúan en el lado postsináptico de la sinapsis al abrir los canales de K⁺, lo que provoca eflujo de K⁺, hiperpolarización y decremento de la respuesta de la neurona postsináptica a los neurotransmisores excitatorios.

- La sensibilización central en la sinapsis del asta posterior se debe a aquella que se produce por la actividad del receptor de ácido *N*-metil-D-aspártico (NMDA) (*véase* antes). Los antagonistas de los receptores de NMDA pueden ser un método potente para bloquear la sensibilización central y tratar el dolor neuropático. El antagonista del receptor NMDA **ketamina** se utiliza en dosis bajas como analgésico. Las dosis altas de ketamina se emplean como anestésico y causan inconciencia y analgesia. El opioide **metadona** también actúa sobre el receptor NMDA y se utiliza en el tratamiento del dolor neuropático.

Tallo cerebral: muchas de las influencias moduladoras se originan en estructuras del tallo cerebral.

- Los receptores opioides son abundantes en SGP del tallo cerebral, donde los opioides parecen bloquear la facilitación de la transmisión del dolor.

- Las fibras noradrenérgicas y serotoninérgicas del tallo cerebral proporcionan influencias descendentes en el circuito del asta posterior. Ahí, excitan las interneuronas inhibitorias, con inhibición neta de la transmisión de la señal nociceptiva. Los antidepresivos —como los **inhibidores de la recaptura de serotonina y noradrenalina**— y los **antidepresivos tricíclicos**, aumentan la cantidad de neurotransmisor en la sinapsis, lo que ha demostrado ser un modo efectivo para reforzar la inhibición descendente.

Corteza: la experiencia del dolor se procesa en la matriz del dolor en el prosencéfalo. Las estrategias para el **manejo** del dolor dirigidas al procesamiento psicológico de la experiencia dolorosa son: la **terapia cognitiva conductual**, **terapia cuerpo–mente**, **técnicas de relajación** y **estrategias de superación**.

Aplicación clínica 22.2. Principios de la terapia analgésica, continuación

Sistema musculoesquelético: con frecuencia, el dolor se produce por cambios en la función del sistema **musculoesquelético**. El dolor provoca cambios posturales y uso inadecuado de los músculos. Esto lleva a dolor muscular, espasmos y acortamiento muscular.

- La **toxina botulínica** bloquea la liberación de acetilcolina en la unión neuromuscular, lo que, a su vez, obstaculiza la transmisión neuromuscular. Se ha demostrado que es eficaz para disminuir la espasticidad. La toxina onabotulínica A (botox) se utiliza en la actualidad para el tratamiento de la migraña crónica.

- El **ejercicio terapéutico** es una parte importante de la terapia analgésica. El ejercicio ayuda a regresar los músculos a su longitud original y corregir cambios posturales que pueden provocar problemas secundarios. El ejercicio favorece la liberación de endorfinas, que pueden actuar también para aliviar el dolor.

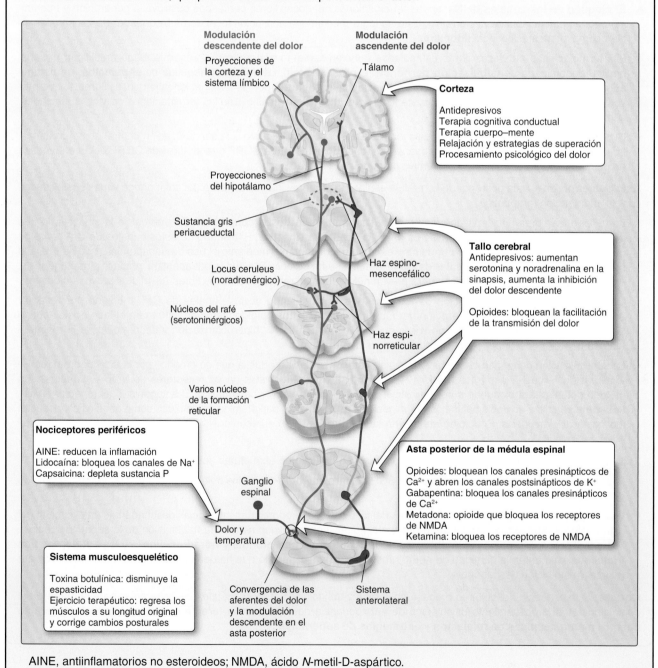

AINE, antiinflamatorios no esteroideos; NMDA, ácido *N*-metil-D-aspártico.

Caso clínico

Cefalea migrañosa

Una mujer de 32 años de edad se presenta con antecedentes de cefalea intermitente de intensidad moderada de 10 años de evolución que dura de 12 a 48 h sin medicamento. Ocurre cada mes antes de su periodo menstrual. Manifiesta sensibilidad a la luz y ruido cuando presenta cefalea y nota que la actividad física durante este malestar aumenta el dolor. Unas cuantas veces al año, la cefalea es tan intensa que presenta náusea y vómito. Sus cefaleas son migrañas.

¿Cuáles son las características clínicas típicas de las migrañas?

Las migrañas pueden dividirse en cuatro fases: 1) fase premonitoria, que incluye cambios en el estado de ánimo y la actividad; 2) aura (que ocurre solo en algunos pacientes) es un déficit neurológico breve, por completo reversible, que puede ser sensitivo o motor; 3) fase de cefalea; y 4) fase de resolución, con cambios del estado de ánimo y la actividad. Las migrañas son cefaleas de intensidad moderada a intensa que duran entre 4 y 72 h sin tratamiento. Es típico que empeoren con la actividad y mejoren con el reposo. El dolor inicia en un lado de la cabeza y suele ser pulsante. La sensibilidad al ruido y luz, o bien, la náusea o vómito se asocian con la migraña.

La migraña puede relacionarse con sensibilidad al tacto gentil. ¿Cuál es el nombre de esta estimulación indolora que causa dolor?

La **alodinia** es un término usado para describir una reacción dolorosa a un estímulo inocuo (luz, ruido o tacto gentil). En condiciones normales, la estimulación inocua no es dolorosa; sin embargo, en la migraña, los pacientes pueden desarrollar alodinia y son sensibles a estos estímulos.

El término *disestesias* se utiliza para describir experiencias dolorosas como sensación eléctrica, ardor o dolor lancinante en ausencia de un estímulo externo. *Hiperalgesia* es un término utilizado para describir una reacción exacerbada a un estímulo nocivo de baja intensidad. *Parestesias* es un término usado para describir la sensación de hormigueo espontáneo que no es doloroso.

Resumen del capítulo

- El dolor se detecta por las terminaciones nerviosas libres de las fibras Aδ mielinizadas y las fibras C no mielinizadas. Estas fibras responden a estímulos nocivos térmicos, mecánicos y químicos. Las fibras Aδ median el "primer dolor", agudo bien localizado. Las fibras C median el "segundo dolor", una sensación de dolor sordo mal localizado. Tanto las fibras Aδ como las C emiten proyecciones al asta posterior de la médula espinal, cruzan la línea media y ascienden en el sistema anterolateral.

- Las vías nociceptivas ascendentes pueden dividirse en dos componentes. El componente discriminativo sensitivo lateral comprende el haz neoespinotalámico, que emite proyecciones al núcleo posterolateral ventral y al núcleo posteromedial ventral del tálamo y, de ahí, a las cortezas somatosensoriales primaria y secundaria. Permite la localización del dolor. El componente motivacional afectivo medial comprende los demás haces del sistema anterolateral. Emite proyecciones a las estructuras del tallo cerebral, donde influye en la modulación descendente del dolor y al sistema límbico, el hipotálamo y áreas de asociación de la corteza, donde media la respuesta afectiva-motivacional y emocional al dolor.

- Una matriz del dolor, que incluye las cortezas somatosensoriales laterales y las estructuras límbicas mediales, se activa en respuesta a la percepción del dolor.

- La sensibilización del dolor ocurre tanto en la periferia como a nivel central. La sensibilización periférica se debe a los neurotransmisores liberados por los nociceptores estimulados y las sustancias liberadas durante la lesión e inflamación de los tejidos. Estas sustancias exacerban la estimulación de los nociceptores y puede reclutar los denominados nociceptores silentes, que expanden el campo receptivo. La sensibilización central ocurre en la médula espinal debido a la activación continua de las neuronas del asta posterior. Uno de los componentes principales de este proceso es la activación de los receptores de ácido *N*-metil-D-aspártico. Esto tiene numerosos efectos anterógrados que disminuyen el umbral de activación de la neurona postsináptica.

- La modulación del dolor ocurre tanto a nivel de la médula espinal como a través de fibras descendentes de la formación reticular del tallo cerebral y la sustancia gris periacueductal.

- La modulación puede explicarse mediante la teoría de control de compuerta, que describe un cambio en el equilibrio de la información aferente a través de las fibras nociceptivas y las fibras del tacto, con una mayor o menor transmisión del dolor. Las fibras descendentes del tallo cerebral pueden inhibir la señal nociceptiva o facilitar la señalización a la corteza, dependiendo de las necesidades conductuales de la situación. Otro sistema modulador del dolor es el sistema opioide endógeno.

- El sistema nociceptivo puede amplificarse mediante la sensibilización central y periférica, que aumenta la saliencia de la señal y da prioridad a una respuesta conductual. Cuando la sensibilización es maladaptiva, ya sea a nivel central o periférico, puede presentarse dolor neuropático (dolor continuo después de la lesión de un nervio). El brote de las fibras Aβ hacia las neuronas nociceptivas específicas en el asta posterior provoca que los estímulos inocuos se interpreten como dolorosos. Muchos de estos cambios pueden provocar la formación de circuitos permanentes en las vías nociceptivas.

Preguntas de estudio

Elija SOLAMENTE la mejor respuesta.

22.1 Un paciente es admitido en la sala de urgencias por quemaduras graves de la mano. La vía por la cual el estímulo nociceptivo alcanzó el nivel de conciencia en su corteza es:

    A. Vía espinohipotalámica.
    B. Haz espinomesencefálico.
    C. Haz espinorreticular.
    D. Haz espinotalámico.
    E. Haz espinocerebeloso.

La respuesta correcta es D. El haz espinotalámico es parte del sistema anterolateral y es responsable de la discriminación sensitiva y la apreciación afectiva del dolor. Alcanza la conciencia a través del tálamo a la corteza. La vía espinohipotalámica es una proyección al hipotálamo y puede estar implicada en la respuesta neuroendocrina-visceral al dolor. El haz espinomesencefálico emite proyecciones a SGP y el colículo superior para modular el dolor y dirigir la mirada. El haz espinorreticular es una proyección a la formación reticular y media la activación de esta última. El haz espinocerebeloso transmite la propiocepción inconsciente al cerebelo.

Las siguientes tres preguntas se basan en este caso:

Una anciana notó que el lado derecho de la cara se había tornado en extremo dolorosa con sensación de ardor, tipo quemadura solar. Luego, el área hipersensible desarrolló un exantema tipo nodular con vesículas. Su médico le comentó que tenía herpes zóster, causado por el mismo virus que la varicela. Desafortunadamente, después del tratamiento de la enfermedad y la desaparición del exantema, la sensación ardorosa continuó. Cuando el dolor persiste después de que el brote herpético ha desaparecido, se conoce como dolor posherpético, para el cual no hay cura. Sin embargo, se dispone de tratamientos. El virus herpes ataca los cuerpos celulares nerviosos en los ganglios de las neuronas sensitivas y se transmite a las áreas de la piel inervadas por las prolongaciones periféricas de esas neuronas.

22.2 Los cuerpos celulares nerviosos del siguiente ganglio están afectados en el caso de esta paciente:

    A. Ganglio espinal T12.
    B. Glosofaríngeo.
    C. Inferior del vago.
    D. Geniculado.
    E. Trigémino.

La respuesta correcta es E. El ganglio del trigémino contiene los cuerpos celulares de los nervios sensitivos del rostro. El ganglio espinal se relaciona con los nervios espinales. El ganglio glosofaríngeo es el ganglio sensitivo del nervio craneal (NC) IX, que es sensitivo para la faringe. El ganglio vagal inferior se relaciona con la información sensitiva de la faringe y la laringe. El ganglio geniculado es el ganglio sensitivo del NC VII relacionado con el gusto de los dos tercios anteriores de la lengua.

22.3 Después del tratamiento para esta enfermedad y la desaparición del exantema, la sensación ardorosa continuó. Este fenómeno se conoce como:

A. Hiperalgesia.
B. Alodinia.
C. Parestesias.
D. Disestesias.
E. Sumación.

La respuesta correcta es D. Las disestesias son sensaciones ardorosas o eléctricas, o bien, de dolor lancinante en ausencia de un estímulo externo. La hiperalgesia es una reacción aumentada a un estímulo nocivo de baja intensidad. La alodinia es una reacción dolorosa a estímulos inocuos. Las parestesias son sensaciones de hormigueo espontáneo. La sumación se suscita cuando la aplicación repetida de un estímulo nocivo de baja intensidad provoca una experiencia dolorosa que empeora.

22.4 Un mecanismo probable de la persistencia del dolor en esta paciente es:

A. La regulación descendente de los receptores periféricos de ácido *N*-metil-D-aspártico.
B. La pérdida de canales de Na^+ en la membrana postsináptica de la neurona de segundo orden.
C. El circuito sináptico alterado en el asta posterior de la médula espinal provoca sensibilización central.
D. La regulación ascendente de los receptores opioides en los nervios periféricos en el rostro.
E. Un cambio en el equilibrio de los impulsos en el rostro que favorecen a las fibras Aβ en vez de las fibras Aδ y C.

La respuesta correcta es C. El dolor posherpético es un ejemplo de dolor neuropático crónico. Es más probable que se deba a sensibilización central que incluye un umbral disminuido al dolor, desinhibición y actividad espontánea de las neuronas nociceptivas. La activación del receptor de ácido *N*-metil-D-aspártico (NMDA) desempeña un papel en la sensibilización central, y una regulación descendente de los receptores de NMDA provocaría menor excitabilidad. Durante la sensibilización, se insertan más canales de Na^+ en la membrana de la neurona postsináptica, lo que provoca una mayor excitabilidad. La regulación descendente en vez de la ascendente de los receptores opioides podría tener un papel en el aumento del dolor. No obstante, es probable que el dolor experimentado por esta paciente se deba a cambios en los mecanismos centrales. Es posible que el dolor aumentado implique un cambio en el equilibrio de los impulsos que favorecen las fibras Aδ y C.

22.5 En el procesamiento del dolor, ¿cuál de los siguientes enunciados es correcto?

A. Los objetivos sinápticos de las fibras Aδ y C incluyen tanto neuronas nociceptivas específicas como neuronas de rango dinámico amplio.
B. Los impulsos descendentes a las células del asta posterior de las áreas del tallo cerebral son exclusivamente inhibitorios.
C. Las fibras nociceptivas aferentes liberan principalmente noradrenalina.
D. La estimulación térmica caliente activa sobre todo los receptores TRPM8.
E. La vía discriminativa sensitiva lateral media la respuesta emocional al dolor.

La respuesta correcta es A. Las fibras Aδ y C están dirigidas tanto a las neuronas nociceptivas específicas como a las neuronas de rango dinámico amplio. La información descendente a las células del asta posterior puede ser inhibitoria o facilitadora. Las fibras nociceptivas aferentes liberan glutamato, péptido relacionado con el gen de calcitonina y sustancia P, pero no noradrenalina. La sensibilidad al frío está mediada por los receptores TRPM8, mientras que la estimulación térmica caliente activa los receptores TRPV1. La vía motivacional afectiva medial media la respuesta emocional al dolor. La vía lateral es importante para la percepción y localización del dolor.

Índice alfabético de materias

Nota: Los números de página en *cursivas* denotan figuras; aquellos seguidos por r, recuadros; aquellos seguidos por t, tablas.